Practical Inflammation Related

Radiology
Oncology

实用感染炎症相关
肿瘤放射学

李宏军　陆普选　刘德纯　主编

清华大学出版社
北京

内 容 简 介

本书通过系统介绍感染炎症与相关肿瘤的关系，重点阐述感染炎症与肿瘤的发生机制及相关肿瘤临床放射学表现，引导读者了解和掌握由各种病毒、细菌、寄生虫或慢性炎症所致的感染炎症反应与特定肿瘤发病的重要原因，理解预防感染炎症可能是肿瘤预防的关键。本书共分为七章，内容涵盖病原学、流行病学、病理学、临床诊断与影像学特点，是一本较系统、全面叙述感染炎症相关肿瘤放射学理论与实践的学术著作。本书适合基础医学科研人员、临床各科医务人员及临床医学生学习参考。

图书在版编目（CIP）数据

实用感染炎症相关肿瘤放射学 / 李宏军，陆普选，刘德纯主编 . — 北京：清华大学出版社，2021.8
ISBN 978-7-302-58814-6

Ⅰ.①实…　Ⅱ.①李…②陆…③刘…　Ⅲ.①肿瘤—放射治疗学　Ⅳ.① R730.55

中国版本图书馆 CIP 数据核字（2021）第 157764 号

责任编辑：周婷婷
封面设计：钟　达
责任校对：李建庄
责任印制：丛怀宇

出版发行：清华大学出版社
　　　　网　　址：http://www.tup.com.cn, http://www.wqbook.com
　　　　地　　址：北京清华大学学研大厦A座　　　邮　　编：100084
　　　　社 总 机：010-62770175　　　　　　　　　邮　　购：010-62786544
　　　　投稿与读者服务：010-62776969, c-service@tup.tsinghua.edu.cn
　　　　质量反馈：010-62772015, zhiliang@tup.tsinghua.edu.cn
印 刷 者：小森印刷（北京）有限公司
经　　销：全国新华书店
开　　本：210mm×285mm　　印　　张：20.25　　　字　　数：595千字
版　　次：2021年9月第1版　　　　　　　　　　　印　　次：2021年9月第1次印刷
定　　价：268.00元

产品编号：090154–01

编 委 名 单

主　编　李宏军　陆普选　刘德纯

副主编　曲金荣　金观桥　殷小平　唐作华　王亚丽　强金伟

编　者（以姓氏拼音为序）

蔡剑鸣　解放军总医院第五医学中心

陈玉敬　河北医科大学附属以岭医院

程玉书　复旦大学附属眼耳鼻喉科医院

丁爱民　抚州市第一人民医院

段　斐　复旦大学附属眼耳鼻喉科医院

方文春　深圳市保健委员会办公室综合门诊部

郭林英　复旦大学附属眼耳鼻喉科医院

韩　晶　杭州市儿童医院

洪汝建　复旦大学附属眼耳鼻喉科医院

蒋丰洋　山东大学齐鲁医院

金观桥　广西医科大学附属肿瘤医院

劳　群　杭州市儿童医院

李　莉　首都医科大学附属北京佑安医院

李　瀛　复旦大学附属金山医院

李德春　徐州市中心医院

李高阳　河北大学附属医院

李宏军　首都医科大学附属北京佑安医院

李瑞利　首都医科大学附属北京佑安医院

李小虎　安徽医科大学第一附属医院

廖美焱　武汉大学中南医院

刘　岚　江西省肿瘤医院

刘　周　中国医学科学院肿瘤医院深圳医院

刘德纯　蚌埠医学院

刘俊华　复旦大学附属眼耳鼻喉科医院

楼海燕　浙江大学医学院附属第一医院

卢亦波　南宁市第四人民医院

陆普选　深圳市慢性病防治中心

潘宇澄　复旦大学附属眼耳鼻喉科医院

强金伟　复旦大学附属金山医院

邱国庆　抚州市第一人民医院

曲金荣　郑州大学附属肿瘤医院 / 河南省肿瘤医院

任洪伟　解放军总医院第五医学中心

任美吉　首都医科大学附属北京佑安医院

施奕倩　复旦大学附属眼耳鼻喉科医院

时高峰　河北医科大学第四医院

唐作华　复旦大学附属眼耳鼻喉科医院

王　容　复旦大学附属华山医院

王　杏　首都医科大学附属北京佑安医院

王彬宸　武汉大学中南医院

王亚丽　河北医科大学附属以岭医院

王宇喆　复旦大学附属眼耳鼻喉科医院

肖美玲　复旦大学附属金山医院

邢立红　河北大学附属医院

杨　丽　河北医科大学第四医院

杨　涛　上海市浦东新区周浦医院/上海健康医学院附属周浦医院

殷小平　河北大学附属医院

于德新　山东大学齐鲁医院

余斐然　潍坊医学院

于雅楠　河北大学附属医院

袁　虹　深圳市第三人民医院

占　杨　复旦大学附属眼耳鼻喉科医院

张　放　复旦大学附属眼耳鼻喉科医院

张　婕　徐州市中心医院

张　宇　河北大学附属医院

张国伟　烟台市烟台山医院

张岩岩　首都医科大学附属北京佑安医院

赵　弘　深圳市妇幼保健院

赵　韧　安徽医科大学第一附属医院

郑广平　深圳市第三人民医院

钟飞扬　武汉大学中南医院

周　昀　深圳市第三人民医院

卓利勇　河北大学附属医院

左立平　山东大学齐鲁医院

主 编 简 介

李宏军　医学博士、教授、主任医师、博士研究生导师、博士后导师，海外归国特殊引进高层次卫生人才，享受国务院政府特殊津贴专家、国家突出贡献专家、北京市首批"十百千"卫生人才、北京市首批"215"高层次卫生人才学科（骨干）带头人。团队被授予"科技创新培育团队"称号，被北京市科学技术协会授予科技领军人署名"李宏军科技创新工作室"。2019 年获得"名师带徒"和"人民好医生"称号。2020 年团队被北京市总工会评为市级（示范性）职工创新工作室"李宏军创新工作室"。2020 年被评为"国之名医·卓越建树"专家、"北京市抗疫先进个人"。法定传染病医学影像学专家、法定传染病影像创新学科国际标准体系奠基者，开创了全球传染病影像学的创新学科及系统创新理论体系、技术规范、指南、标准、学科体系及诊疗检测平台，填补了现代影像学技术在传染病领域的国内外学术及应用空白，推动了我国乃至国际传染病防控诊疗技术的发展。在此基础上，还拓展建立了感染与炎症放射学、炎症相关肿瘤放射学的系统创新理论及创新学科体系。

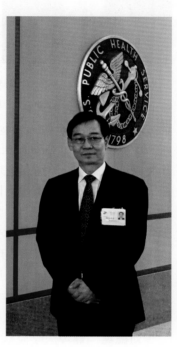

现任首都医科大学附属北京佑安医院医学影像学中心主任，首都医科大学医学影像与核医学系副主任，国际英文刊物 *Radiology of Infectious Diseases*（国家卫生健康委员会主管期刊）创始主编，*Wily BMC Neurology* 副主编。

兼任中华医学会放射学分会传染病学组组长，中国医师协会放射医师分会感染影像专业委员会主任委员，中国研究型医院学会感染与炎症放射学专业委员会主任委员，中国性病艾滋病防治协会感染（传染病）影像工作委员会主任委员，全国卫生健康技术推广传承应用项目放射学专业委员会主任委员，中国医院协会传染病管理分会传染病影像管理学组组长，中国医疗保健国际交流促进会循证医学分会副主任委员，中国医学装备协会普通放射学分会传染病影像学组组长，北京医学影像学诊疗技术创新联盟理事长，中国医学装备学会普通放射专业委员会常务委员，北京医学会放射学分会常务委员。国家科技进步奖和中华医学科技进步奖评审专家，科技部及国家自然科学基金委项目评审专家等。

近 5 年主持科技部重大传染病科技研发专项 2 项、国家自然科学基金重点项目 1 项、面上国家自然科学基金及北京自然科学基金项目 4 项，以及扬帆计划（重点传染病放射学）项目、北京重大科技研发计划项目等 20 余项。在中、英文核心期刊发表论文 200 余篇。获中华医学科技奖等省部级奖项 9 项，国家发明专利 2 项，知识产权及软件著作权登记等 20 项。主编专著 48 部、教材 5 部、指南 2 部、标准 1 部，其中主编英文版专著 16 部，由 Springer Nature & PMPH 出版发行，代表性著作 *Radiology of Infectious Diseases* 1-2 和 *Radiology of HIV/AIDS* 分别于 2014 年和 2015 年获得年度"输出版优秀图书奖"，在 2017 年双双获得原国家新闻出版广电总局"图书版权输出奖励计划"普遍奖励。医工结合及多学科交叉融合转化产品 2 套（肺结核一体化管理系统、多语言用户信息管理系统及 5G ＋互联网数字医疗新模式系统）。

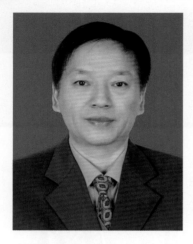

陆普选 广东医科大学研究生导师，教授，一级主任医师。深圳市慢性病防治中心首席专家。国家卫生健康委员会主管期刊《新发传染病电子杂志》（中国科技核心期刊）主编。深圳市第三人民医院原放射科主任。兼任中国性病艾滋病防治协会放射学分会副主任委员、广东省健康管理学会放射学专业委员会副主任委员、广东省健康管理学会社会医疗机构医学影像质量评估与管理专业委员会副主任委员、人民卫生出版社系列期刊管理委员会常务委员、中国防痨协会结核病临床专业委员会专家委员会委员、广东省医学会伦理专业委员会委员等。从事医学影像学诊断工作近 40 年，对医学影像学科建设与管理、医学影像学诊断与鉴别诊断、科研与教学等工作均具有丰富经验，是国内外知名专家。尤其在新发传染病临床影像诊断领域作出了突出贡献，是国内外新发传染病医学影像学的开拓者和引领者。

主编出版中、英文医学专著 17 部，其中《新发传染病临床影像诊断》等中文专著 14 部，*Diagnostic Imaging of Emerging Infectious Diseases* 等英文专著 3 部。*Diagnostic Imaging of Emerging Infectious Diseases* 于 2015 年 11 月由 Springer 出版并在全球发行，2017 年 5 月荣获原国家新闻出版广电总局"图书版权输出奖励计划"重点奖励，也是本期获得重点奖励中唯一的一部医学专著，标志着其对新发传染病的临床研究工作得到了国际、国内同行的认可，赢得了世界的尊重。先后主持完成 10 余项国家和省部级科研项目及国际合作研究项目。发表传染与感染病相关的研究论文 200 余篇，其中 SCI 论文 50 余篇。获得中华医学会、中华预防医学会、广东省和深圳市各类科技进步奖项 12 项，其中排名第一的 5 项；荣立广东省委省政府、深圳市委市政府二等功各 1 次；获深圳市"十佳医务工作者"称号、深圳市"十佳医技工作者"称号。2019 年入选《深圳口述史》，2019 年 8 月 19 日登上"学习强国"学习平台。

刘德纯 蚌埠医学院病理学教授，硕士研究生导师，曾任医学院病理学教研室暨附属医院病理科主任 10 余年。曾经在原华西医科大学进修 1 年，美国西奈山医学院病理系进修学习 2 年。1998 年获得"安徽省优秀教师"光荣称号。曾兼任中国病理学工作者委员会常委，中华医学会安徽分会病理学专科学会副主任委员，蚌埠市医学会病理学专科学会主任委员等。担任《诊断病理学杂志》《临床与实验病理学杂志》《蚌埠医学院学报》等 7 本医学期刊的常务编委、编委等。目前为中华医学会病理学分会感染病理学组指导专家。

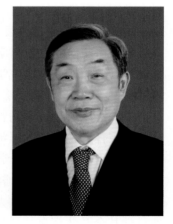

从事病理学教学、诊断和研究工作 40 余年，积累了丰富的教学、诊断和科室管理经验，善于疑难病理的诊断，曾作为安徽省病理学质量控制中心会诊专家组成员参加该省病理质控和会诊工作。在科研方面，侧重于感染病理学临床病理学研究，在肿瘤临床病理学方面有较深造诣，关注感染与肿瘤研究进展，发表学术论文 200 余篇，参与编著教材和专著 24 部，包括影像学专著中的病理部分，其中担任主编或副主编的著作 12 部。主编的《艾滋病临床病理学》获得第十一届全国优秀科技图书奖三等奖、第十六届华东地区科技出版社优秀科技图书奖一等奖、安徽图书奖（第六届）一等奖、安徽省高等学校省级优秀科技成果奖二等奖。主持和参与多项科研工作，包括国家和省级自然科学基金项目和"十五"科技攻关项目，曾三次获得安徽省高校科技进步奖等奖励。

炎症，特别是慢性炎症已经被证实是导致肿瘤发生和进展的因素之一。由炎症所致的肿瘤被称为"炎症相关肿瘤"。由各种病毒、细菌和寄生虫或异物所致的感染随着迁延的炎症反应被认为是特定肿瘤发病的重要原因。国际癌症研究组织罗列了感染的介质与肿瘤之间的相关性，认为炎症细胞的浸润为加速癌变提供了必要和充分的条件，浸润炎症细胞产生的活性氧（reactive oxygen species，ROS）是癌变的主要原因。最早在 1800 年由盖伦（Galenus）首次提出炎症与肿瘤之间的关系，德国菲尔绍（Virchow）教授在标本中发现肿瘤组织中存在免疫细胞淋巴网状细胞浸润，也就是我们常说的炎症，因此，认为"肿瘤起源于慢性炎症"。病理学家在肿瘤中发现的免疫细胞类型与非肿瘤性炎症部位的细胞一致，将肿瘤称为"永不愈合的创伤"，进一步确认了 Galenus 的假设，因此，炎症与肿瘤的关系开始引起人们的高度关注。此外，多夫罗克（Dovrok）也发现肿瘤组织和炎症组织都是由间质细胞和血管生成细胞组成的，这些浸润的炎症细胞持续性损伤正常细胞，导致代偿性细胞增殖，之后导致 DNA 损伤 / 基因突变积累，并有效地把内源性肿瘤因子和外源性肿瘤因子带入正常的细胞中。

近期研究发现炎症环境可以加速表观遗传学的改变，这些改变会导致炎症相关肿瘤的发生，在这种环境下，我们可以理解炎症环境是癌症的生态圈。两者唯一的差别就是肿瘤组织不能恢复，而炎症组织可以恢复。从人类长期研究来看，有充分的证据说明，炎症环境是导致多种肿瘤的重要高危因素，参与细胞恶变，肿瘤形成、发展、侵袭、转移等多个过程，因而也被列为肿瘤的十大生物学特征之一。

肿瘤流行病学家认为，自 20 世纪 80 年代以来，75% 的肿瘤是由日常饮食、吸烟和感染 / 炎症三种因素导致的。而目前这三种因素占肿瘤诱发因素的 43%。20% 以上的肿瘤是由感染导致的慢性炎症诱发的。常见的感染性慢性炎症与相关肿瘤，包括慢性肝炎病毒与肝癌、人乳头状瘤病毒（human papilloma virus，HPV）与宫颈癌、幽门螺杆菌与胃癌及黏膜相关性淋巴瘤、爱泼斯坦 - 巴尔病毒（Epstein-Barr Virus，EBV）与鼻咽癌、华支睾吸虫与胆管癌等。

当然，感染并非是诱发肿瘤的唯一原因，紫外线、肥胖、烟草、$PM_{2.5}$ 等这些非感染性因素也可诱发肿瘤。另外，还有一些是由自身免疫异常所致的慢性炎症而诱发的肿瘤，如炎症性肠病与大肠癌、慢性胰腺炎与胰腺癌、前列腺炎与前列腺癌等。当然，也并非所有慢性炎症均是肿瘤的诱发因素。

本质上不同炎症对肿瘤的诱发机制是相同的，即炎症的诱导和维持。研究证实，持续性炎症可以使病变从感染或自身免疫性炎症发展成为肿瘤。慢性炎症诱发、激活、维持和缓解的机制，需要鉴定诱导和维持慢性炎症反应发生肿瘤的关键调节因子，而这些因子可能具有急性炎症细胞反应的作用。具体对不同种族人群或不同器官的作用机制至今还不为人知，尚有待进一步研究，特别是对炎症相关肿瘤放射学的系统阐述亦尚处空白。如何从炎症所致肿瘤的机制去理解、认识炎症相关肿瘤的放射学是值得我们去深入思考的。笔者团队检索文献和资料发现，目前国际上还没有同类基于影像与多元异构数据信息的临床教学参考书，因此，在李宏军教授的倡导下，协同陆普选教授和刘德纯教授等基于艾滋病放射学、传染病放射学、感染与炎症放射学的长期雄厚科研积累，经过反复讨论和推敲，筹划编写了大纲，并组织全国 60 余位专家共同编写了本书。全书共 7 章，并附有 500 余幅经典病例图片，图文并茂，首次全面系统地阐述感染炎症与肿瘤发生机制，以及相关肿瘤的影像学表现特点，本书适合广大基础医学与临床科研人员、医务工作者及医学生参考使用。

　　本书的编写得到了全国众多医学专家的关注和支持，在此表示由衷的感谢。由于科学认知的过程是一个逐步积累和熟悉的过程，不足之处在所难免，希望同行专家不吝赐教，以促进步。

编　者

2021 年 3 月

第一章　感染炎症相关肿瘤概述 ··· 1

　　第一节　感染、炎症与肿瘤之间的关系 ··· 1

　　第二节　感染与炎症致癌的发病机制 ·· 5

第二章　感染炎症相关肿瘤诊断 ·· 20

　　第一节　感染炎症相关肿瘤的临床诊断 ··· 20

　　第二节　感染炎症相关肿瘤的影像学诊断 ··· 24

　　第三节　感染炎症相关肿瘤的实验室检查与诊断 ··· 29

　　第四节　感染炎症相关肿瘤的病理学诊断 ··· 36

　　第五节　感染炎症与肿瘤鉴别诊断 ··· 43

第三章　细菌感染炎症相关肿瘤 ·· 47

　　第一节　细菌感染炎症相关肿瘤概述 ··· 47

　　第二节　细菌感染炎症诱发肿瘤证据 ··· 51

　　第三节　细菌感染炎症诱发肿瘤的发病机制 ·· 57

　　第四节　HP 感染相关肿瘤 ·· 60

　　第五节　其他细菌感染相关肿瘤 ·· 86

第四章　病毒感染炎症相关肿瘤 ·· 96

　　第一节　病毒感染与肿瘤的关系 ·· 96

　　第二节　肿瘤病毒分类 ··· 103

　　第三节　病毒的致瘤机制 ·· 108

　　第四节　EBV 感染相关肿瘤 ·· 111

　　第五节　HPV 感染炎症相关肿瘤 ·· 136

　　第六节　肝炎病毒感染相关肿瘤 ·· 173

　　第七节　人类免疫缺陷病毒感染相关肿瘤 ·· 213

　　第八节　其他病毒感染相关肿瘤 ·· 227

第五章　寄生虫感染炎症相关肿瘤 ··· 248

　　第一节　寄生虫感染炎症致癌机制 ·· 248

第二节　血吸虫感染炎症相关肿瘤 ……………………………………………………… 251

第三节　华支睾吸虫及后睾吸虫感染炎症相关肿瘤 …………………………………… 260

第四节　其他寄生虫感染炎症相关肿瘤 ………………………………………………… 265

第五节　寄生虫感染的抗肿瘤作用 ……………………………………………………… 268

第六章　真菌感染炎症相关肿瘤 ………………………………………………………………… 274

第一节　真菌感染炎症相关肿瘤概述 …………………………………………………… 274

第二节　黄曲霉毒素感染炎症与肝癌 …………………………………………………… 277

第三节　恶性肿瘤相关真菌感染 ………………………………………………………… 279

第七章　其他感染炎症相关肿瘤 ………………………………………………………………… 292

第一节　支原体感染炎症相关肿瘤 ……………………………………………………… 292

第二节　衣原体感染炎症相关肿瘤 ……………………………………………………… 300

第三节　慢性炎症与乳腺癌的关系 ……………………………………………………… 305

第一章　感染炎症相关肿瘤概述

　　肿瘤是一类严重危害人类生命的疾病，其发病率逐年上升，且病死率较高。据美国权威肿瘤学杂志 *CA: A Cancer Journal for Clinicians* 估计，2018 年有近 1810 万新增癌症病例和 960 万癌症死亡病例。约半数癌症死亡是由肺癌、肝癌、胃癌、大肠癌和乳腺癌所造成的[1]。我国癌症中心发布的《2014年中国癌症的发病率和死亡率》报告指出，2014 年我国诊断的癌症患者为 380.4 万人，粗发病率为 278.07/10 万；死亡人数为 229.6 万，粗死亡率为 167.89/10 万[2]。在肿瘤病因和发病机制的研究中，越来越多的研究表明，病原微生物感染与慢性炎症有不同程度的致癌作用，肿瘤与感染和炎症的关系越来越受关注。

第一节　感染、炎症与肿瘤之间的关系

　　早在 20 世纪初，埃勒曼（Ellerman）和班（Bang）就报道病毒感染能引起白血病。病毒不仅可以引起禽类、鼠类等的肿瘤，而且与人类癌症的关系也很密切。常见的病毒有人乳头瘤病毒（human papilloma virus，HPV）、乙型肝炎病毒（hepatitis B virus，HBV）、丙型肝炎病毒（hepatitis C virus，HCV）、爱泼斯坦 - 巴尔病毒（Epstein-Barr virus，EBV）等，某些细菌、真菌和寄生虫感染也可引起肿瘤[3-5]。2012 年总部设在法国的国际癌症研究机构发布了一份调查报告，他们调查的全球 184 个国家的 27 种癌症 1270 万例新发癌症病例中，约 200 万例病例是由可预防或治疗的感染引起的，占新发癌症病例的 16.1%，但在发展中国家该比例远高于发达国家。在感染原因中，位居前列的有幽门螺杆菌（*Helicobacter pylori*，HP）、HBV、HCV 和 HPV 感染，有研究发现这几种病原体导致了约 190 万胃癌、肝癌和子宫颈癌病例，此类疾病大多发生在发展中国家[6]。近年感染或炎症相关的癌症（infection/ inflammation-associated cancer）的发病比例还在上升，全球 15%～20% 的肿瘤病例和发展中国家 26.3% 的肿瘤病例是由于病原体感染引起的。每年可预防性肿瘤死亡病例大约为 137.5 万。越来越多的数据表明，感染与炎症相关肿瘤的发病数量可能会超过上述统计数字[7]。

　　人们应该意识到，也许部分癌症是一种感染相关的疾病。在发展中国家因感染引起的癌症发病率约是发达国家的 3 倍，50 岁以下的患者占 1/3。细菌、病毒和寄生虫是最常见的促癌或致癌因素。随着全球人口增长和老龄化，感染或炎症相关性肿瘤的疾病负担可能会更沉重[6-8]。因此，我们必须重视感染与肿瘤的关系，深入研究感染相关肿瘤的发病机制和病理特征，探讨感染相关癌症的早期诊断方法，通过加强防治感染来控制某些肿瘤的发生发展，为人类造福。

一、感染与肿瘤之间的关系

　　现有的研究结果表明，肿瘤的发生和发展是一个多因素、多步骤的过程，明确肿瘤的病因是进行

预防治疗的重要前提。机体内在因素（如遗传素质、激素水平、免疫抑制或免疫缺陷等）和外界环境致癌物（如离子射线、化学致癌物质等多种诱变剂的刺激）均可造成细胞恶性转化。特别是内、外致癌因素的协同作用，更加速肿瘤的发生、发展。感染是炎症性疾病的主要原因，也是某些肿瘤发生、发展的重要原因，或刺激细胞恶性转化和增殖的诱发因素。增生性感染或炎症与肿瘤在临床和病理等许多方面有密切联系[3-5, 9]。这些问题一直是当今肿瘤研究的热点。

感染与肿瘤的关系大致分为两个方面：一是感染诱发或导致肿瘤，最常见的是一些病毒感染；二是肿瘤患者合并或继发感染，如许多肿瘤伴发细菌或真菌感染等[5, 9]。大量研究结果表明，感染与肿瘤的关系存在差别，参照世界卫生组织（World Health Organization，WHO）的致癌物质清单，结合肿瘤病理和影像学表现，大致可以分为以下5个类别。

（1）直接相关级：WHO所划分的Ⅰ级，是一类已被证实的致癌因子，如HPV与皮肤黏膜的鳞状细胞癌相关[10-11]，HBV和HCV与肝细胞癌相关[12-14]，EBV与淋巴瘤、鼻咽癌、胃癌和平滑肌肿瘤相关[15-17]，HP与胃癌相关[18-19]，华支睾吸虫与胆管细胞癌相关[20]等。

（2）密切相关级：WHO所划分的Ⅱ级，经动物实验证实有可能致癌，病原体常伴存于肿瘤，在肿瘤中通常可以检出该病原体成分，但其致癌作用尚未阐明。例如，日本血吸虫与肝癌或结肠癌相关[21]，迈克尔（Merkell）细胞多瘤病毒与Merkell细胞癌相关等[22]。

（3）可能相关级：在某些病例中可能检出病原体，其相关性、对应性有待进一步证实，致癌机制存疑。例如，弓形虫、L型细菌等可以在多种肿瘤中发现[23-24]，可能在具体肿瘤病例的发生、发展过程中起到一定作用，但常被某些研究者夸大。这些病原体其实也可能只是一种伴随的感染。

（4）肿瘤继发感染：在肿瘤发展和治疗过程中所发生的感染，与肿瘤的发生、发展无关，其中不少是医院内感染，如某些肿瘤继发的真菌或细菌感染[25-26]。

（5）富有炎细胞：有些肿瘤富含炎细胞，特别是淋巴细胞，如炎性乳腺癌、炎症性肌成纤维细胞瘤、乳腺髓样癌、淋巴上皮样癌等，其中淋巴细胞性间质化往往是机体免疫反应的表现，而非感染所致。有些肿瘤中有多种炎细胞，并成为诊断线索，如霍奇金淋巴瘤（Hodgkin lymphoma，HL）等[27]。

在所有肿瘤中，15%～20%是由感染引起的，其中主要是病毒，一些细菌、真菌、寄生虫也参与癌变过程。所谓感染相关肿瘤主要指上述类别中的直接和密切相关级两类。常见病原体与肿瘤之间的对应关系见表1-1-1。

表 1-1-1　常见病原体与肿瘤之间的对应关系

病原体名称	感染相关肿瘤性疾病
幽门螺杆菌	胃癌、胃黏膜相关淋巴瘤
EBV	鼻咽癌、多种类型的恶性淋巴瘤、部分胃腺癌、部分平滑肌肿瘤
HPV	宫颈癌、食管癌、皮肤癌、阴茎癌、肺癌（主要是鳞状细胞癌）
HHV-8	卡波西肉瘤、渗出性淋巴瘤
HBV、HCV	肝细胞癌、非霍奇金淋巴瘤
HTLV-1	成人T细胞白血病/淋巴瘤
埃及血吸虫	膀胱尿路上皮癌
华支睾吸虫	胆管细胞癌、肝细胞癌
日本血吸虫	肝细胞癌、结肠癌、胃癌

二、炎症与肿瘤之间的关系

炎症是机体应对有害刺激的一种防御性反应，也是人类疾病中最常见的复杂病理过程。引起炎症的原因很多，包括物理性（如创伤、烧伤、放射线）、化学性（如酸性或碱性物质、某些药物）、免疫性（免疫介导的炎症反应）及微生物、寄生虫感染等。感染是炎症的常见和重要原因。正常情况下，人体内有完善的平衡调节机制使炎症反应具有自限性，即创伤或病原体入侵并刺激机体产生促炎因子产生炎症反应，随后产生抗炎因子以防止炎症反应过度。当感染或组织损伤消除后，炎症反应也随之终结。因此，在绝大多数情况下感染和炎症并不会诱发肿瘤。若致炎因素持续存在，靶组织处于长期或过度反应时，炎症无法从抗感染、组织损伤模式下转变成为平衡稳定的状态，将可能导致组织的持续性损伤和修复性增生，表现为慢性炎症[3-5, 27-29]。

在慢性炎症的增生修复过程中，如细胞增生发生偏离和异型，包括基因和分子水平的改变，以及细胞和组织水平的变化，最终将导致肿瘤的发生。大量研究证实，除前述明确的感染性炎症外，多种慢性炎症与肿瘤的发生及发展有关，如慢性皮肤黏膜溃疡与瘢痕癌及溃疡癌变，慢性支气管炎与支气管癌，反流性食管炎及巴雷特（Barrette）食管与食管癌，慢性胰腺炎与胰腺癌，慢性胆囊炎、胆囊结石与胆囊癌，慢性肝炎与肝细胞癌，炎症性肠病（溃疡性结肠炎和克罗恩病）与结直肠癌等。这些肿瘤被称为慢性炎症相关肿瘤[27-30]。

在研读大量文献的基础上，笔者发现可能存在这样一个链条或一种联系，即感染性和（或）非感染性损伤因子引起慢性炎症，由炎症促发肿瘤。具体来说，可能有以下 5 个方面或途径。

（1）某些病原体可能直接作用于靶细胞，诱发炎症反应，并干扰或改变宿主细胞的遗传特性，或诱导基因突变，促使癌基因表达和（或）抑制癌基因的表达和转化，促进细胞肿瘤性增生并向恶性转变[3-5, 29-32]。

（2）某些病原体引起持续性感染或慢性炎症，在慢性炎症的增生与修复过程中诱导或促发局部细胞过度和异型增生，并影响肿瘤细胞的增殖和间质血管的形成，促进细胞恶变[18, 20, 33-34]。

（3）慢性炎症或感染可诱发免疫抑制，削弱或破坏了机体免疫防御和免疫监视功能，使机体内异常增生的细胞失去控制或抑制。特别是 T 细胞受体（T-cell receptor，TCR）复合物及 NK 细胞受体的 ζ 链下调，使肿瘤细胞有机会逃脱免疫监视[35-37]。

（4）某些病原体通过慢性炎症反应，改变机体局部的微环境，炎性微环境中活性氧和活性氮类物质的产生，炎性细胞因子、趋化因子和生长因子的异常表达，环氧合酶 -2（cyclooxygenase-2，COX-2）和核因子 κB（nuclear factor-κB，NF-κB）的增加，新生毛细血管形成等因素可改变细胞正常内环境的稳定，适合肿瘤细胞的生存，促进癌变[31, 37-39]。

（5）炎症过程中有大量炎症介质参与，其中有些炎症介质既参与炎症反应，也参与肿瘤形成与发展，具有连接炎症与肿瘤的桥梁作用。某些病原体通过特定炎症介质或细胞因子的作用，激活内源性或外源性信号通路，促进癌症的发生与发展，甚至可促发肿瘤的转移[39-43]。

当然，上述癌变因素往往不是孤立出现的，更可能是相互交错、相互促进，因而形成"感染—炎症—肿瘤"这一复杂的联系。在这个复杂过程中，既有各种炎细胞的参与，更有众多炎症介质发挥作用。这些因子相互作用，促进肿瘤的发生和发展。因此可以认为，某些肿瘤可能也是一种慢性增生性疾病。

参 考 文 献

［1］ BRAY F, FERLAY J, SOERJOMATARAM I, et al. Global cancer statistics 2018: globocan estimates of incidence and mortality worldwide for 36 cancers in 185 countries [J]. CA Cancer J Clin, 2018, 68 (6): 394-424.

［2］ CHEN W, SUN K, ZHENG R, et al. Cancer incidence and mortality in China, 2014 [J]. Chin J Cancer Res, 2018, 30 (1): 1-12.

［3］ 俞孝庭. 肿瘤病理学基础 [M]. 上海: 上海科学技术出版社, 1986.

［4］ 郑葆芬, 马继延. 白血病病毒、艾滋病病毒、癌基因 [M]. 上海: 上海医科大学出版社, 1996.

［5］ 彭玲. 慢性感染与肿瘤的关系研究进展 [J]. 青岛医药卫生, 2012 (5): 372-373.

［6］ DE MARTEL C, FERLAY J, FRANCESCHI S, et al. Global burden of cancers attributable to infections in 2008: a review and synthetic analysis [J]. Lancet Oncol, 2012, 13 (6): 607-615.

［7］ 甘清鑫, 刘晋新. 艾滋病合并恶性肿瘤 [J]. 新发传染病电子杂志, 2016, 1 (1): 53-55.

［8］ PARKIN D M. The global health burden of infection-associated cancers in the year 2002 [J]. Int J Cancer, 2006, 118 (12): 3030-3044.

［9］ 贾帅楠, 李劲涛, 赵丽娇, 等. 环境致癌物与病毒协同致癌作用的研究进展 [J]. 病毒学报, 2108, 34 (4): 605-607.

［10］ BANSAL A, SINGH M P, RAI B. Human papillomavirus-associated cancers: a growing global problem [J]. Int J Appl Basic Med Res, 2016, 6 (2): 84-89.

［11］ BRIANTI P, DE FLAMMINEIS E, MERCURI S R. Review of HPV-related diseases and cancers [J]. New Microbiol, 2017, 40 (2): 80-85.

［12］ TAKEDA H, TAKAI A, INUZUKA T, et al. Genetic basis of hepatitis virus-associated hepatocellular carcinoma: linkage between infection, inflammation, and tumorigenesis [J]. J Gastroenterol, 2017, 52 (1): 26-38.

［13］ XIE Y H. Hepatitis B virus-associated hepatocellular carcinoma [J]. Adv Exp Med Biol, 2017, 1018: 11-21.

［14］ YI Z, YUAN Z. Hepatitis C virus-associated cancers [J]. Adv Exp Med Biol, 2017, 1018: 129-146.

［15］ CARBONE A, VOLPI C C, GUALENI A V, et al. Epstein-Barr virus associated lymphomas in people with HIV [J]. Curr Opin HIV AIDS, 2017, 12 (1): 39-46.

［16］ FUKAYAMA M, KUNITA A, KANEDA A. Gastritis-infection-cancer sequence of epstein- barr virus-associated gastric cancer [J]. Adv Exp Med Biol, 2018, 1045: 437-457.

［17］ EHRESMAN J S, AHMED A K, PALSGROVE D N, et al. Epstein-barr virus-associated smooth muscle tumor involving the spine of an HIV-infected patient: case report and review of the literature [J]. J Clin Neurosci, 2018, 52: 145-150.

［18］ BARRY J M, ALFRED C Y T. 胃癌预防主要策略: 根除幽门螺杆菌 [J]. 新发传染病电子杂志, 2018, 3 (4): 193-194.

［19］ SHIMIZU T, CHIBA T, MARUSAWA H. *Helicobacter pylori*-mediated genetic instability and gastric carcinogenesis [J]. Curr Top Microbiol Immunol, 2017, 400: 305-323.

［20］ 王乐旬, 徐劲. 华支睾吸虫致胆管癌的研究进展 [J]. 国际医学寄生虫病杂志, 2010, 37 (6): 366-369.

［21］ 梅军, 洪慧玲, 丁永沛, 等. 慢性血吸虫病并发大肠癌的临床病理学特征 [J]. 中华消化内镜杂志, 2004, 21 (1): 49-50.

［22］ PULITZER M. Merkel cell carcinoma [J]. Surg Pathol Clin, 2017, 10 (2): 399-408.

［23］ 刘德纯. 恶性肿瘤与弓形虫感染 [J]. 国外医学·肿瘤学分册, 1995, 增刊: 259-261.

［24］ 孟泽武, 陈燕凌. 细菌 L 型与肿瘤 [J]. 检验医学与临床, 2006, 3 (8): 374-346.

［25］ 中国侵袭性真菌感染工作组. 血液病 / 恶性肿瘤患者侵袭性真菌病的诊断标准与治疗原则 (第四次修订版) [J]. 中华内科杂志, 2013, 52 (8): 704-709.

［26］ 张建, 刘士远. 恶性肿瘤患者肺部真菌感染的影像学表现与病理学基础 [J]. 实用放射学杂志, 2007, 23 (7): 980-982.

［27］ 刘彤华. 诊断病理学 [M]. 3 版. 北京: 人民军医出版社, 2014.

［28］ 朱元民, 刘玉兰. 感染、炎症与肿瘤的发生 [J]. 胃肠病学和肝病学杂志, 2013, 22 (2): 105-108.

［29］ 应力, 程现昆, 夏星海, 等. 从系统论分析慢性炎症向肿瘤的恶性转化 [J]. 医学与哲学, 2011, 32 (1): 55-56.

［30］ 魏智民, 孙玉发, 李刚, 等. 癌症相关性炎症与肿瘤微环境相关研究进展 [J]. 中国肿瘤临床, 2018, 45 (21): 1117-1121.

［31］ 黄海力, 张兆山. 细菌如何导致肿瘤 [J]. 生物技术通讯, 2003, 14 (2): 173-174.

［32］ 刘真, 肖斌, 毛旭虎, 等. 炎症与肿瘤的关系研究进展 [J]. 现代生物医学进展, 2009, 9 (3): 591-594.

［33］ 李晓宇, 何兴祥. 炎症与肿瘤的关系研究进展 [J]. 广东医学, 2006, 27 (9): 1427-1428.

［34］ 乔雪峰, 黄志平. 炎症诱发肿瘤机制探讨 [J]. 中国误诊学杂志, 2011, 11 (26): 6397.

［35］ 张百红, 王湘辉. 炎症与肿瘤发生 [J]. 国际肿瘤学杂志, 2010, 37 (10): 737-739.

［36］ 卢亦波, 施裕新, 刘晋新, 等. 艾滋病合并卡波西肉瘤多脏器组织侵犯的影像学分析 [J]. 新发传染病电子杂志, 2020, 5 (1): 8-15.

［37］ 张莉莉, 姚树坤, 李妮矫. 慢性炎症与消化系统肿瘤的相关性研究进展 [J]. 中国中西医结合消化杂志, 2010, 18 (2): 131-135.

［38］ 童岳阳, 金美玲. 炎症与肿瘤关系及其临床意义 [J]. 国际呼吸杂志, 2009, 29 (2): 104-108.

［39］ 宋树林, 曾自三, 张世迁, 等. 艾滋病颈部非霍奇金淋巴瘤 CT 表现 [J]. 新发传染病电子杂志, 2019, 4 (4): 209-211.

[40] YASUNAGA J I, MATSUOKA M. Oncogenic spiral by infectious pathogens: cooperation of multiple factors in cancer development [J]. Cancer Sci, 2018, 109 (1): 24-32.

[41] HAGEMANN T, BALKWILL F, LAWRENCE T. Inflammation and cancer: a double-edged sword [J]. Cancer Cell, 2007, 12 (4): 300-301.

[42] HUSSAIN S P, HARRIS C C. Inflammation and cancer: an ancient link with novel potentials [J]. Int J Cancer, 2007, 121 (11): 2373-2380.

[43] 刘超, 黄源, 林进令. 炎症促发肿瘤转移的研究进展 [J]. 国际肿瘤学杂志, 2010, 37 (6): 422-424.

（刘德纯　李宏军　陆普选）

第二节　感染与炎症致癌的发病机制

微生物感染诱发肿瘤的机制，是当前肿瘤研究前沿领域的重要课题，近年来已获得许多进展。人们已经确认了一些肿瘤相关性微生物，并深入探讨了它们在细胞和分子水平上与宿主的相互作用，进而导致组织细胞转化和恶性变的机制，促进相关肿瘤的病因学、发病机制和相关因素，以及相关标志物研究及技术的进展，这些对于癌症的病理和影像学诊断、药物设计、基因治疗和免疫防治都具有重要意义。

一、病原体的直接致癌作用

某些病原体，特别是某些病毒，可以直接感染靶细胞，并将其致癌基因片段整合到宿主细胞内，削弱或逃逸免疫监视，引起细胞增生、转化和癌变。例如，HPV 可引起鳞状细胞癌、EBV 可引起淋巴瘤等。本节简述近年比较受关注的几项致癌作用研究，各种致癌病原体的具体致癌作用分析如下。

（一）病原体基因蛋白及基因型的作用

慢性感染和炎症可以改变癌基因的表达和转化，以促进细胞向恶性转变。一些感染，尤其是病毒感染可将活化的癌基因插入宿主细胞基因组以导致细胞变异，增加染色体不稳定性，而染色体畸变或不稳定性在多种肿瘤的发生、发展过程中起到重要的作用[1-2]。肿瘤病毒（oncoviruses）中含有的肿瘤蛋白（oncoproteins）在活化后具有致癌作用。例如，HPV 是一种广泛分布的 DNA 病毒，可感染皮肤和黏膜的上皮细胞，其复制周期与上皮的分化有密切联系。迄今已发现 200 多种 HPV 基因型，每种都显示出其感染有严格的组织特异性。HPV 诱导的恶性肿瘤是由 HPV 的独特类型（致癌的或高危的类型，如 HPV-16、HPV-18 等）引起的，在人类所有癌症中，由 HPV 感染引起的癌症占 5%，其中以子宫颈癌最为常见。在子宫颈癌中，99.7% 以上是由高危型 HPV 感染引起的。持续的高危型 HPV 感染改变了多个涉及细胞增殖、凋亡、免疫逃逸、基因组不稳定和转化的细胞过程。HPV 的两种癌蛋白 E6（early region 6，E6）和 E7（early region 7，E7）是导致癌变的主要因素。这两种蛋白的功能都是维持细胞内环境稳定所必需的关键通路。当有利于病毒正常生命周期的环境受到干扰时，可以导致宿主细胞发生变化，癌基因蛋白 E6 和 E7 的表达增强，激活细胞周期，抑制凋亡，积累 DNA 的损伤，最终导致恶性肿瘤的发展[3-4]。幽门螺杆菌感染也可导致胃黏膜上皮细胞基因组的不稳定，包括 DNA 错配修复失调、异常的 DNA 甲基化、微 RNA（microRNA，miRNA）失调等，使受累细胞癌变[1, 5]。

正常情况下，细胞在 DNA 分子损伤后即启动修复途径，如迅速激活抑癌基因 *p53*，p53 蛋白再激活基因 *p21* 等，使突变细胞停滞于 G_1 期，利于损伤 DNA 的修复。细胞周期关卡可以在复制或有丝分裂以前修复细胞毒性或致癌作用导致的 DNA 损伤。当损伤超过了修复的能力，细胞周期关卡将引导细胞凋亡或进入不可逆的 G_0 期,从而清除受损的、突变的或发生癌前病变的细胞,维持内环境的稳定。在慢性感染过程中,有些病原体可编码类似癌基因的基因产物,损伤宿主 DNA,促进感染细胞的生存、增生和细胞变异;炎症部位的细胞因子、趋化因子的持续存在和由其引发的级联反应能够趋化炎症细胞聚集,增加活性氧产物的产生,导致 DNA 氧化损伤,诱导基因突变,改变基因状态,促进肿瘤细胞生长[2, 6-7]。

炎症会通过巨噬细胞移动抑制因子(migration inhibition factor,MIF)导致基因 p53 失活,且会损伤 DNA 修复酶,使 DNA 分子损伤后的自我修复受到抑制。不能被修复的突变细胞在正常情况下将被诱导凋亡即程序性死亡[6-8]。炎症时肿瘤坏死因子(tumor necrosis factor-α,TNF-α)和(或)突变上皮细胞膜上的表皮生长因子受体(epidermal growth factor receptor,EGFR)可直接或间接激活突变上皮细胞内的 NF-κB,后者可表现为抗凋亡作用,使突变细胞继续存活。某些能够引起细胞内持续感染的病原体,也能够抑制宿主细胞的凋亡,这样受感染的细胞就能够避免机体免疫因素引起的凋亡,得以在宿主体内长期生存,这种凋亡受抑制的细胞有可能转变为癌细胞[9-10]。在持续的慢性感染或炎症中,当细胞 DNA 损伤累积到一定程度,变异细胞的数量超过机体修复能力,并持续增生,将会演进为肿瘤。有 DNA 损伤或发生了基因突变的增殖细胞在富含炎症细胞和多种生物因子的微环境中持续增殖,失去控制,增生超过凋亡,并超过修复需要或修复程序混乱,最终导致癌变[2, 6-7, 9, 11]。

(二)氧化应激反应的作用

氧化应激(oxidative stress,OS)反应是指机体在遭受感染和炎症等各种有害刺激时,体内高活性小分子物质如活性氧自由基(reactive oxygen species,ROS)和活性氮自由基(reactive nitrogen species,RNS)产生过多,体内氧化与抗氧化作用失衡,氧化程度超出氧化物的清除,导致氧化还原状态的不平衡,进而引起组织损伤,并可导致中性粒细胞浸润,蛋白酶分泌增加,产生大量氧化中间产物。OS 被认为是导致衰老和某些疾病(包括肿瘤)的一个重要因素[9, 11]。

炎症对肿瘤发生的影响主要与炎症局部细胞释放细胞因子和局部产生过多 ROS 和 RNS 有关。慢性炎症使活化的炎性细胞产生大量 ROS 和 RNS,它们包括 O_2^-、NO、H_2O_2 等,主要来源于固有免疫细胞(巨噬细胞、白细胞)。ROS 可激活巨噬细胞及中性粒细胞中的 NF-κB,后者进一步促进 ROS 和 RNS 的产生,两者可直接损伤宿主 DNA,且损伤作用可被巨噬细胞及 T 淋巴细胞产生的巨噬细胞 MIF 增强,进一步加重 DNA 的损伤,导致细胞变异。宿主细胞长期暴露于 ROS/RNS 环境中,引起细胞内大分子尤其是 DNA 分子的损伤,其主要变化为 DNA 链断裂和碱基突变,导致抑癌基因突变。ROS 和 RNS 的自由基类型以及与靶标的趋近性决定损伤的程度和特异性[8, 11-13]。

活性氮中,NO 参与血管舒张、神经传递、机体防御等重要生理过程,随着炎症的进一步演进,高浓度 NO 通过翻译后修饰引起 DNA 及细胞基本蛋白的损伤,刺激肿瘤生长并增强其侵袭浸润的能力。长时间暴露于 NO 环境中还将引起 p53 和 Rb 等抑癌基因功能残基的翻译后修饰。p53 与 NO 作用密切相关,正常生理状态下 NO 引起 p53 的稳定和聚集。与酵母同源蛋白相关的共济失调毛细血管扩张突变基因蛋白(ataxia telangiectasia mutated,ATM)和共济失调毛细血管扩张突变基因 Rad 3 相关蛋白(ataxia telangiectasia mutated and Rad 3 related protein,ATR)激酶是 DNA 损伤的感应器或应答中心,负责保护基因组的稳定性。在慢性炎症中,NO 通过 ATM 和 ATR 激酶的活化诱导 p53 翻译后修饰,抑制细胞生长并诱导凋亡,也能导致 p53 突变细胞的选择性克隆扩张,NO 既能激活 p53 抑癌通路又能诱导 p53 的致癌突变[8, 14-15]。

过去研究累积的证据表明,高危型 HPV 蛋白与氧化应激反应有关,并被认为是癌症发展的危险因素。活性氧和活性氮参与调节诱导细胞增殖、分化和死亡,促进 DNA、蛋白质和脂类的破坏,从而导致突变和基因组不稳定的积累,与某些癌症的形成和发展有关,最近被提出作为宫颈癌发展的辅助因素，是高危型 HPV 引起的致癌过程中的关键因素[3-4]。在 HBV 和 HCV 导致肝细胞癌的过程中，也有氧化应激反应的参与[16-18]。

（三）信号传导系统的作用

病毒或细菌本身及其产生的毒性物质如细菌效应物大肠埃希菌素，细胞毒性相关基因（Cag A）等，可以破坏宿主细胞，损伤宿主细胞基因组的稳定性，并通过影响宿主细胞信号级联途径，改变分子微环境，或通过组织损伤及炎症反应，直接或间接促进细胞癌变。近年比较关注在宿主细胞信号传导系统中，信号传导及转录激活因子（signal transduction and activator of transcription，STAT）的作用。STAT 含有 SH2 和 SH3 结构域，可与特定的含磷酸化酪氨酸的肽段结合。当 STAT 被磷酸化后，发生聚合，成为同源或异源二聚体形式的活化的转录激活因子，进入胞核内与靶基因启动子序列的特定位点结合，促进其转录。现已克隆成功 4 种 JAK（JAK1～3 和 Tyk2）与 7 种 STAT（STAT1，STAT2，STAT3，STAT4，STAT5a，STAT5b，STAT6）。研究发现，JAK/STAT 通路在调节细胞凋亡、增殖、分化和炎症反应中均有重要作用，其中 STAT3 在诱导和维持促癌变炎性微环境方面起着关键作用。STAT3 在疾病的发病机制中可调节多种生物学功能，如感染和癌症。STAT3 在沙门菌感染相关结肠癌中，沙门菌 Avr A 表达可激活 STAT3 通路，导致 β-catenin 信号增强和提高结肠肿瘤发生的危险。STAT3 可能参与感染相关结肠癌的发病过程，并成为其诊治与预后的有用指标[8, 10, 14-15]。李晓宇等在肝细胞病毒感染的研究中发现 HCV 核心蛋白可与 STAT3 蛋白的信号传感器和激活剂相互作用，继而导致一个关键的酪氨酸残基持续性磷酸化，强化肝细胞增殖以及上调 Bcl-XL 及 cyclin-D 水平，改变细胞因子水平和被感染细胞的凋亡和增殖反应，促进肝细胞恶变以及肝癌的发生[7]。

也有研究者注意到，某些炎症因子具有抑制肿瘤的作用，通过可致癌的各种炎症因子的受体拮抗剂、抑制剂、中和抗体及炎症因子修饰物来阻断异常的信号转导通路，可在一定程度上阻止肿瘤的发生及阻断其浸润转移。例如，肿瘤相关巨噬细胞（tumor-associated macrophages，TAMs）可通过激活白介素 -2（interleukin-2，IL-2）、干扰素（interferon，IFN）和白介素 -12（interleukin-12，IL-12）杀伤肿瘤细胞[6-8]。

（四）DNA 甲基化的作用

DNA 甲基化是主要的表观遗传学变化之一，在各种肿瘤中普遍存在。启动子的超甲基化能引起 APC、p16、BRCAI、Rb 等抑癌基因的转录沉默，并与肿瘤演进相关；而甲基化的 CpG 位点易脱氨，导致肿瘤相关基因的错义突变。大量证据显示，在微生物感染中慢性炎症与超甲基化有联系。据报道 HP 感染相关胃癌患者在 7CpG 岛 8 区的甲基化程度高于 HP 感染非胃癌患者数倍，且 E- 钙黏蛋白基因的超甲基化与 HP 感染和胃癌发生相关[1, 5]。EBV 感染进入潜伏期后可导致宿主细胞基因组甲基化和细胞信号通路失调，在异常的基因表达和被干扰的胃上皮细胞的肿瘤微环境的影响下，最终导致肿瘤的发生[19-20]。在非感染性但有癌变倾向的溃疡性结肠炎、Barrette 食管等慢性炎性患者中也发现 p16 等基因的超甲基化，炎症介导的胞嘧啶损伤能改变甲基化模式和关键基因的调控，促炎因子 IL-6 能加强和维持 p53 抑癌基因和核苷酸切除修复关键成分 Hhr23B 基因的超甲基化，且 IL-6 能降低 EGFR 启动子甲基化，导致其增强表达和胆管癌细胞的生长。这些结果均提示 DNA 甲基化能促进炎症相关肿瘤的发生[8, 11]。

（五）细胞转化和增殖的作用

体外实验研究证明，感染因子可以促进或诱导细胞转化。当多瘤病毒感染体外培养的细胞后，正常细胞可转化为肿瘤细胞，此后发现许多 DNA 病毒也具有这种作用。有少数病毒感染细胞后不仅不抑制细胞 DNA 的合成，反而促进细胞的 DNA 合成，引起细胞过度增殖。引起动物肿瘤的猿猴空泡病毒 40（simian vacuolating virus 40，SV40 virus）即为这些病毒的代表。SV40 病毒编码的一种蛋白（T

蛋白）可以与细胞的 DNA 复制起始点及细胞的 DNA 多聚酶结合，从而促进细胞的增生。在小鼠中，注射 SV40 病毒可使动物发生肿瘤。在鼠成纤维细胞培养中这类病毒均可致细胞转化，即细胞形态发生变化，由成纤维细胞形态转变为上皮样细胞形态，细胞代谢和增殖速率加快，失去细胞间的接触抑制，呈成堆生长等特点，其机制尚不清楚。有时受染细胞还可增殖，将病毒传给子代细胞，或通过直接接触，感染邻近的细胞[21]。病毒感染可以引起上皮细胞和淋巴细胞等成分的增生。淋巴组织的反应性增生是病毒感染的一种常见表现，尤其在 EBV、人类免疫缺陷病毒（human immunodeficiency virus，HIV）感染，常见有淋巴结肿大，淋巴组织反应性增生。HPV 等则引起上皮细胞增生，非典型增生（上皮内瘤变），严重者发展为浸润性鳞状细胞癌[3-4]。

（六）致癌病原体感染的特点

1. 传播途径多样化

实验研究已证实，许多动物中存在 RNA 肿瘤病毒，它们或以水平传播方式从一个动物传给另一个动物，或以垂直传播方式传给子代的生殖细胞和体细胞。前者为外源性感染，后者为内源性感染。人类致癌病原体与其他感染一样，可以通过皮肤黏膜的直接接触，包括经性接触传播或昆虫叮咬，或通过呼吸道、消化道摄入病原体，发生水平传播。由于病程漫长，患者常难以确切记述如何获得感染。例如，人类嗜 T 淋巴细胞病毒（human T-cell lymphotropic virus，HTLV）感染主要流行于南美洲土著民族中，常通过母乳喂养而感染，或经性传播感染，也有经输血、静脉注射毒品或器官移植获得感染的报道。

2. 多种病原体混合感染

有时患者会合并多种病原体感染，促进癌症的发生。特别在 HIV 感染基础上，机体免疫力下降，更容易感染其他机会性病原体，也更容易发生感染相关肿瘤。如合并 EBV 感染，可发生淋巴瘤，或合并人类疱疹病毒 8 型（human herpes virus 8，HHV-8）[又称卡波西肉瘤相关疱疹病毒（Kaposi sarcoma associated herpesvirus，KSHV）]而发生卡波西肉瘤等。也有混合感染 EBV 和 HHV-8 者，发生多种淋巴组织增生性疾病[22]。HTLV-1 感染也常合并寄生虫或细菌感染，为成人 T 细胞白血病 / 淋巴瘤的危险因素[23]。

3. 长期、慢性或持续性感染

长期、慢性或持续性感染才有可能导致癌变，如 HBV 导致肝细胞癌。在慢性肝炎、肝纤维化和肝硬化的漫长病程中，HBV 发生高水平复制，病毒负荷增加，并整合到宿主细胞基因组内，产生 HBV 编码的肿瘤蛋白，导致肝细胞的异常转化，并促进突变细胞的积累，才能形成癌灶[16, 18]。HPV 的持续感染也是一个必要条件，只有持续感染使病毒 DNA 有充分机会整合到宿主细胞染色体中，才能导致鳞状细胞转化和癌变[3-4]。

二、慢性感染和炎性增生的致癌作用

著名病理学家魏尔肖（Virchow）于 1863 年观察到肿瘤组织中存在炎症细胞，并首先提出炎症和肿瘤存在关联的假设，认为肿瘤的形成源自于慢性炎症，自此全世界众多的研究者从不同的角度展开了对肿瘤与炎症之间关系的研究。流行病学和临床研究提示，慢性炎症和肿瘤之间具有因果关系，例如，通过抑制癌前病变或肿瘤易感者的慢性炎症治疗 HPV 感染，或注射 HPV 疫苗等降低癌症发病和（或）复发的风险。人们已经认识到，许多肿瘤的发生经历了"感染—炎症—肿瘤"的过程，有些专家估计，有 15%～20% 的癌症是由炎症促发的，高达 25% 的癌症或与慢性炎症有关。其实在病理学上也有很多例证，例如某些癌肿发生在慢性炎症的基础上，肿瘤中含有大量慢性炎细胞，癌组织中检测到诸多细胞因子（cytokines）和趋化因子（chemokines）等，都表明慢性感染或炎症与多种肿瘤相关[8, 10-15]。由于慢性炎症造成组织损伤后必然引起增生修复反应，在增生过程中新生的细胞更易遭受各种致癌或致炎因子的影响而出现异常改变，包括异型增生和癌变，这可以理解为感染致癌作用的一种形式。

（一）慢性肝炎、肝硬化与肝癌

某些肿瘤发生前或发生过程中，局部常有持续性感染或慢性炎症，并有炎性增生和修复性增生反应。例如 HBV、HCV、日本血吸虫病及华支睾吸虫病，可先后引起肝炎、肝硬化和肝癌。典型者如 HBV 感染引起慢性迁延性乙型肝炎，肝组织可出现炎症并导致纤维化或肝硬化，患肝癌的危险性随之增大，在肝癌组织中可检测出 HBV 抗原[16-18]。

（二）消化道慢性感染、炎症与腺癌

反流性食管炎及 Barrett 食管与食管癌的关系已受到关注。幽门螺杆菌可引发慢性胃炎、肠上皮化生、胃溃疡和胃癌。胃黏膜炎性增生性息肉和腺瘤性息肉的癌变率前者为 0～5%，后者高达 25%～50%[1, 5]。肠道慢性细菌感染、阿米巴痢疾、日本血吸虫病、慢性非特异性结肠炎、溃疡性结肠炎、憩室炎等慢性炎症，使黏膜上皮持续增生，形成息肉或溃疡，其中部分息肉和溃疡也有恶变倾向，部分息肉为癌前病变，有可能会逐渐发生恶变。病程越长，发生癌变的可能性越高。结肠息肉患者，结肠癌发生率比一般人群高 3.5 倍；息肉多发者癌变率高达 10 倍，而半数以上结肠癌是由腺瘤恶变而产生。流行病学研究证实在炎性肠病（包括溃疡性结肠炎和克罗恩病）患者确诊 8～10 年以后，发生结直肠癌的风险以每年 0.5%～1.0% 的速度递增。有 30 年病史的结肠炎患者中有超过 20% 会最终进展为结肠癌，而其中超过 50% 患者死于结肠癌并发症。病程长短和炎症程度与癌变风险呈正相关[24]。这种由炎症性肠病反复发作不断进展恶化的结直肠癌被称为结肠炎相关性结肠癌。

（三）慢性宫颈炎、宫颈糜烂与宫颈癌

子宫颈 HPV 感染导致慢性炎症和糜烂，然后鳞状上皮修复性增生、非典型增生（上皮内瘤变），进展为原位癌或浸润性癌。这种线性关系也获得公认[3-4]。

（四）呼吸道的慢性感染、炎症与癌症

长期不愈的慢性咽喉炎虽然癌变的概率极小，但若长期得不到有效治疗，炎症扩散，就有癌变的可能性。鼻腔鼻窦内翻性乳头状瘤的发生可能与病毒感染等慢性炎症刺激有一定关系，其恶变率为 7%～27%。支气管哮喘、慢性支气管炎可致支气管上皮异型增生、鳞状化生，进而引起癌变。在支气管肺癌中亦屡见检出 HPV 的报道[4, 21]。

此外，石棉吸入与间皮瘤，慢性皮肤溃疡与皮肤鳞癌，慢性胰腺炎与胰腺癌，慢性胆囊炎、胆囊结石与胆囊癌，均有较密切的关系。人体各器官长期的感染性和非感染性慢性炎症，是孕育和产生恶性肿瘤的温床。对经久不愈的慢性炎症，应引起足够的警惕。

三、慢性感染和免疫损伤的致癌作用

在某些慢性感染性疾病的基础上，机体免疫功能紊乱或下降，可能诱发或促进某些肿瘤的发生。某些病毒感染可以抑制或破坏机体免疫防御功能。在免疫缺陷条件下，免疫监视功能低下，对突变细胞失去监控与清除功能，故在免疫功能缺损时易发生肿瘤，形成"感染—免疫损伤＋感染（炎症）—

肿瘤"链条，可视为感染致癌的又一种形式，或一种间接的致癌作用。

（一）病毒感染、免疫抑制与相关肿瘤

艾滋病（acquired immunodeficiency syndrome，AIDS）是 HIV 感染晚期的表现，患者常患卡波西肉瘤（Kaposi sarcoma，KS）和脑原发性淋巴瘤等，实际上并非 HIV 感染直接引起，而是在 HIV 所致免疫缺陷情况下，机体对肿瘤的发生缺乏免疫监视，使 EBV 感染激发的淋巴细胞增生容易进展为淋巴瘤，HHV-8 感染导致内皮细胞恶性增生演进为卡波西肉瘤[22, 25]，可见免疫缺陷只是肿瘤发生的间接因素。

据研究，AIDS 患者常发生巨细胞病毒（cytomegalovirus，CMV）、单纯疱疹病毒（herpes simplex virus，HSV）、EBV、HPV 等感染，其中 CMV 等亦可致免疫抑制。上述病毒可分别刺激内皮细胞、淋巴细胞或上皮细胞过度增生而形成肿瘤。非霍奇金淋巴瘤（non-Hodgkin lymphoma，NHL）约 1/2 与 EBV 感染有关，而脑部 NHL 不管是否与 AIDS 相关，几乎均与 EBV 有联系。在儿童平滑肌肿瘤中亦发现 EBV 基因及其表达。在一些霍奇金淋巴瘤中亦存在 EBV 表达，而原发性渗出性淋巴瘤（primary exudative lymphoma，PEL）等则与 HHV-8 有关[22, 26]。

（二）慢性炎症、免疫损伤与相关肿瘤

一些肿瘤的发生与慢性炎症诱发的免疫抑制有关。慢性炎症可在机体局部产生一个免疫抑制的微环境，这一环境有利于肿瘤细胞生长。在 IFN-1 和 IL-10 存在而不需要 NO 参与的条件下，诱导调节性 T 细胞（regulatory cell，Treg）的产生。Treg 可通过细胞间接触、局部抑制因子分泌、局部生长因子竞争三个方面来实现其对免疫应答的抑制作用。慢性炎症使病灶中 T 淋巴细胞受体（T-cell receptor，TCR）复合物及 NK 细胞受体的 ζ 链下调，使肿瘤细胞有机会逃脱免疫监视。ζ 链是 TCR 复合物的成分之一，参与 TCR 的信号传导，对 T 细胞和 NK 细胞的功能具有重要意义。在这个复杂过程中，既有各种炎细胞的参与，更有众多炎症介质发挥作用。炎性微环境中活性氧和活性氮类物质的产生，炎性细胞因子、趋化因子和生长因子的异常表达，COX-2 和 NF-κB 的增加等因素可以改变细胞正常内环境的稳定，有利于引起癌变。这些因子相互作用，促进肿瘤的发生和发展[7, 11]。因此可以认为，某些癌症可能也是一种慢性增生性炎症。

（三）免疫抑制治疗与肿瘤

人们早已注意到，在使用免疫抑制剂引起的继发性免疫缺陷（如同种肾移植受者）时也可发生 KS、神经系统的淋巴瘤。器官移植后淋巴组织增生（包括淋巴瘤）也是近年颇受关注的现象。如免疫损伤或免疫抑制合并病毒感染，并激活原来处于休眠状态下的致癌基因，则更易发生肿瘤。器官移植后发生的 EBV 感染相关淋巴组织增生甚至淋巴瘤及平滑肌肿瘤形成已屡见报道[19, 27]。

四、慢性炎症微环境与肿瘤的发生

炎症微环境与肿瘤的关系近年受到广泛关注。在慢性炎症的微环境中，除原有组织发生不同程度的损伤之外，还存在大量慢性炎细胞及其产生的各种细胞因子或炎症介质，构成一个复杂的调控网络，调控着炎症的进展。在慢性增生性炎症向肿瘤转化过程中，过度且异常增生的细胞构成肿瘤的实质部分，即瘤细胞，决定肿瘤的性质；原有的纤维、微血管、淋巴管、神经纤维等构成肿瘤的间质，其中亦含有基质细胞及细胞外基质、免疫细胞或炎细胞及其分泌的多种细胞因子或炎症介质，形成肿瘤微环境（tumor microenvironment，TME），以减弱机体的抗肿瘤免疫反应，维持瘤细胞增殖、逃避细胞凋亡以及保持炎性环境和血管生成等特征[28]。

（一）炎症的转化过程

炎症是具有血管系统的活体组织对损伤因子所发生的复杂的防御反应。机体受到各种损伤或感染时，免疫系统激活并招募大量炎细胞，分泌多种细胞因子，与细胞外基质一起构成炎症微环境。急性炎症反应通常是有益的，尤其是在微生物感染和组织损伤应答中，以抗感染或修复组织为其目的，通常与癌症的发生无关，并且，急性炎症持续一定时间或达到一定程度还可以抑制肿瘤的生长[29]。某些癌症（如消化道肿瘤）也可合并急性化脓性炎。正常情况下，人体内有完善的平衡调节机制使炎症反应具有自限性，即创伤或病原体入侵并刺激机体产生促炎因子促进炎症反应，随后产生抗炎因子以防止炎症反应过度。当感染或组织损伤消除后，炎症反应也随之终结。若致炎因素持续存在，靶组织处于长期或过度反应时，炎症无法从抗感染、组织损伤模式下转变成为平衡稳定的状态，导致炎症反应的持续进行，转为慢性。在慢性炎症微环境中，中性粒细胞表型从 N1 向 N2 转变，巨噬细胞从 M1 向 M2 转变，T 细胞从 Th1 向 Th2 转变，修复性增生向肿瘤性增生转变[28]。

许多研究提示，慢性病毒感染可以改变机体内的微环境，诱导机体抗病毒或抗肿瘤的特异性 T 细胞衰竭，损伤其增殖能力和效应功能，以致机体免疫应答无法对抗病毒感染所致的肿瘤发生。T 细胞共抑制受体 / 配体被视为慢性病毒感染和肿瘤微环境中 T 细胞耗竭的关键调节因素，但其分子机制尚不清楚[30]。

（二）炎症病灶中的肿瘤相关细胞

慢性炎症微环境中有多种炎症细胞浸润，各自分泌不同的细胞因子，产生多种应激蛋白。与该过程相关的炎性细胞包括不同种类的白细胞，如巨噬细胞、中性粒细胞、淋巴细胞、浆细胞、肥大细胞等。值得重视的是肿瘤相关巨噬细胞（tumor-associated macrophages，TAM）和癌症相关成纤维细胞（cancer-associated fibroblast，CAF）、髓源性抑制性细胞（myeloid-derived suppressor cell，MDSC）等[10, 31]。这些细胞通过分泌的细胞因子和肿瘤之间相互作用，共同构成了复杂的肿瘤炎症微环境，影响着肿瘤的生物学进程。

1. TAM 细胞

TAM 细胞为迁移到肿瘤间质中或在有侵袭性的肿瘤组织边缘的巨噬细胞，主要涉及实体瘤的免疫和炎症反应，直接或间接影响免疫抑制。在对胃癌切除术后患者 TAM 水平与预后关系的研究中发现：TAM 浸润水平可作为胃癌的一个预后指标。TAM 水平高的患者预后比 TAM 水平低的患者要差，而且 TAM 浸润水平与肿瘤浸润淋巴细胞（tumor infiltrating lymphocyte，TIL）的 CD3-ζ 链的表达程度呈负相关，提示 TAM 可能与胃癌中 T 细胞的免疫失活有关。TAM 细胞还能产生多种细胞因子，如尿激酶、基质金属蛋白酶（matrix metalloproteinase，MMP）、COX-2 等，促进血管内皮细胞增殖、基质重构和血管形成，是肿瘤细胞增殖、侵袭和转移的必要成分[31]。

2. CAF 细胞

CAF 也通过不同途径促进癌变。CAF 是肿瘤 - 宿主界面微环境中最重要的宿主细胞，可见于乳腺癌、结直肠癌、肺癌、前列腺癌等肿瘤，它通过产生某些生长因子、IL-6、趋化因子和 MMP 等来促进肿瘤细胞的增殖和转移，对肿瘤的发生、生长、转移及浸润至关重要。研究发现，乳腺癌组织中的肌成纤维细胞可抑制邻近上皮细胞的凋亡，刺激上皮细胞增殖和向恶性转化，改变细胞间的黏附力，诱导肿瘤细胞的免疫逃逸，从而促进肿瘤的发生。

3. MDSC 细胞

MDSC 是一群异质性细胞，来源于骨髓祖细胞和未成熟髓细胞，是树突状细胞、巨噬细胞和（或）粒细胞的前体。这些前体细胞从骨髓募集到外周，被诱导活化后，可以表达血管内皮生长因子、成纤维细胞生长因子、MMP 等，促进血管形成；MDSC 还有免疫抑制作用，可以通过相关机制抑制 T 细胞介导的特异性抗肿瘤免疫以及自然杀伤细胞与巨噬细胞介导的天然抗肿瘤免疫。炎症可通过各种信号通路调节 MDSCs 的扩增和募集，后者被 T 细胞和肿瘤基质细胞源性的活化因子（IFN、IL-4、IL-13 和 TGF-β）激活后能促进突变细胞的免疫逃逸，分解或消耗环境中 T 细胞活化所必需的精氨酸或半胱氨酸，阻止 $CD4^+$ 和 $CD8^+T$ 细胞活化，下调 TCR 相关 ζ 链，切断 $CD4^+$ 和 $CD8^+T$ 细胞活化信号，诱导 T 细胞阻滞在 G_0/G_1 周期；分泌 Th2 型细胞因子 IL-10 下调巨噬细胞 Thl 型细胞因子 IL-12 的产生，此效应可受巨噬细胞正反馈调节放大。研究报道，将肿瘤患者外周血分选的 MDSC 与 $CD8^+T$ 细胞进行体外共培养，发现 $CD8^+T$ 细胞凋亡的比例随着 MDSC 比例的增加而显著增加，而肿瘤细胞凋亡的比例显著下降，说明 MDSC 具有诱导 T 细胞凋亡，导致 T 细胞数量减少，从而起到抑制免疫功能的作用。MDSC 生成的 ROS 和诱生型一氧化氮合酶（inducible nitric oxide synthase，iNOS）使细胞毒性 T 淋巴细胞（cytotoxic T lymphocyte，CTL）永久地失去活性并且抑制 IFN-γ 的合成，甚至破坏 T 细胞的应答能力。MDSC 可通过抑制机体抗肿瘤免疫、上皮 - 间质转化（epithelial-mesenchymal transition，EMT）、侵袭和血管生成等多种途径导致肿瘤发生、发展。

（三）炎症病灶中细胞因子的致癌作用

炎症是人类疾病中最常见的复杂病理过程。慢性炎症过程中，参与和（或）介导炎症反应的化学因子（即炎症介质）有外源性（如细菌及其产物）和内源性（来源于体液和细胞）两大类。来源于细胞的化学因子也称为细胞因子。大多数的炎症介质是通过与其靶细胞上的特异性受体结合而发挥生物学效应的。炎症不仅可能会促发肿瘤性疾病，还可能与肿瘤发展的多个环节相关，包括肿瘤细胞形成、进展、逃逸、增生、浸润、血管生成、转移等。炎症介质、炎症相关基因多态性与癌变之间不仅存在一定的病原学关系，而且炎症过程还通过不同的机制参与癌症的发生和发展，影响肿瘤细胞的增殖和间质的形成[32]。

目前，炎症引起恶性肿瘤的分子和细胞机制正陆续获得揭示。其致癌机制可归纳为以下四个方面。

（1）促进宿主细胞 DNA 变异：炎症部位的某些细胞因子的持续存在以及由其引发的级联反应能够趋化炎症细胞聚集，增加活性氧产物的产生，导致 DNA 氧化损伤，诱导基因突变，改变基因状态，促进宿主细胞 DNA 变异和转化。

（2）促进肿瘤细胞的增殖：在炎症致癌的过程中，炎症因子主要作用是改变细胞的生存微环境，参与内源性或外源性信号通路，诱导基因突变、改变癌基因和抑制癌基因的表达和转化，促进细胞增殖并向恶性转变。

（3）促进肿瘤血管新生：炎症反应过程的中心环节是血管反应。炎症时的血管反应与肿瘤生长、转移的血管生成的信号通路大致相同。炎细胞可产生多种促血管形成因子，如血管内皮细胞生长因子（vascular endothelial growth factor，VEGF）、碱性成纤维细胞生长因子（basic fibroblast growth factor，bFGF）、COX-2、IL-1 和 MMPs 等，刺激血管和淋巴管生成，改善肿瘤细胞的生存微环境，促进肿瘤血管新生及转移。

（4）促进癌细胞转移：目前认为趋化因子受体 CXCR4/CXCL12 轴是肿瘤转移中最主要的机制，已经发现其表达上调与多种恶性实体瘤的侵袭和转移相关[6-13]。

五、炎症介质与肿瘤的发生

慢性炎症组织中有多种炎症细胞浸润，炎细胞可分泌多种细胞因子和应激蛋白，参与炎症反应，故统称为炎症介质。主要的炎症介质包括各种蛋白酶、花生四烯酸、环氧化酶（包括 COX-1 和 COX-2）、NF-κB、TNF-α、干扰素（包括 IFN-α、IFN-γ、IFN-β）、白细胞介素（包括 IL-1、IL-1β、IL-4、

IL-6、IL-7 和 IL-8 等）、活性氧、补体成分和凝血因子等。此外，还包括主要的应激蛋白，如热休克蛋白（HSP）、糖调节蛋白等。炎症介质彼此间通过复杂的相互作用形成极其复杂的炎症调控网络。有些炎症介质，既参与炎症反应，也参与肿瘤形成与发展，具有连接炎症与肿瘤的桥梁作用。根据细胞因子对炎症的影响分为促炎因子和抗炎因子，其中促炎因子包括 IL-1、TNF-α、IFN-γ 等；抗炎因子包括 IL-1、IL-10、IL-13 等。局部肿瘤组织由于促炎的和抗炎的细胞因子比例失衡，从而诱发或增强肿瘤的生长，诱发局部血管生成，导致恶性病变，甚至改变细胞对化疗的敏感性[6, 32]。

以下简述部分炎症介质在肿瘤发生发展过程中的作用。

1. MIF

MIF 是一种来源于 T 淋巴细胞的细胞因子。MIF 的多态性与慢性炎症的严重程度相关，是连接炎症和肿瘤的重要介质。MIF 可抑制巨噬细胞游走，促进巨噬细胞在炎症局部浸润、增生、激活并分泌 TNF-α、IL-1、IL-8、TGF-α 等细胞因子，协同诱导巨噬细胞产生 NO，加重 DNA 的损伤，还可通过启动 ERK1/ERK2 磷酸化等级联事件激活 NF-κB、增加 COX-2 和 NOS 等。它可以通过抑制 p53 基因的转录活性来抑制 p53 的抑癌功能。p53 基因抑癌功能活性的慢性丧失使得机体失去对细胞增殖的控制、细胞生命周期延长，失去对 DNA 损伤的正常反应和修复能力，促进肿瘤发生[8, 11]。MIF 也可损伤 DNA 修复酶，使 DNA 分子损伤后的自我修复受到抑制。

2. miRNA

miRNA 是真核生物中一类长度约 22 个核苷酸的非编码小分子 RNA，其编码基因存在于基因组的基因间隔区或内含子中。成熟 miRNA 由较长的可折叠形成发夹结构的前体转录物经 Dicer 酶或类似的内切核酸酶加工形成。miRNA 参与基因转录后水平调控，在细胞发育、增殖、分化和凋亡等生物学行为中发挥着重要作用，成为慢性炎症与癌症转化的桥梁。它们可以调节病原体本身的基因表达，也能影响宿主细胞的基因表达，并参与癌变过程[8, 11, 32]。研究人员结合生物信息学预测同一个 miRNA 可能调控上百个靶基因，而同一个靶基因也可能受多个 miRNA 调控，因此占人类基因组 3% 的 miRNA 可能调控着人类近 1/3 的基因。许多肿瘤病毒如 EBV、HPV、HHV-8、HBV、HCV、HIV、HTLV-1 及多瘤病毒等，都有 miRNA 的表达。如 EBV 基因组可编码 44 种成熟的 miRNA（EBVmiRNA），在 EBV 相关肿瘤的发生和进展中具有重要作用。它们通过锚定一种或多种病毒和宿主的基因，影响到免疫监视、病毒复制、延迟维护、免疫逃逸、细胞凋亡和代谢、肿瘤细胞增殖和转移等环节。此外，某些 EBVmiRNA 还可以作为诊断、治疗和判断预后的良好标志物[8, 11, 19-20]。

3. NF-κB

NF-κB 作为一种重要的转录因子既是连接炎症和肿瘤的关键分子，也是炎症相关肿瘤的启动因子或调节因子。研究证实，NF-κB 能调节抑制凋亡、增强细胞周期进程、血管发生和转移等基因表达。正常条件下，NF-κB 与其抑制蛋白 IκB 结合保持无活性状态，当细胞受到感染或促炎因子刺激后，膜受体活化并募集相关衔接蛋白到细胞膜，活化完整的 IκB 激酶（IκB kinase，IκK）。现在认为致癌物质和慢性炎症是肿瘤发展的两个潜在条件，慢性炎症能够解释约 20% 的人类癌症。在肿瘤中常能测到 NF-κB 这种炎症反应标志物的活性，提示其可能在炎症向肿瘤过渡过程中发挥一定作用[7-12, 29]。

NF-κB 的激活可使 TNF-α、IL-1 的转录增强，而 TNF-α、IL-1 升高可进一步增加 NF-κB 的活化。NF-κB 对 COX-2 的表达也起调控作用，NF-κB 活化后可促进其表达。在慢性肝炎和肝癌中检测到 NF-κB 的活性，提示 NF-κB 在慢性炎症相关肿瘤形成过程中在发挥作用。活化的 NF-κB 进入细胞核而激活靶基因，包括转录炎症有关基因，如细胞因子和趋化因子，一氧化氮合酶 2（nitric oxide synthase 2，NOS-2），COX-2 和 TNF-α。通过调节靶基因 IL-2、IL-6、IL-12 等细胞因子，促进细胞增殖，形成致癌的微环境，同样也刺激表达它们受体的恶性细胞增生；另外，直接调节细胞周期相关蛋白的表达，增加几种促进细胞周期基因的表达量，促进细胞增生。细胞周期受细胞周期蛋白调节，周期蛋白与周期蛋白依赖性激酶（cyclin-dependent kinase，CDK）结合，CDK 的活性受到 CDK 抑制因子（cyclin-dependent-kinase inhibitor，CKI）、细胞周期检测点蛋白 p21、p16、p27、生长阻滞及 DNA 损伤蛋白 45（GADD45）等抑制，NF-κB 的持续活化可以促进 CyclinD1 的异常高表达，其与 CDK4 和 CDK6 形成复合物，在 G_1 期中后期使 Rb 蛋白磷酸化，促进细胞从 G_1 期进入 S 期[7-8]。

高活性的 NF-κB 可促进抗凋亡基因的表达，细胞凋亡抑制蛋白 1（cellular inhibitors of apoptosis，CIAP）是细胞内源性凋亡抑制物，NF-κB 可上调其表达；同时通过降解 IκB 促进 NF-κB 的活化，形成正反馈机制，抑制肿瘤细胞的凋亡。高活性 NF-κB 仅促进抗凋亡成员的表达，打破凋亡平衡，抑制肿瘤细胞的凋亡[10-13]。

血管内皮细胞生长因子（vascular endothelial cell growth factor，VEGF）的启动子区域存在 NF-κB 的调节序列，持续活化 NF-κB 可引起 VEGF 的异常高表达，促进肿瘤组织的血管新生。另外，持续活化的 NF-κB 可引起 MMP 和多种趋化因子的异常高表达，增加细胞外基质的降解，促进肿瘤细胞的浸润和转移。

由此可见，NF-κB 既可促进细胞增生，又能抑制细胞凋亡，同时促进血管新生和基质降解，在炎症引起的癌症中起着不可或缺的作用。在移植瘤模型中，NF-κB 活性增加可导致肿瘤体积增大，抑制 NF-κB 的作用则可减少肝癌和结肠癌的发生率，也说明高活性 NF-κB 与肿瘤发生发展有密切关系[29-30]。

4. 环氧化酶（cyclooxygenase，COX）

COX 是花生四烯酸转变为前列腺素（prostaglandin，PG）的限速酶，包括 COX-1 和 COX-2 两种亚型，通过增加合成前列腺素加强炎症反应，参与多种肿瘤的形成过程。COX-2 基因定位于第 1 号染色体 1q25.2-25.3，主要分布在细胞质内，COX-2 在生理状态下处于低表达状态，能够调节前列腺素的生物合成，与细胞周期调节及炎症反应等有关。在组织损伤、炎症或细胞恶性转化时表达增强，并在肿瘤血管生成中起着关键作用。在炎症、缺氧和 Wnt 信号等刺激诱导作用下，迅速表达上调，增加的前列腺素通过调节免疫、维持血管紧张度、促进神经生长，增强肿瘤生成并激活 Wnt 通路，而 Wnt 通路中的 P-catenin-TCF4 能进一步增加 COX-2 基因的转录。COX-2 在不同癌症中表达增加且定位于肿瘤上皮细胞和基质，能增强抗凋亡蛋白 Bcl-2 和 MMP 家族的水平，其活性增高可促进恶性肿瘤的血管生成，并可刺激肿瘤生长、转移、浸润及抑制肿瘤细胞的凋亡[8-11]。笔者曾研究结肠癌中 COX-2 的表达，发现 COX-2 和 VEGF-C 蛋白在大肠癌中的表达阳性率分别为 72.22% 和 64.81%，两者之间存在显著的相关性，COX-2 蛋白与 VEGF-C 共表达可增加大肠癌转移和侵袭能力[33]。应用选择性 COX-2 抑制药可明显减少大肠息肉、腺瘤的数量并降低大肠癌的发病率，使大肠癌、食管癌、胃癌、肺癌、乳腺癌和卵巢癌等恶性肿瘤的风险降低。这些均提示 COX-2 在大肠癌的形成过程中起着重要作用。

5. 高速泳动族蛋白 B1（highy mobility group protein box-1，HMGB1）

近年 HMGB1 很受关注。其实早在 20 世纪 60 年代高速泳动族蛋白（highy mobility group protein，HMG）就已由约翰斯（Johns）发现，并于 1973 年首次在牛胸腺中被提取和鉴定，因其在聚丙烯酰胺凝胶电泳中的高迁移能力而得名。根据分子质量大小、序列相似性和 DNA 结构特性，HMG 可进一步分为 HMGA、HMGB、HMGN 3 个家族。而 HMGB 家族又有 3 个成员，即 HMGB1、HMGB2 和 HMGB3，三者在氨基酸序列上有 80% 的一致性。HMGB1 是含量最丰富的 HMG 蛋白，广泛分布于淋巴组织、脑、肝、肺、心、脾、肾等组织中，HMGB1 除在肝、脑组织中主要存在于细胞质外，在大多数组织中存在于细胞核中。HMGB1 的细胞生物效应比较广泛，包括 4 个方面：①参与 DNA 的重组、修复、基因转录调控、细胞复制及分化成熟等生命活动；②诱导炎性反应，当细胞坏死或受损时，核内的 HMGB1 可释放到细胞外，引发单核巨噬细胞分泌促炎因子，而促炎因子又反过来促进 HMGB1 的分泌，在炎性反应的后期是一种重要的致炎因子；③参与肿瘤细胞增殖分化和迁移，是目前唯一已知的与肿瘤和新生物形成有关的 HMB 家族成员；④促进神经细胞的生长。此外，它还可以影响凝血、纤溶系统功能，影响血管内皮细胞功能以及免疫系统的功能，因而备受关注[34]。

随着对 HMGB1 细胞生物学功能研究的广泛深入，人们发现 HMGB1 在脓毒症、缺血-再灌注损伤、肿瘤、关节炎等多种疾病的发病过程中都具有重要作用，HMGB1 可能成为多种疾病治疗新靶点。研究还表明，HMGB1 的基因是一种肿瘤转移促进基因，它的表达增高与肿瘤的侵袭和转移密切相关，可以用免疫组织化学和反转录聚合酶链反应（reverse transcription-polymerase chain reaction，RT-PCR）技术检测癌组织中 HMGB1 抗原的表达，来探讨其表达在癌组织侵袭、转移中的作用。目前在胃癌中的研究较多。在胃癌发生进展过程中，细胞因子对肿瘤微环境的影响一直是研究热点，HMGB1 是其中的一个代表。HMGB1 是 DNA 结合蛋白，在转录中有重要作用，当某些基因的转录出现差错时就可能引起肿瘤的发生。有研究显示，在肿瘤发生过程中有大量细胞坏死，向周围释放 HMGB1，造成局部组织的慢性炎性环境，进而导致更多的正常细胞发生坏死或癌变。而少数炎细胞如巨噬细胞能分泌血管生长因子、促进微血管的生成。HMGB1 可引起血管平滑肌细胞一过性的细胞质形状改变，为肿瘤细胞能长期存活、迅速增殖并发生浸润、转移奠定了基础。有学者从分化良好的人胃癌细胞中分离出一种 HMGB1 cDNA 克隆。有研究发现，胃癌组织中的 HMGB1 mRNA 表达高于对照组，HMGB1 蛋白在胃癌组织中的表达阳性率高达 77.5%，与肿瘤大小、浸润深度、淋巴结转移和临床分期有相关性，表明 HMGB1 在胃癌的浸润、转移中可能发挥着重要的作用[34]。

在肺、结肠、胰腺等器官肿瘤中都有一些关于 HMGB1 的研究，但结果尚不够一致，有待进一步深入探讨。

6. 泛素偶联雌激素受体降解结构域蛋白 2（coupling of ubiquitin conjugation to ER degradation domain containing 2，CUEDC2）

在研究炎症诱发肿瘤机制的过程中，发现 CUEDC2 等重要蛋白质分子抑制 NF-κB 信号通路的持续激活，从而避免炎症反应过度和自身组织损伤，完成机体对炎症反应的精确调控，对防止肿瘤的发生具有重要意义[35-36]。张学敏等进一步发现 CUEDC2 在大量肿瘤组织中表达异常增高，并证明 CUEDC2 通过对细胞周期的影响，特别是干扰了纺锤体组装检查点（spindle assembly checkpoint，SAC）的功能，导致细胞有丝分裂异常和基因组不稳定，与肿瘤发生和发展密切相关[37]。SAC 是有丝分裂过程中的一种监控机制，当染色体在纺锤体上的连接出现错误时，负责延迟有丝分裂"后期"的开始，并在确保所有染色体两侧都与微管连接妥当后迅速灭活。他们发现炎性调控分子 CUEDC2 的过度表达导致了乳腺癌对内分泌治疗产生耐药性，并证明它是乳腺癌耐药的新标志物，为克服乳腺癌耐药提供了药物新靶点和治疗新思路。

7. 鞘氨醇-1-磷酸（sphingosine-1phosphate，S1P）

S1P 是细胞膜鞘磷脂的代谢产物之一，是血液中一种能影响免疫细胞流通的脂性传导介质，在炎症和癌症中起着重要调控作用。在多种恶性肿瘤形成、转化和进展过程中能够调节肿瘤细胞增殖、凋亡及血管的新生。研究表明，S1P 参与了结肠癌、前列腺癌、卵巢癌、神经胶质瘤和黑素瘤等多种恶性肿瘤细胞的增殖、凋亡及血管的新生。S1P 对恶性肿瘤的生物学行为因细胞类型及受体（S1PR）表达不同而不同。在结肠癌和卵巢癌细胞中 S1P 通过 S1PR1/S1PR3 促进肿瘤细胞的生长，而在黑色素瘤细胞中则通过 S1PR2 抑制肿瘤细胞的生长，不同受体介导的下游信号通路也不尽相同。美国的一项研究提出，S1P 是一种遗漏的辅助因子，它对于肿瘤坏死因子受体相关因子 2（tumor necrosis factor receptor-associated factor，TRAF2）的活性是必需的。借着 S1P 和激酶的作用，鞘氨醇激酶 1 才能作为一种关键性的调节器，调节多种影响人类健康和疾病的基本生物过程[38-39]。而关键的调控器 NF-κB（一种具有基因转录多项功能的核转录因子），作为一种主导开关，控制着炎症和癌症。

8. 白细胞介素（interleukin，IL）

白细胞介素简称白介素，是一类由白细胞产生的物质，用数字编码，且功能各异。涉及肿瘤发生的促炎因子包括 IL-8、IL-l、IL-6、IL-15 等。IL-1 为白介素家族的重要成员，它能够和趋化因子一起通过促进细胞生长和抑制突变细胞凋亡直接促进恶性肿瘤的进展。在 50% 以上的胃癌患者中有 IL-1 表达的增加且与肝转移相关。化学诱导的皮肤癌小鼠模型中角质化细胞有增强的 IL-1 表达。TNF-α 和 IL-6 能促进小鼠化学诱导的皮肤癌和淋巴瘤生成。IL-6 与异构的 gp130/IL-6 受体结合后，可激活激酶/信号转导和转录激活因子信号通路，导致多种癌基因表达增加。最近已证明在结肠癌中 IL-6 与炎症介导的肿瘤启动和增殖有关。IL-6 还可介导 STAT3 表达增加，通过 JAK/STAT 信号转导途径，STAT3 与 IRE 结合，导致 STAT3 磷酸化，又进一步促进了 Cyclin D1 等细胞周期相关蛋白的增加，通过抑制细胞凋亡和促进细胞增生参与肿瘤形成。IL-8 在非小细胞肺癌（non-small cell lung cancer，NSCLC）等癌症中具有促血管生成活性，且通过正向自分泌方式发挥功效，并且是肺腺癌的预后指标。美国一项研究提示，人体内释放 IL-15 是促进炎症的物质，能刺激自然杀伤细胞，破坏癌细胞和被病毒感染细胞的免疫细胞的发育、生存和增殖。但是，当 IL-15 在人体内长期大量存在时，可能会导致白血病。研究人员认为，IL-15 与正常的大颗粒淋巴细胞表面上的受体结合时，会提升细胞内部的致癌蛋白质的水平。高致癌蛋白质水平反过来会带来染色体不稳定和额外的基因突变，还会激活 DNA 甲基化的过程，这个过程会关闭一批通常会抑制肿瘤生长的重要基因[8,12]。

IL-6 是一种在肿瘤炎症微环境中广泛存在的促炎因子，很多细胞可以分泌或被诱导分泌 IL-6，并与炎症介导的肿瘤启动和增殖有关。据报道，在前列腺癌中，单胺氧化酶 A 可刺激成骨细胞分泌 IL-6，进而影响破骨细胞分化，引起前列腺癌溶骨性骨转移。胰腺癌患者的胰腺星状细胞（pancreatic stellate cell，PSC）能够在 IL-6 刺激下从静止状态转变为活化状态，并分泌细胞外基质分子和细胞因子，以增加肿瘤的侵袭性。IL-6 在肿瘤炎症环境中还可激活树突细胞和 T 淋巴辅助细胞，使其持续产生细胞因子，以维持慢性炎症状态和致癌细胞因子的环境。

9. 趋化因子

许多肿瘤细胞可以通过调控趋化因子的表达促进肿瘤的生长、演进以及转移。CXC 趋化因子家族在血管生成过程中既可促进肿瘤血管生成活性，又可激活内皮细胞的趋化性。对乳腺浸润性导管癌组织进行的研究表明，所有患者的癌组织均表达 CXCR4，而高表达者伴有广泛的淋巴结转移，提示 CXCR4 在乳腺癌淋巴转移中起重要作用。另一研究发现，人乳腺癌细胞系高表达 CXCR4 及 CCR7，乳腺癌原发灶及转移灶也高表达 CXCR4 和 CCR7，而在乳腺癌最常见的转移部位（如淋巴结、肺、肝脏和骨髓）则高水平地表达其配体基质细胞衍生因子 1（SDF-1）、CXCL12 和 CCL21，这提示趋化因子及受体的同步高表达在决定乳腺癌器官特异性转移部位上起着非常关键的作用。黑色素瘤细胞分泌的趋化因子如 GROα/CXCL1，GROβ/CXCL2，GROγ/CCL3 和 IL-8/CXCL8 可通过自分泌作用控制肿瘤细胞的增殖，阻断 GROα 或 CXCR2 受体，有效减弱黑素瘤细胞的增殖。CXCL1、CXCR2 的中和抗体可以抑制高转移结肠癌细胞株的增殖能力；在利用严重联合免疫缺陷小鼠制作的人乳腺癌移植瘤模型中，使用抗 CXCR4 的单克隆抗体能有效地抑制肺部转移，也说明抗 CXCR4 单克隆抗体在抗肿瘤方面具有应用价值[13,32]。

10. 其他细胞因子

在炎症和肿瘤微环境中有众多细胞因子，形成一个复杂的网络，互相协同也互相制约，保持一个相对平衡的状态。其微调中任何紊乱都可能有助于肿瘤发生。炎症介质引起的基因表达谱的变化以及翻译后修饰等导致遗传和生理的不稳定性，也将促进肿瘤发生。机体针对外源或内源因素应激产生细胞因子以控制和减小细胞损伤，然而一旦失控，细胞因子持续活化将导致细胞生长、分化、凋亡的改变。细胞因子基因多态性与肿瘤的高危险性密切相关。除以上所述外，还有 TNF-α、转化生长因子

（transforming growth factor，TGF）、集落刺激因子（colony stimulating factor，CSF）、IFN 等[40]。通过对胃癌、肝癌，大肠癌、子宫癌等的研究发现，炎症因子 NF-κB、IL-1、COX-2、TNF-α 和糖调节蛋白（glucose regulated proteins，GRPs）等通过不同的途径促进肿瘤细胞的增殖和迁移等过程。上述这些炎细胞及其分泌的炎症因子构成的肿瘤微环境，对肿瘤细胞的增生、生存、转移都起到重要作用。

有时，细胞因子的作用类似双刃剑，在不同条件下发挥相反的作用，相互制约、相反相成。例如，TGF-β 在正常上皮细胞或者肿瘤发生早期可抑制肿瘤，但随着肿瘤的发展，TGF-β 信号也可促进晚期肿瘤进展以及转移。IFN-γ 作为正性调节因子在抑制肿瘤发生中具有重要作用，通过诱导细胞毒性 T 淋巴细胞（CTL）、NK 细胞、巨噬细胞和单核细胞的激活，增强机体对癌症的免疫防御功能。但是 IFN-γ 也可诱导肿瘤细胞程序性死亡配体 -1（programmed death ligand-1，PD-L1）的表达，而 PD-L1 可以通过与 T 细胞表面的细胞程序性死亡受体 -1（programmed cell death-1，PD-1）结合，抑制 T 细胞功能，从而促进肿瘤进展。GRP 是肿瘤微环境中的主要应激蛋白，GRP 的表达与肿瘤细胞的增殖和恶性特征密切相关。GRP 具有良好的"分子伴侣"和"分子佐剂"的效应，在参与肿瘤抗原的免疫反应中也有重要作用，并与肿瘤组织的炎性变化有关[14-15]。

有时，细胞因子之间则表现为协同作用，相辅相成。如在肿瘤血管形成方面，炎症通过 TNF-α 激活上皮细胞中的 NF-κB，TNF-α 和 NF-κB 诱使 COX-2 的产生，进而上调 PGE，导致 VEGF 大量产生，促进肿瘤血管新生。炎症中由巨噬细胞产生的 IL-8 和转化生长因子 TGF-β 能直接促进肿瘤血管新生。TAM 也可以通过产生大量促进血管和淋巴管生成的生长因子、细胞因子和蛋白酶促进肿瘤演进。用 IL-1α/β、TNF-α 和活性氧类刺激体外的血管内皮细胞和肿瘤细胞，将导致 VEGF-A、FGF-2、IL-8 和纤溶酶原的增加。在移植癌细胞实验模型中，这些刺激血管生成的炎性细胞因子是通过上调增强各种血管生成因子和 MMP 来产生作用的，而敲除 IL-1α 和 IL-1β 可阻断这种作用。MDSC 也可表达 VEGF、FGF、MMP 等，直接促进血管生成[12-15]。

综上所述，感染、炎症与肿瘤有很密切而复杂的关系。其主要机制包括以下几个方面：①慢性感染病程中，病原体的持续存在可直接或间接损伤特定的宿主细胞，慢性炎细胞及其产生的炎症介质也可导致敏感细胞 DNA 损伤，增加基因不稳定性，诱发各种变异，发生过度且异常的增生且不能修复或纠正；②某些感染因子，特别是病毒，可整合到宿主靶细胞的基因组中，使基因突变，改变其遗传特性，获得持续增生的能力；③感染和炎症重塑了细胞外基质，促进肿瘤血管和淋巴管生成，刺激突变细胞持续增生，为肿瘤的生长提供良好的微环境；④某些病原体感染抑制或破坏机体的免疫监视、排斥和防御功能，有助于突变细胞逃逸机体的免疫攻击，为肿瘤的形成提供有利条件；⑤感染和炎症过程中产生大量细胞因子（炎症介质），形成复杂网络，调控了肿瘤细胞的生成、增殖的微环境，有利于肿瘤的形成与扩散；⑥在肿瘤进展的晚期，肿瘤细胞通过调控炎症介质（如选择素与其配体）的相互作用及趋化因子的功能等，促进肿瘤的播散和转移。

参 考 文 献

［1］　SHIMIZU T, CHIBA T, MARUSAWA H. *Helicobacter pylori*-mediated genetic instability and gastric carcinogenesis [J]. Curr Top Microbiol Immunol, 2017, 400: 305-323.

［2］　乔雪峰, 黄志平. 炎症诱发肿瘤机制探讨 [J]. 中国误诊学杂志, 2011, 11 (26): 6397.

［3］　BANSAL A, SINGH M P, RAI B. Human papillomavirus-associated cancers: a growing global problem [J]. Int J Appl Basic Med Res, 2016, 6 (2): 84-89.

［4］　BRIANTI P, DE FLAMMINEIS E, MERCURI S R. Review of HPV-related diseases and cancers [J]. New Microbiol, 2017, 40 (2): 80-85.

［5］　BARRY J M, ALFRED C Y T. 胃癌预防主要策略: 根除幽门螺杆菌 [J]. 新发传染病电子杂志, 2018, 3 (4): 193-194.

［6］ 应力, 程现昆, 夏星海, 等. 从系统论分析慢性炎症向肿瘤的恶性转化 [J]. 医学与哲学 (临床决策论坛版), 2011, 32 (1): 55-56.

［7］ 李晓宇, 何兴祥. 炎症与肿瘤的关系研究进展 [J]. 广东医学, 2006, 27 (9): 1427-1428.

［8］ HUSSAIN S P, HARRIS C C. Inflammation and cancer: an ancient link with novel potentials [J]. Int J Cancer, 2007, 121 (11): 2373-2380.

［9］ ALISTAIR J, LAX WARREN T, 黄海力. 细菌如何导致肿瘤 [J]. 生物技术通讯, 2003, 14 (2): 173-174.

［10］ WEBER D, WHEAT J M, CURRI G M. Inflammation and cancer: tumor initiation, progression and metastasis, and Chinese botanical medicines [J]. J Chin Integr Med, 2010, 8 (11): 1006-1013.

［11］ 刘真, 肖斌, 毛旭虎, 等. 炎症与肿瘤的关系研究进展 [J]. 现代生物医学进展, 2009, 9 (3): 591-594, 554.

［12］ 刘超, 黄源, 林进令. 炎症促发肿瘤转移的研究进展 [J]. 国际肿瘤学杂志, 2010, 37 (6): 422-425.

［13］ 李菁, 朱元民, 刘玉兰. 炎症与肿瘤关系研究进展 [J]. 中国医药导刊, 2007, 9 (3): 217-219.

［14］ YASUNAGA J I, MATSUOKA M. Oncogenic spiral by infectious pathogens: cooperation of multiple factors in cancer development [J]. Cancer Sci, 2018, 109 (1): 24-32.

［15］ HAGEMANN T, BALKWILL F, LAWRENCE T. Inflammation and cancer: a double-edged sword [J]. Cancer Cell, 2007, 12 (4): 300-301.

［16］ TAKEDA H, TAKAI A, INUZUKA T, et al. Genetic basis of hepatitis virus-associated hepatocellular carcinoma: linkage between infection, inflammation, and tumorigenesis [J]. J Gastroenterol, 2017, 52 (1): 26-38.

［17］ XIE Y H. Hepatitis B virus-associated hepatocellular carcinoma [J]. Adv Exp Med Biol, 2017, 1018: 11-21.

［18］ YI Z, YUAN Z. Hepatitis C virus-associated cancers [J]. Adv Exp Med Biol, 2017, 1018: 129-146.

［19］ CARBONE A, VOLPI C C, GUALENI A V, et al. Epstein-Barr virus associated lymphomas in people with HIV [J]. Curr Opin HIV AIDS, 2017, 12 (1): 39-46.

［20］ FUKAYAMA M, KUNITA A, KANEDA A. Gastritis-infection-cancer sequence of Epstein-Barr virus-associated gastric cancer [J]. Adv Exp Med Biol, 2018, 1045: 437-457.

［21］ 俞考庭. 肿瘤病理学基础 [M]. 上海: 上海科学技术出版社, 1986.

［22］ 刘德纯. 艾滋病临床病理学 [M]. 合肥: 安徽科学技术出版社, 2002.

［23］ CHAN C P, KOK K H, JIN D Y. Human T-cell leukemia virus type 1 infection and adult T-cell leukemia [J]. Adv Exp Med Biol, 2017, 1018: 147-166.

［24］ 梅军, 洪慧玲, 丁永沛, 等. 慢性血吸虫病并发大肠癌的临床病理学特征 [J]. 中华消化内镜杂志, 2004, 21 (1): 49-50.

［25］ 刘德纯, 李宏军. 艾滋病与艾滋病毒感染者 48 例临床影像与病理分析 [J]. 新发传染病电子杂志, 2019, 4 (3): 152-155, 159.

［26］ LINKE-SERINSÖZ E, FEND F, QUINTANILLA-MARTINEZ L. Human immunodeficiency virus (HIV) and Epstein-Barr virus (EBV) related lymphomas, pathology view point [J]. Semin Diagn Pathol, 2017, 34 (4): 352-363.

［27］ EL HENNAWY H M, HABHAB W, ALMUTAWA A, et al. Long-term follow-up of post renal transplantation Epstein-Barr virus-associated smooth muscle tumors: report of two cases and review of the literature [J]. Transpl Infect Dis, 2018, 20 (2): e12841.

［28］ YOSHIZAKI T, KONDO S, ENDO K, et al. Modulation of the tumor microenvironment by Epstein-Barr virus latent membrane protein 1 in nasopharyngeal carcinoma [J]. Cancer Sci, 2018, 109 (2): 272-278.

［29］ 张春亚, 丁跃明. 综述急性炎症、慢性炎症与肿瘤发生的关系 [J]. 健康必读, 2012 (8): 509, 482.

［30］ CHAN J K. Virus-associated neoplasms of the nasopharynx and sinonasal tract: diagnostic problems [J]. Mod Pathol, 2017, 30 (s1): S68-S83.

［31］ 吴从严, 楼美清, 贾玉, 等. 肿瘤相关巨噬细胞研究进展 [J]. 现代肿瘤医学, 2020, 28 (3): 508-512.

［32］ BAGHERI V, MEMAR B, MOMTAZI A A, et al. Cytokine networks and their association with *Helicobacter pylori* infection in gastric carcinoma [J]. J Cell Physiol, 2018, 233 (4): 2791-2803.

［33］ 欧玉荣, 于东红, 刘德纯, 等. COX-2 与 VEGF 在大肠癌中的表达及与预后的关系 [J]. 中国组化学与细胞化学杂志, 2008, 17 (4): 322-325.

［34］ SIMS G P, ROWE D C, RIETDIJK S T, et al. HMGB1 and RAGE in inflammation and cancer [J]. Annual Review Immunol, 2010, 28 (4): 367-388.

［35］ PAN X, ZHOU T, TAI Y H, et al. Elevated expression of CUEDC2 protein confers endocrine resistance in breast cancer [J].

Nature Medicine, 2011, 17 (6): 708-714.

［36］ GAO Y F, LI T, CHANG Y, et al. Cdk1-phosphorylated CUEDC2 promotes spindle check-point inactivation and chromosomal instability [J]. Nature Cell Biology, 2011, 13 (8): 924-933.

［37］ ZHANG P J, ZHAO J, LI H Y, et al. CUE domain containing 2 regulates degradation of progesterone receptor by ubiquitin-proteasome [J]. EMBO J, 2007, 26: 1831-1842.

［38］ 张丽志, 温克. 1- 磷酸鞘氨醇对恶性肿瘤生物学行为调控的研究进展 [J]. 肿瘤, 2012, 32 (11): 936-939.

［39］ 孙昱, 陈剑群. 鞘氨醇激酶在恶性肿瘤中的研究进展 [J]. 徐州医学院学报, 2010, 30 (6): 412-415.

［40］ COOKS T, HARRIS C C. *p53* mutations and inflammation-associated cancer are linked through TNF signaling [J]. Mol Cell, 2014, 56 (5): 611-612.

（刘德纯　李宏军　陆普选）

第二章 感染炎症相关肿瘤诊断

第一节 感染炎症相关肿瘤的临床诊断

一、概述

由各种病毒、细菌、寄生虫或异物所导致的感染，伴随着迁延的炎症反应被认为是特定肿瘤发病的重要诱因。慢性炎症是许多恶性肿瘤发生的高危因素，参与恶变、肿瘤形成、发展、侵袭和转移等多个过程，被列为肿瘤细胞十大生物学特征之一。

研究显示，20% 以上的肿瘤由感染导致的慢性炎症诱发[1]。常见与肿瘤相关的感染性慢性炎症包括慢性肝炎病毒与肝癌、HPV 与宫颈癌、幽门螺杆菌与胃癌及黏膜相关性淋巴瘤、EBV 与鼻咽癌、华支睾吸虫与胆管癌等，还有一些是由于自身免疫异常导致的慢性炎症而诱发的肿瘤，例如炎性肠病诱发的大肠癌，慢性胰腺炎诱发的胰腺癌，以及前列腺炎诱发的前列腺癌等[2-4]。

感染炎症相关肿瘤的诊断包括临床诊断、影像学诊断、实验室诊断和病理学诊断等方面。临床诊断是指临床医师根据患者的临床症状、体征以及病情发展变化的特点和规律，结合辅助检查进行综合分析的过程。准确的诊断是合理治疗的前提和基础。影像学诊断可帮助早期发现肿瘤，明确病变的部位及累及范围，帮助确定肿瘤性质，提高诊断准确率，正确评估肿瘤分期，以利于临床制订合理、有效的治疗方案。实验室诊断主要包括常规的血、尿、粪、生化免疫检查，以及针对肿瘤标志物的特殊检查，它对肿瘤的辅助诊断、鉴别诊断、疗效观察、病情监测及预后评价都有一定的价值。病理学诊断被公认为肿瘤的最后诊断，具有"金标准"的作用，可以为临床选择治疗方案提供依据，提供疾病的严重程度和预后信息，帮助临床判断病情转归及疗效。患者是一个有机整体，只有紧密结合临床、实验室、影像学和病理学检查，才能做出可靠的诊断。

二、感染炎症相关肿瘤的临床诊断

感染炎症相关肿瘤的临床诊断应把炎症临床诊断作为基础病，通过全面、系统的病史询问，详尽细致的体格检查，必要的化验检查及特殊检查，然后进行综合分析，最终得出临床诊断[5-7]。

（一）询问病史

询问病史是肿瘤诊断的第一个步骤，采集全面准确的病史是正确诊断的前提。询问病史时应注意下述几个方面。

1. 临床表现

1）局部表现

（1）肿块：为肿瘤患者常见的主诉，应注意有无红肿热痛及抗感染治疗情况。

（2）肿瘤引起的阻塞症状：多见于呼吸道、消化道患者。如喉癌可引起呼吸困难；鼻咽癌可引起鼻塞；肺癌可引起憋喘、咳嗽；食管癌可引起吞咽哽噎感、吞咽困难；胃癌可引起恶心呕吐、腹部膨胀；肠癌可引起肠梗阻症状。

（3）肿瘤引起的压迫症状：如前列腺癌可引起尿频、尿痛、小便困难、尿潴留等。

（4）肿瘤破坏所在器官的症状：如肺癌可引起咯血，胃癌可引起呕血；肠癌可引起便血；膀胱癌可引起血尿。

（5）疼痛：另一常见的主诉是疼痛，可见于肿瘤压迫浸润邻近神经或实质脏器肿瘤生长过快等情况。如肺癌累及胸膜、膈肌和胸壁；胃肠肿瘤引起粘连、梗阻、胃肠穿孔；肝脏肿瘤生长过快或侵犯肝被膜；直肠癌和宫颈癌浸润骶神经丛；骨转移癌等均可引起疼痛。

（6）病理性分泌物：发生在口、鼻、鼻咽腔、消化道、呼吸道、泌尿道、生殖道等器官的肿瘤，常有溃疡和感染，可见血性、脓性、黏液性及腐臭性分泌物排出。如鼻咽癌可引起涕血；肺癌可引起血痰；乳腺癌可引起溢液；结直肠癌可引起大便带血及黏液。

（7）溃疡：如鼻咽癌、食管癌、胃肠癌、宫颈癌等可引起溃疡。

2）全身表现

肿瘤的早期全身症状不明显，随着肿瘤的发展，可发生下列症状。

（1）发热：以发热为主诉的肿瘤常见于恶性淋巴瘤、肝癌、肺癌、胃癌、结肠癌、胰腺癌及晚期癌症患者。

（2）进行性消瘦、贫血、乏力：为大多数晚期肿瘤的表现，消化道肿瘤多发生此类症状。

（3）黄疸：可见于原发性肝癌。

3）肿瘤伴随综合征

肿瘤伴随综合征是由恶性肿瘤产生的异常活性物质引起患者的全身临床表现，也称肿瘤"远隔效应"或副肿瘤综合征。

（1）皮肤与结缔组织方面的表现：恶性由肿瘤引起的皮肤与结缔组织反应包括瘙痒、黑棘皮病、皮肌炎、匐行性回状红斑和带状疱疹等。如瘙痒可见于恶性淋巴瘤、白血病及内脏肿瘤；黑棘皮病常见于40岁以上胃肠肿瘤、肝癌、胰腺癌、肺癌和乳腺癌患者；皮肌炎常见于乳腺癌、肺癌患者；匐行性回状红斑常见于食管癌、乳腺癌、肺癌、胃癌和宫颈癌患者；带状疱疹常见于恶性淋巴瘤和免疫力低下的肿瘤患者。

（2）肺源性骨关节增生：如肺癌引起的骨关节增生表现为杵状指、肺性关节痛、骨膜炎和男性乳房肥大。

（3）神经系统方面表现：包括多发性肌炎、周围神经炎及肌无力综合征等。其中，多发性肌炎可见于乳腺癌、宫颈癌、肺癌、胰腺癌、前列腺癌、直肠癌、白血病和淋巴瘤等；周围神经炎最常见于肺癌，也见于白血病、胰腺、胃、结肠和乳腺癌；肌无力综合征常伴发于肺癌。

（4）心血管方面表现：包括游走性血栓性静脉炎、非细菌性血栓性心内膜炎等。

（5）内分泌与代谢方面表现：包括皮质醇增多症、高钙血症、高血糖症、低血糖症、低钠血症等。

（6）血液方面表现：包括慢性贫血、红细胞增多症、类白血病反应、纤维蛋白溶解性紫癜等。

2. 患者的性别、年龄

癌多发生于中年以上人群，有些肿瘤还存在性别差异特点，如消化道癌和肺癌以男性多见，乳腺癌主要发生于40岁以上的女性。

3. 病程

良性肿瘤病程较长,恶性肿瘤病程较短。

4. 肿瘤家族史

乳腺癌、宫颈癌、胃癌、直肠癌等可能具有遗传倾向。

5. 了解患者的其他情况

了解患者职业、生活环境、有无烟酒等嗜好,有无化学致癌物接触史。询问治疗史,包括手术情况和病理报告。询问既往史,尤其咨询可能与癌有关的感染病史,如肝炎肝硬化、华支睾吸虫感染、HPV 感染、幽门螺杆菌感染、克罗恩病、溃疡性结肠炎等,此外既往肿瘤病史也应询问。女性患者的妊娠、分娩和哺乳情况等也要详细询问。

世界卫生组织专家提出了恶性肿瘤的"十个"早期征兆,如身体出现硬结或肿块、有异物感、持续性消化不良、干咳或痰中带血、原因不明的便血、无痛性血尿、不规则阴道出血、久治不愈的溃疡、原因不明的体重减轻或低热等,都是癌症的早期信号,如发生这些症状应高度警惕,须立刻检查治疗。

(二)体格检查

体格检查是诊断肿瘤的重要部分。对所有疑为肿瘤的患者应进行系统的全身检查和有针对性的肿瘤局部检查,包括原发灶和转移灶体征。

1. 全身检查

全身检查的目的在于确定患者是否患肿瘤,如为肿瘤应判断属良性还是恶性,恶性肿瘤又分为原发性或继发性,判断身体其他器官组织有无转移,同时检查重要器官(心、肺、肝、肾、中枢神经系统、骨髓)功能情况,以决定能否耐受较大的手术或放疗、化疗等措施。

(1)视诊:检查者用眼睛观察患者的精神状态、体重和营养状况,观察头面部、五官、颈、胸、腹、背、脊柱、四肢、肛门和外生殖器有无异常表现。

(2)触诊:检查者通过手接触被检查部位时的感觉进行判断的一种方法。凡在肢体、皮肤、软组织、骨骼、淋巴结、甲状腺、腮腺、乳腺、肛管、直肠、子宫及附件、阴道和腹腔等处的肿瘤,都必须进行触诊或双合诊检查。

(3)叩诊:用手指叩击身体表面某一部位,使之震动而产生音响,根据其震动和音响的特点来判断被检部位的脏器状态有无异常的一种检查方法,用于检查胸腔器官和腹腔器官等正常和异常物理症状。

(4)听诊:检查者根据被检者身体各部分活动时发出的声音判断正常与否的一种检查方法,应注意听心音、肺泡呼吸音、肠鸣音是否正常。

(5)嗅诊:检查者通过嗅觉判断发自被检者的皮肤、黏膜、呼吸道、胃肠道、呕吐物、分泌物、排泄物、脓液、血液等的异常气味与疾病之间关系的一种检查方法。发生于口腔、鼻咽腔、外阴、肛管、宫颈等处的癌,因溃烂、感染可排出恶臭分泌物。

2. 局部检查

局部检查的目的在于确定肿瘤发生的部位与周围组织的关系,应着重检查肿块与区域淋巴结受累的情况。

1)肿块检查

(1)肿瘤部位:通过视诊、触诊明确肿瘤发生的部位及侵及范围,内脏肿瘤通常需要做特殊检查(X 线、超声、CT、MRI、内镜检查等)。如甲状腺肿瘤一般可随吞咽动作移动;肝肾肿瘤可随呼吸动作上下移动。

（2）肿瘤大小：肿瘤的大小需测量长度、宽度和厚度，并以厘米记录。

（3）肿瘤形态：根据肿瘤的形态可提示肿瘤的性质，恶性肿瘤形态多不规则，呈菜花状或表面凹凸不平。

（4）肿瘤表面：应注意皮肤颜色，与皮肤或基底有无粘连，恶性多凹凸不平，并可有表面破溃、充血、静脉怒张及局部温度升高等情况。

（5）肿瘤边界：不清或清，恶性肿瘤因浸润生长而破坏周围组织，其边界多不清。

（6）肿瘤硬度：硬度对于估计肿瘤性质有一定意义，癌多坚硬或韧实。

（7）肿瘤活动度：恶性肿瘤通常活动度受限或不活动、固定。

（8）肿瘤压痛：肿瘤一般无压痛，如有溃疡、感染或压迫浸润神经时可有压痛。

（9）搏动和血管杂音：肝癌可在肿块表面腹壁听到血管杂音。

2）体表淋巴结检查

对于不同器官和部位的恶性肿瘤引流有重要意义，应着重检查双颈、腋窝和腹股沟部位的淋巴结大小、硬度，分散或融合，有无压痛，与皮肤或基底有无粘连。

（三）实验室检查

实验室检查包括常规化验和生化免疫检测，详见本章第三节。

（四）特殊检查

特殊检查主要包括 X 线摄影、超声、CT、MRI 和 PET/CT 等，详见本章第二节。

（五）临床医师可操作的检查

1．内镜检查

内镜检查不仅可以直接窥视许多体内腔及孔隙部位的肿瘤，而且可以取活体组织检查，以便组织病理学检查确诊，此方法是肿瘤临床诊治中不可或缺的重要检查方法和治疗手段。常用的内镜包括鼻镜、喉镜、食管镜、支气管镜、胃镜、结肠镜、膀胱镜、胸腔镜、腹腔镜等。

2．活检穿刺

对于影像学发现的病灶，通过活检获得组织，明确肿瘤的性质。如组织活检为恶性肿瘤，需进一步明确其组织来源、分化程度。

3．诊断性手术

对于内脏肿块，使用目前可以应用的各种方法诊断后仍不能确定病变的性质，但仍怀疑有肿瘤可能时，为了早期诊断和及时治疗，可考虑诊断性手术。

（六）肿瘤的临床分期

肿瘤临床分期的目的是反映疾病的发展阶段，指导制订治疗计划，为判断疗效和预后提供依据。目前，临床常用的分期是美国癌症联合委员会（American Joint Committeeon Cancer，AJCC）与国际抗癌联盟（Union for International Cancer Control，UICC）联合制订的 TNM 分期。

TNM 分期中，T 代表肿瘤原发灶的情况，随着肿瘤体积的增加和邻近组织受累范围的增加，依次用 $T_1 \sim T_4$ 来表示。N 代表区域淋巴结受累情况，淋巴结未受累时，用 N_0 表示，随着淋巴结受累程度和范围的增加，依次用 $N_1 \sim N_3$ 表示。M 代表远处转移，没有远处转移者用 M_0 表示，有远处转移者用 M_1 表示。TNM 分期见表 2-1-1。

表 2-1-1　TNM 分期

分期	具体描述	分期	具体描述
T	原发肿瘤	N_0	无区域淋巴结转移
T_x	原发肿瘤不能确定	N_1、N_2、N_3	区域淋巴结侵犯递增
T_0	无原发肿瘤证据	M	远处转移
Tis	原位癌	M_x	不能确定远处转移的存在
T_1、T_2、T_3、T_4	原发肿瘤的体积和（或）范围递增	M_0	无远处转移
N	区域淋巴结	M_1	有远处转移
N_x	不能确定区域淋巴结转移		

　　TNM 分期中，T、N、M 确定后就可以根据不同组合得出相应的总分期，即Ⅰ期、Ⅱ期、Ⅲ期和Ⅳ期。Ⅰ期的肿瘤通常是相对早期的肿瘤，预后相对较好，分期越高意味着肿瘤进展程度越高。每种肿瘤的 TNM 分期系统各不相同，TNM 分期中字母和数字的含义在不同肿瘤中代表的意思也不同。

　　感染炎症相关肿瘤的临床诊断是一个多学科的综合分析过程，临床医师应根据患者的临床症状、体征及辅助检查等资料，结合患者的炎症基础病，进行综合分析。全面的临床诊断应包括 3 个方面：①肿瘤的定性，即确定是否为恶性肿瘤，明确肿瘤的组织学来源及恶性程度；②肿瘤的定位，即发现和明确恶性肿瘤所在组织或器官的位置；③肿瘤的定量，即肿瘤的 TNM 分期，以了解病变范围，有利于判断预后并决定治疗原则。治疗完成后还应进行定期随访，了解患者长期生存情况，并尽早发现患者的复发、转移等，及时给予相应的治疗，同时也为今后的临床研究提供数据支持。

参 考 文 献

［1］KUPER H, ADAMI H O, TRICHOPOULOS D. Infections as a major preventable cause of human cancer [J]. J Intern Med, 2000, 248 (3): 171-183.

［2］YANG Y M, KIM S Y, SEKI E. Inflammation and liver cancer: molecular mechanisms and therapeutic targets [J]. Semin Liver Dis, 2019, 39 (1): 26-42.

［3］ANNA L M, TANNER J F, JING Z, et al. Epithelial smad 4 deletion up-regulates inflammation and promotes inflammation-associated cancer [J]. Cell Mol Gastroenterol Hepatol, 2018, 6 (3): 257-276.

［4］GEORGE S W, JACOB G. Physical and chemical insults induce inflammation and gastrointestinal cancers [J]. Cancer Lett, 2014, 345 (2): 190-195.

［5］李际君, 史英, 许立军, 等. 肿瘤临床诊断与综合治疗 [M]. 长春: 吉林科学技术出版社, 2014.

［6］袁虹, 李晶晶. 影像学联合肺癌血清肿瘤标志物检测对早期肺癌诊断的研究进展 [J]. 新发传染病电子杂志, 2017, 2 (1): 56-58.

［7］闫大六. 临床信息在肿瘤诊断中的价值 [J]. 中华诊断学电子杂志, 2015, 3 (2): 106-108.

（张　放　唐作华）

第二节　感染炎症相关肿瘤的影像学诊断

一、概述

　　随着影像学技术的发展，影像学检查在肿瘤与炎症的诊断及鉴别中发挥着越来越重要的作用。影像学检查的主要作用在于明确病变的位置、侵犯范围及与邻近结构的关系，区分炎症和肿瘤，确定肿瘤性质及临床分期，检出淋巴结及远处转移灶，评估肿瘤发展过程和治疗效果，发现肿瘤残余及复发，指导穿刺活检等。

二、感染炎症相关肿瘤的主要影像学检查方法

（一）X线

由于周围结构的重叠，X线片对感染炎症相关肿瘤的诊断价值极为有限，除乳腺病变使用X线钼靶诊断外，目前大部分已被超声、计算机体层摄影（computed tomography，CT）和磁共振成像（magnetic resonance imaging，MRI）所取代。但对于胃肠道肿瘤来说，X线摄影仍是重要的检查方法。

（二）超声检查

超声检查具有无创、无辐射、易行且价格低廉等优点，除能提供解剖结构及其变化的形态学信息外，还能观察器官的活动及其变化，已被广泛应用于临床多学科疾病的诊断，是许多脏器、软组织器官病变的首选影像学检查方法。然而，超声检查也存在以下不足：①检查组织分辨率低，不能很好地显示肿瘤和周边正常组织的分界，有时难以准确鉴别肿瘤浸润与炎症反应，常不能可靠区分肿瘤良恶性；②超声检查易受肥胖及肠道气体等因素干扰；③超声成像显示范围较小，不易观察器官或结构的整体关系；④超声设备的性能、检查医师的操作经验都会影响诊断结果[1]。

（三）CT

CT作为一种简便快捷、性价比高的检查方式，具有扫描速度快，呼吸运动影响小，对骨质、钙化、出血显示好，层厚薄，可容积扫描及任意切面3D重建等优点，解剖细节显示良好，结构无重叠，是术前诊断肿瘤、明确肿瘤范围和邻近结构侵犯以及评估疗效的常用方法[2]。但由于常规CT扫描病变与周围组织的对比度有限，难以准确判断肿瘤浸润范围、鉴别肿瘤与炎症等，其优势有限。

CT灌注成像可在静脉注射对比剂的同时对选定层面进行连续不断的扫描，以获得该层面内每一个体素的密度随强化时间而演变的曲线，称为时间-密度曲线（time-density curve，TDC），从而评价组织器官的灌流情况，包括血流量（blood flow，BF）、血容量（blood volume，BV）、平均通过时间（mean transit time，MTT）、峰值时间（time to peak，TTP）和表面通透性（permeability surface，PS），进而帮助鉴别肿瘤与炎症，并可对肿瘤的生长、分级、转移、预后及疗效进行评估[1]。

双能CT（dual energy CT，DECT）能通过瞬时管电压（通常低80 kVp和高140 kVp）双能切换，利用单能量图像、能谱吸收曲线、物质定量与分离、有效原子序数等技术，获得基物质图像和一系列特定单能量条件下的CT图像，实现对物质成分的分析、鉴定。与传统CT图像相比，双能CT一次扫描可同时得到解剖信息、功能信息和能量信息，具有多参数和定量分析的成像特点。临床上使用双能CT可以更清晰地确定病变界限，准确判断肿瘤对周围组织的浸润，帮助区分肿瘤与炎症，鉴别肿瘤的良恶性、病理类型、临床分期及分化程度，评估疗效及诊断淋巴结转移，并可对软骨受侵犯情况进行评估（图2-2-1），大大提高了诊断准确性[3-4]。

（四）MRI

MRI对软组织分辨率高是其最大的优点，可多方位、多参数成像，可以清晰显示病变及其邻近结构，MRI在感染炎症相关肿瘤的诊断和分期方面明显优于X线及CT检查，功能磁共振成像可以无创地反映器官功能状态，可进一步帮助鉴别肿瘤与炎症、术前精准评估临床分期、监测疗效等。

弥散加权成像（diffusion weighted imaging，DWI）是目前在活体上对水分子运动进行测量与成像的唯一无创性方法，它基于水分子自由扩散运动（即布朗运动），通过表观弥散系数（apparent diffusion

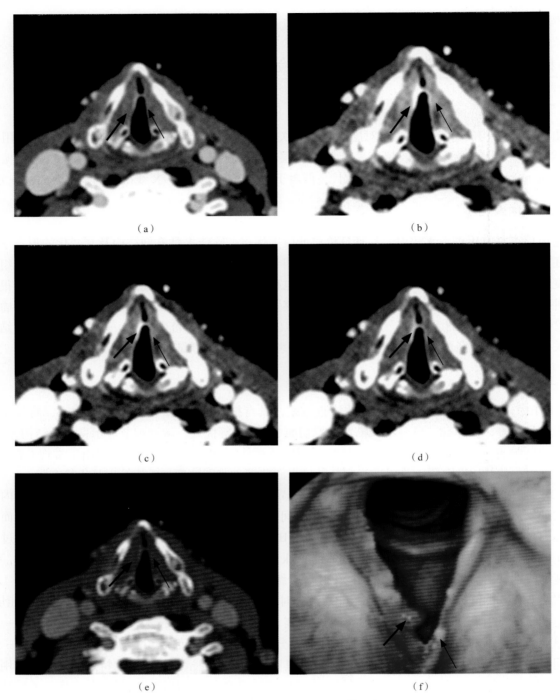

图 2-2-1　喉部双能 CT 增强扫描图像

患者，男，65 岁，声音嘶哑半年余，右侧声带癌，左侧声带白斑。（a）模拟 120 keV 常规图像的混合能量图像；（b）40 keV 图像；（c）45 keV 图像；（d）50 keV 图像；（e）碘图显示右侧声带表面（粗箭头）明显强化灶，左侧声带前中段（细箭头）稍厚伴轻度强化，表面欠光整，40 keV 图像具有最好的图像对比度，碘图显示右侧声带表面碘浓度明显增高，喉旁间隙及喉软骨未见明显异常。喉镜（f）显示右侧声带（粗箭头）新生物，表面不规则，左侧声带前中段（细箭头）白色物。

coeffecient，ADC）反映水分子扩散快慢，可在一定程度上反映病变组织病理生理学改变引起的微观结构变化[5-6]。DWI 可通过 ADC 值反映不同病变组织的性质，从而帮助鉴别肿瘤与炎症，判断肿瘤性质，评估治疗效果，发现肿瘤复发及残余等（图 2-2-2）。此外，脓肿在 DWI 图像中表现为弥散明显受限，呈明显高信号，对于鉴别炎症合并脓肿与肿瘤伴液化坏死有重要意义。

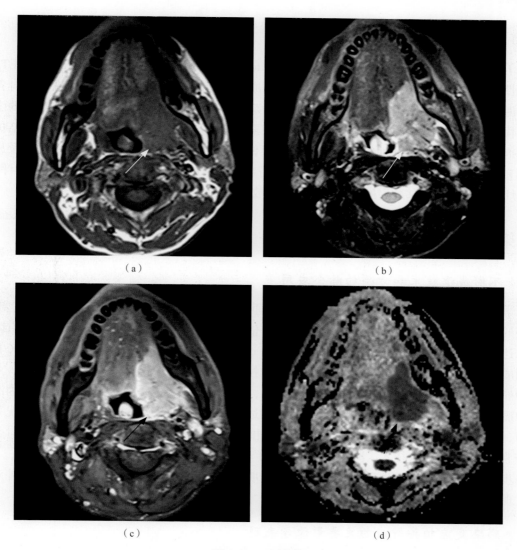

（a）　　　　　　　　　　　　　　　　（b）

（c）　　　　　　　　　　　　　　　　（d）

图 2-2-2　口咽癌

患者，男，51岁，口咽癌。（a）T_1WI 脂肪抑制图像；（b）T_2W 脂肪抑制图像；（c）T_1WI 增强图像；（d）ADC 图。显示左侧口咽扁桃体、舌体部不规则软组织肿块，T_1WI 呈等信号，T_2WI 呈稍高信号，增强扫描明显强化，边界不清，涉及左侧咽旁间隙，DWI 显示弥散受限，平均ADC 值约为 0.85×10^{-3}（mm^2/s）。

动态对比增强磁共振（dynamic contrast enhanced magnetic resonance imaging，DCE-MRI）可通过静脉注射对比剂，对特定区域或解剖部位进行连续扫描，获得一系列高时间分辨率的图像。DCE-MRI能反映对比剂进入和排出组织的整个过程，揭示病变组织的内在血管属性，它可通过一定的药代动力学模型计算出相应的定量参数，反映肿瘤的灌注、新生血管形成及毛细血管通透性等微观情况，从而对病变性质做出判断，对于炎症与肿瘤的鉴别、肿瘤性质判定等都有重要意义[5-6]。

磁共振波谱成像（magnetic resonance spectroscopy，MRS）是利用磁共振化学位移现象来测定组成物质的分子成分的一种检测方法，也是目前唯一可测得活体组织代谢物的化学成分和含量的检查方法。当前常用的是氢质子（^{1}H）波谱技术，可检测体内多种代谢物质，包括 N- 乙酰天门冬氨酸（N-acetyl aspartate，NAA）、含胆碱化合物（choline，Cho）、肌酸（creatine，Cr）、乳酸（lactate，Lac）、谷氨酰胺（glutamine，Gln）和谷氨酸（glutamate，Glu）等代谢物水平，可帮助判断肿块性质，鉴别炎症与肿瘤、放射性坏死及肿瘤复发等，在肿瘤的诊断及鉴别诊断、病理分级、治疗评价及预后等方面都有良好的应用前景[5]。

（五）PET/CT

正电子发射计算机体层显像（positron emission tomography and computed tomography，PET/CT）是一种全身性检查方法，结合了 PET 和 CT 两种不同成像原理的设备，一次检查即可获取全身各方位的断层功能融合图像。它对恶性肿瘤的诊断是基于示踪原理，利用恶性肿瘤组织的一些特有的生物学或生物化学代谢特点及病理生理改变，采用正电子核素标记葡萄糖、氨基酸、核苷酸、配体拮抗剂或抗体等显像剂，引入机体后在病灶内聚集，经 PET 显像显示肿瘤的位置、形态、大小、数量及放射性分布[7]。目前 PET/CT 检查在肿瘤中的应用主要包括鉴别肿瘤的良恶性、判断肿瘤的分期、评价疗效、寻找原发灶和转移灶、评估肿瘤的恶性程度、制订放疗计划等[8-9]。

三、感染炎症相关肿瘤的影像学诊断

（一）不同成像技术和方法的综合应用

影像学诊断时，不同成像技术的综合应用十分重要，目的是更敏感地发现病变、明确病变的范围、显示病变的特点、提高病变的诊断准确率和正确评估病变的分期，以利于临床制订合理、有效的治疗方案，以达到对肿瘤特异性和个性化诊断的目的。这种综合应用既包括 X 线检查、超声、CT 和 MRI 这些不同成像技术间的综合应用，也包括每种成像技术中不同检查方法的综合应用。例如，对于胃肠道恶性肿瘤，X 线钡餐造影检查为主要的成像技术，但这种检查只能观察胃肠道内壁和腔内改变，无法显示肿瘤的壁外侵犯，更不能发现是否有周围和远隔淋巴结转移及肝转移等。在这种情况下，通常需行超声、CT 或 MRI 检查，以进一步显示病变范围，有利于肿瘤的分期和治疗。此外，对于前列腺癌的检查常选用 MRI 成像技术，除了常规的 T_1WI 和 T_2WI 检查外，常常需要行 MRS 检查。MRS 不但能进一步明确是否为前列腺癌，而且能够准确指明肿瘤的范围，有利于肿瘤的分期；此外对于治疗后的疗效观察，MRS 也有较大的帮助。

（二）感染炎症相关肿瘤的主要影像学表现

（1）局部形成肿块，范围可局限，也可广泛侵犯邻近结构。

（2）形态多不规则，也可呈类圆形、结节状、分叶状，通常边界不清，部分肿瘤可见毛刺征。

（3）密度 / 信号可均匀或不均匀，部分可伴钙化、液化坏死，增强扫描可不同程度强化。

（4）超声常表现为均匀或不均匀低回声、强回声或混合回声肿块，包膜完整或不完整，彩色多普勒可见肿瘤内较丰富的血流信号。

（5）CT 灌注成像显示炎症与肿瘤可具有不同的时间 - 密度曲线，肿瘤的 BF、PS 值常常升高。

（6）双能 CT 低能级图像可增加病灶与周围正常组织的对比度，优化病灶边缘显示，提高肿瘤的检出率。单能量图像 CT 值、碘浓度、能谱曲线斜率及有效原子序数等定量参数可帮助区分炎症与肿瘤及判断肿瘤的良恶性。

（7）DWI 显示恶性肿瘤通常弥散受限，ADC 值不同程度降低，不同病理分级及恶性程度的肿瘤可能具有不同的 ADC 值，通常恶性程度越高，ADC 值越低。

（8）DCE-MRI 恶性肿瘤常表现为"速升速降"型和"平台"型曲线类型。

（9）MRS 常表现为 Cho 峰升高，Cho/Cr 比值升高。

（10）头颈部鳞癌常引起颈部淋巴结转移，可伴液化坏死；肺癌可引起肺门、纵隔淋巴结转移；乳腺、胃肠道恶性肿瘤可引起锁骨上淋巴结转移；肝癌、胃癌、胰腺癌、结肠癌、前列腺癌、宫颈癌可引起腹盆部淋巴结转移。

（11）可转移至椎体、肺、肝脏、肾、脑、远处淋巴结等。

近年来，医学影像学的设备和技术的显著进步为疾病的正确诊断提供了极大的帮助，肿瘤影像学的检查已从单纯观察肿瘤组织解剖形态变化，发展到在肿瘤解剖结构基础上显示肿瘤组织血流灌注、代谢变化。感染炎症相关肿瘤的影像学诊断应选择合适的影像学方法，综合应用不同的成像技术，将影像学表现与患者年龄、性别、职业史、接触史、成长和居住地、家族史，以及患者的症状、体征和实验室检查结果相结合进行综合考虑。

参 考 文 献

［1］　彭卫军, 蒋朝霞. 影像学诊断方法在妇科肿瘤中的应用 [J]. 中国癌症杂志, 2012, 22 (6): 441-446.

［2］　黄早胜, 骆柘璜, 徐新华, 等. 单发结节肺结核与周围型肺癌的影像鉴别 [J]. 新发传染病电子杂志, 2018, 3 (4): 210-213.

［3］　KAZA R K, PLATT J F, COHAN R H, et al. Dual-energy CT with single- and dual-source scanners: current applications in evaluating the genitourinary tract [J]. Radiographics, 2012, 32 (2): 353-369.

［4］　LAM S, GUPTA R, LEVENTAL M, et al. Optimal virtual monochromatic images for evaluation of normal tissues and head and neck cancer using dual-energy CT [J]. AJNR Am J Neuroradiol, 2015, 36 (8): 1518-1524.

［5］　陈利华, 王健. 磁共振扩散、灌注、波谱成像技术在肿瘤治疗疗效监测中的应用 [J]. 国际医学放射学杂志, 2012, 35 (1): 10-13.

［6］　OTO A, YANG C, KAYHAN A, et al. Diffusion-weighted and dynamic contrast-enhanced MRI of prostate cancer: correlation of quantitative MR parameters with Gleason score and tumor angiogenesis [J]. AJR Am J Roentgenol, 2011, 197 (6): 1382-1390.

［7］　李燕, 邵建霞, 田蕴青. 浅析 "PET/CT 检查" [J]. 中国科技术语, 2014 (z1): 27-29.

［8］　骆柘璜, 骆晓燕, 金爱芳, 等. PET/CT 类似淋巴瘤的淋巴结结核 2 例报告 [J]. 新发传染病电子杂志, 2018, 3 (4): 225-227.

［9］　骆柘璜, 金爱芳, 彭瑛, 等. ^{18}F-FDG PET/CT 显像在单发结核结节与临床 I 期非小细胞肺癌鉴别诊断中的价值 [J]. 新发传染病电子杂志, 2018, 3 (3): 15-25.

（张　放　唐作华）

第三节　感染炎症相关肿瘤的实验室检查与诊断

一、概述

炎症反应是当人体受到来自外界的伤害或感染侵袭时所表现出的应激性反应，是人体先天性免疫系统的一个主要组成部分。其中，慢些炎症反应与肿瘤的发生、发展有密切的关系[1-4]。研究显示，近 20% 的肿瘤与炎症有关，包括胃癌、结肠癌、肺癌、肾癌、头颈部癌、食管癌及膀胱癌等[5-6]。每年全球有超过 200 万人发生炎症相关性肿瘤。多种因素引起的慢性炎症与癌症形成相关，例如吸烟、支气管哮喘引起的慢些炎症与肺癌形成相关；幽门螺杆菌引起的慢性炎症、胃溃疡与消化道腺癌有关；乙型、丙型肝炎病毒引起的慢性肝炎与肝癌相关；长时间留置导尿管所引起的膀胱炎症是膀胱癌的病因之一；鼻咽癌和伯基特（Burkitt）淋巴瘤与 EBV 密切相关；HPV 可引起喉乳头状瘤（喉癌的癌前病变），还与口咽癌、宫颈癌的发生相关。炎症与肿瘤进展密切相关，多种恶性肿瘤起源于炎症因子的刺激[7]。因此，炎症相关性肿瘤的实验室检查包括检测与肿瘤相关的病毒和细菌标志物，以及常见肿瘤标志物。

二、EBV 与相关肿瘤

（一）鼻咽癌

1. 抗 EBV 相关抗原的抗体与鼻咽癌

EBV 是传染性单核细胞增多症的病因，该病毒与非洲儿童 Burkitt 淋巴瘤和鼻咽癌的关系也十分密切。Burkitt 淋巴瘤和鼻咽癌患者外周血都含有高浓度的抗 EBV 抗体，如衣壳抗原（VCA）、早期抗原（EA）和 EBV 核抗原 1（EBNA1）的抗体。这些抗体不是肿瘤细胞表达的产物，而是受 EBV 感染后机体免疫系统的产物，其中对鼻咽癌具有诊断价值的是 IgA 抗体的升高。临床应用间接酶免疫法（IEA）或 ELISA 法测定 EBV 的 VCA-IgA、EA-IgA 和 EBNA1-IgA 的水平，通常以炎性反应血清的最高稀释度作为相应抗体的血清滴度。目前，常规用于鼻咽癌筛查的指标有 VCA-IgA、EA-IgA 和 EBV-DNaseAb，鼻咽癌的检出率与抗体水平及变化有关[8]。

凡属于下列情况之一者，可认为是鼻咽癌的高危人群：① IgA/VCA 抗体滴度≥1∶80；②在 IgA/VCA、IgA/EA 和 EBV-DNaseAb 三项指标中任何两项为阳性者；③上述三项指标中，任何一项指标持续高滴度或滴度持续升高。凡是符合上述标准者，都应在鼻咽电子镜下做细致观察，必要时做病理活检。

临床意义：①鼻咽癌诊断，正常人 VCA-IgA 和 EBNAI-IgA 的阳性率约为 10%，鼻咽癌患者阳性率约为 90%。EA-IgA 诊断鼻咽癌的特异性可达 98%，敏感性 50%。临床上通常以 VCA-IgA 和 EBNA1-IgA 两者联合检查提高鼻咽癌诊断灵敏度。②高危人群的筛查，在鼻咽癌高发区，以 VCA-IgA 和 EBNA1-IgA 阳性为标准划分高危人群，鼻咽癌的检出率比自然人群高 40 倍。测定血清 VCA-IgA 和 EBNA1-IgA 抗体水平，已成为目前鼻咽癌流行病学监测中最有效的应用指标。③监测治疗效果，鼻咽癌患者 VCA-IgA 抗体维持高滴度的时间比较长。许多患者即使在治疗后仍可维持高滴度。可见，对于大部分患者，该标志物不适用于监测治疗效果。少数治疗后患者抗体水平上升往往提示肿瘤复发。

2. 血浆 EBV-DNA 与鼻咽癌

90%～100% 的鼻咽癌患者血浆中可检测到 EBV-DNA。而健康人血浆 EBV-DNA 检出率仅为 0～7%。在鼻咽癌患者接受放疗时，血浆 EBV-DNA 浓度迅速降低；当患者治愈时，血浆 EBV-DNA 的浓度降到很低，甚至检测不到。相反，若放疗后 EBV-DNA 复制数没有降低到低水平或之后又升高，则预示肿瘤对放疗不敏感或肿瘤复发、转移。Real-time PCR 定量检测血浆 EBV-DNA 能很好地反映肿瘤的消长，是诊断鼻咽癌残留、复发及远处转移的敏感指标。此外，放疗前血浆 EBV-DNA 复制数可有效预测患者的预后。血浆 EBV-DNA 复制数高的鼻咽癌患者预后比复制数低的鼻咽癌患者差。

（二）Burkitt 淋巴瘤

EBV 是人类疱疹病毒。在 Burkitt 淋巴瘤流行区，98% 的肿瘤细胞中可找到 EBV 的基因组，流行区患者 EBV 的壳抗原抗体全部阳性，且滴度高。但散发的 Burkitt 淋巴瘤中则只有 15%～20% 含有 EBV。在霍奇金淋巴瘤患者中 EBV 的感染也较常见。有报道霍奇金淋巴瘤和非霍奇金淋巴瘤患者的抗人类疱疹病毒 6 型（human herpes virus 6，HHV-6）抗体阳性率分别高达 100% 和 95%。

Burkitt 淋巴瘤相关实验室检查包括基本检查、特殊检查和微生物学检查。

1. 基本检查

基本检查包括血、尿、便常规、网织红细胞；肝功能、肾功能；血糖、乳酸脱氢酶（lactate

dehydrogenase，LDH）、血淀粉酶、电解质；红细胞沉降率、C反应蛋白、凝血全套、免疫球蛋白；乙肝五项、HCV抗体、HIV抗体、梅毒抗体、EBV抗体。

2. 特殊检查

病理形态学检查包括淋巴结穿刺和组织活检，骨髓穿刺涂片细胞分类，免疫组织化学染色和原位杂交等；染色体检测包括细胞遗传学核型分析和FISH技术。染色体异常包括t（8；14）、（q24；q32）、t（2；8）或t（8；22）；细胞免疫分型中，B细胞相关抗原标志包括CD19、CD20、CD22、CD79a、CD10、bcl-6、CD43、CD23、bcl-2、CD138、TdT等。此外还有脑脊液检查。

3. 微生物学检查

EBV分类培养困难，用核酸杂交和PCR等方法检测细胞内EBV基因组及其表达产物，或用EBV特异性抗体检测。

三、HPV感染与鳞癌

（一）宫颈癌

HPV属于乳头瘤病毒科，是引起生殖道感染常见的病原体，HPV通过性行为进行传播，在15～25岁的女性极为普遍，在我国正常妇女HPV感染率为20%～46%。HPV感染的后果与HPV类型有密切关系。HPV感染分为皮肤和黏膜感染。黏膜感染中有30余种类型可能导致生殖道感染，根据危险度将其分为低危险性HPV和高危险性HPV两类。低危险性HPV可引起尖锐湿疣，致恶变概率较小；高危险性HPV可导致男性阴茎癌和女性宫颈癌。高危险性HPV主要包括13种亚型：HPV-16、18、31、33、35、39、45、51、52、56、58、59和68型。PCR技术或杂交技术可检测高危险性HPV DNA。由于99.8%的宫颈癌患者可以检测到高危险性HPV，其可作为宫颈癌患者的筛查指标。高危险性HPV阳性是可能患宫颈癌的一种重要警示，结合细胞学检查，可准确地评估妇女患宫颈癌的危险度。宫颈癌在实验室检查方面缺少特异性肿瘤标志物，组织病理学检查是宫颈癌诊断的金标准。

HPV感染的检测方法包括四类：①PCR检测，包括常规PCR检测、实时荧光定量PCR检测（FQ-PCR）、PCR-ELISA检测及PCR结合反向点杂交技术等。它们不仅可对HPV感染者进行准确的早期诊断，而且可以对HPV进行快速分型检测。②组合靶基因自动检测，应用基因芯片和电传感技术对HPV进行快速分型检测。③病理组织学结合原位杂交技术，不仅可以提高临床诊断的准确性，而且可以对HPV进行分型诊断。④杂交捕获DNA分析，它联合应用高效的液相杂交方法和敏感的化学发光信号扩增系统，可对HPV-DNA进行分型和定量分析，其灵敏度和特异性均较高。

（二）头颈部鳞癌

HPV可引起人类黏膜的增生性病变。HPV根据致癌的能力分为高危型HPV（16、18型为代表）和低危型HPV（6、11型为代表）。持续感染高危型HPV是宫颈癌的主要病因，近年来研究者发现，HPV也与部分头颈恶性肿瘤的发病密切相关[9-10]。现有研究发现，与HPV感染相关的头颈鳞癌包括口咽癌、喉癌、口腔癌等，其中口咽鳞癌中HPV的感染率最高，且发病与HPV感染的关系最为密切[10]。口咽癌是发生于软腭、腭扁桃体、舌根、会厌周围及咽壁等部位的恶性肿瘤，其中腭扁桃体癌HPV感染率最高，其次为舌根癌。目前，大量的研究报道，高危型HPV阳性的口咽癌预后要好于HPV阴性的口咽癌；HPV阳性者治疗后疾病控制效果明显优于HPV阴性者；HPV感染患者复发和死亡风险明显降低，高危型HPV感染是独立的预后因素。喉癌的发生可能与HPV感染有关。HPV相关的头颈鳞癌逐渐被划归为头颈鳞癌中特殊的一种亚型，HPV相关头颈部肿瘤有特定的分子生物学、流行病学、临床特点及良好的预后。因此，头颈癌的 HPV 检测也非常重要。

目前，常用的 HPV 检测方法包括 P16 免疫组织化学染色（immunohistochemistry staining，IHC）、HPV DNA 原位杂交（in situ hybridization，ISH）、反转录 - 聚合酶链反应法（reverse transcription PCR，RT-PCR）和二代杂交捕获法（HC-Ⅱ）等。

鳞癌的肿瘤标志物主要是鳞癌相关抗原（squamous cancinoma associated antigen，SCCA）。SCCA 对鳞癌具有较好的特异性，正常参考值≤1.5 ng/mL。SCCA 是鳞状上皮癌的重要标志物。SCCA 升高主要见于鳞状细胞癌如子宫颈鳞癌、头颈部鳞癌、肺鳞癌和食管鳞癌。SCCA 升高程度和肿瘤恶性程度密切相关，SCCA 一旦升高往往预示病情恶化，伴发转移，常用于治疗监视和预后判断。

四、HP 与胃癌

HP 感染是慢性活动性胃炎、消化性溃疡、胃黏膜相关淋巴组织淋巴瘤和胃癌的主要致病因素。HP 检测主要用于胃癌的筛查，HP 联合胃蛋白酶原和胃镜检查是目前胃癌早期筛查的最佳手段。HP 阳性的人群为胃癌高危人群。胃癌的实验室检查主要包括常规检查、HP 检查、生化检查和肿瘤标志物检测几个方面。

（一）常规检查

有价值的常规化验检查主要是血红蛋白、大便隐血和胃液分析。早期胃癌患者血红蛋白大多正常，随着病情进展，病情延长可出现缺铁性贫血及低蛋白血症。大便隐血已被用于消化道肿瘤的诊断筛查指标。胃液分析胃酸程度有一定的意义。胃癌的病灶大小及部位与胃酸的低下程度有关，瘤体越大，低酸或无酸的倾向性越多，浸润性胃癌及胃底贲门癌胃酸低下程度较严重，而幽门癌则较轻。

（二）HP 检查

可采用 4 种方法检测 HP：①胃黏膜（多为胃窦黏膜）直接涂片和染色、组织切片染色及细菌培养；②胃活检组织尿素酶试验；③呼吸试验，^{13}C 或 ^{14}C 尿素呼气试验；④ HP 抗原和抗体检测。胃活检组织检测 HP 最可靠。

（三）生化检查

与胃癌相关的生化检查多为非特异性检查，主要检测碱性磷酸酶、γ- 谷氨酸转肽酶和乳酸脱氢酶。检测原理主要是肿瘤组织本身可产生的酶，肿瘤存在或转移使机体某些组织产生大量的酶，肿瘤组织内的酶因肿瘤组织细胞通透性增加而流入血液，以及各器官功能异常使各种酶灭活及排出障碍。

1. 谷胱甘肽转移酶（glutathione S transferase，GST-γ）

正常人血清中 GST-γ 水平为（9.2±3.1）μg/L。患消化道肿瘤患者明显增加，以 15.4 μg/L 为界，胃癌患者阳性率为 50%～70%。晚期患者其含量明显高于早期。增高的血清 GST-γ 可能来自肿瘤本身，能在多种变异细胞中出现，在部分早期胃癌患者中也有增高，是胃癌检测值得推荐的标志物。

2. 碱性磷酸酶（alkaline phosphatase，AKP）

AKP 可存在于多种组织的细胞膜上。有文献报道，消化系统肿瘤患者血清 AKP/GGT 比值 K，发现肝癌和胃癌患者 K 值明显高于正常对照组，且胃癌组 K 值明显高于肝癌组，因此，研究者认为 AKP 免疫组化染色及 AKP/GGT 比值测定对胃癌的诊断和鉴别诊断有一定的价值。

3. γ- 谷氨酸转肽酶（glutamyl transpetidase，GGT）

血清中 GGT 主要来源于肝脏，肝、胆、胰多种疾病，心肌梗死后期及酗酒后均可上升，因此，对肿瘤诊断的特异性较差。有研究对胃黏膜标本进行检测，胃癌阳性率为 66%，胃溃疡阳性率为 14%，胃癌组织与非胃癌组织有显著差异。

4. 乳酸脱氢酶（lactic dehydro genase，LDH）

正常胃液中的 LDH 主要来自上皮细胞主动分泌和脱落细胞的分解释放。有文献报道，胃癌患者和萎缩性胃炎患者胃液的 LDH 水平有明显差异，胃癌的 LDH 均值为良性病变的 2.3 倍，阳性率为 89.2%，因此认为，胃液 LDH 水平可作为诊断胃癌的参考指标。

5. 胃蛋白酶原（pepsinogen，PG）

PG 是胃黏膜分泌的一种消化酶前体，按照免疫原性和生化性质分为 PG Ⅰ 和 PG Ⅱ 两个类型。正常人胃黏膜中 PG Ⅰ 和 PG Ⅱ 阳性率为 100%。研究证实 PG Ⅰ 和 PG Ⅱ 随病变进展呈梯度下降趋势，胃癌患者血清 PG Ⅰ 和 PG Ⅱ 值明显降低。

（四）肿瘤标志物检测（免疫学检查）

1. 癌胚抗原（carcinoembryonic antigen，CEA）

癌胚抗原是一种存在于结肠、直肠癌细胞膜和胚胎黏膜细胞上的酸性糖蛋白，胚胎期在小肠、肝脏、胰腺合成。婴儿出生后血中含量降低，成人血清中含量极低。化学发光法正常参考值为 <5 ng/mL。癌胚抗原是广谱肿瘤标志物，不能作为某种肿瘤的特异性标志物。约 50% 胃癌患者血清 CEA 升高。CEA 阳性率与肿瘤浸润程度、淋巴结转移、肿瘤分期及预后有很大关系。CEA 阳性患者提示肿瘤大、浸润程度深、有淋巴结转移，预后不良，且复发危险性高。

2. 糖类抗原 19-9（carbohydrate antigen 19-9，CA19-9）

CA19-9 是一种与胰腺癌、胆囊癌、结肠癌和胃癌相关的肿瘤标志物，又称胃肠癌相关抗原。化学发光法测定，健康人血清 CA19-9<37 U/mL。消化道肿瘤 CA19-9 升高，胃癌阳性率为 30%～40%。同时，CA19-9 与肿瘤淋巴结转移和浸润深度明显相关。CA19-9 可作为治愈性手术后复发和早期监测指标，其阳性提示预后不良。

3. 糖类抗原 50（carbohydrate antigen 50，CA50）

CA50 主要成分是糖脂，存在于结肠、直肠、胃、空回肠、肺、胰腺、胆囊、膀胱、子宫、肝等器官肿瘤组织中。它对恶性肿瘤有较广泛的识别谱，在恶性肿瘤的诊断和鉴别诊断上具有重要价值。正常参考值 <20 U/mL。CA50 是一种非特异性的广谱肿瘤标志物，与 CA19-9 具有一定的交叉抗原性。CA50 升高多见于消化道肿瘤，文献报道胃癌患者 CA50 的阳性率为 40%～70%。

4. 糖类抗原 72-4（carbohydrate antigen 72-4，CA72-4）

CA72-4 是糖蛋白抗原，化学发光方法检测，正常参考值男性 <4 U/mL，女性 <6 U/mL。CA72-4 主要用于胃癌的检测，是诊断胃癌的辅助性标志物，对胃癌检测的特异性和敏感性优于 CA19-9 和 CEA，是监测胃癌患者疗效的首选标志物。以 6 U/mL 为临界值，恶性病变 >6 U/mL。

5. 组织多肽抗原（tissue peptide antigen，TPA）

TPA 属肿瘤增殖的标志物，健康人血清上限为 130 U/L。血清 TPA 浓度升高表明细胞处于增殖转化期。TPA 与 CEA 和其他糖类肿瘤抗原结合判断胃肠道肿瘤有无转移。如果术前 TPA 增高非常显著提示预后不良，经治疗后下降再升高提示复发。

6. *p53* 基因和 p53 抗体

p53 基因是一种抑癌基因，位于 17 号染色体短臂（17P13），它在 G_1/S 期控制点起重要作用，决定细胞是否启动 DNA 合成或决定细胞是否进行程序化死亡，发挥监视细胞基因组的完整性，阻止具有癌变倾向的基因发生突变。野生型 *p53* 基因发生突变使这一控制作用消失，诱发肿瘤。*p53* 基因的产物为 p53 蛋白，是由 393 个氨基酸组成的磷酸化蛋白。突变的 p53 蛋白半衰期较长。由于许多

肿瘤与 *p53* 基因异常有关，大部分肿瘤患者都可以检测到突变的 p53 蛋白，尤其是乳腺癌、胃肠道肿瘤、肝癌和肺癌，阳性率为 15%～50%。有研究表明，*p53* 突变可作为评价胃癌患者预后的一个独立指标。

五、肝炎病毒与肝癌

大量临床和实验室研究显示乙型肝炎病毒（hepatitis B virus，HBV）和丙型肝炎病毒（hepatitis C virus，HCV）与肝癌密切相关。HBV 与肝癌流行的全球地理分布一致，HBV 高发流行区同时也是肝癌的高发区。肝癌患者血清 HBV 阳性率明显高于正常人群，其 HBsAg 阳性率高达 90% 以上。前瞻性研究发现，HBV 携带者的肝癌发病率明显高于正常人群。肝癌及其癌周组织 HBV 标志增加。肝癌细胞中存在 HBV-DNA 的整合，且 HBV-DNA 的整合可激活一些癌基因，并使有些抑癌基因发生突变。这些都表明乙肝病毒与原发性肝癌密切相关。因此，肝癌的实验室检查，除了进行以下肿瘤标志物检测，还要检测 HBV、HCV。

（一）甲胎蛋白（alpha-fetal protein，AFP）

AFP 是胚胎期肝脏和卵黄囊合成的一种糖蛋白，在正常人血液循环中含量极微。血清 AFP 测定常用酶联免疫吸附试验（enzyme Linked im munosorbent a ssay，ELISA）和化学发光法。用化学发光法检测，正常人血清 AFP 参考值 <25 ng/mL；AFP≥400 ng/mL 可作为肝癌诊断的参考。AFP 异质体 >25% 时提示原发性肝细胞癌。

AFP 检测的临床意义包括以下两个方面：①原发性肝细胞癌诊断，目前多数意见认为 AFP>300 ng/mL 且持续 4～8 周者不排除肝癌；低浓度（50～200 ng/mL）持续（>2 个月）阳性者，视为肝癌高危者。结合临床，如果 AFP≥400 ng/mL 即可确诊为原发性肝癌。②疗效观察和病情预后评估，原发性肝癌手术切除后，若术前无转移，手术切除彻底，血中 AFP 于 2～4 周内可降至正常水平（<50 ng/mL）；若浓度不降或降后复升，提示弥漫性肝癌或肝癌复发。在术后化疗过程中，如果 AFP 含量保持在术后水平，提示病情稳定，下降示病情好转，持续不降则效果不佳。

（二）其他标志物

肝癌的各种标志物很多，但对原发性肝癌的定性诊断皆缺乏特异性，其价值远不及 AFP。联合应用对 AFP 阴性病例的诊断有一定的参考价值，应用比较普遍的标志物包括异常凝血酶原（DCP）、α-L-岩藻凝血酶原（AFU）、γ- 谷氨酰转肽酶同工酶（γ-GTT）、铁蛋白、癌胚抗原（CEA）、CA19-9、抗胰蛋白酶（ATT）等。

（三）肝功能及乙肝、丙肝抗原抗体系统

由于 90% 以上的肝癌有肝硬化、肝炎等肝病背景，故如果检测到肝功能异常、乙肝或丙肝标志物阳性，则提示有肝癌的肝病基础，对协助诊断具有一定的帮助。

六、病毒感染与淋巴瘤

病毒感染是淋巴瘤发病因素之一。Burkitt 淋巴瘤与 EBV 感染相关。有报道称霍奇金淋巴瘤和非霍奇金淋巴瘤患者的人类疱疹病毒 6 型（human herpes virus 6，HHV-6）抗体阳性率分别高达 100% 和 95%，PCR 检测肿瘤组织中 HHV-6-DNA 序列阳性率为 33% 和 92%。目前，发现有 3 种与淋巴瘤

发病相关的反转录病毒，分别命名为人类嗜 T 淋巴细胞病毒 HTLV- Ⅰ 、HTLV- Ⅱ 和 HTLV- Ⅲ ，其中 HTLV- Ⅰ 与成人 T 细胞淋巴瘤 / 白血病有关。

（一）霍奇金淋巴瘤

1. 血液

贫血较多见，常为轻、中度，属正常细胞正常色素型。1/4～1/3 的患者白细胞计数可增高，嗜酸性粒细胞和单核细胞增多较常见。中性粒细胞碱性磷酸酶阳性率和积分增高。晚期淋巴细胞减少。血小板计数早期一般正常，晚期常减少。

2. 骨髓

大多数无特异性发现。如能找到 R-S 细胞对诊断有重要意义。典型的 R-S 细胞体积较大，直径为 20～60 μm，外形为不规则圆形，胞质丰富，含有 2 个或多个细胞核，核仁大而明显。

3. 其他

致病活动期有红细胞沉降率增速，血清铁蛋白常增高。血清乳酸脱氢酶和 β_2 微球蛋白可在一定程度上反映体内肿瘤负荷。例如，血清碱性磷酸酶活力或血钙增加，常提示骨骼有累及。

（二）非霍奇金淋巴瘤

1. 血液

初时血常规大多正常，以后逐渐出现贫血。引起贫血原因很多，如铁的利用障碍、消化道出血、脾功能亢进及自身免疫性溶血性贫血。部分患者淋巴瘤细胞进入外周血液，可使白细胞计数增高，血涂片中找到数量不等的淋巴瘤细胞，血小板计数早期多为正常，晚期血小板多减少，少数病例可存在自身免疫性血小板减少症。

2. 骨髓

早期骨髓穿刺检查多呈大致正常骨髓象。若病变累及骨髓，骨髓穿刺或活检可找到淋巴瘤细胞，如果比例大于非红系有核细胞的 20%，也可诊断为淋巴细胞性白血病。由于非霍奇金淋巴瘤累及骨髓的机会较多，所以初诊时应将骨髓穿刺列入常规检查之中。

3. 其他指标

血清乳酸脱氢酶（lactate dehydrogenase，LDH）和 β_2 微球蛋白的高低能反映体内肿瘤细胞负荷的大小，应列为动态监测的指标之一，以评估疗效及预后。

除上述淋巴瘤外，其余淋巴瘤的临床表现和实验室检查均无特异性，因此，诊断主要依靠病理组织学检查。

七、人类 T 细胞白血病 / 淋巴瘤病毒（HTLV-1）与成人 T 细胞白血病

白血病是常见肿瘤之一，占肿瘤发病率的第六位。近年研究提示，白血病很可能是病毒引起的。目前，认为 C 型 RNA 病毒与人类白血病的病因有关。成人 T 细胞白血病（ATL）是由人类 T 淋巴细胞病毒 -1（HTLV-1）引起。目前已经从 ATL 的恶性 T 细胞中分离出 HTLV-1 病毒，是一种 C 型反转录 RNA 病毒。ATL 患者的血清中均可检测出 HTLV-1 病毒。

白血病的实验室检查包括血常规、外周血细胞涂片、骨髓细胞学检查、细胞化学染色，流式免疫学分型等。白血病的诊断一般并不困难。如白细胞显著增高，周围血液有大量白细胞，一般血涂片检查即可明确诊断。但对白细胞不增多性白血病，必须借助骨髓检查才能明确诊断。

参 考 文 献

［1］ PEDRAZZANI C, MANTOVANI G, FERNANDES E, et al. Assessment of neutrophil-to-lymphocyte ratio, platelet-to-lymphocyte ratio and platelet count as predictors of long-term outcome after R0 resection for colorectal cancer [J]. Sci Rep, 2017, 7 (1): 1494.

［2］ LI Z G, ZHAO R, CUI Y P, et al. The dynamic change of neutrophil to lymphocyte ratio can predict clinical outcome in stage Ⅰ - Ⅲ colon cancer [J]. Sci Rep, 2018, 8 (1): 9453.

［3］ JANKOVICH M, JANKOVICHOVA T, ONDRUS D, et al. Neutrophil-to-lymphocyte ratio as a predictor of preoperative tumor staging in testicular germ cell tumors [J]. Bratisl Lek Listy, 2017, 118 (9): 510-512.

［4］ 童岳阳, 金美玲. 炎症与肿瘤关系及其临床意义 [J]. 国际呼吸杂志, 2009, 29 (2): 104-108.

［5］ 吕智豪, 刘华熙, 郭昌, 等. 联合检测肿瘤标志物与炎症指标对结直肠癌的诊断价值 [J]. 中国现代医学杂志, 2020, 30 (1): 56-62.

［6］ 袁虹, 李晶晶. 影像学联合肺癌血清肿瘤标志物检测对早期肺癌诊断的研究进展 [J]. 新发传染病电子杂志, 2017, 2 (1): 56-58.

［7］ ABSENGER G, SZKANDERA J, PICHLER M, et al. A derived neutrophil to lymphocyte ratio predicts clinical outcome in stage Ⅱ and Ⅲ colon cancer patients [J]. Br J Cancer, 2013, 109 (2): 395-400.

［8］ 杨蓬, 刘萍, 李秋文, 等. 肺癌合并马尔尼菲蓝状菌病 1 例并文献复习 [J]. 新发传染病电子杂志, 2019, 4 (3): 169-172.

［9］ 郑歆, 陈晓品. 我国口咽癌与 HPV 的关系 [J]. 国际肿瘤学杂志, 2020, 47 (3): 164-168.

［10］ 张春林, 谢民强. 人乳头瘤病毒与头颈鳞癌 [J]. 中国耳鼻咽喉颅底外科杂志, 2017, 23 (5): 496-499.

（程玉书　唐作华）

第四节　感染炎症相关肿瘤的病理学诊断

肿瘤的病理学诊断是确定肿瘤性质、类型的金标准，也是肿瘤分期、分级、治疗和预后评价的主要依据。肿瘤病理学诊断实际是临床医师与病理医师为确立肿瘤诊断而进行的合作行为，是临床科室与病理科之间特殊形式的会诊，需要双方履行各自的义务和职责并承担相应的责任，遵守相应规范和制度，密切配合。

鉴于目前影像学的迅速发展和影像诊断水平的不断提高，影像指导下的穿刺活检和微创活检的普及，小而碎的病理标本逐渐增多，影响到病理医师对疾病的整体认识，甚至导致病变的大体形态难以观察。因此，病理医师需要借助影像学检查资料来了解病变的部位、范围、数量、大小、质地及其与周围组织的关系等信息，协助病理诊断。另外，影像学检查对于病变性质和类型的判断也需要病理学的验证和支持。同样作为形态学诊断，病理学和影像学可以相辅相成，相得益彰。

一、病理诊断的基本要求

在中华医学会编著的《临床技术操作规范·病理学分册》[1]和《临床诊疗指南·病理学分册》[2]及其他病理学专著[3-4]中，对病理诊断的整个流程都提出了规范化要求，其要点大致如下。

（一）病理标本

肿瘤病理检查的标本包括肿瘤组织、肿瘤细胞标本。肿瘤组织标本是通过手术切除、内镜活检、穿刺活检、遗体解剖等取得的标本；细胞标本是通过针吸、刷片、刮片、印片或体液而获得。原则上，采集标本的临床医师不应对送检标本进行剖检。送检人员（临床医师、患者或患者的授权人）应保证其所送检标本的真实性、完整性和可检查性，不可截留标本或分送标本。离体标本应置于封装良好的容器内，容器内装有合适的固定液，容器外有清楚的标记。

（二）病理检查申请单

所有标本送检时，均应同时提供书写或打印清楚的、与标本标记吻合的纸质申请单或电子申请单。申请单内容应包括患者的主要临床信息（包括姓名、性别、年龄、症状、体征、重要检查结果、手术所见、病变部位、送检标本数量等）、临床诊断意见、特殊检查要求等。送检人员应保证申请单内容的真实性。病理科应有专人检查核对送检标本与检查申请单，仅接受合格的标本和申请单。对不合格的标本及申请单病理科需当即退回，不予接收留存。例如，申请单与相应标本未同时送达，申请单内容与送检标本不符，标本或容器上缺乏必备标记，申请单字迹潦草不清；申请单缺乏必备项目，标本严重自溶、腐败、干涸等，标本过小不能或难以制片等，均属不合格。

（三）肿瘤病理诊断报告

常规检查手段为对大体标本的肉眼观察和测量，病变组织石蜡包埋切片苏木精 - 伊红（hematoxylin-eosin，HE）染色后的显微镜观察和描述，必要时辅以电镜、组织化学、免疫组织化学、分子病理等特殊技术。结合有关临床和影像学资料，通过分析、综合，做出关于肿瘤部位、性质、类型、分级、分期、浸润深度、转移情况、切缘等的判断，以病理学诊断报告书的形式签发。肿瘤病理诊断报告书的内容应包括患者的基本身份信息（病理号、姓名、性别、年龄、病变部位、标本类型等），组织病理诊断结果和已做的伴随诊断 / 辅助诊断技术的检查结果，为临床医师确定肿瘤诊断、分期、制订治疗方案、评估预后等提供重要依据。

最终的肿瘤病理诊断，一般以国际 / 国内通用的规范或指南为依据、以组织病理学表现为基础，参考相关辅助检查结果，由具有资质的执业病理医师做出并签发。对于比较疑难的病例，通常会借助辅助技术、参考临床、影像和实验室检查资料，或通过各种形式的会诊，尽可能地提出可靠的诊断。如经过会诊，诊断报告应如实反映会诊意见；如有不同诊断意见也将如实反映；如系转移性癌，应设法提示原发部位；如考虑为感染相关肿瘤，应尽可能进行病原学检查，提示病因线索。

二、病理诊断的常规技术

病理学检查与诊断已有上百年历史，逐渐形成一套成熟的技术路线和相关规范[1-6]，通常分为 A（尸检，autopsy）、B（活检，biopsy）和 C（细胞学，cytology）三大部分。在病理科的日常工作中，主要是活体组织检查和细胞学检查。

（一）活体组织检查

从患者身体的病变部位取出小块组织（根据不同情况可采用钳取、切除或穿刺吸取等方法）或手术切除标本制成病理切片，观察细胞和组织的形态结构变化，以确定病变性质，作出病理诊断，称为活体组织检查，简称活检。这是诊断肿瘤常用的且较为准确的方法。近年来由于各种内镜（如纤维胃镜、纤维结肠镜、纤维支气管镜等）和影像诊断技术的不断改进，不但可以直接观察某些腔内或实质器官内肿瘤的外观形态，还可在其指引下准确地取材，进一步提高了早期诊断的阳性率。

上述标本通常通过福尔马林固定、取材、脱水、石蜡包埋、切片、HE 染色等程序，制成切片，光学显微镜观察，然后才能做出诊断。

（二）细胞学检查

常用的有宫颈或阴道分泌物涂片筛查子宫颈癌；痰涂片和支气管肺泡灌洗液涂片检查肺癌；胸、腹水离心后做涂片，检查胸腔或腹腔的原发或转移癌；胸、腹水离心沉淀的细胞也可包埋制成细胞块，做切片检查癌细胞；尿液离心后涂片检查泌尿道肿瘤；食管细胞采取器（食管拉网法）检查食管癌及贲门癌；用鼻咽乳胶球细胞涂片、负压吸引细胞法及泡沫塑料海绵涂片法等采取鼻咽分泌物，检查鼻咽癌；用胃加压冲洗法采取胃内容物，检查胃癌等。细针穿刺也可以获得少量细胞，用于实体性器官如甲状腺、肝、肺、前列腺等占位性病灶的细胞学诊断，但通常需借助影像学的定位和指导。

上述标本通常在制片后立即固定，然后染色、封片，在光学显微镜下观察。常用染色方法为 HE 染色，妇科标本也常用巴氏染色。近年液基细胞学技术逐步普及，制片质量更高，也更易于观察和识别异常细胞。液基细胞学技术主要用于妇科标本和宫颈癌筛查。在非妇科领域，如胸腹水、痰液、支气管肺泡灌洗液等也在推广应用[6]。

三、病理诊断的辅助技术

病理检查的传统辅助技术为各种组织化学染色，也称特殊染色。近几十年来，新的辅助技术不断开发出来，如电子显微镜、免疫组化、分子病理学等技术也都应用到病理检查中，大大提高了肿瘤病理诊断的可靠性和准确性[1, 5]。

（一）组织化学染色

利用组织和细胞中固有物质与某些外来物质发生化学反应及显色结果，来判断某些特殊物质，协助病理诊断。例如，用网状纤维染色可将网状纤维染成黑色，然后根据其分布特征鉴别癌与肉瘤；用六胺银染色（GMS 染色）或过碘酸席夫染色（PAS 染色）可识别病灶中的真菌，PAS 染色还可以用来鉴别肿瘤中的黏液和糖原。

（二）免疫组织化学检查

免疫组化原理是利用抗原与抗体的特异性结合反应来检测组织中的未知抗原或抗体，主要是肿瘤相关抗原（肿瘤分化抗原和肿瘤胚胎抗原）。用于判断肿瘤的细胞来源和分化程度，协助肿瘤的病理诊断和鉴别诊断。常用染色方法有过氧化物酶 - 抗过氧化物酶法（PAP 法）和卵白素 - 生物素 - 过氧化物酶复合物法（ABC 法）等。现在可用于免疫组化的抗体已有数百种，并可进行自动化操作。例如，检测细胞中的结蛋白（desmin）、波形蛋白（vimentin）和角蛋白（keratin），可用来协助诊断肌纤维、间叶组织和上皮细胞来源的肿瘤；利用某些病原体的单克隆抗体，可以检测某些感染相关的肿瘤及感染性疾病中的抗原成分；利用激素和激素受体的特异性结合，可以对乳腺癌、子宫内膜癌等激素依赖性肿瘤的雌激素受体、孕激素受体的水平进行免疫组化测定。雌激素受体阳性者对于内分泌治疗的效果和预后较好[7-8]。

（三）电子显微镜检查

迄今尚未发现可据以诊断肿瘤特异性的超微结构改变，但在确定肿瘤细胞的分化程度，鉴别肿瘤的类型和组织发生上具有重要作用[1, 5]。例如，鉴别分化差的癌及肉瘤，癌细胞之间常见较多的桥粒连接或桥粒样连接，而肉瘤没有这些结构。区分各种恶性小圆细胞肿瘤，如神经母细胞瘤常见大量树状细胞突，在瘤细胞体及胞突中均可查见微管和神经分泌颗粒；尤因（Ewing）肉瘤的瘤细胞胞质内细胞器很少，以大量糖原沉积为其特点；胚胎性横纹肌肉瘤可见由肌原纤维和 Z 带构成的发育不良的肌节；小细胞癌常可见细胞间连接和胞质内神经分泌颗粒；恶性淋巴瘤中可见不同发育阶段淋巴细胞的超微结构特点，而无细胞连接、神经分泌颗粒、树状胞突和糖原沉积。在瘤细胞内查见病毒颗粒是诊断某些病毒相关肿瘤的重要依据。

（四）图像分析技术

病理形态学的观察基本上是定性的，缺乏精确和客观的定量标准。图像分析技术（image analysis）正好弥补了这个不足，并为病理的人工智能诊断提供了基础。随着电子计算机技术的发展，形态定量技术已从二维空间发展到三维空间。在肿瘤病理方面，图像分析主要应用于核形态参数的测定，DNA 倍体的测定，显色反应（如免疫组织化学）的定量等方面，用于区别癌前病变和癌、区别肿瘤的良恶性、肿瘤的组织病理分级及判断预后等[1, 5]。在深度学习的基础上，辅以必要的技术支撑，可望开发出人工智能诊断的程序。

（五）分子病理学技术

近年分子病理学技术进展迅速，其中重组 DNA 技术、核酸分子杂交技术、聚合酶链反应（polymerase chain reaction，PCR）和 DNA 测序、流式细胞术（flow cytometry）等新技术在肿瘤的基因诊断上已经开始应用[1, 5]。例如，淋巴细胞的单克隆性增生通常被视为肿瘤性增生，对淋巴细胞增生性病变用 Southern 印迹杂交技术和 PCR 方法检测其是否存在单克隆性增生，有助于淋巴瘤的形态学诊断。流式细胞术可应用于瘤细胞 DNA 含量的检测。通常实体恶性肿瘤的 DNA 倍体大多为非整倍体或多倍体，所有良性病变都是二倍体。检测异常 DNA 含量不但可作为恶性肿瘤的标志之一，且可反映肿瘤的恶性程度及生物学行为。分子病理学技术还可用于肿瘤的病因和发病学研究，如用原位杂交检测出宫颈癌细胞中含有高危型 HPV，在鼻咽癌、胃癌中检出 EBV，证实了这些肿瘤的病毒病因。

四、手术中病理会诊

手术中病理会诊亦称术中病理检查或术中病理诊断，是手术过程中临床医师请病理医师针对可直接影响手术方案的标本进行病理检查与诊断的过程。病理医师可根据实际情况和需要，采取大体检查、冷冻切片（frozen section）（也称冰冻切片）检查、涂片或印片检查、快速石蜡切片检查等一种或数种方法，并签发术中病理诊断报告。术中病理诊断应由具备相应资质的病理医师承担[1, 5, 9]。

所有手术中病理诊断均为急会诊（urgent consultation）。临床医师应在手术前向患者或其亲属说明手术中病理会诊的意义和局限性等，取得患者或其亲属的知情和理解。患者或其亲属应在医院制定的相应知情同意书上签署理解和同意的意见并签名。临床科室应最迟于术前一天向病理科递交术中病理会诊申请单，填写患者的病史、影像检查结果、实验室检查结果和需要病理医师特别关注的问题等，以便病理医师有所准备。应尽量避免术中临时申请病理会诊。病理医师对送检标本需立即优先处理，力争在最短时间内发出术中诊断报告。疑难病例可申请会诊并需要延长时间。现在已有一些医院实行远程冷冻切片会诊，但需要必要的技术支撑和预约会诊专家。对于难以诊断或无法诊断的病例，应及时通知手术医师。手术医师应尊重病理医师的判断和解释，避免过度手术，确保医疗安全和患者安全。

临床医师应了解术中病理诊断的局限性：①术中冷冻切片不是永久性石蜡切片，其提供的信息有限；②术中检查时间紧迫，仅能选取很少量组织检查，不能保证充分取样；③手术切除标本在冷冻过程可产生人工假象，也可能导致组织损坏，致使诊断困难甚至无法诊断，且可导致冰冻后石蜡切片诊断困难甚至无法诊断；④术中病理诊断难以进行必要的特殊检查（如免疫组织化学等）；⑤过于碎小的标本不能制片检查；⑥术中病理诊断难以进行充分的病理医师间的会诊。

术中病理会诊以医疗安全和患者安全为首要原则，常用的适应证包括诊断结果可影响手术方式的肿瘤标本、切缘、淋巴结转移等，为术中进一步处理所必需。不应仅仅由于希望提早知道诊断、希望提早告诉患者或其家属诊断结果等理由申请术中病理检查。手术医师应通过预约与病理医师沟通以确定送检标本是否适合术中病理检查。能够通过活检诊断的疾病尽量不要做冷冻切片检查。

不宜行术中病理检查的标本主要包括以下 9 种情况：①缺乏术中诊断必要性的标本（如术前病理诊断已明确的根治性标本）；②术中病理检查可能导致无法获得永久石蜡切片病理诊断的标本（包括过小的标本，全送冷冻切片检查后不再有肿瘤组织可用于永久石蜡切片的标本）；③已知具有传染性的标本（如结核病、病毒性肝炎等）；④疑为淋巴造血组织肿瘤的标本（但疑为淋巴结转移癌者可做冷冻切片）；⑤脂肪组织、骨组织和钙化组织标本（这些标本无法或难以制作冷冻切片）；⑥需要广泛取材，或依据核分裂象计数，或术前活检已提示需要详尽的辅助检查才能明确肿瘤类型和性质的标本；⑦需根据生物学行为而不能依据组织形态判断良恶性的肿瘤，如界限清楚的甲状腺滤泡性肿瘤，需要依据包膜侵犯判断良恶性；⑧超出术中冷冻切片检查规定时间和人力限制的标本（如广泛的淋巴结清扫）；⑨病理诊断可能导致截肢或其他毁损性根治手术者，其病变性质宜于手术前通过常规病理检查确定，不宜单纯根据术中病理诊断决定治疗方案。

五、病理与临床和影像诊断相结合

病理检查和诊断已经大量应用于肿瘤诊治及科学研究。病理检查的目的，一是为了明确诊断，确定肿瘤的性质、类型、恶性程度和浸润转移情况；二是诊断明确后，可决定下一步治疗方案及估计预后，进而提高临床的治疗水平和效果。通过临床病理分析，也可获得大量有价值的科研资料。

但是，由于送检标本、技术水平和诊断经验等条件限制，单纯依靠形态学观察进行病理诊断，有很多局限性。而且形态学的方法仅能进行粗略的定量估计，如根据瘤细胞的核分裂数目，尤其是病理性核分裂来判断恶性肿瘤的恶性变，难以达到精准诊断的目标。因此，病理诊断必须与临床结合，与影像学结合，才能做出更可靠的诊断[3-4，10]。

（一）病理与临床的结合

病理科应与临床相关科室协商制定有助于临床病理联系或临床病理交流的制度，一方面，要求临床医师利用申请单提供必要的临床信息，做好室前质控。在诊断遇到问题时要及时联系送检医师，询问有关资料，必要时采取临床病理讨论的方式来商讨诊断。完善的医院信息系统（hospital information system，HIS）也可以为病理医师提供需要的信息。另一方面，临床医师应承担追踪病理检查结果、反馈诊断意见、保证规范化诊治的责任。在病理诊断与临床诊断不吻合时，临床医师应及时反馈，直接咨询签发报告的病理医师或相关专家。有疑问时，应提请相关专家或多学科会诊。对临床医师就病理学诊断提出的询问，病理医师应给予专业的解释和答复，必要时修正病理诊断。

（二）病理与影像的结合

病理检查应与影像检查密切配合，加强联系，通过阅读影像学诊断报告及图像，了解微创标本所代表的病灶部位、范围、大小和质地等，以便做出正确的诊断。在某种意义上，影像学检查代表着病理标本的肉眼观察。影像学检查还可以反复进行，随访病变进展，这是病理检查不能做到的。病理解剖学与肿瘤影像学及临床医学应能比较顺畅地衔接，并有机地融合为一个整体，为影像诊断提供可靠的病理基础，互相配合，给肿瘤进行准确"定位、定性、定因"[10-11]。病理医师最好到影像科轮转一段时间，学习一些影像学基本知识，参与影像读片活动。必要时向影像学医师当面请教和讨论有关问题。有些影像中心注意随访病理诊断结果，并以病理诊断来修正影像诊断，或邀请病理医师参加影像读片讨论。这些经验值得学习和发扬。

关于病理学和影像学的关系，西安唐都医院放射科主任魏经国教授在《影像诊断病理学》的前言中指出："影像诊断学源于大体病理学，随着病理学研究的发展，为影像医学的发展提供了难得的机遇和可能。但是医学影像诊断毕竟不同于病理诊断。病理诊断的基础是细胞病理学，影像诊断则以形态学变化为基础，但细胞的病理变化必然引起组织或器官的形态学的变化，即组织结构的变化，而组织结构的变化是影像诊断的基础。因此，医学影像不仅仅是大体病理学的'克隆'，它所显示的影像病理信息更能直观表达疾病的'动态变化'过程及其规律和特征。深刻认识和理解这种'变化'的寓意，既是对大体病理学的补充和完善，也将为从病理与临床相结合及微观变化与宏观相结合的高度，深化认识病变的客观变化规律提出新的研究课题。"[11]笔者对此深表赞同，并在艾滋病的形态学研究中参与影像、解剖和病理的对比研究[12]，且以多种方式实践了病理与影像的结合。

六、感染性病变与肿瘤的鉴别诊断

随着对感染、炎症与肿瘤关系的认识逐步深入，在肿瘤的诊断中也应关注其病因探索，并与感染性病变加以鉴别，以免误诊。常见的感染相关肿瘤见表 2-4-1，以供肿瘤诊断时参考。

表 2-4-1　感染相关肿瘤及其相关病因

肿瘤类型	部位或组织	相关病原体
鳞状细胞癌	皮肤、宫颈、头面部、食管、上呼吸道、肺等	HPV
迈克尔细胞癌	皮肤	迈克尔细胞多瘤病毒
尿路上皮癌	膀胱	埃及血吸虫
胃癌	胃	HP，EBV
肝细胞癌	肝脏	HBV，HCV，日本血吸虫，华支睾吸虫
胆管细胞癌	肝内外胆管系统	华支睾吸虫，后睾吸虫
渗出性淋巴瘤	胸腔，腹腔	HHV-8
实体性淋巴瘤	淋巴结，结外淋巴组织	EBV
淋巴上皮样癌	鼻咽部	EBV
平滑肌肿瘤	软组织	EBV
卡波西肉瘤	皮肤，内脏	HHV-8（KSHV）
成人 T 细胞淋巴瘤	淋巴结	HTLV-1

1. 肉芽肿样病变

有些肿瘤具有肉芽肿样表现。例如，上皮样肉瘤具有中心坏死性肉芽肿样结节形成，坏死周围包绕上皮样肿瘤细胞，并可伴有慢性炎细胞浸润，尤其是复发和皮肤溃疡形成者，酷似肉芽肿性炎。仔细观察上皮样细胞，可见不同程度的异型性，并具有上皮（角蛋白 keratin）和间叶性（波形蛋白 vimentin）双重免疫表型，可资鉴别[13-14]。霍奇金淋巴瘤的背景为各种慢性炎细胞，包括多核巨细胞，可有不同程度的坏死，亦可出现肉芽肿，可误诊为炎症性或肉芽肿性病变。仔细寻找炎症背景下的 R-S 细胞，结合免疫组化（如 CD15、CD30 等标记阳性，有时 EBV 原位杂交阳性），可以区别两者[3-4, 15]。我们要充分重视各种肉芽肿的诊断和鉴别，但如果过分看重肉芽肿性病变，可能会忽略肿瘤的存在。

2. 慢性溃疡性病变

皮肤黏膜的慢性炎症和肿瘤都会有溃疡形成，而且慢性溃疡也可能发生癌变，必须注意鉴别。典型的慢性溃疡其边缘平坦，底部为坏死组织、炎性渗出物、肉芽组织和瘢痕组织，形成 4 层结构。而癌性溃疡通常较大，边缘隆起如堤状或火山口状，溃疡底部为癌组织。溃疡癌变者在溃疡边缘的上皮中可见癌组织，而溃疡底部可见上述 4 层结构。

3. 炎性假瘤

炎性假瘤是局部炎性增生形成的瘤样肿块，常见于肺部，亦可见于肝、脾、淋巴结、网膜和肠系膜等处。其成分多样，包括淋巴细胞、浆细胞、巨噬细胞、成纤维细胞等，但无异型性。其中一些原本被视为炎性假瘤者已经被确认为真性肿瘤，如炎症性肌成纤维细胞瘤等[2-4]。对于炎症表现突出的病灶，应仔细寻找其中占优势的肿瘤性细胞。对其他结节状或局限性病变，也要注意鉴别肿瘤抑或慢性感染。

4. 纤维组织增生性病变

某些感染或炎症的晚期，纤维组织增生显著，甚至可以胶原化、钙化，在这样的背景下会有受到挤压而萎缩的腺样结构，类似浸润性癌。如乳腺的硬化性腺病或纤维硬化病患者，甲状腺内有时也可见类似表现。有些肿瘤也可以有显著的纤维性间质，即所谓硬化型或促纤维增生型、中心硬化型等，在纤维化显著的区域可见萎缩的腺样或条索样结构。应注意其周围是炎症或肿瘤性病变，在纤维化区域内也可能发现少量异形细胞[2-4]。所谓瘢痕癌也有显著的纤维瘢痕癌组织[16]。

5. 坏死性病变

感染和肿瘤都可以发生坏死，对于以坏死为主要病变的表现，应仔细观察坏死的性质和类型，区别干酪样坏死和肿瘤性坏死，以及肿瘤周围的病变，寻找肿瘤的线索，在排除肿瘤后再确定炎症性病变。感染所致的坏死呈化脓性、液化性或干酪样，常伴明显炎细胞浸润或肉芽肿性病变。肿瘤性坏死多是凝固性坏死，可见坏死细胞的轮廓，或见到血管周围残留活细胞，远离血管的瘤细胞发生缺血性坏死，形成假乳头状结构[2-4]。

6. 淋巴细胞增生性病变

某些感染，尤其是病毒感染，常引起淋巴组织反应性增生；某些慢性炎症也以淋巴细胞增生为主，甚至形成假性淋巴瘤（如在肺部、眼睑形成）。而有些淋巴瘤，却含有其他炎性细胞，或有纤维组织增生，甚至肉芽肿形成，如霍奇金淋巴瘤等[3, 15]。因此，对于淋巴细胞增生显著的病变，也应注意鉴别感染和肿瘤。

7. 感染性病变

在某些感染相关肿瘤中常无明显的感染或炎症性表现，如卡波西肉瘤、平滑肌肉瘤、脑原发性淋巴瘤及渗出性淋巴瘤等，注意病原体检查可能会有阳性结果[17]。如在胃癌中检测到 EBV 或幽门螺杆菌；在鳞癌中检测到 HPV；在鼻咽癌和 NK/T 淋巴瘤中检测到 EBV；在渗出性淋巴瘤中检测到 HHV-8 等。而某些癌组织中常有显著的中性粒细胞浸润甚至有脓肿形成，可能检出细菌或真菌，提示为继发感染；或有显著淋巴细胞浆细胞浸润，提示病毒感染[3-4]。对肿瘤中的炎症表现进行病因筛查，对治疗有一定帮助。

肿瘤发生机制中的感染因素日益受到人们重视，我们在肿瘤病理和影像诊断中不仅要提供肿瘤的性质、类型、切缘、转移、分级和分期等必要信息，也要注意检查可能存在的感染因子，为肿瘤临床治疗提供新的思路或参考。

参 考 文 献

[1] 中华医学会. 临床技术操作规范·病理学分册 [M]. 北京：人民军医出版社，2004.

［2］　中华医学会.临床诊疗指南·病理学分册[M].北京:人民卫生出版社,2009.

［3］　刘彤华.诊断病理学[M].3版.北京:人民卫生出版社,2013.

［4］　谭郁彬,张乃鑫.外科诊断病理学[M].天津:天津科学技术出版社,2000.

［5］　邹宇美,骆子义,黄华.原发性肝癌中KRAS及BRAF基因突变检测及临床意义分析[J].新发传染病电子杂志,2018,3(1):37-40.

［6］　彭振武.实用宫颈液基细胞学病理诊断[M].长沙:湖南科学技术出版社,2018.

［7］　吴秉铨,刘彦仿.免疫组织化学病理诊断[M].北京:北京科学技术出版社,2007.

［8］　何建芳,韩安家,吴秋良.实用免疫组化病理诊断[M].北京:科学出版社,2018.

［9］　陈乐真.手术中病理诊断图鉴[M].北京:科学技术文献出版社,2005.

［10］　孔祥泉,杨秀萍,查云飞.肿瘤影像与病理诊断[M].北京:人民卫生出版社,2009.

［11］　魏经国.影像诊断病理学[M].西安:第四军医大学出版社,2007.

［12］　李宏军,李宁.艾滋病影像与解剖、病理对照图谱[M].北京:人民卫生出版社,2008.

［13］　刘德纯.上皮样肉瘤[J].罕少疾病杂志,2008,15(1):43-46.

［14］　刘德纯,李涤臣,吴礼高,等.上皮样肉瘤8例报道及文献复习[J].蚌埠医学院学报,2013,38(1):30-33,36.

［15］　张凯,陈淑勤.实用淋巴瘤病理诊断[M].北京:科学出版社,2014.

［16］　王海青,郭瑞珍.MAPK、CyclinD1在病理性瘢痕和瘢痕癌组织中的表达及意义[J].遵义医学院学报,2013,36(4):327-331.

［17］　刘德纯.艾滋病临床病理学[M].合肥:安徽科学技术出版社,2002.

（刘德纯　李　莉）

第五节　感染炎症与肿瘤鉴别诊断

一、概述

　　炎症和肿瘤是威胁人类健康的两大重要致病因素。区分炎症和肿瘤是决定后续治疗方案的关键。感染炎症与肿瘤的鉴别主要包括临床表现、实验室检查和影像学检查等几个方面。

二、临床表现

　　肿瘤的临床表现多样,多数表现为局部肿块。良性肿块多病程缓慢,一般无痛,位于管腔的肿瘤会引起局部阻塞、压迫症状。恶性肿瘤发展较快,病程较短,局部肿块短期增大,肿瘤起初无疼痛,肿瘤阻塞空腔器官可引起疼痛,晚期肿瘤压迫神经丛、侵犯神经根可引起顽固性疼痛,恶性肿瘤进展期可发生淋巴结转移或远处转移。恶性肿瘤患者晚期会出现恶病质体质,表现为进行性消瘦、贫血、乏力,部分肿瘤患者可出现发热,多为持续性低热,还可发生肿瘤伴随综合征。一般抗炎和激素治疗无效。肿瘤呈持续性生长,基本上不会自然消退。当发现局部肿块进展、抗炎治疗无效、伴引流区域淋巴结明显肿大或远处转移时,肿瘤的临床诊断基本成立,可进一步行病理学检查以明确诊断。

　　感染炎症分为急性炎症与慢性炎症。急性感染炎症,起病急,多表现为局部的红、肿、热、痛,病变组织弥漫肿胀,无明显局部肿块,一般疼痛明显,炎症反应明显或有脓肿形成时,患者可出现发热,甚至高热,抗感染和激素治疗效果明显。慢性炎症多为急性炎症迁延反复所致,病程相对较长,炎症反应减轻,可伴有组织增生,在病程发展过程中,可有缓解和反复,对抗感染和激素治疗有一定效果。炎性或感染患者,在自身免疫力的作用下,部分患者可自限。炎症患者也可出现局部引流区域淋巴结肿大,炎性淋巴结一般多为轻度肿大,可有压痛,随着炎症消退,淋巴结减小或消退。当病变抗炎后明显消退，或病变能自行消退，临床症状缓解，一般可确定炎症的临床诊断。一些慢性增生性炎症伴有肉芽肿形成时，需要与肿瘤性病变进行鉴别。与肿瘤鉴别困难时，需要进一步结合实验室检查、影像学检查进行判断，甚至需病理学检查帮助明确诊断。

三、实验室检查

部分肿瘤患者，在肿瘤早期，就会出现肿瘤标志物的异常，肿瘤标志物的检测，对肿瘤与炎症的鉴别具有重要意义。如 70%～75% 肝细胞肝癌患者 AFP 升高，70% 的结肠癌患者 CEA 升高，前列腺癌患者前列腺特异性抗原（prostate specific antigen，PSA）明显增高，特异性达 90% 以上[1]。部分慢性炎症患者可以出现肿瘤标志物含量升高，如肝炎、结肠炎、前列腺炎患者也可出现相应 AFP、CEA 和 PSA 增高，但炎症患者的肿瘤标志物水平多呈轻度增高，而肿瘤患者的标志物水平多呈明显、持续升高，两者之间具有一定的差异，多数能够鉴别。

炎症感染患者多出现血常规异常。细菌感染主要表现为白细胞计数明显增高，中性粒细胞百分比升高，淋巴细胞百分比下降。病毒感染时血常规常表现为白细胞降低，淋巴细胞增多，中性粒细胞降低，淋巴细胞比值增高。通过患者的病程、临床表现，再结合血常规表现，对多数的急性炎症和肿瘤性病变能够鉴别。但一些慢性肉芽肿性病变，炎症反应轻，病变占位效应明显时，需要与肿瘤性病变鉴别。当难以判断病变性质时，可进一步做影像学检查或进行组织学活检，明确病变性质。

四、影像学检查

影像学检查不仅能够确定病变部位、大小和数目，还能观察病灶形态、血供以及对周围结构的侵犯情况等，因而是肿瘤和炎症鉴别非常重要的手段。目前检测肿瘤常用的影像学检查方法有 CT、MRI、超声学和核医学检查（PET 显像）等。

（一）常规影像学检查

主要包括 CT 和 MR 平扫与增强扫描。急性感染炎症病变一般比较弥漫，边界不清，常伴周围组织水肿，增强扫描多呈弥漫性轻至中度强化，无明显肿块影，与肿瘤病变容易鉴别。慢性炎症感染，常伴组织增生，局部可形成炎性肉芽肿，可表现为肿块影，但肉芽肿周围多有炎症反应，多数边界不清，累及周围结构，主要需要与恶性肿瘤进行鉴别。炎性肉芽肿病变可有不同程度强化，周围常伴有炎症水肿，病变相对比较弥漫。而恶性肿瘤主要表现为实质性肿块，周围多无炎症表现或有轻微炎症反应，而恶性肿瘤因其侵袭性生长的特点，使其肿瘤边缘不光整，可伴有浅分叶、毛刺等。如结核杆菌引起的肺结核空洞，空洞壁较薄，一般小于 3 mm，多不伴壁结节，周围常伴卫星灶；而肺癌空洞多表现厚壁空洞，壁厚多大于 3 mm，空洞壁厚薄不均，常伴壁结节，肿瘤边缘多伴有毛刺，邻近胸膜受累可见胸膜凹陷征。真菌感染引起的慢性侵袭性真菌性鼻窦炎，可在鼻窦形成肉芽肿病变，甚至侵犯周围眼眶、翼腭窝、鼻咽、颅底等结构，侵犯范围广，易误诊为恶性肿瘤，但在肉芽肿病变周围，可见鼻窦黏膜增厚强化，窦壁骨质增生硬化等慢性炎症表现。鼻窦恶性肿瘤主要表现为窦腔软组织肿块和窦壁骨质破坏，一般不会出现窦壁增生硬化，窦壁增生硬化是慢性炎症的表现。同时，由于真菌菌丝中有含锰顺磁性物质，真菌性肉芽肿的 T_2WI 信号比较低，具有一定的特点，在与恶性肿瘤的鉴别方面具有一定的帮助。恶性肿瘤不仅要与炎性增生性病变鉴别，还要与良性肿瘤进行鉴别。良性肿瘤多呈膨胀性生长，边缘光整，对周围组织主要呈推压表现，邻近骨质以压迫吸收为主，无淋巴结转移和远处转移；恶性肿瘤呈侵袭性生长，边缘毛糙，常侵犯周围血管、神经，受累骨质以侵蚀性破坏为主，常伴淋巴结和远处转移。当一些低度恶性肿瘤的侵袭性生长方式不明显时，常规影像学从肿瘤形态、密度、信号和强化程度方面，区分肿瘤良恶性可能存在一定的困难，此时，可以考虑进行功能影像学检查以辅助诊断。

（二）功能影像学检查

随着双源能谱 CT、功能磁共振检查（DWI、DCE-MRI、MRS）等技术的应用，可以对肿瘤和炎性病变进行定量、半定量分析，使影像学在肿瘤的良恶性以及和炎症的鉴别方面具有了更高的价值[2]。应用双能 CT 进行肠道肿瘤和炎性病变的鉴别诊断研究发现，肠道肿瘤性病变的 CT 值、碘值、标准化 CT 值、标准化碘值均高于肠道炎性病变，两者的标准化 CT 值具有统计学差异[3]。在功能磁共振检查中，DWI 和 DCE-MRI 技术在肿瘤鉴别诊断中应用研究比较多，鉴别诊断价值比较高[4]。

DWI 是利用 MRI 技术观察活体组织水分子扩散运动的一种无创性检查方法。当组织的结构发生变化时，组织的扩散特性发生相应的变化。ADC 值的定量测定可量化地反映组织中水分子的扩散程度，因此可以从量化指标来鉴别肿瘤和炎性病变。一般恶性肿瘤由于细胞排列紧密、肿瘤细胞有更高的核质比，使细胞内、外间隙液体含量减少，并且肿瘤细胞的增殖，使细胞外间隙变小，细胞外间隙内水分子的扩散运动显著受到限制，两者共同作用使 DWI 信号明显增高，ADC 值大幅下降。炎症主要表现为炎细胞浸润，局部组织增生，改变的只是病变组织细胞成分和间质成分的比例，因而水分子运动减弱较小，扩散仅轻度受限或不受限，DWI 表现为等信号或略高信号，ADC 值下降的幅度较小。早期前列腺外周带癌与前列腺炎的 MRI 研究发现，前列腺癌的 ADC 均值低于前列腺炎，两者有统计学差异[5]。在肠道肿瘤与炎性病变研究发现，肠道炎性病变 DWI 信号一般不增高，恶性肠道肿瘤 DWI 呈高信号，ADC 值明显降低[6]。可见，ADC 值在鉴别肿瘤与炎性病变方面具有重要的价值。ADC 值在肿瘤的良恶性鉴别诊断方面也具有重要价值。DWI 扩散受限和 ADC 值减低提示恶性病变可能。文献报道，肝脏病变一般以 ADC 值在 1.4×10^{-3} mm^2/s 左右作为诊断恶性病变界值标准，低于 1.4×10^{-3} mm^2/s 为恶性；肝脏淋巴瘤的 ADC 值更低，在 1.0×10^{-3} mm^2/s 以下[7-8]。文献报道，DWI 有助于鼻腔鼻窦肿瘤良恶性鉴别，良性肿瘤的 ADC 均值为 1.21×10^{-3} mm^2/s，恶性肿瘤的 ADC 均值为 0.70×10^{-3} mm^2/s，两者之间具有统计学差异[9]。

DCE-MRI 技术，通过多期增强扫描反映病变的血流动力学改变，其受到组织局部灌注状态和毛细血管网的通透性以及表面积影响。DCE-MRI 技术，通过时间 - 信号强度曲线（TIC）反映对比剂流入、流出速度。一般将 TIC 曲线分为流入型（Ⅰ型）、平台型（Ⅱ型）和速升下降型（流出型，Ⅲ型）。恶性肿瘤由于肿瘤内新生血管增多并广泛异常吻合的血管网；同时，新生血管壁基底膜不连续，通透性增高，对比剂进出肿瘤组织的速度加快，数量增多，所以 TIC 曲线多为Ⅲ型曲线。而炎性病变，主要为炎性细胞浸润和纤维结缔组织增生，造成血供略增加，微血管数量及结构与正常组织相近，不影响微循环，所以 TIC 曲线多为Ⅱ型和Ⅰ型曲线。有研究发现，前列腺炎 TIC 曲线多为Ⅰ型和Ⅱ型，前列腺癌 TIC 曲线多为Ⅲ型。肠道肿瘤与炎症研究发现，肠道炎性病变的 TIC 曲线多为Ⅱ型曲线，肿瘤病变多为Ⅲ型和Ⅱ型曲线。DCE-MRI 技术在肿瘤的良恶性鉴别方面也有一定的价值。一般良性肿瘤的 TIC 曲线多为Ⅰ型和Ⅱ型，少数为Ⅲ型，而恶性肿瘤的 TIC 曲线多为Ⅲ型或Ⅱ型。文献报道，DCE-MRI 和 DWI 技术联合应用，能够提高对鼻腔鼻窦肿瘤良恶性的鉴别诊断效能[9]。

（三）PET/CT

PET 显像是利用人体正常组织结构所含有的必需元素——^{11}C，^{13}N，^{15}O，^{18}F 等正电子发射体标记的对比剂，如脱氧葡萄糖、氨基酸、胆碱、胸腺嘧啶、受体的配体及血流显像剂等药物为示踪剂，以解剖图像方式，从分子水平上反映机体及病灶组织细胞的代谢、功能、血流、细胞增殖和受体分布状况等，为临床提供更多的生理和病理方面的诊断信息。研究显示 ^{18}F-FDG 与 ^{18}F-FLT PET 显像在肿瘤与炎症病变的鉴别诊断方面具有一定价值[10-11]。

在肿瘤与炎症病变鉴别诊断困难时，可以将多种影像学检查技术联合应用，特别是进行 DWI、DCE-MRI 及 PET/CT 显像等定量技术检查，对肿瘤与炎症的鉴别诊断有更大的帮助。当肿瘤性质难以判断，或与炎症病变鉴别诊断困难时，需要对局部病变组织进行活检，明确病变性质。病理学诊断是肿瘤病变诊断的金标准，能够明确区分肿瘤良恶性与炎性病变。

参 考 文 献

［1］ 万德森. 临床肿瘤学 [M]. 4 版. 北京: 科学出版社, 2015.

［2］ 朱小珊, 彭娟. 能谱 CT 在头及颈部疾病诊断中的应用 [J]. 医疗卫生装备, 2019, 40 (4): 98-102.

［3］ 王俊, 李辉, 王艳, 等. 双源 CT 能谱参数在肠道肿瘤及炎症病变鉴别中的应用价值 [J]. 临床放射学杂志, 2018, 37 (2): 281-284.

［4］ NOWAK J, SEIDEL C, PIETSCH T, et al. Systematic comparison of MRI findings in pediatric ependymoblastoma with ependymoma and CNS primitive neuroectodermal tumor not otherwise specified [J]. Neuro Oncol, 2015, 17 (8): 1157-1165.

［5］ 陈轶, 李华, 郭宝琴. 早期前列腺外周带癌与炎症的 MRI 鉴别诊断 [J]. 实用放射学杂志, 2018, 34 (7): 1066-1068, 1086.

［6］ 沈海平, 范宪森, 李德维, 等. 3D-Vibe 序列对肠道肿瘤临床研究与炎症鉴别诊断的应用价值 [J]. 现代医用影像学, 2018, 27 (1): 29-33.

［7］ AGNELLO F, RONOT M, VALLA D C, et al. High-b-value diffusion-weighted MR imaging of benign hepatocellular lesions: quantitative and qualitative analysis [J]. Radiology, 2012, 262 (2): 511-519.

［8］ 赵燕风, 欧阳汉. 肝脏肿瘤的 MR 检查与诊断思路 [J]. 磁共振成像, 2012, 3 (6): 456-464.

［9］ WANG F, SHA Y, ZHAO M L, et al. High-resolution diffusion-weighted imaging improves the diagnostic accuracy of dynamic contrast-enhanced sinonasal magnetic resonance imaging [J]. J Comput Assist Tomogr, 2017, 41 (2): 199-205.

［10］ 骆柘璜, 金爱芳, 彭瑛, 等. ^{18}F-FDG PET/CT 显像在单发结核结节与临床 I 期非小细胞肺癌鉴别诊断中的价值 [J]. 新发传染病电子杂志, 2018, 3 (3): 15-25.

［11］ 陈小娟, 周明, 李程. 肿瘤显像药物 ^{18}F-FLT 的制备及其在早期肺癌与炎症鉴别中的应用研究 [J]. 肿瘤药学, 2019, 9 (3): 406-409.

（程玉书　唐作华）

第三章　细菌感染炎症相关肿瘤

第一节　细菌感染炎症相关肿瘤概述

现代医学发展迅速，许多疾病逐步被人类所认识。恶性肿瘤已成为威胁人类生命健康的一大类疾病。1863 年，德国细胞病理学家魏尔啸（Virchow）第一次观察到肿瘤组织中存在炎症反应细胞，并首次提出炎症和肿瘤存在关联性的假设[1]。后来陆续有报道称慢性炎症可以引发癌症，并促进癌症的发展，但是其相关机制在很长的一段时间内并没有获得有力的证明。直到近些年，在大量流行病学、基因组学及分子生物学的研究过程中，炎症在肿瘤发生、发展过程中的决定性作用才得到明确的证实[2]。流行病学调查显示，15%～25% 的癌症都是由于慢性感染或其他类型的慢性炎症所引起的。炎症微环境与肿瘤的关系近年受到广泛关注，越来越多学者已证实肿瘤周围存在其"土壤"——慢性炎性等微环境[3-4]。

炎症包括感染性和非感染性（或特发性），炎症可以导致肿瘤，特别是许多慢性炎症，其慢性炎性微环境中存在着大量的活性氧簇、一氧化氮合酶、细胞因子、趋化因子和生长因子等炎性介质，它们能够改变细胞周围的正常环境，通过级联反应诱导细胞增殖，募集炎性细胞，导致氧化损伤，引起细胞基因的突变。这些突变的细胞在炎性微环境中继续失控性增殖，随修复程序的混乱，最终导致癌变。癌变的肿瘤组织形成后又引起了炎症反应的持续进行，维持肿瘤的炎性微环境。即慢性炎性微环境能够诱导正常细胞恶性转化，而转化了的恶性细胞又可以维持肿瘤炎性微环境。肿瘤炎性微环境还通过一系列途径促进肿瘤的增殖、迁移、转移和血管生成[5]。干预肿瘤炎性微环境已成为目前肿瘤治疗的新靶标。细菌性炎症是炎性相关肿瘤的一大因素。

一、细菌性感染相关肿瘤的机制

（一）损伤宿主 DNA

正常情况下，细胞在 DNA 分子的损伤后即启动了修复途径，如迅速激活抑癌基因 *p53*，p53 蛋白再激活基因 *p21* 等使突变细胞停滞于 G_1 期，利于损伤 DNA 的修复。当损伤超过了修复的能力，细胞周期关卡将引导细胞凋亡或进入不可逆的 G_0 期，从而清除受损的、突变的或发生癌前病变的细胞，维持内环境的稳定。炎症过程中炎症细胞产生活性小分子物质活性氧自由基（reactive oxygen species，ROS）和 NO，ROS 可激活巨噬细胞及中性粒细胞中的 NF-κB，后者进一步促进 ROS 和 RNS 的产生，两者可直接损伤宿主 DNA，且损伤作用可被巨噬细胞及 T 淋巴细胞产生的巨噬细胞抑制因子（macrophage inhibition factor，MIF）加强[6]。例如，幽门螺杆菌感染可导致胃黏膜上皮细胞基因组的不稳定性，包括 DNA 错配修复失调、异常的 DNA 甲基化、miRNA 失调等，使受累细胞癌变[7-8]。

（二）抑制修复和阻碍突变细胞凋亡

炎症会通过 MIF 使基因 *p53* 失活，且会损伤 DNA 修复酶，使 DNA 分子损伤后的自我修复受到抑制。炎症时肿瘤坏死因子 TNF-α 和（或）突变上皮细胞膜上的表皮生长因子受体 EGFR 可直接或间接激活突变上皮细胞内的 NF-κB，后者可表现为抗凋亡作用，使其继续存活，当其 DNA 损伤累积到一定程度时就可能成为肿瘤细胞。某些能够引起细胞内持续感染的病原菌，也能够抑制宿主细胞的凋亡，这样受细菌感染的细胞就能够避免机体免疫因素引起的凋亡，使细菌得以在细胞内长期生存，这种凋亡受抑制的细胞有可能转变为癌细胞[9]。Pan 等[10] 研究显示，卟啉单胞菌通过上调细胞周期蛋白 A、D、E 激活细胞周期蛋白依赖性激酶，加速牙龈上皮细胞在细胞周期的 S 期和 G_2 期的进展，促进牙龈上皮细胞增殖并降低 *p53* 水平，通过抑制细胞凋亡来促进肿瘤生长。

（三）抑制机体抗肿瘤、抗免疫

抑制 T 细胞和 NK 细胞功能，阻碍其免疫应答及抗肿瘤作用[11]。ζ 链是 T 细胞受体（T cell receptor，TCR）复合物的成分之一，参与 TCR 的信号传导，对 T 细胞和 NK 细胞的功能具有重要意义。慢性炎症使病灶中 T 淋巴细胞受体（T-cell receptor，TCR）复合物及 NK 细胞受体的 ζ 链下调，使肿瘤细胞有机会逃脱免疫监视。Makita 等[12] 证实肠固有层内潜在的 $CD4^+CD25^+T$ 细胞促进黏膜表达细胞毒性 T 淋巴细胞相关抗原 -4（CTLA-4）、糖皮质激素诱导的肿瘤坏死因子（tumor necrosis factor，TNF）受体和 Foxp3，而抑制 CD4（＋）CD45RB（high）T 细胞激发的黏膜损伤后增殖，从而预防肿瘤发生。有文献[13] 报道，肝型螺杆菌（*H. hepaticus*）感染 Rag2-deficient C57BL/6 Apc（Min/＋）鼠后诱导动物发生乳癌和肠腺瘤，予外源性 IL-10-competent $CD4^+CD45RB$（lo）$CD25^+T$ 调节细胞能使肿瘤的发展得到抑制，证实 T 调节细胞在肠道免疫中有保护作用。

（四）促进肿瘤血管新生及转移作用

表达多种促肿瘤血管形成因子，炎症通过 TNF-α 激活上皮细胞中的 NF-κB，TNF-α 和 NF-κB 诱使 COX-2 的产生，进而上调 PGE2 导致 VEGF 大量产生促进肿瘤血管新生；巨噬细胞产生 IL-8 和转化生长因子 TGF-β 促进肿瘤血管新生[14]。缺失 TNF-α 的小鼠不会在淤胆型肝炎的作用下发展为肝癌[15]。TNF-α 与 TNF-αR 缺陷小鼠不易被诱导物诱发皮肤癌[16]。

还有一类特殊细菌[17]，即细胞壁缺陷型细菌（细菌 L 型），由于细胞壁的缺陷，其菌落形态、生长行为、生化反应、致病性等均与原菌显著不同，且表现出与病毒相似的生物学特性和致病特征。L 型细菌作为一种慢性致病因子长期在人体内存活，也具有致突变和增加宿主细胞对其他致突变物易感性的可能。

二、细菌及产物与肿瘤的发生

致病菌能对不同阶段的肿瘤产生促进作用，尤其在慢性感染阶段，正常组织会受到病原体释放的毒性因子的影响。肠道慢性细菌感染、阿米巴痢疾、慢性非特异性结肠炎、溃疡性结肠炎、憩室炎等慢性炎症，使黏膜上皮持续增生，形成息肉或溃疡，其中部分息肉和溃疡也有恶变倾向，部分息肉为癌前病变，有可能会逐渐发生恶变。病程越长，发生癌变的可能性越高。一种特殊类型的皮肤恶性肿瘤，烧伤瘢痕癌[18-19]（burn scar cancer，BSC）是在烧伤瘢痕组织基础上，多种因素刺激作用，尤其是深度烧伤后的瘢痕因缺乏汗腺，易出现瘙痒，如不慎搔破可导致瘢痕表面出现溃疡，久治不愈形成 BSC。有研究证明病程时间和炎症程度与癌变风险呈正相关[20-22]。如 HP 能引起慢性胃炎，继发胃溃疡甚至胃癌、胃黏膜相关组织淋巴瘤[23]。幽门螺杆菌感染导致活化的巨噬细胞慢性炎症反应，使硝酸盐变成亚硝酸盐。亚硝酸盐能转变为 N- 亚硝基胺，进而诱发癌变。脂多糖诱导的炎症或热杀死大肠埃希菌（*Escherichia coli*）可通过致癌物 N- 甲基 -N- 亚硝基 - 脲显著增加鼠的膀胱癌的发生，脂多糖不单独诱导肿瘤发生，细菌与化学致癌物协同诱导膀胱肿瘤发生[24]。流行病学调查证实，泌尿道的慢性和复发感染增加了膀胱肿瘤发生概率；另外，肾和输尿管结石也增加了肾盂、输尿管和膀胱肿瘤的发生率[25]。Axelrod 等首次观察到并认为伤寒沙门菌与胆囊癌的发病有关[26]，特别是沙门菌感染可以认为是胆囊癌发病的危险因素之一，而螺杆菌可能是胆囊癌发病的协同因素[27]。其他细菌感染与肿瘤发生联系的还有腐蚀柠檬酸杆菌感染小鼠引起结肠增生性改变，这种增生会导致结肠癌。慢性细菌呼吸道感染增加了通过化学致癌物诱导的实验性肺癌发生率。此外，目前关于细菌 L 型与肿瘤的关系尚存在分歧，一些研究显示细菌 L 型可能促进肿瘤的形成与发展，一些研究却表明细菌 L 型具抑癌作用，因此，细菌 L 型与肿瘤的关系需进一步深入研究[28]。

三、细菌对肿瘤的治疗作用

公元 200 年前，人们就已经发现某些肿瘤患者在急性细菌感染后，会导致肿瘤出血性坏死，从而肿瘤生长被抑制[28]。对细菌的不同组分进行分离并应用于治疗，发现细菌所含的脂多糖（lipopoly-saccharide，LPS）是重要的活性组分，最终人们找到了免疫效应分子 TNF-α。由于自然科学的发展、基础理论研究与新技术的应用，肿瘤学研究有了明显的进步，细菌及其产物对肿瘤的治疗作用成为该研究领域的热门课题之一。

李斯特菌可感染抗原提呈细胞（antigen-presenting cell，APC），激发强烈的细胞免疫，CD4+ 和 CD8+T 细胞介导的细胞免疫是李斯特菌特异性免疫的关键[29]。沙门菌等兼性厌氧菌在肿瘤组织缺氧坏死区在相同时间内细菌的扩增代次显著高于正常组织。这使得减毒沙门菌成为新型抗瘤制剂和肿瘤靶向治疗的载体成为可能。沙门菌有较好的肿瘤靶向性，可在肿瘤组织中选择性扩增，而在正常组织中增殖较少[30]。卡介苗是目前临床应用最广泛的抗肿瘤细菌，即为预防结核病而普遍接种的卡介苗（Bacillus Calmette-Guérin，BCG）。应用 BCG 作为免疫佐剂在防治膀胱肿瘤方面取得了良好效果，BCG 灌注已被认为是膀胱肿瘤最有效的辅助治疗手段之一[28]。除作为疫苗外，BCG 还可作为一种有效的免疫调节剂，激活或强化机体的免疫细胞，诱导细胞因子，加强自身的免疫功能，从而抑制和杀灭肿瘤细胞。海洋微生物蕴含丰富的结构新颖的抗肿瘤活性物质，发现了众多性状各异、结构多样的抗肿瘤活性物质。我国研究人员从广西北部湾红树林海洋淤泥中筛选到的海洋细菌 *Bacillus pumilus* PLM4 具有产生抗肿瘤多糖的能力[31]。细菌产物对肿瘤的治疗作用细菌产物制剂，特别是 LPS 疫苗已证明有抗肿瘤特性。已知黏质沙雷菌的内毒素能促使肿瘤消退；铜绿假单胞菌的 LPS 疫苗，其能显著延长急性髓性白血病患者的缓解期和生存期；葡萄球菌肠毒素 A 对肿瘤细胞具有杀伤作用；通过 MTT 法研究黏细菌次级代谢物的抗肿瘤活性，结果表明，黏细菌嗜纤维素属 Sococepu-1 次级代谢产物具有很好的抗肿瘤活性，是潜在的抗肿瘤药物；天青蛋白是含铜的氧化还原酶，与铜绿假单胞菌的反硝化作用有关，它能使荷黑素瘤的裸鼠肿瘤消退[32]。

综上所述，细菌性慢性感染是一种长期、慢性、持续的炎性反应状态，对机体持续刺激，常伴有修复和增生，与肿瘤的发生发展有一定的关系。伴随科技的进步，人类对细菌致病机制认识越来越清晰，对细菌感染炎症相关肿瘤的治疗提供了很多思路。目前细菌及其产物对肿瘤的治疗作用大部分停留在动物实验阶段，对进入临床还有很大的研究空间，随着微生物学的发展，人们对于细菌及其产物的作用有了更深层次的认识。可以利用现代科技操控细菌，让其生产出特定化合物，这一发现终于使人类向利用细菌生产抗癌药物迈进了一大步。利用细菌生产药物，成本低廉，可大批量生产，为肿瘤的有效治疗和预防带来希望。

参 考 文 献

［1］ OKADA F. Inflammation-related carcinogenesis: current findings in epidemiological trends, causes and mechanisms [J]. Yonago Acta Med, 2014, 57 (2): 65-72.

［2］ WALDNER M J, NEURATH M F. Colitis-associated cancer: the role of T cells in tumor development [J]. Semin Immunopathol, 2009, 31 (2): 249-256.

［3］ 陆燕, 陈家伟, 缪长虹. 肿瘤相关性炎症导致术后认知功能障碍的研究进展 [J]. 中国癌症杂志, 2017, 27 (3): 237-240.

［4］ 杨硕, 杨清玲, 陈昌杰. 肿瘤微环境中外泌体在肿瘤发生发展中作用及机制 [J]. 分子诊断与治疗杂志, 2020, 12 (3): 396-400.

［5］ 沈政洁, 程海波, 沈卫星, 等. 肿瘤炎性微环境与"癌毒"病机相关性探讨 [J]. 北京中医药大学学报, 2015, 38 (1): 14-17.

［6］ 乔雪峰, 黄志平. 炎症诱发肿瘤机制探讨 [J]. 中国误诊学杂志, 2011, 11 (26): 6397.

［7］ . 吕志发, 占强. 幽门螺杆菌与胃癌 [J]. 现代医药卫生, 2017, 33 (7): 969-973, 976.

［8］ SHIMIZU T, CHIBA T, MARUSAWA H. *Helicobacter pylori*-mediated genetic instability and gastric carcinogenesis [J]. Curr Top Microbiol Immunol, 2017, 400: 305-323.

［9］ WEBER D, WHEAT J M, CURRI G M. Inflammation and cancer: tumor initiation, progression and metastasis, and Chinese botanical medicines [J]. J Chin Integr Med, 2010, 8 (11): 1006-1013.

［10］ PAN C, XU X, TAN L, et al. The effects of porphyromonas gingivalis on the cell cycle progression of human gingival epithelial cells [J]. Oral Dis, 2014, 20 (1): 100-108.

［11］ SCHEFFOLD A, MURPHY K M, HÖFER T. Competition for cytokines: T (reg) cells take all [J]. Nat Immunol, 2007, 8 (12): 1285-1287.

［12］ MAKITA S, KANAI T, NEMOTO Y, et al. Intestinal lamina propria retaining CD4$^+$CD25$^+$regulatory T cells is a suppressive site of intestinal inflammation [J]. J Immunol, 2007, 178 (8): 4937-4946.

［13］ RAO V P, POUTAHIDIS T, GE Z M, et al. Innate immune inflammatory response against enteric bacteria helicobacter hepaticus induces mammary adenocarcinoma in mice [J]. Cancer Res, 2006, 66 (15): 7395-7400.

［14］ BANDAY M Z, BALKHI H M, HAMID Z, et al. Tumor necrosis factor-α (TNF-α) -308G/A promoter polymorphism in colorectal cancer in ethnic kashmiri population-a case control study in a detailed perspective [J]. Meta Gene, 2016, 9: 128-136.

［15］ PIKARSKY E, PORAT R M, STEIN I, et al. NF-kappaB functions as a tumour promoter in inflammation-associated cancer [J]. Nature, 2004, 431 (7007): 461-466.

［16］ ARNOTT C H, SCOTT K A, MOORE R J, et al. Expression of both TNF-alpha receptor subtypes is essential for optimal skin tumour development [J]. Oncogene, 2004, 23 (10): 1902-1910.

［17］ 孟泽武, 陈燕凌. 细菌 L 型与肿瘤 [J]. 检验医学与临床, 2006, 3 (8): 374-376.

［18］ 杨涛, 邓桂芬, 罗杰, 等. 头皮烧伤瘢痕癌的 MRI 表现 [J]. 实用放射学杂志, 2014, 30 (6): 923-925.

［19］ 杨长仁, 严希宽, 杨金娟. 13 例烧伤瘢痕性溃疡恶变的诊治 [J]. 中华烧伤杂志, 2005, 21 (2): 110.

［20］ 朱元民, 刘玉兰. 感染、炎症与肿瘤的发生 [J]. 胃肠病学和肝病学杂志, 2013, 22 (2): 105-108.

［21］ 张莉莉, 姚树坤, 李妮矫. 慢性炎症与消化系统肿瘤的相关性研究进展 [J]. 中国中西医结合消化杂志, 2010, 18 (2): 131-135.

［22］ 李健, 马军. 消化道肿瘤与微生物感染 [J]. 胃肠病学和肝病学杂志, 2013, 22 (2): 109-115.

［23］ BARRY J M, ALFRED C Y T. 胃癌预防主要策略: 根除幽门螺杆菌 [J]. 新发传染病电子杂志, 2018, 3 (4): 193-194.

［24］ 张阳, 宋革, 张燕. 感染与癌症诱导发生的研究 [J]. 医学综述, 2005, 11 (2): 130-131.

［25］ CHOW W H, GRIDLEY G, LINET M S, et al. Risk of urinary tract cancers following kidney or ureter stones [J]. J Natl Cancer Inst, 1997, 89 (19): 1453-1457.

［26］ AXELROD L, MUNSTER A M, O'BRIEN T F. Typhoid cholecystitis and gallbladder carcinoma after interval of 67 years [J]. JAMA, 1971, 217 (1): 83.

［27］ 周海华, 王建球, 陈跃宇, 等. 感染与胆囊癌发病外文文献的 Meta 分析 [J]. 中华临床医师杂志 (电子版), 2011, 5 (6):

1606-1610.

[28] 韩景田, 张国辉, 董小青. 细菌及其产物对肿瘤的影响研究进展 [J]. 武警医学院学报, 2009, 18 (2): 159-161.

[29] PAMER E G. Immune responses to listeria monocytogenes [J]. Nat Rev Immunol, 2004, 4 (10): 812-823.

[30] ZHAO M, YANG M, BARANOV E, et al. Tumor targeting bacterial therapy with amino acid auxotrophs of GFP expressing salmonella typhimuriun [J]. Proc Natl Acad Sci USA, 2005, 12 (3): 755-761.

[31] 梁静娟, 王松柏, 庞宗文, 等. 海洋细菌 Bacillus pumilus PLM4 产抗肿瘤多糖的发酵条件优化研究 [J]. 广西农业生物科学, 2006, 25 (3): 256-260.

[32] YAMADA T, GOTO M, PUNJ V, et al. Bacterial redox protein azurin, tumor suppressor protein p53, and regression of cancer [J]. Proc Natl Acad Sci USA, 2002, 99 (22): 14098-14103.

（杨　涛　曲金荣）

第二节　细菌感染炎症诱发肿瘤证据

一、概述

　　肿瘤是遗传、环境、物理化学致癌物、生活习惯、病原感染等多种因素综合作用的结果，病原菌感染的致癌作用日益受到重视。目前，确定的致癌细菌为 HP，HP 被国际癌症研究机构（International Agency for Research on Cancer，IARC）定为 I 型致癌物[1]，其他螺杆菌属包括海尔曼螺杆菌、肝型螺杆菌、胆型螺杆菌等。包括流行病学和动物实验在内的一系列证据显示这些细菌在胃癌、胃黏膜相关淋巴瘤、肝癌、胆道系统恶性肿瘤、结肠癌和乳腺癌的发生过程中可能起到重要作用。

二、螺杆菌与胃癌

（一）流行病学证据

　　HP 是一种螺旋状、有鞭毛的革兰阴性细菌，定植于人类和动物的胃肠道，HP 虽然可以感染其他灵长类动物，但一般限于人类的胃黏膜。HP 在发展中国家的感染率较高，某些国家 80%～90% 的成年人口可能受感染，在大多数发达国家，其感染率在各年龄段人群中普遍较低，尤其是儿童。研究也表明在社会经济地位较低的人群中感染率较高，可能与儿童时期拥挤的居住条件有关，在发达国家连续出生的人群中观察到，其早期感染率逐渐降低，所以，HP 感染更多与社会经济条件相关，而不是与种族相关。HP 定植常常伴随着胃黏膜的炎症，Dooley 等发现超过 85% 的胃黏膜炎症患者可检测到 HP 感染[2]。HP 是大多数慢性胃炎的主要病因，早期的实验证实，志愿者在自愿摄入 HP 后可以诱发急性或慢性胃炎，HP 也被证明可以通过内镜传播引发胃炎，Rauws 和 Genta 等发现当成功根除 HP 感染 2～3 年后胃炎会消失。通常，在胃癌高危人群中，萎缩性胃炎占有较高比例，Ihamäki 等报道三组人群的 11～14 年随访的样本显示患有晚期萎缩性胃炎的人患胃癌的风险是预期的 2～3 倍，Sipponen 等通过病例对照研究显示，经年龄和性别调整后多灶性萎缩性胃炎患胃癌的相对风险升高了 18 倍[3-4]。

　　不同国家和地区的研究报道都提示胃癌患者可以有较高 HP 感染率。在某些胃癌高危地区，如哥伦比亚，人群中 HP 感染率接近 100%。Fiocca 等[5] 报道一组来自意大利的早期胃癌病例的 HP 感染率达到 78%（216/277）；Nogueira 等[6] 报道一组来自在巴西的早期胃癌病例的 HP 感染率达到 83%（33/40），在亚洲地区，Wee 等[7] 报道一组新加坡胃癌患者的 HP 感染率为 75%（103/137）。Blaser 等[8] 回顾性分析一组来自日本的病例，29 例胃腺癌中 24 例（83%）HP 相关 IgG 抗体阳性，对照组

58 例中有 39 例阳性（67%），优势比（odds ratio，OR）为 2.1；Hansson 等[9]回顾性分析一组来自瑞典的病例，112 例胃腺癌中 90 例（80%）HP 相关 IgG 抗体阳性，对照组 103 例中有 63 例阳性（61%），OR 值为 2.6；也有相反的例子，Kuipers 等[10]回顾性分析一组来自荷兰的病例，116 例胃腺癌中 89 例（77%）HP 相关 IgG 抗体阳性，对照组 116 例中有 92 例阳性（79%），未调整的 OR 值为 0.86。前瞻性研究方面，Parsonnet 等[11]报道了 109 例经组织学证实的胃腺癌中 92 例（84%）HP 相关 IgG 抗体阳性，相对应的 109 例对照组中有 66 例（61%）IgG 抗体阳性，OR 值为 3.6；Nomura 等[12]报道了 109 例居住在美国夏威夷瓦胡岛的日裔美国人的胃癌病例，其中 103 例（94%）HP 抗体阳性，对照组的抗体阳性为 83 例（76%），OR 值为 6.0。Forman 等[13]检测了来自中国 46 个农村 1882 名居民 HP IgG 抗体的感染率，与同一地区的胃癌死亡率进行了比较，调整与胃癌风险相关的饮食因素后，HP 抗体阳性率与胃癌死亡率相关性有统计学意义；在另一项研究中，Forman 等[14]随机检测了来自 13 个国家的 3194 名受试者 HP 血清 IgG 抗体，以反映全球范围内的胃癌发病率与 HP 感染的关系，发现 HP 抗体阳性与对数转换胃癌累积死亡率和发病率的相关性均有显著的统计学意义，但在排除最高和最低死亡率的地区后（分别是日本和美国），相关性降至非显著性水平。大多数研究报道显示 HP 血清学阳性与胃癌的发生有关联，部分结果显示两者之间相关性有显著的统计学意义，基于这些流行病学证据，1994 年，WHO 工作组做出的结论认为人类感染 HP 与发生胃癌风险之间的关系是确定的[2]。

（二）病理机制证据

患者感染 HP 后可以引发胃炎、肠化生、不典型增生和胃癌，消除 HP 感染可以预防胃癌的发生，这些事实为 WHO 癌症研究机构提出 HP 为重要致癌物提供了关键证据。Brenes 等[15]用抗增殖细胞核抗原抗体免疫染色，在清除 HP 感染的患者中，标记指数从 19.95 降低到正常指标 13.05，未清除感染的患者的标记指数没有降低，提示胃上皮的过度增生可能是由 HP 感染引起的。HP 感染后胃癌组织细胞的促丝裂原活化蛋白酶、增殖细胞核抗原、细胞外信号调节激酶等表达均高于正常水平，提示其可能通过 MAPK 通路的激活促进细胞增殖和凋亡增加，参与癌变过程[16]。正常情况下胃的黏液糖蛋白屏障可以保护胃上皮免受胃腔内酸性环境的损害，HP 产生的蛋白酶和脂肪酶能降解黏液凝胶，使黏液层的疏水性和黏性丧失，导致黏液层连续性中断；L- 抗坏血酸具有抗氧化作用，感染 HP 的患者胃液中抗坏血酸的浓度低于未感染 HP 的人群，提示 HP 感染可以抑制 L- 抗坏血酸。Crabtree 等[17]检测了 70 例胃癌患者对 HP 的全身 IgG 反应，其中 79% 的人呈阳性反应，在阳性血清中，91% 患者胃内的细胞毒性相关蛋白（120 kDa CagA）呈阳性，明显高于对照组非溃疡性消化不良患者的 72% 阳性，提示感染 HP 后胃的 CagA 表达增多，而 CagA 与位于 CagA 基因上游的 picB 编码蛋白紧密相连，共同作用，诱导胃黏膜上皮细胞产生 IL-1β、IL-6、TNF-α、IL-8，IL-8 具有中性粒细胞和淋巴细胞的趋化性，IL-6 及 TNF-α 则能诱导单核细胞和多核巨细胞浸润，这些炎症细胞释放的各种蛋白酶及胶原酶导致胃组织细胞损伤。p53 基因突变是致癌的重要因素，对一组来自意大利的 12 例胃癌患者胃切除术标本的研究发现，在 3/12 例正常胃区、4/8 例化生区、8/12 例异型增生区和 9/12 例癌组织中有 p53 基因突变[18]，HP 感染引起的胃萎缩、胃炎、肠化生的胃黏膜 p53 基因突变增加，而当消除 HP 后其 p53 基因突变表达相应减少。胃腺体萎缩是癌变过程中的一个重要的节点，随着腺体的萎缩，胃酸分泌减少，胃内 pH 升高，胃内微环境发生改变，导致厌氧菌过度生长，其产生还原酶作用于硝酸盐分子，使胃内的 NO_2 浓度升高，HP 引起的胃炎的多形核白细胞活化可导致氧自由基和氮自由基（羟基自由基、一氧化氮）的产生，在 HP 感染者的胃活检标本中发现更多的活性氧代谢物，用免疫组织化学方法在 HP 感染的慢性萎缩性胃炎患者的胃上皮细胞中可以检测到一种诱导型一氧化氮合成酶。另外，HP 定植可致胃部 Shh 信号分子表达减弱、壁细胞缺失、颈黏液细胞分化不良。上述这些机制都可能在胃癌的发展中起作用。

（三）动物实验证据

HP 感染后可以诱发动物不同分化程度的胃癌，其病理改变与人类 HP 感染后胃黏膜组织改变相似[19]。转基因高胃泌素血症雄鼠（transgenic hypergastrine-mic，INS-GAS）感染 HP 后出现胃黏膜萎缩、肠化生、分化不良和腺瘤[20]；用猫螺杆菌（H. felis）同时感染 p53＋/-C57BL/6 鼠和野生型 C57BL/6 小鼠，野生鼠可以由重度胃炎发展为胃腺癌，其 IFN -γ、IL-1、mRNA、T 辅助细胞 Th-1 促炎反应的 IgG2a 水平均相对增高，胃黏膜基底淋巴细胞浸润和黏膜下淋巴滤泡明显多于缺乏 p53 等位基因的 p53＋/－C57BL/6 鼠，提示具有 p53 等位基因的宿主被细菌感染后引起的黏膜慢性炎症具有潜在的发展为肿瘤的风险[21]。H. felis 感染的 C57B L/6 小鼠胃内 G、D 细胞、壁细胞和主细胞数均下降，胃泌素和生长抑素 mRNA 下调导致胃酸缺乏，pH 值上升，提示螺杆菌感染可能通过诱发宿主胃内激素分泌失调而促进肿瘤的发生[19, 22]。在一项雪貂感染 H. mustelae 的动物实验中[23]，10 例受感染的动物中有 9 例胃部出现肿块，2 例发生明确的侵袭性腺癌，4 例出现多个独立的原发性腺癌结节，而对照组 10 例均未发现肿块。

三、螺杆菌与胃黏膜相关淋巴瘤

（一）流行病学证据

Doglioni 等[24]基于内镜检查记录比较了 1986～1990 年意大利佩尔特市和英国 3 个地区的胃淋巴瘤的发病率和 HP 感染的情况，前者胃淋巴瘤的估计发病率为（66/10 万）/5 年（37 例），患者的 HP 感染率为 87%，后三者的发病率分别为 6/10 万（6 例）、4/10 万（7 例）和 61/10 万（20 例），患者的 HP 感染率为 50%～60%。Wotherspoon 等[25]报道一组 110 例胃 B 细胞黏膜相关淋巴组织淋巴瘤病例中，101 例（92%）患者组织学证明感染了 HP。Parsonnet 等报道一组 33 例胃淋巴瘤患者中，有 28 例（85%）对 HP 抗体呈血清阳性反应，对照组 134 例中有 74 例（55%）呈阳性反应，其 OR 为 6.3。

（二）病理机制证据

HP 感染相关性胃炎的胃窦部和胃小弯处可出现 B 细胞淋巴滤泡，代表胃内获得性黏膜相关淋巴组织，这些滤泡不会出现在未感染 HP 者中，随着针对 HP 的治疗，这些淋巴滤泡会减少。HP 感染引起胃黏膜相关淋巴瘤（mucosa-associated lymphoid tumors，MALT）的作用机制尚不明确，但流行病学和治疗反应证实 HP 感染是 MALT 的确切病因，当消除 HP 感染后，可缓解甚至完全治愈，在两项治疗性研究中，6 例患者中的 5 例和 16 例患者中的 12 例在根除 HP 治疗后出现肿瘤消退，这是目前知道的唯一可用抗生素治愈的恶性肿瘤[19, 26]。

（三）动物实验证据

Enno 等[27]报道在一项 H. felis 感染 BALB/c 小鼠的实验中，51/80 例被感染的小鼠和 4/48 例对照组的贲门处出现大量淋巴细胞聚集，感染组淋巴上皮的病变类似于人类胃的低级别 B 细胞淋巴瘤的改变。在动物实验中还观察到，当消除 HP 感染后，可以抑制或减缓黏膜相关淋巴瘤的进展。

四、胆型螺杆菌和肝型螺杆菌与肝胆系癌症

（一）流行病学证据

肝胆系统癌症每年占全球癌症相关死亡总数的近 13%，近数十年来，欧美国家胆管癌

（cholangiocarcinoma，CCA）的发病率和死亡数均有明显增加，根据 IARC 估计，2012 年胆管癌和胆囊癌导致的死亡数占所有癌症死亡数的 1.7%。CCA 的致病因素包括胆道结石、地方性肝吸虫感染、原发性硬化性胆管炎等，近年来的研究表明，胆型螺杆菌（Helicobacter bilis，H. bilis）和肝型螺杆菌（Helicobacter hepaticus，H. hepaticus）等螺杆菌属感染可能是胆管癌的致癌因素之一，其癌变过程包括细胞增殖、组织化生、不典型增生和癌变，与文献报道 HP 在远端胃癌中的癌变过程相似。胆型和其他一些肠道螺杆菌在人群中的感染的流行病学目前尚不清楚，但其流行性的增加可能是东南亚某些地区胆管癌发病率较高的原因之一。由于培养 H. bilis 和 H. hepaticus 等螺杆菌比较困难，目前 PCR 测定和免疫试验被作为诊断的重要方法[28]。

（二）病理机制证据

H. bilis 是一种革兰阴性、非产孢、微需氧、梭形细菌[29]，于 1995 年从患有肝炎的年长的近交鼠的胆汁、肝脏和肠道分离出来，采用 PCR 法在人类胆汁、胆管癌和胆囊癌组织中均可检测到 H. bilis 的 DNA，阳性率高于无胆道疾病的人群；H. bilis 抗体从部分慢性肝病和肝硬化患者的血清中测定出来，H. bilis 阳性者患胆管癌和胆囊癌的 OR 值高于胆石症和胆囊炎患者。H. bill 感染与伤寒、炎症性肠病、肝炎和胆囊炎、胆管癌和胆囊癌的发病率增加有关。H. hepaticus 是一种微嗜酸性，革兰阴性，螺旋状细菌，显示正脲酶、过氧化氢酶和氧化酶活性[30]，1994 年从 A/JCr 小鼠的肝脏、结肠和盲肠中分离出来，通过 PCR 或免疫分析可以从肝胆疾病患者体内检测到 H. hepaticus 的 DNA。目前，从患有各种肝胆疾病的患者标本中培养 H. bill 和 H. hepaticus 的尝试尚不成功，这可能是由于宿主的肝胆环境影响了细菌体外的适应性。

一项 Meta 分析系统回顾了 1998～2011 年发表的 18 个研究结果显示胆石症患者感染 HP 和 H. hepaticus 的比例明显增高[31]，另一项 Meta 分析显示，在总共 205 例胆管癌中有 115 例（56%）螺旋杆菌阳性，而对照组 263 例中有 53 例（20%）螺杆菌阳性[32]。另有研究报道显示，胆管癌和良性胆道疾病病例的螺杆菌感染率（主要是 H. pylori 和 H. bilis）明显高于无胆道疾病病例。肝癌的对照分析研究显示大部分肝癌患者的肝组织中检可以测到 H. hepaticus 感染，提示其肝组织中有螺旋杆菌定殖，而对照组肝组织中未检测出相关 DNA。目前的研究认为，H. pylori 感染致癌因素包括细胞毒素相关蛋白、细胞因子和其他炎症介质对螺旋杆菌抗原的宿主反应，炎症感染后通过改变细胞周期信号转导、上皮细胞增殖等发挥致癌作用。细胞致死性肿胀毒素（cytolethal-distending toxin，CDT）在通过促炎核转录因子的活化和肝细胞增殖作用来促进肝炎向癌前异常增生病变发展中起着重要的作用。CDT 是一种多聚体细胞毒素[28]，具有核酸酶活性，感染 H. hepaticus 后 CDT 有助于内源性抗原暴露于免疫系统。CDT 由 3 个亚基组成，催化亚基 CDTB，显示 DNase I 样活性，CDTA 和 CDTC 结合在细胞膜上，负责将 CDTB 传递到靶细胞，CDTB 向细胞核的易位对宿主 DNA 产生遗传毒性作用，导致细胞周期阻滞，细胞和细胞核增大，最终引起染色质碎裂、细胞死亡[33]。

（三）动物实验证据

一项对老年仓鼠肝脏感染 H.bilis 的研究表明，动物肝脏损伤主要表现为门脉周围纤维化和结节性不典型增生，损伤的形成与慢性活动性门脉炎症和小叶性炎症相关[34]。动物模型的研究也发现肝肠螺杆菌感染有助于胆囊结石和肝内胆管结石的形成，其导致结石的机制可能与结合胆汁酸肝肠循环的调节和转运时间有关，而胆结石是胆管癌的诱发因素之一。近交系和遗传易感品系的工程小鼠感染 H. bilis 和 H. hepaticus 等螺杆菌后可以诱发慢性活动性肝炎、肝细胞性肝癌、胆管癌和结肠癌。H. hepaticus 可以定植于 A/JCr 小鼠的结肠，偶尔定植于肝脏和胆管，并诱发慢性感染，这种持续的感染可以造成实验动物肝实质和门脉的慢性炎症和坏死，椭圆细胞、库普弗细胞和 Ito 细胞增生，肝细胞增生、肥大，胆管增殖，在纯雄性小鼠中，持续性 *H. hepaticus* 感染与慢性增殖性肝炎和肝癌相关[28, 30]。雄甾烷受体（constitutive androstane receptor，CAR）具有调控内源性代谢解毒作用，虽然感染 *H. hepaticus* 的野生型小鼠和 CAR 敲除小鼠都可以发生慢性肝炎，但 CAR 敲除小鼠肝叶数目增加，并出现不典型增生和赘生物，这种肿瘤的促进作用与肝脏表达 P450 酶系 Cyp2b10 和 Cyp3a11 减低，环磷酸腺苷表达增加，血清鹅去氧胆酸浓度增高有关[28, 34]，因此，*H. hepaticus* 感染小鼠肝对肿瘤的促进作用可能是通过代谢解毒功能受损造成的。*H. hepaticus* 还可诱发 Th-1 型免疫反应，提高血清 IgG 2a 水平，并在体外刺激动物脾脏单核细胞增殖，可能与肝癌的发生有关[19]。

五、螺杆菌与其他恶性肿瘤

近年从动物和人胃、肝、肠组织中分已经离出多种正式命名的非 HP 螺杆菌[19]，尽管目前有关肝肠等非 HP 螺杆菌的致病机制及其与人类肝肠肿瘤的发生是否有直接的因果关系还不明确，然而动物实验确实提供了有利的证据。越来越多的动物实验证实，*H. hepaticus*、*H. bilis* 等非螺杆菌感染能诱发肝癌、肠癌和乳腺癌，在调节性 T 淋巴细胞缺陷小鼠中，*H. hepaticus* 可以诱导结肠炎发生，并发展为结肠癌和肿瘤腹膜侵犯；重组酶激活基因 -2- 缺乏（*Rag* 2-/-）小鼠缺乏功能性淋巴细胞，感染 *H. hepaticus* 后可导致巨噬细胞和中性粒细胞积累，诱导型一氧化氮合酶（iNOS）的表达上调，伴随着结肠壁内 NO 的增加，日益严重的炎症可导致细胞增殖、组织化生、不典型增生和癌变，使用 iNOS 抑制剂阻止 NO 的产生可以消除上述上皮病理改变和癌症发生[28]。8- 氧鸟嘌呤和脂质过氧化物水平在感染 *H. hepaticus* 的小鼠中显著升高，且随着感染的持续时间的延长而增加，通过损害肝细胞或肠上皮细胞的 DNA，促进肿瘤进展，感染 *H. hepaticus* 的 *Rag* 2-/-C57BL/6 小鼠还可以发生乳腺肿瘤。

参 考 文 献

［1］ MOLIER H, HESEHINE E, VAINIO H. Working group report on schistosomes, liver flukes and *Helicobacter pylori* [J]. Int J Cancer, 1995, 60 (5): 587-589.

［2］ DOOLEY C P, COHEN H, FITZGIBBONS P L, et al. Prevalence of *Helicobacter pylori* infection and histologic gastritis in asymptomatic persons [J]. N Engl J Med, 1989, 321 (23): 1562-1566.

［3］ IHAMAKI T, SIPPONEN P, VARIS K, et al. Characteristics of gastric mucosa which precede occurrence of gastric malignancy: results of long-term follow-up of three family samples [J]. Scand J Castroenterol, 1991, 186 (Suppl): 16-23.

［4］ SIPPONEN P, KEKKI M, HAAPAKOSKI J, et al. Gastric cancer risk in chronic atrophic gastritis: statistical calculations of cross-sectional data [J]. Int. J Cancer, 1985, 35 (2): 173-177.

［5］ FIOCCA R, LUINETTI O, VILANI L, et al. High incidence of *Helicobacter pylori* colonization in early gastric cancer and the possible relationship to carcinogenesis. Eur [J]. J Gastroenterol Hepatol, 1993, 5 (Suppl): S2-S8.

［6］ NOGUEIRA A M M F, RIBIRO G M, RODRIGUES M A G, et al. Prevalence of *Helicobacter pylori* in brazilian patients with gastric carcInoma [J]. Am J clin Pathol, 1993, 100 (3): 236-239.

［7］ WEE A, KANG J Y, THE M. *Helicobacter pylori* and gastric cancer: correlation with gastritis, intestinal metaplasia, and tumour histology [J]. Gut, 1992, 33 (8): 1029-1032.

［8］ BLASER M J, KOBAYASHI K, CLOVER T L, et al. *Helicobacter pylori* infection in Japanese patients with adeno-carcinoma of the stomach [J]. Int. J Cancer, 1993, 55: 799-880.

［9］ HANSSON L, ENGSTRAND L, NYREN O, et al. *Helicobacter pylori* infection: independent risk indicator of gastric adenocarcinoma [J]. Castroenterology, 1993, 105: 1098-1103.

［10］ KUIPERS E J, GRACIA-CASANOVA M, PENA A S, et al. *Helicobacter pylori* serology in patients with gastric carcinoma [J]. Scand J Gastroenterol, 1993, 28: 433-437.

［11］ PARSONNET J, VANDERSTEEN D, GOATES J, et al. *Helicobacter pylori* infection in intestinal-and diffuse-type gastric adenocarcinomas [J]. J natl Cancer Inst, 1991, 83, 640-643.

[12] NOMURA A, STEMMERMANN G N, CHYOU P H, et al. *Helicobacter pylori* infection and gastric carcinoma among Japanese Americans in Hawaii [J]. New Engl J Med, 1991, 325: 1132-1136.

[13] FORMAN D, SITAS F, NEWELL D G, et al. Geographic association of *Helicobacter pylori* antibody prevalence and gastric cancer mortality in rural China [J]. Int. J Cancer, 1990, 46: 608-611.

[14] FORMAN D, MOLLER H, COLEMAN M. International association between *Helicobacter pylori* and gastric cancer [J]. Lancet, 1993, 342: 120-121.

[15] BRENES F, RUIZ R, CORREA P, et al. *Helicobacter pylori* causes hyperproliferation of the gastric epithelium: pre-and post-eradication indices of proliferating cell nuclear antigen [J]. Am J Gastroenterol, 1993, 88: 1870-1875.

[16] KACAR F，METEOGLU I，YASA H，et al. *Helicobacter pylori* induced changes in the gastric mucosa are associated with mitogen-activated protein kinase (MAPK) activation [J]. Appl Immunohistochem Mol Morphol, 2007, 15 (2): 224-228.

[17] CRABTREE J E, WYATT J I, SOBALA G M, et al. Systemic and mucosal humoral responses to *Helicobacter pylori* in gastric cancer [J]. Gut, 1993, 34: 1339-1343.

[18] TOHDO H, YOKOSAKI H, HARUMA K, et al. *p53* gene mutations in gastric adenomas [J]. Virchow's Arch (B), 1993, 63: 191-195.

[19] 李菁, 白杨. 肿瘤发生与细菌感染: 来自螺杆菌的证据 [J]. 胃肠病学, 2007, 12 (9): 554-558.

[20] FOX J G, WANG T C, ROGERS A B, et al. Hostandmicrobial constituents influence *Helicobacter pylori* induced cancer in amurine model of hypergastrinemia [J]. Gastroenterology, 2003, 124 (7): 1879-1890.

[21] FOX J G, SHEPPARD B J, DANGLER C A, et al. Germ-line *p53*-targeted disruption inhibits *Helicobacter*-induced premalignant lesions and invasive gastric carcinoma through down-regulation of thl proin flammatory responses [J]. Cancer Res, 2002, 62 (3): 696-702.

[22] DIAL E J, HALL L R, ROMERO J J, et al. Altered gastrin regulation in mice infected with *Helicobacter felis* [J]. Dig Dis Sci, 2000, 45 (7): 1308-1314.

[23] FOX J G, WISHOK J S, MURPHY J C, et al. MNNG-induced gastric carcinoma in ferrets infected with *Helicobacter mustelae* [J]. Carcinogenesis, 1993, 14 (9): 1957-1961.

[24] DOGLIONI C, WOTHERSPOON A C, MOSCHINI A, et al. High incidence of primaiy gastric lymphoma in northeastern Italy [J]. Lancet, 1992, 339: 834-835.

[25] WOTHERSPOON A C, ORTIZ-HIDALGO C, FALZON M R, et al. *Helicobacter pylori*-associated gastritis and primary B-cell gastric lymphoma [J]. Lancet, 1991, 338: 1175-1176.

[26] LEHOURS P, MEGRAUD F. *Helicobacter pylori* infection and gastric MALT lymphoma [J]. Rocz Akad Med Bialymst, 2005, 50: 54-61.

[27] ENNO A, O'ROURKE J, BRAYE S, et al. Antigen-dependent progression of mucosa-associated lymphoid tissue (MALT)-type lymphoma in the stomach effcts of antimicrobial therapy on gastric MALT lymphoma in mice [J]. Am J Pathol, 1998, 152 (6): 1625-1632.

[28] SEGURA-LOPEZ F K, GUITRON-CANTU A, TORRES J. Association between *Helicobacter* spp infections and hepatobiliary malignancies: a review [J]. World J Gastroenterol, 2015, 21 (5): 1414-1423.

[29] FOX J G, DEWHIRST F E, TULLY J G, et al. *Helicobacter hepaticus* sp. nov., a microaerophilic bacterium isolated from livers and intestinal mucosal scrapings from mice [J]. J Clin Microbiol, 1994, 32: 1238-1245.

[30] FOX J G, LI X, YAN L, et al. Chronic proliferative hepatitis in A/JCr mice associated with persistent *Helicobacter hepaticus* infection: a model of *Helicobacter* induced carcinogenesis [J]. Infect Immun, 1996, 64: 1548-1558.

[31] ZHOU D, WANG J D, WENG M Z, et al. Infections of *Helicobacter* spp in the biliary system are associated with biliary tract cancer: a meta-analysis [J]. Eur J Gastroenterol Hepatol, 2013, 25: 447-454.

[32] PANDEY M, SHUKLA M. *Helicobacter species* are associated with possible increase in risk of hepatobiliary tract cancers [J]. Surg Oncol, 2009, 18: 51-56.

[33] STERZENBACH T, BARTONICKOVA L, BEHRENS W, et al. Role of the *Helicobacter hepaticus* flagellar sigma factor FliA in gene regulation and murine colonization [J]. J Bacteriol, 2008,190: 6398-6408.

[34] FOX J G, SHEN Z, MUTHUPALANI S, et al. Chronic hepatitis, hepatic dysplasia, fibrosis, and biliary hyperplasia in

hamsters naturally infected with a novel *Helicobacter* classified in the *H. bilis* cluster [J]. J Clin Microbiol, 2009, 47: 3673-3681.

（潘宇澄　唐作华）

第三节　细菌感染炎症诱发肿瘤的发病机制

在过去的一个世纪里，人们对微生物在肿瘤发生发展中作用的认识逐渐增加。癌症细菌理论最早于20世纪初提出，但到20世纪中叶，此观点基本被推翻，学界普遍认为癌基因与抑癌基因是肿瘤主要致病机制[1]。但近些年来，随着HP被WHO列为人体致癌菌种，以及基因测序技术的飞速发展，癌症细菌理论才得到确切的描述：微生物可破坏机体免疫监测屏障诱发肿瘤，或可影响已建立的肿瘤的进程，或可能既诱发又影响特定的肿瘤进程，成为肿瘤的病因之一[2-3]。虽然目前对微生物致瘤机制的了解主要集中于病毒领域，但随着对幽门螺杆菌和肠道菌群的深入研究，细菌致瘤机制也逐步得到揭示[4]。尽管不同菌群致瘤机制之间可能存在差异，但探索其共性机制有助于开发细菌相关肿瘤的干预措施。

一、慢性炎症形成与组织细胞损伤

众所周知，肿瘤相关细菌可通过各种免疫逃逸机制避免被杀灭，并诱导慢性炎症发生，而慢性炎症性疾病可以促进和调节肿瘤进程，因此细菌感染导致的慢性炎症可能造成机体免疫应答的紊乱进而参与肿瘤进程。有证据表明，信号因子STAT3和NF-κB的激活是慢性炎症与肿瘤之间的重要分子联系。当机体受到细菌致病因子刺激时，免疫系统激活，免疫调节因子NF-κB活化，并能与DNA链上的特定序列结合，启动和调节免疫反应，并通过促进细胞增殖和抑制细胞死亡诱导肿瘤发生。STAT3激活后，可通过拮抗Th1细胞分泌的细胞因子如白介素-12（interleukin-12，IL-12）、γ-干扰素（interferon-γ，IFN-γ）等，抑制肿瘤特异性免疫应答，促进肿瘤细胞增殖[5]。此外，细菌感染诱发的慢性炎症诱导致机体产生氧化应激反应，伴随着中性粒细胞和巨噬细胞的大量浸润，机体内活性氧（reactive oxygen species，ROS）和活性氮（reactive nitrogen species，RNS）过度积累，致使细胞凋亡增加和胃黏膜屏障损伤。炎症细胞还可通过细胞因子如白介素-1β（interleukin-1β，IL-1β）、肿瘤坏死因子-α（tumor necrosis factor-α，TNF-α）、IFN-γ等，刺激上皮细胞ROS与RNS的堆积，破坏正常细胞功能，激活促肿瘤生成信号，促进肿瘤细胞存活与增殖，并驱使DNA损伤和破坏遗传稳定性，加大细胞的癌变概率[6-7]。同时，研究也发现ROS与RNS也作为肿瘤进程中的信号分子，促进异常细胞生长、转移、抗凋亡和血管生成，并在某些类型的癌症中阻碍分化，同时增加肿瘤的耐药性和复发率，成为肿瘤治疗的靶点之一[8]。

需要指出的是，在某些报道里，肿瘤的发生发展与"无菌性炎症"相关，此类炎症与感染性病因无直接联系，并认为其由不受控制的慢性炎症刺激和组织损伤所引发，进而发生恶性转化。然而，即使在此种情况下，病原菌或者共生菌群仍被认为参与肿瘤进程[9]。

二、细菌毒力因子诱导肿瘤形成

细菌病原体已经进化出几种复杂的用于与宿主细胞特异性相互作用的效应分子，称为毒力因子

（或称效应蛋白）。细菌毒力因子诱导肿瘤形成主要通过以下几种方式：①参与黏附细胞表面或者进入细胞内，活化或抑制宿主细胞功能；②重排细胞骨架或破坏其紧密连接；③激活宿主细胞内特定的信号传导通路；④诱导宿主细胞表观遗传学的改变[10]。尽管如此，细菌与肿瘤之间的联系是复杂多样的，大部分细菌毒力因子是通过上述几种或者全部途径参与肿瘤发生过程，并且相当一部分效应蛋白的作用机制目前不清楚或者处于学说阶段，仍需要大量基础研究进行论证。

目前，研究比较透彻的细菌毒力因子主要有 HP 分泌的细胞毒素相关蛋白（CagA）和空泡细胞毒素相关蛋白（VacA）。CagA 蛋白能够通过 HP 的 Ⅳ 型分泌系统（T4SS）注入胃上皮细胞的胞质，而后通过多种途径促进细胞的恶性转化。细胞内的 Sre 及 c-Abl 激酶能够磷酸化 CagA，并促进 CagA 与 SHP-2 蛋白结合，从而导致细胞骨架的重排以及细胞的恶性转变。除此之外，CagA 可改变细胞的信号通路引起一系列改变。如 CagA 可单独激活或者间接通过诱导慢性炎症激活 NF-κB 信号通路、IL6-JAK-STAT3 信号通路，改变细胞因子 IL-17、IL-8、IL-1、TNF-α、IFN-γ 以及 COX-2 的表达，造成免疫应答失衡、细胞增殖与凋亡失衡，诱导肿瘤微环境生成；CagA 可协调 E- 钙黏蛋白经由 Wnt/β-catenin 信号通路抑制 E-cadherin 介导的细胞黏附，导致细胞质和细胞核内 β-catenin 蛋白的聚集；CagA 可激活 Toll 样受体（TLR）信号通路，通过上调 Toll 样受体的表达促进细胞增殖；CagA 可影响 Fas/FasL 信号通路，干扰 Fas 相关蛋白 1（FAF1）的功能，使得胃上皮细胞不能完成正常的程序性死亡；CagA 还可通过激活 HGF 受体 c-MET 促进肿瘤细胞侵袭，诱导细胞极性的消失等。还有一些研究指出：HP 感染可能会改变细胞内多种调控通路，诱导细胞凋亡和细胞周期阻滞，或者根据细胞损害复杂程度调控细胞的存活或死亡，如 PTEN-PI3K-Akt 信号通路、Akt-Mdm2-p53 信号通路、PI3K-AKT-mTOR 信号通路等。VacA 由 HP - Ⅴ 型自转录系统分泌，并通过内吞作用进入宿主细胞内诱使细胞空泡样变性和凋亡，致使胃上皮细胞正常功能丧失。VacA 可促进细胞生长因子及其受体的过度表达，影响细胞中生长因子的调节机制，引起胃黏膜的增生和癌变。VacA 还可抑制 T 细胞介导的免疫反应，破坏胃黏膜上皮屏障功能，导致胃黏膜上皮细胞形成长期慢性感染，进而引起上皮细胞的癌前病变[4-5, 11]。此外，大肠埃希菌的毒力因子（细菌Ⅲ型效应子）可直接破坏结肠表皮细胞的细胞骨架和紧密连接，损伤黏膜屏障和促使细胞极性丢失，加速细胞的恶性转化[12-13]。梭状芽孢杆菌可结合上皮细胞中的钙黏蛋白，并激活与调控 β 链蛋白信号传导通路，促进肿瘤微环境的形成[14]。某些细菌还可通过激活 MAPK 通路和细胞周期蛋白 D1 诱导细胞增殖和 DNA 复制，增加基因突变率[15]。同时病原菌感染引起的胞内累积效应，可以通过调节 Bcl-2 家族蛋白的表达或灭活视网膜母细胞瘤蛋白 pRb 来抑制细胞凋亡，促进细胞的恶性转化[9]。

三、致瘤细菌对表观遗传学的改变

肿瘤的发生是多种因素综合作用进而造成幼稚细胞无限蓄积的结果，但究竟何种因素造成基因复制、转录、表达的异常？对此学界有许多学说试图解答，其中生物性因素如病毒、细菌、寄生虫感染等感染诱发表观遗传学改变已是不争的事实。

DNA 甲基化是肿瘤细胞主要的表观遗传学变化之一。细菌体内存在限制修饰系统（R-M systems），是指细菌基因组 DNA 在甲基转移酶的作用下于特定位点发生甲基化修饰，保护细菌自身遗传学的稳定。但近来研究发现，R-M 系统还可被整合至宿主细胞的生理机能中发挥作用，以 DNA 甲基化形式改变细胞表观遗传学，激活原癌基因 ras、C-myc、C-met 等的表达诱导细胞无限增殖，以及沉默包括 p53、p16、Smad4、PTEN、TFF2、RUNX3、HAND-1 等抑癌基因，在基因水平上驱使宿主细胞发生恶性转化，促进肿瘤进程的建立[4, 16-17]。同样，细菌可以通过诱导组蛋白修饰影响染色质结构和基因转录调控机制，如组蛋白 H3 经乙酰化和磷酸化修饰后可引起信号异常传导，破坏宿主信号通路级联反应[18]。此外，细菌效应蛋白可通过异常活化 Wnt/β-catenin 信号通路致使 *RNF43* 基因突变、表达减少，驱动肿瘤远处转移[19]；还能够激活 ERK/MAPK 级联反应，导致 Elk-1 磷酸化及增强原癌基因 *c-fos* 和 *c-jun* 的转录，致使细胞增殖失控[4]。同时，慢性炎症堆积的 RNS 将引起抑癌基因 *p53* 和 *Rb* 等翻译后修饰，导致机体微环境中关键基因和蛋白的损伤[20]。

四、细菌致瘤的其他机制

化学致癌理论最早是在 20 世纪初提出的，经过一个世纪的完善，发现某些细菌也参与化学致癌物在机体内代谢活化的过程或者直接诱导化学致癌物的生成。部分细菌（如 HP）具有乙酰转移酶活性，可参与化学致癌物经典的乙酰化代谢活化过程。胃肠道内微生物群组可直接参与酒精向乙醛的转化过程，而乙醛是强效化学致癌物，可产生 DNA 交联、染色体畸变和细胞异常增殖等强效致癌和致畸变效应。细菌还可直接诱导化学致癌物的生成。如 HP 和大肠埃希菌感染促使亚硝酸盐转化为强效致癌物亚硝基化合物，脆弱拟杆菌可增加异环式芳香胺的诱变等。此外，细菌引起的慢性感染可激活细胞内信号传导通路，上调 COX-2 表达，使前列腺素（PG）生成增加，而 PG 为已知的致癌剂[4]。

由此可见，细菌与肿瘤之间存在非常复杂的联系。动物模型研究证实了细菌性病原体在肿瘤形成中的致病作用，但这个过程的发病机制非常复杂，涉及多种致病机制相互作用的影响。细菌诱导的慢性感染、细菌毒力蛋白、表观遗传学的改变以及可能存在的其他致病机制，这些机制相互组合将导致不可逆突变的积累，从而建立或者调节肿瘤进程。如果未来可以发现更多的细菌致瘤机制并扰乱细菌与肿瘤之间的相互作用通路，将会促进抗肿瘤药物的研发，预防部分细菌相关肿瘤的发生以及改善其预后。

参 考 文 献

［1］ SETHI V, VITIELLO G A, SAXENA D, et al. The role of the microbiome in immunologic development and its implication for pancreatic cancer immunotherapy [J]. Gastroenterology, 2019, 156 (7): 2097-2115.

［2］ BLASER M J. Understanding microbe-induced cancers [J]. Cancer Prev Res (Phila), 2008, 1 (1): 15-20.

［3］ OH J K, WEIDERPASS E. Infection and cancer: global distribution and burden of diseases [J]. Ann Glob Health, 2014, 80 (5): 384-392.

［4］ 魏于全, 赫捷. 肿瘤学 [M]. 北京: 人民卫生出版社, 2015.

［5］ FAN Y H, MAO R F, YANG J H. NF-κB and STAT3 signaling pathways collaboratively link inflammation to cancer [J]. Protein Cell, 2013, 4 (3): 176-185.

［6］ MARTINDALE J L, HOLBROOK N J. Cellular response to oxidative stress: signaling for suicide and survival [J]. J Cell Physiol, 2002, 192 (1): 1-15.

［7］ 易健, 舒徐, 吕静, 等. ROS 在幽门螺杆菌对胃上皮细胞 DNA 损伤中的作用 [J]. 世界华人消化杂志, 2014, 22 (35): 5393-5399.

［8］ MOLONEY J N, COTTER T G. ROS signalling in the biology of cancer [J]. Semin Cell Dev Biol, 2018, 80: 50-64.

［9］ 王琨, 崔博森, 李燕, 等. 人体微生物组的肿瘤诱导作用及机制的研究进展 [J]. 生命科学, 2015, 27 (9): 1155-1159.

［10］ DENIC M, TOUATI E, DE REUSE H. Review: pathogenesis of *Helicobacter pylori* infection [J]. Helicobacter, 2020, 25.

［11］ 刘爱群, 葛莲英. 幽门螺杆菌感染相关胃癌的细胞内信号转导通路研究现状 [J]. 广西医科大学学报, 2014, 31 (1): 150-152.

［12］ TAPIA R, KRALICEK S E, HECHT G A. Enteropathogenic escherichia coli (EPEC) recruitment of PAR polarity protein atypical PKC ζ to pedestals and cell-cell contacts precedes disruption of tight junctions in intestinal epithelial cells [J]. Int J Mol Sci, 2020, 21 (2): 527.

［13］ GARBER J J, MALLICK E M, SCANLON K M, et al. Attaching-and-effacing pathogens exploit junction regulatory activities of N-WASP and SNX9 to disrupt the intestinal barrier [J]. Cell Mol Gastroenterol Hepatol, 2017, 5 (3): 273-288.

［14］ YEX C, WANG R, BHATTACHARYA R, et al. Fusobacterium nucleatum subspecies animalis influences proinflammatorycytokine expression and monocyte activation in human colorectal tumors [J]. Cancer Prev Res (Phila), 2017, 10 (7): 398-409.

［15］ 区俊文, 桂小诗, 李雪梅, 等. 不可思议的关联: 肠道菌群与结肠癌 [J]. 肿瘤代谢与营养电子杂志, 2017, 4 (1): 104-108.

［16］ SANCHEZ-ROMERO M A, COTA I, CASADESUS J. DNA methylation in bacteria: from the methyl group to the methylome [J]. Curr Opin Microbiol, 2015, 25: 9-16.

［17］ 孟娟, 杜锦辉. 中西医治疗腹泻型肠易激综合征的研究进展 [J]. 世界最新医学信息文摘, 2018, 18 (88): 70-71.

［18］ DONG WEN YANG, HAMON M A. Revealing eukaryotic histone-modifying mechanisms through bacterial infection [J]. Semin Immunopathol, 2020, 42 (2): 201-213.

［19］ MIN B H, HWANG J, KIM N K, et al. Dysregulated Wnt signalling and recurrent mutations of the tumour suppressor RNF43 in early gastric carcinogenesis [J]. J Pathol, 2016, 240 (3): 304-314.

［20］ 刘真, 肖斌, 毛旭虎, 等. 炎症与肿瘤的关系研究进展 [J]. 现代生物医学进展, 2009, 9 (3): 591-594, 554.

（于德新　左立平）

第四节　　HP 感染相关肿瘤

一、HP 感染相关胃癌

（一）HP 相关胃癌

HP 为消化道常见菌群, 在我国, HP 感染率为 47%～66%[1]。胃癌是我国最常见的消化系统恶性肿瘤, HP 感染是其主要致病因素, IARC 将 HP 归为 Ⅰ 类致癌物质。HP 相关胃癌的发生是一个长期、多阶段、多因素的过程, 是由 HP、宿主及环境等一系列因素相互作用产生的结果。HP 定植在宿主胃内后与病变黏膜发生特异性黏附, 菌体所含尿素酶、空泡毒素、磷脂等可损伤胃黏膜, 引起炎性细胞浸润, 逐渐发展为慢性活动性胃炎, 释放炎性介质和氧自由基, 在不同的宿主和环境因素的影响下可依次演变为萎缩性胃炎和肠上皮化生, 进一步出现基因和基因表型的改变, 从而导致胃上皮细胞的异型增生, 最终癌变。胃癌可由 HP 诱发的潜在慢性胃炎引起, 慢性胃炎可以促进胃癌的发生[2]。有研究表明胃癌晚期患者 HP 感染率显著升高。随着抗生素的广泛使用, HP 对常用抗生素的耐药率越来越高, HP 的根除率也在下降[3]。

（二）胃癌临床病理概述

胃癌的病理分型以组织形态结构和细胞生物学特性为基础, 不同类型胃癌的形态结构和生物学特性各不相同, 流行病学和分子机制也不同, 目前, 胃癌的病理分型系统较多, 常用的有按大体形态分型的 Borrmann 分型、按组织学分型的 Lauren 分型和 WHO 分型。

1. 大体形态分型

胃癌是起源于胃黏膜上皮的恶性肿瘤, 按大体形态可分为早期胃癌和进展期胃癌。Borrmann 分型主要根据癌瘤在黏膜面的形态特征和在胃壁内的浸润方式进行分类。

早期胃癌指病变仅限于黏膜或黏膜下层, 不管病灶大小或是否有淋巴结转移。癌灶直径 5～10 mm 称为小胃癌, 5 mm 以下称为微小胃癌。早期胃癌根据病灶形态可分为 Ⅰ 型（隆起型）、Ⅱ 型（浅表型）、Ⅲ型（凹陷型），其中Ⅱ型又分为Ⅱa型（浅表隆起型）、Ⅱb型（浅表平坦型）和Ⅱc型（浅表凹陷型）。

进展期胃癌指癌组织浸润深度超过黏膜下层，按 Borrmann 分型分为 4 型：Ⅰ型（结节或息肉型）、Ⅱ型（溃疡局限型）、Ⅲ型（溃疡浸润型）、Ⅳ型（弥漫浸润型）。若全胃受累可使胃腔缩窄，胃壁广泛增厚僵硬如革囊状称为"革囊胃"。

2. 组织学分型

Lauren 分型根据胃癌的组织结构和生物学行为将其分为肠型和弥漫型。肠型胃癌起源于肠化生黏膜，弥漫型胃癌起源于胃固有黏膜。肠型胃癌一般具有明显的腺管结构，瘤细胞呈柱状或立方形，可见刷状缘、炎症细胞浸润和肠上皮化生，结构类似肠癌，膨胀性生长。弥漫型胃癌癌细胞呈弥漫性生长，缺乏细胞连接，一般不形成腺管，分化较差。

2019 年 WHO 发布的第 5 版消化系统肿瘤分类将胃癌组织类型分为恶性上皮肿瘤（包括腺癌、管状腺癌、壁细胞癌、腺癌伴混合亚型、乳头状腺癌、微乳头状癌）、黏液表皮样癌、黏液腺癌、印戒细胞癌、低黏附性癌、髓样癌伴淋巴样间质、肝样腺癌、潘式（Paneth）细胞癌、鳞状细胞癌、腺鳞癌、未分化癌、神经内分泌癌，临床中胃癌绝大部分为腺癌。

（三）胃癌临床表现

胃癌是消化系统最常见的恶性肿瘤，我国胃癌的发病率及死亡率均较高，发病高峰为 50～70 岁，35 岁以下称为青年人胃癌，60 岁以上称为老年人胃癌。青年人胃癌女性比例高于男性，可能与女性激素分泌代谢有关；老年人胃癌以男性多见，可能与吸烟饮酒等长期不良生活习惯有关。青年人胃癌患者症状隐匿，缺乏特异性。老年人胃癌以慢性腹痛为主且腹痛不规律，伴有食欲缺乏、恶心呕吐、消瘦乏力。早期胃癌症状不明显，可表现为类似胃炎或胃溃疡的症状；进展期胃癌常表现为疼痛、腹部包块、消瘦，多伴有较为明确的上消化道症状。青年人胃癌好发部位以胃窦多见，老年人胃癌以贲门胃底多见。

（四）肿瘤分期

国际抗癌联盟 / 美国癌症联合委员会（International Union Against Cancer/American Joint Committee on Cancer，UICC/AJCC）胃癌 TNM 分期是国际通用的胃癌分期系统，2016 年 10 月发布的胃癌 TNM 分期（第 8 版）见表 3-4-1，并从单一的 TNM 标准拆分出了临床分期（cTNM）、病理分期（pTNM）和新辅助治疗后分期（ypTNM）三个系统，分别见表 3-4-2～表 3-4-4，其中 cTNM 主要依据的是影像学手段。

表 3-4-1　UICC/AJCC 胃癌 TNM 分期（第 8 版）

TNM 分期	具体描述
原发肿瘤（T）	
T_x	原发肿瘤无法评估
T_0	无原发肿瘤的证据
Tis	原位癌：上皮内肿瘤，未侵及固有层，高度不典型增生
T_1	肿瘤侵犯固有层，黏膜肌层或黏膜下层
T_{1a}	肿瘤侵犯固有层或黏膜肌层
T_{1b}	肿瘤侵犯黏膜下层
T_2	肿瘤侵犯固有肌层
T_3	肿瘤穿透浆膜下结缔组织，而尚未侵犯脏腹膜或邻近结构

续表

TNM 分期	具体描述
T_4	肿瘤侵犯浆膜（脏腹膜）或邻近结构
T_{4a}	肿瘤侵犯浆膜（脏腹膜）
T_{4b}	肿瘤侵犯浆膜邻近结构
区域淋巴结（N）	
N_x	区域淋巴结无法评估
N_0	区域淋巴结无转移
N_1	1～2 个区域淋巴结有转移
N_2	3～6 个区域淋巴结有转移
N_3	7 个或 7 个以上区域淋巴结有转移
N_{3a}	7～15 个区域淋巴结有转移
N_{3b}	16 个或 16 个以上区域淋巴结有转移
远处转移（M）	
M_0	无远处转移
M_1	有远处转移

表 3-4-2　UICC/AJCC 胃癌临床分期（cTNM）（第 8 版）

临床分期	N_0	N_1	N_2	N_3	任何 N，M_1
Tis	0				ⅣB
T_1	Ⅰ	ⅡA	ⅡA	ⅡA	ⅣB
T_2	Ⅰ	ⅡA	ⅡA	ⅡA	ⅣB
T_3	ⅡB	Ⅲ	Ⅲ	Ⅲ	ⅣB
T_{4a}	ⅡB	Ⅲ	Ⅲ	Ⅲ	ⅣB
T_{4b}	ⅣA	ⅣA	ⅣA	ⅣA	ⅣB
任何 T，M_1	ⅣB	ⅣB	ⅣB	ⅣB	ⅣB

表 3-4-3　UICC/AJCC 胃癌病理分期（pTNM）（第 8 版）

临床分期	N_0	N_1	N_2	N_{3a}	N_{3b}	任何 N，M_1
Tis	0					Ⅳ
T_1	ⅠA	ⅠB	ⅡA	ⅡB	ⅢB	Ⅳ
T_2	ⅠB	ⅡA	ⅡB	ⅢA	ⅢB	Ⅳ
T_3	ⅡA	ⅡB	ⅢA	ⅢB	ⅢC	Ⅳ
T_{4a}	ⅡB	ⅢA	ⅢA	ⅢB	ⅢC	Ⅳ
T_{4b}	ⅢA	ⅢB	ⅢB	ⅢC	ⅢC	Ⅳ
任何 T，M_1	Ⅳ	Ⅳ	Ⅳ	Ⅳ	Ⅳ	Ⅳ

表 3-4-4　UICC/AJCC 胃癌新辅助治疗后分期（ypTNM）（第 8 版）

临床分期	N_0	N_1	N_2	N_3	任何 N，M_1
T_1	Ⅰ	Ⅰ	Ⅱ	Ⅱ	Ⅳ
T_2	Ⅰ	Ⅱ	Ⅱ	Ⅲ	Ⅳ
T_3	Ⅱ	Ⅱ	Ⅲ	Ⅲ	Ⅳ
T_{4a}	Ⅱ	Ⅲ	Ⅲ	Ⅲ	Ⅳ
T_{4b}	Ⅲ	Ⅲ	Ⅲ	Ⅲ	Ⅳ
任何 T，M_1	Ⅳ	Ⅳ	Ⅳ	Ⅳ	Ⅳ

（五）影像学表现

1. X线

早期胃癌上消化道造影检出率低，诊断较困难。进展期胃癌可表现为胃黏膜破坏、不规则充盈缺损、管壁僵硬、蠕动度消失、恶性溃疡龛影、半月综合征等，见图 3-4-1～图 3-4-3。贲门胃底因其解剖部位比较特殊，导致钡剂难以停留，且重叠影较多而易漏诊。上消化道造影只能借助对比剂的涂抹情况来观察胃内壁的结构、形态改变，而不能观察病变浸润深度、与邻近结构的关系、有无淋巴结及其他部位的转移。

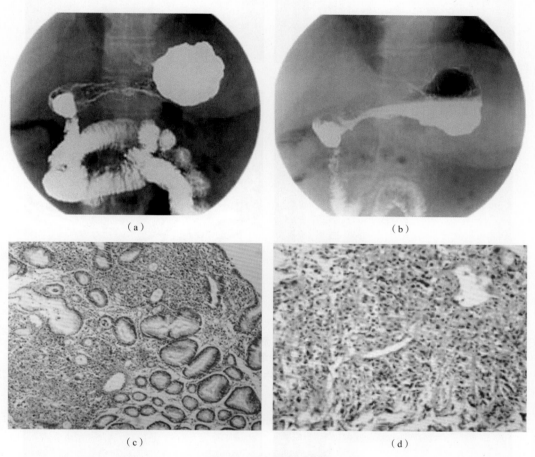

（a）　　　　　　　　　　　　　　　　（b）

（c）　　　　　　　　　　　　　　　　（d）

图 3-4-1　胃窦、胃体癌

患者，女，70 岁，无明显诱因出现右上腹间断隐痛，进食后加重。（a）～（b）上消化道造影示胃壁增厚、僵硬，胃腔狭窄，胃体、胃窦部明显，呈皮革样改变，未见明显蠕动波；（c）～（d）病理示胃窦、胃体低分化癌，部分为印戒细胞癌。

2. CT

在胃适度充盈下，正常胃壁多呈现 2～3 层结构：内层为黏膜层，明显强化；中层为黏膜下层，呈相对低密度；外层为肌层及浆膜层，轻度强化，呈中等密度。增强扫描动脉期及门静脉期显示较佳，平衡期胃壁强化趋于均匀，多层结构界限不清。早期胃癌表现为局部胃壁黏膜增厚、明显强化，中层和外层结构正常，进展期胃癌表现为胃壁中层结构中断消失。大部分胃癌在动脉期和门脉期明显强化，侵犯胃壁时肿瘤血管增多、迂曲扩张，进展期胃癌在门静脉期病变强化范围扩大。胃癌的强化特点与肿瘤的血供有关，也与肿瘤的组织学有一定关系。胃腺癌、鳞癌在动脉期和门静脉期多呈中度或明显

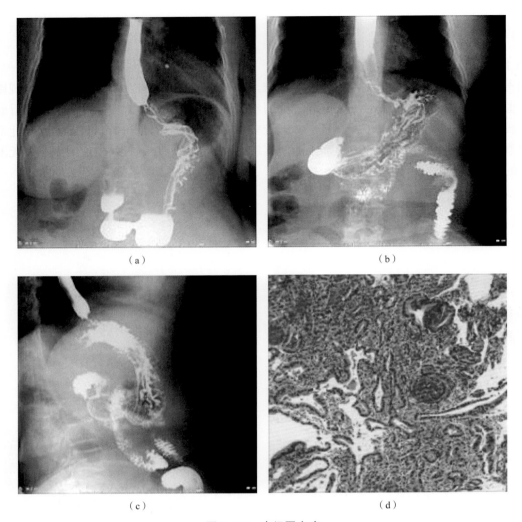

（a）　　　　　　　　　　　（b）

（c）　　　　　　　　　　　（d）

图 3-4-2　贲门胃底癌

患者，女，65 岁，进食后哽噎感 4 个月。（a）～（c）上消化道造影示胃底可见不规则软组织肿块影，黏膜增粗，可见破坏及中断，胃张力较低；（d）病理诊断示贲门胃底腺癌。

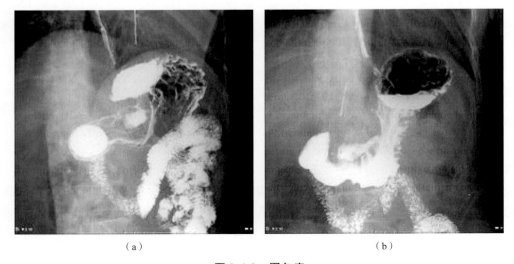

（a）　　　　　　　　　　　（b）

图 3-4-3　胃角癌

患者，男，65 岁，上腹胀及两侧肋弓处疼痛 1 个月。上消化道造影示胃小弯侧腔内可见充盈缺损，表面不平整，并可见龛影，周围胃壁僵硬，胃黏膜破坏、中断。病理回报胃角低分化腺癌，部分呈印戒细胞。

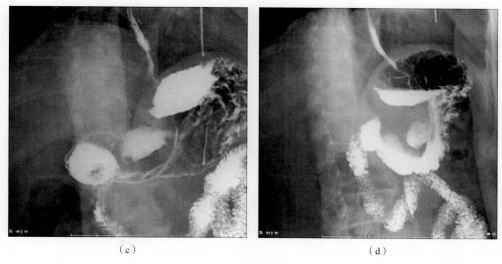

（c） （d）

图 3-4-3 （续）

不均匀强化，见图 3-4-4，平衡期强化趋于均匀，略高于正常胃壁的密度；胃黏液腺癌一般强化较差，在动脉期和门静脉期呈分层状改变，内层强化明显，其下方为类似液体密度的低密度区，外层呈中等密度[4]。

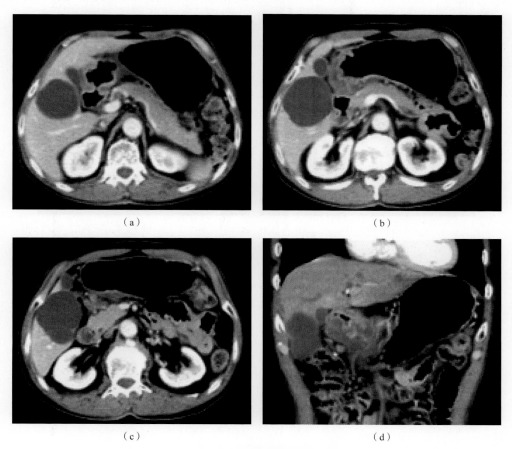

（a） （b）

（c） （d）

图 3-4-4 胃窦癌伴淋巴结转移

患者，男，62 岁，间断反酸、胃灼热 1 月余。（a）～（e）CT 增强像示胃充盈良好，胃窦处胃壁不均匀增厚，呈不均匀强化，黏膜线不连续，肌层内可见条片状低密度区，周围可见增大淋巴结；（f）病理示胃窦中 - 低分化腺癌伴坏死。

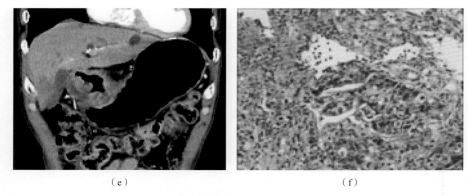

（e）   （f）

图 3-4-4   （续）

　　胃癌的转移途径包括直接扩散、淋巴结转移、血行转移和种植转移。胃癌可直接侵及邻近结构包括脾脏、肝脏、胰腺、横结肠、膈肌、腹壁、肾上腺、肾脏和小肠等。淋巴结转移是胃癌的主要转移途径，好发于胃周及腹膜后。CT 主要根据淋巴结大小、强化方式等对淋巴结性质进行判断，增大淋巴结可融合成团，增强后环形强化或不均匀强化，见图 3-4-5。值得注意的是，增大的淋巴结也有可能是炎性反应性增生，而小淋巴结也不能排除转移的可能。肝脏是胃癌血行转移最常见的靶器官，门静脉是其主要侵袭途径，增强后肝脏转移灶可见 "靶征" "牛眼征"，见图 3-4-5。胃癌也可经血行途径转移至肺和骨骼。胃癌原发灶浸润胃浆膜后，游离细胞以剥落物的形式扩散到腹膜、大网膜，见图 3-4-6。此外，胃癌可种植转移到卵巢，又称 Krukenberg 瘤，见图 3-4-7。

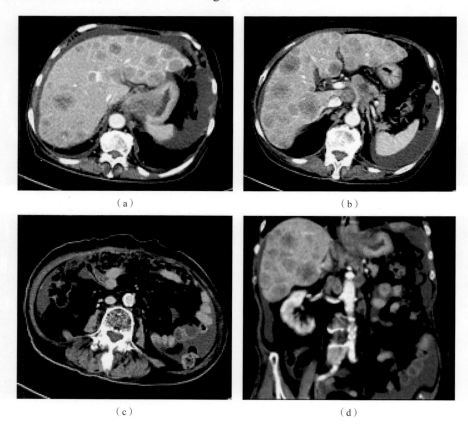

（a）   （b）

（c）   （d）

图 3-4-5   胃贲门癌伴肝脏、大网膜及淋巴结转移

患者，女，78 岁，进食哽噎感 1 月余。（a）～（b）CT 增强示胃贲门区壁不均匀增厚，呈不均匀强化，肝实质内多发稍低密度结节，边界欠清，增强后呈边缘晕状或环形强化，呈 "牛眼征"，考虑多发转移；（c）CT 增强示大网膜区见多发絮状及结节状软组织影，伴中度强化，考虑转移；（d）～（f）CT 增强冠状位示肝胃间隙、肝门区及腹膜后多发肿大淋巴结，部分融合成团，增强后不均匀强化或环形强化。腹腔积液。胃镜活检病理为胃贲门腺癌。

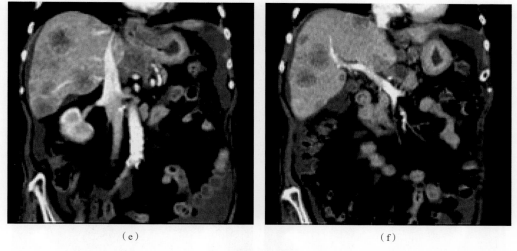

（e） （f）

图 3-4-5 （续）

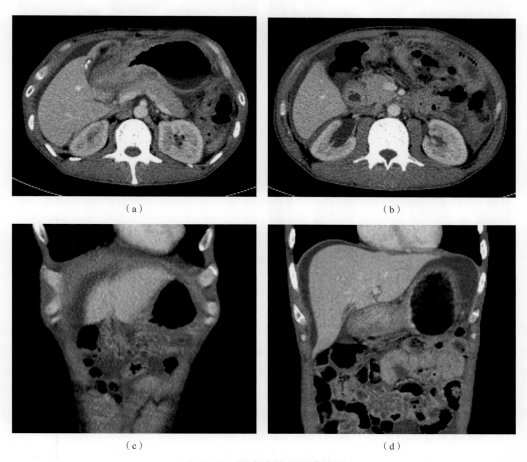

（a） （b）

（c） （d）

图 3-4-6 胃窦癌伴大网膜转移

患者，男，30 岁，间断腹痛 2 年。（a）～（b）CT 增强横断位示胃窦部胃壁增厚、僵硬，明显强化；（c）～（d）
CT 增强冠状位示腹膜、大网膜增厚，大网膜脂肪模糊。腹盆腔积液。病理示胃窦低分化腺癌，局部为印戒细胞癌；
免疫组化：CK（＋），CEA（＋），Ki-67（40%），p53（＋）。腹水查到癌细胞。

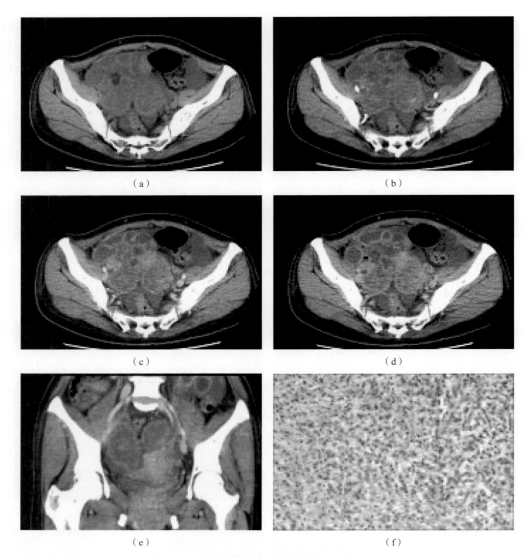

（a）　　　　　　　　　　　　　（b）

（c）　　　　　　　　　　　　　（d）

（e）　　　　　　　　　　　　　（f）

图 3-4-7　胃癌伴卵巢种植转移（Krukenberg 瘤）

患者，女，51 岁，胃癌根治性切除术后 1 年。（a）～（e）CT 增强横断位及冠状位示双附件区可见密度不均团块影，边界欠清，增强后不均匀中等强化，考虑 Krukenberg 瘤（胃癌卵巢转移）；（f）病理诊断：胃弥漫性低分化腺癌。

为了得到形态稳定、对比鲜明的断层图像，准确判断胃癌浸润深度，患者行 CT 检查时应尽量使胃腔充分充盈和胃壁扩张，口服阴性对比剂，注射碘对比剂多期增强，并进行多平面重组观察癌肿浸润胃壁深度及对邻近脏器的侵犯。CT 对胃癌原发灶的规范报告描述应包括部位（食管胃结合部、胃底、胃体、胃窦、幽门管、大弯、小弯、前壁、后壁）、形态（肿块、局限溃疡、浸润溃疡、弥漫增厚）、厚度、密度（黏液腺癌等特异征象），强化特征及侵及胃壁深度层次，黏膜及浆膜面情况，近和远端累及边界位置，与正常胃壁交界情况，以及与邻近脏器关系。

3. MRI

正常胃壁在 T₂WI 表现为 2～3 层结构，从内到外依次为低信号黏膜层、高信号黏膜下层及低信号肌层，T₁WI 反相位序列胃浆膜面与网膜脂肪界面呈现连续光滑的勾边黑影。T₂WI-SSFSE 序列成像速度快，信噪比较低，可以清晰显示胃壁分层及癌肿浸润深度。MRI 动态增强扫描黏膜层明显强化，肌层与浆膜层轻度强化。胃癌病灶 T₁WI 呈低或等信号，T₂WI 呈等或稍高信号，增强后明显强化，见图 3-4-8。以胃壁外界或其与胃周脂肪间的信号带是否完整为依据来判断胃癌是否穿透浆膜，穿透浆膜者胃壁与周围脂肪分界模糊，周围脂肪内可见条形影。DWI 扫描能更好地判断胃癌的浸润深度以及有无邻近脏器的侵犯，尤其对于转移淋巴结的判断具有一定优势。转移淋巴结细胞体积增大，核浆比例失调时，水分子扩散运动受限，DWI 呈高信号。

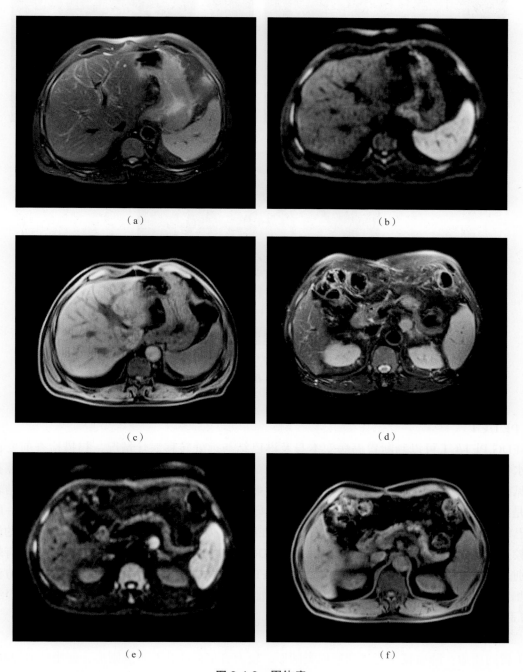

(a)　(b)
(c)　(d)
(e)　(f)

图 3-4-8　胃体癌

患者，男，68 岁，上腹部胀满不适 5 年，加重 6 个月。（a）～（c）T$_2$WI、DWI 及 T$_1$WI 示胃充盈欠佳，胃底及胃体壁增厚，T$_1$WI 呈等信号，T$_2$WI 呈稍高信号；（g）增强后胃底及胃体壁呈不均匀强化；（d）～（f）、（h）～（i）示肝胃间隙及腹膜后可见多发肿大淋巴结，边界清楚，DWI 呈高信号，增强呈中等不均匀强化。胃镜病理报告示贲门胃底胃体低分化腺癌。

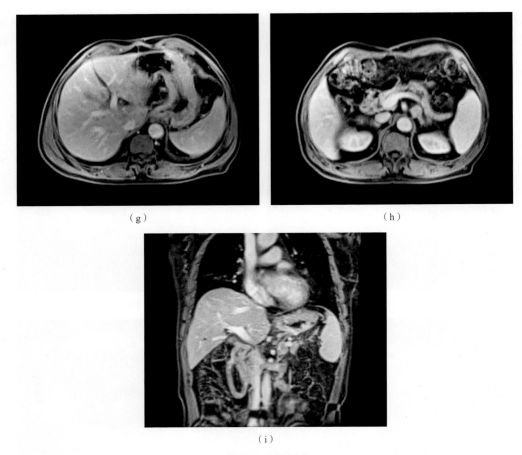

（g）　　　　　　　　　　　　　　　　（h）

（i）

图 3-4-8 （续）

4. PET/CT

　　^{18}F-FDG PET/CT 可以判断胃癌病变本身及淋巴结与远处转移病灶情况，扫描检查前要让受检者充分饮水使胃壁舒张，以减少胃壁的生理性摄取。胃癌的 ^{18}F-FDG 摄取表现多样，部分腺癌摄取程度较高，见图 3-4-9，而部分低分化腺癌和印戒细胞癌摄取较低。^{18}F-FDG PET/CT 判断淋巴结转移的主要指标是淋巴结的大小和浓聚程度。如原发灶为印戒细胞癌或黏液腺癌，淋巴结转移灶一般代谢不高；淋巴结转移灶与原发灶距离太近时与原发灶在图像上难以区分；一些正常大小淋巴结的微转移灶可能有较高的葡萄糖代谢状态、浓聚较多的 ^{18}F-FDG。^{18}F-FDG PET/CT 对骨转移灶的检出有较大的优势，特别是骨质尚没有发生改变的骨转移灶。^{18}F-FDG PET/CT 是诊断胃癌术后复发的有效方法，也可用来监测胃癌术后复发的放化疗效果，因为肿瘤细胞摄取 ^{18}F-FDG，而术区或放疗后瘢痕组织无明显 ^{18}F-FDG 高摄取[5]。

5. 鉴别诊断

　　（1）胃间质瘤：肿瘤较小者呈圆形或类圆形，较大者呈分叶状及不规则形，膨胀性或浸润性生长，胃腔轮廓不规则，可伴坏死、囊性变，坏死部分与胃相通时可有气体进入肿块内部，增强实性部分呈明显持续强化。不易引起淋巴结转移。

　　（2）胃淋巴瘤：起源于黏膜下层，主要沿着胃壁的长轴浸润性生长，多表现为胃壁多处增厚，病变范围更广泛。常伴有其他部位淋巴结肿大。

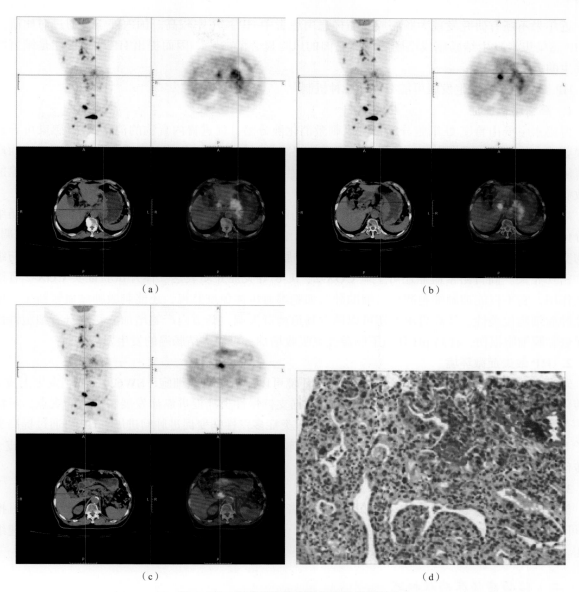

图 3-4-9 胃贲门癌伴多发淋巴结及骨转移

患者，男，76 岁，左侧胸痛 10 天，加重 1 天。（a）～（c）PET/CT 示贲门胃底壁增厚，呈高代谢；腹腔及腹膜后多发淋巴结，相应部位显像剂摄取增高；多发骨质高代谢，考虑转移；（d）病理诊断为贲门口至胃体黏膜呈急、慢性炎伴高级别上皮内瘤变伴癌变。

二、HP 感染相关结肠癌

（一）HP 相关结肠癌

　　HP 是一种在世界范围内感染率较高的病原菌，主要生长于人体的胃部及十二指肠的各区域内，1994 年 WHO 认定其为Ⅰ类致癌物，约有半数的人口在一生中会发生 HP 感染。HP 呈弧形或螺旋形、单极、多鞭毛、末端钝圆，属于微需氧革兰阴性的易球形变的弯曲形杆菌。HP 与慢性胃炎、消化性溃疡、胃癌、胃黏膜相关淋巴瘤等均有一定的相关性。大肠癌作为世界第三大常见肿瘤，绝大部分起源于腺瘤。其发病的影响因素较多，主要有遗传、环境、生活方式等，但是目前其具体病因尚未完全清楚。近年来不断有研究发现大肠癌或腺瘤样息肉患者中 HP 检出率较高。国内外学者通过对比研究发现 HP 感染患者发生结肠癌或结肠腺瘤样息肉的风险显著增加[6]。因而提出 HP 感染可能是结直肠肿瘤发生的危险因素。

HP 影响结肠癌发生发展可能有以下几种机制。

1. 高胃泌素血症

胃泌素主要由胃窦 G 细胞分泌，可以刺激消化液分泌，促进胃内食物的消化。HP 感染可导致胃黏膜萎缩，长期感染可发生萎缩性胃炎，胃酸分泌减少可导致对 G 细胞的负反馈作用减弱，进而产生高胃泌素血症。Fujimori[7] 等研究发现 HP 患者发生结直肠腺瘤和癌的概率增加，HP 引发大肠癌的可能致病机制是血浆胃泌素水平升高。

高胃泌素血症可能主要通过以下几种机制参与结肠癌的发生和发展：①高胃泌素血症与直肠细胞的分化有关，刺激直肠癌细胞增长，促进结肠腺瘤细胞扩散并加速腺瘤癌变的过程。②抑制细胞凋亡。动物实验中发现，内源性高胃泌素血症可使胃肠黏膜腺体 bcl-2 表达增高、bax 表达下降，后者与细胞凋亡密切相关。高胃泌素血症还可上调 COX-2、IL-8 等炎症介质表达。体外试验证实 COX-2 有诱导癌变作用，它不仅能抑制细胞凋亡、辅助肿瘤细胞逃避机体免疫监视，还能刺激肿瘤血管新生、增加恶性肿瘤细胞侵袭性。③高胃泌素还可以诱发肠道菌群失调，肠道内产氨增加。氨本身有细胞毒性并可促进黏膜细胞损伤，在高 pH 环境下肠源性氨吸收增加，可促进结肠癌的发生发展。

2. HP 致炎症微环境

宋光永[8] 等研究发现幽门螺杆菌致炎症微环境可以促进结肠癌细胞（SW620）细胞发生上皮 - 间质转化，促进细胞癌变。流行病学和许多实验证据支持慢性炎症促进癌症发展和进展的观点，炎症作为一个涉及效应细胞和介质的复杂过程很可能通过炎症多发性病变促进肿瘤进展。HP 可通过提高炎症因子 MIF、IL-1β 分泌，形成一个炎症因子浓度比较高的炎症微环境，促进 SW620 细胞发生上皮 - 间质转化以及侵袭迁移。

3. HP 直接刺激结肠上皮细胞

部分国外学者对照研究表明，HP 在结肠癌患者病灶中的检出率明显高于对照组[9-10]。因此，推测 HP 可能会刺激结肠上皮细胞并分泌细胞毒力因子，从而使上皮细胞产生相应生理生化改变，加速细胞癌变。

（二）结肠癌临床病理概述

大多数的结肠癌在病理上为腺癌，其次为黏液癌、胶样癌、乳头状腺癌、类癌、腺鳞癌等，依其大体病理表现分为三种类型：①增生型：肿块向腔内生长，呈菜花状，表面可有浅溃疡，肿瘤基底较宽，肠壁增厚；②浸润型：癌肿主要沿肠壁浸润致肠壁增厚，病变常绕肠壁呈环形生长，致肠腔向心性狭窄；③溃疡型：癌肿由黏膜向肠腔生长且浸润肠壁各层，中央部分坏死形成巨大溃疡，形态不一，深而不规则。实际上，常见类型多为其中两种类型的混合型，以某一种类型为主。

（三）结肠癌临床表现

结肠癌好发年龄为 40～50 岁，男性患者较多。大部分患者会出现排便习惯的改变，排便次数增加或减少，有时腹泻与便秘交替出现；右半结肠癌患者可能会出现腹泻症状；左半结肠癌患者可能会出现便秘症状；晚期结肠癌患者可触及腹部肿块；部分患者有消化道出血症状，长期便血潜血阳性。

（四）肿瘤分期

结肠癌 TNM 分期的含义，肿瘤（T）：原发肿瘤部位，肿瘤浸润深度；淋巴结（N）：淋巴结转移情况；转移（M）：其他脏器转移情况。精准的 TNM 分期对判断患者预后及指导临床治疗至关重要。一旦确定了 T、N 和 M，就将这些信息组合并使用数字 0 和罗马数字 Ⅰ～Ⅳ来表示一个分期，这称为分期组合（见表 3-4-5、表 3-4-6）。

表 3-4-5　AJCC 结肠癌 TNM 分期（第 8 版）

TNM 分期	具体描述
原发肿瘤（T）	
T_X	原发肿瘤不能评价
T_0	没有发现主要肿瘤的迹象
Tis	原位癌。癌细胞只存在于上皮或固有层中，未浸润黏膜层。上皮或固有层是结肠或直肠内壁的顶层
T_1	肿瘤已长入黏膜下层（即结肠黏膜或结肠内壁下的组织层），但未浸润固有肌层
T_2	肿瘤已经长入了固有肌层，这是一层较深、较厚的肌肉层，收缩后会沿着肠挤压内容物
T_3	肿瘤通过固有肌层生长到浆膜下层，浆膜下层是大肠某些部位外层下面的一层薄薄的结缔组织，或生长到结肠或直肠周围的组织
T_{4a}	肿瘤通过内脏腹膜侵入（包括肿瘤引起的肠道大穿孔，和通过炎症区域持续侵入内脏腹膜表面的肿瘤），这意味着它已经生长到肠壁的各个层面
T_{4b}	肿瘤直接侵入或附着于其他邻近器官或结构
区域淋巴结（N）	
N_X	区域淋巴结不能评价
N_0	无区域淋巴结转移
N_1	1～3 个区域淋巴结转移
N_2	4 个或更多区域淋巴结转移
远处转移（M）	
M_0	无远处转移
M_1	有远处转移

表 3-4-6　AJCC 结肠癌 TNM 分期组合（第 8 版）

T	N	M	分期组合
Tis	N_0	M_0	0
T_1/T_2	N_0	M_0	Ⅰ
T_3	N_0	M_0	Ⅱ A
T_{4a}	N_0	M_0	Ⅱ B
T_{4b}	N_0	M_0	Ⅱ C
T_1/T_2	N_1/N_{1c}	M_0	Ⅲ A
T_1	N_{2a}	M_0	Ⅲ A
T_{3a}/T_{4a}	N_1/N_{1c}	M_0	Ⅲ B
T_2/T_3	N_{2a}	M_0	Ⅲ B
T_1/T_2	N_{2b}	M_0	Ⅲ B
T_{4a}	N_{2a}	M_0	Ⅲ C
T_3/T_{4a}	N_{2b}	M_0	Ⅲ C
T_{4b}	N_1/N_2	M_0	Ⅲ C
任意 T	任意 N	M_{1a}	Ⅳ A
任意 T	任意 N	M_{1b}	Ⅳ B
任意 T	任意 N	M_{1c}	Ⅳ C

（五）影像学表现

1. X 线

（1）增生型：腔内出现不规则的充盈缺损，轮廓不整，病变多发生于肠壁一侧，表现为黏膜皱襞破坏中断或消失，局部肠壁僵硬平直，结肠袋消失，肿瘤较大时可使钡剂通过困难，病变区可触及肿块。

（2）浸润型：病变区肠管狭窄，常累及一小段肠管，狭窄可偏于一侧或形成向心性狭窄，其轮廓可光滑整齐，也可呈不规则状，肠壁僵硬，黏膜破坏消失，病变区界限清晰，本型常可引起肠梗阻，甚至钡剂止于肿瘤的下界而不能完全通过，病变区可触及肿块。

（3）溃疡型：肠腔内较大的龛影，形状多不规则，边界多不整齐，具有一些尖角，龛影周围有不同程度的充盈缺损与狭窄，黏膜破坏中断，肠壁僵硬，结肠袋消失。

2. CT

CT 检查对结肠癌具有较高的诊断价值，其主要作用有以下几点：①发现结肠内较小而隐蔽的病灶；②评估肿瘤与其周围组织的关系，局部有无肿大淋巴结转移，其他脏器有无浸润或转移；③对于结肠癌进行分期；④应用螺旋 CT 仿真结肠镜技术及多平面重建技术可多方位的观察结肠梗阻情况。

正常的结肠壁厚度 <3 mm，如果壁厚度 >6 mm 即为异常表现。当病变由黏膜向腔内生长且浸润肠壁各层，提示为恶性占位性病变。早期病灶局限于肠壁内或突向管腔内，表现为肠壁局限性增厚或腔内局限性肿块，肠壁浆膜面清晰。晚期肿瘤增大向肠外扩展突破浆膜层，则表现为边缘不规则，并侵入周围脂肪间隙。增强后病灶明显强化，肿块向腔内生长导致肠腔狭窄进而引起肠梗阻。部分病灶呈环形增厚，致肠管呈"苹果核"样狭窄，见图 3-4-10。

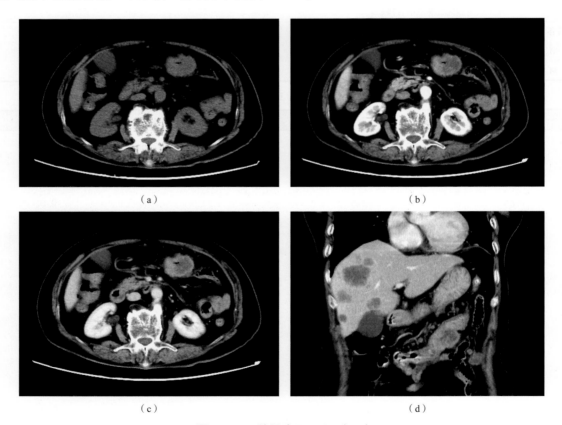

（a） （b）

（c） （d）

图 3-4-10　结肠癌 $T_{4a}N_2M_1$（一）

患者，女，72 岁，间断黑粪 3 月余入院。（a）CT 平扫，显示横结肠壁不规则增厚，肠腔狭窄，累及肠壁全层，浆膜面毛糙；（b）（c）CT 增强动脉期及静脉期，显示病变区呈明显不均匀强化；（d）CT 增强冠状位，显示病变区肠壁增厚，肠腔狭窄，周围多发增大淋巴结。肝内多发转移灶。

3. MRI

MRI 对肠壁各层结构显示清晰，可观察病灶浸润肠壁情况，对肿瘤的分期更加准确，对判断直肠癌术后复发与否具有较高的诊断价值，是结肠癌最主要的影像学检查方法。

癌肿可表现为肠壁增厚、肿块。T_1WI 呈等低信号，T_2WI 呈稍高信号。DWI 序列对肿瘤分化程度具有一定提示意义，大部分病变呈扩散受限改变，扩散受限程度越大提示肿瘤分化程度越低。增强扫描呈明显强化，较大病变常可见坏死，则表现为不均匀强化，见图 3-4-11。

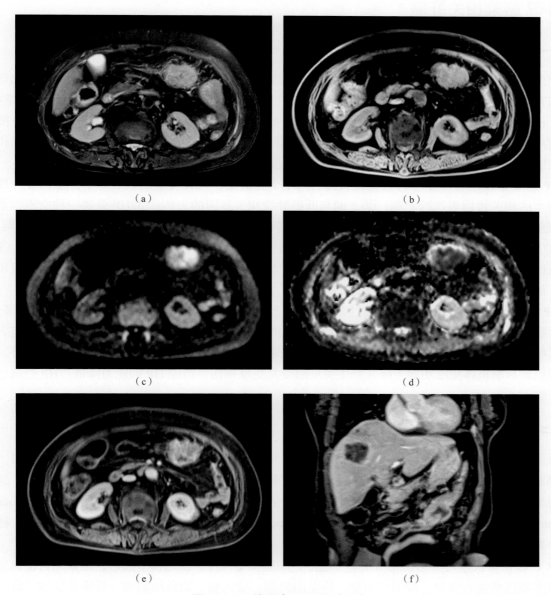

（a）　　　　　　　　　　　　　　　（b）

（c）　　　　　　　　　　　　　　　（d）

（e）　　　　　　　　　　　　　　　（f）

图 3-4-11　结肠癌 $T_{4a}N_2M_1$（二）

与图 3-4-10 为同一患者。（a）FS T_2WI，显示横结肠壁不规则增厚，呈略高信号，肠壁正常结构消失，浆膜面毛糙；（b）FS T_1WI，显示病变呈等或略低信号；（c）（d）DWI 序列及 ADC 图，显示病变区 DWI 序列呈明显高信号，ADC 图呈低信号，扩散受限改变；（e）（f）增强扫描横断位及冠状位，显示肠壁明显增厚，肠腔狭窄，周围多发增大淋巴结。肝可见转移灶，呈晕环状强化。

4. 鉴别诊断

（1）结肠息肉：好发于直肠及乙状结肠，病灶形态规则，边界清晰，密度均匀，肠壁黏膜连续规则。

（2）增殖型肠结核：好发于回盲部，病变与正常的移行段较长，境界不清，充盈缺损相对完整，回盲部有上移的特点，有结核病史。

与其他结肠炎性病变（溃疡型结肠炎、克罗恩病、缺血性结肠炎、痢疾、其他细菌或病毒感染性结肠炎等）相鉴别：一般结肠炎性病变范围较广泛，无明显的孤立性肿块，结肠癌肿一般很少超过10 cm。

三、HP 感染相关肝癌

（一）HP 相关肝癌

原发性肝癌的病因较为复杂，目前除较明确的肝炎病毒感染、寄生虫感染、黄曲霉素及化学致癌物等因素外，还有部分肝癌病因不明确。目前研究发现肝型螺杆菌可能是引起原发性肝癌的螺杆菌，其 16S rRNA 基因与 HP 存在非常高的同源性，有些几乎达 100%，部分研究在肝脏组织中直接找到 HP 的存在。研究者们认为 HP 感染可能为原发性肝癌的致病因素又或者为伴发感染。HP 可能作为独立或辅助致病因素在慢性肝炎向肝硬化、肝癌的进展过程中起桥梁或协同作用[11]。

HP 感染导致原发性肝癌的确切致病机制尚不十分清楚，几种可能的机制如下：①诱导与原发性肝癌发生的相关蛋白表达的上调；②上调与肝脏肿瘤相关基因的表达；③ HP 分泌一种空泡毒素，能使肝细胞发生骨架重排、空泡样变以及细胞调亡等改变，还可以引起调亡相关基因表达的上调[12]；④导致引起内源性增生相关的抗原高表达以及推动细胞周期进程等，从而使肝细胞增生异常；⑤存在于肝组织内的自身及其代谢产物可引起局部组织发生慢性炎症反应以及炎症反应细胞因子、自由基等增多，最终导致肝细胞损害，发生癌变可能。

HP 感染肝脏的途径如下：①经过胆道系统向上逆行至肝脏。胃黏膜受到 HP 感染后，少部分 HP 随着食物到达奥迪（Oddi）括约肌，逆流至胆道从而定植于胆道系统。②经血液循环。HP 可进入血液并在某些部位定植，抵抗力降低时通过血液进入肝脏门静系统，进而进入肝脏。③经淋巴循环。原发性肝癌患者后期机体免疫功能下降，产生免疫耐受及免疫损伤，清除 HP 的能力降低，HP 经淋巴循环进入肝脏。

（二）肝癌临床病理概述

原发性肝癌是世界第六大常见癌症，每年新发病例约 74 万例，其中约 50% 发生在中国，在中国肝癌相关病死率仅次于肺癌，高居第三位，严重威胁人民的生命和健康。有研究表明[12]原发性肝癌发病率男性明显多于女性，为女性的 8～10 倍。原发性肝癌主要包括肝细胞癌（hepatocellular carcinoma，HCC）、肝内胆管癌（intrahepatic cholangiocarcinoma，ICC）和 HCC-ICC 混合型 3 种不同病理学类型，其中 HCC 占 85%～90%。

HCC 以梁索状排列多见，癌细胞呈多边形，细胞质嗜酸性，细胞核呈圆形，梁索间衬覆血窦，其他特殊类型包括脂肪变型、透明细胞型、巨梁团块型、硬化型、嫌色细胞型、纤维板层型、富中性粒细胞型和富淋巴细胞型。代表性免疫组化染色：肝细胞抗原（hepatocyte antigen）表明细胞质阳性，多克隆性癌胚抗原（pCEA）表明细胞膜（毛细胆管）阳性，CD34 表明微血管弥漫阳性。

HCC 的大体分型分为肿块型、结节型和弥漫型，生长方式包括癌周浸润、包膜侵犯或突破、微血管侵犯和卫星结节等。其分化程度采用 WHO 2019 版的 3 级分级法（表 3-4-7）。

表 3-4-7　肝癌的分化程度（WHO 2019）

分级	整体印象	标准
高分化	肿瘤细胞轻度异型，类似成熟肝细胞；需鉴别肝腺瘤或高度异型增生结节	胞质：丰富嗜伊红胞质至中等量嗜碱性胞质 胞核：轻度核异型
中分化	HE 切片中可以明确诊断为恶性肿瘤，而且形态学强烈提示肝细胞分化	胞质：丰富嗜伊红胞质至中等量嗜碱性胞质 胞核：中度核异型，也可以偶尔出现多核瘤细胞
低分化	HE 切片中可以明确诊断为恶性肿瘤，形态学多样，类似低分化癌	胞质：中等至少量胞质，通常为嗜碱性 胞核：显著核异型，可见间变性巨细胞

（三）肝癌临床表现

HCC 早期临床症状多不典型，少部分患者可出现食欲差、体重减轻等症状，病情发展到中晚期由于肿瘤较大可产生压迫症状，或出现肝区疼痛等。当肿瘤较大时可出现瘤卒中，导致急腹症的发生。由于早期临床症状不典型，在慢性肝炎的肝脏背景下病灶更难发现，确诊时早已发生转移，致临床疗效差。实验室检查 AFP 升高，AFP 值高低与肿瘤大小及肿瘤增殖存在一定关系，AFP 值越高，HCC 肿瘤直径越大，肿瘤的恶性程度越高。

（四）肿瘤分期

肝癌的分期对于预后评估、选择合理治疗方案至关重要。国外有多种分期方案，如 BCLC、TNM、JSH、APASL 等。结合中国的具体国情及实践积累，依据患者一般情况、肝肿瘤情况及肝功能的情况，建立中国肝癌的分期方案（China liver cancer staging，CNLC），包括 CNLC Ⅰa 期、Ⅰb 期、Ⅱa 期、Ⅱb 期、Ⅲa 期、Ⅲb 期、Ⅳ期，具体分期方案见表 3-4-8。

表 3-4-8　中国肝癌的分期方案（CNLC）

分期	具体描述
CNLC Ⅰa 期	体力活动状态（PS）评分 0～2 分，肝功能 Child-Pugh A/B 级，单个肿瘤、直径≤5 cm，无血管侵犯和肝外转移
CNLC Ⅰb 期	PS 0～2 分，肝功能 Child-Pugh A/B 级，单个肿瘤、直径>5 cm，或 2～3 个肿瘤、最大直径≤3 cm，无血管侵犯和肝外转移
CNLC Ⅱa 期	PS 0～2 分，肝功能 Child-Pugh A/B 级，2～3 个肿瘤、最大直径>3 cm，无血管侵犯和肝外转移
CNLC Ⅱb 期	PS 0～2 分，肝功能 Child-Pugh A/B 级，肿瘤数目≥4 个、肿瘤直径不论，无血管侵犯和肝外转移
CNLC Ⅲa 期	PS 0～2 分，肝功能 Child-Pugh A/B 级，肿瘤情况不论，有血管侵犯而无肝外转移
CNLC Ⅲb 期	PS 0～2 分，肝功能 Child-Pugh A/B 级，肿瘤情况不论，血管侵犯不论，有肝外转移
CNLC Ⅳ期	PS 3～4 分，或肝功能 Child-Pugh C 级，肿瘤情况不论，血管侵犯不论、肝外转移不论

（五）影像学表现

超声检查因操作简便、实时、无创等特点，是临床上最常用的肝脏影像学检查方法，但易受腹部肠气影像及医生技术水平限制，易漏诊及误诊。动态增强 CT 和多模态 MRI 扫描是肝脏超声和血清 AFP 筛查异常者明确诊断的首选影像学检查方法。动态增强 CT 也应用于肝癌疗效评价，特别是对经动脉化疗栓塞（TACE）后碘油沉积的观察具有优势。多模态 MRI 具有无辐射、组织分辨率高、多方位多序列参数成像的优势，具有形态结合功能综合成像技术能力，成为肝癌临床检出、诊断、分期和疗效评价的优选影像技术，检出和诊断直径≤2.0 cm 肝癌的能力、评价肝癌是否侵犯门静脉、肝静脉主干及其分支，以及腹腔或后腹膜淋巴结转移等方面优于动态增强 CT。使用磁共振肝细胞特异性对比剂可提高直径≤1.0 cm 的肝癌的检出率以及对肝癌诊断与鉴别诊断的准确性。

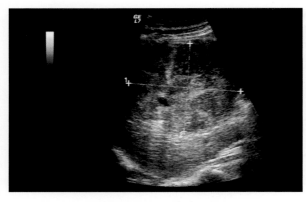

图 3-4-12　肝癌（一）

患者，男，60岁，腹部不适半年余，上腹部胀痛3月余。腹部超声显示肝右叶见一不均匀、稍低回声肿块，边界较清，回声不均匀。

1. 超声

常规灰阶超声可早期、敏感的检出肝内占位性病变，观察肝内或腹腔内相关转移灶、肝内血管及胆管侵犯情况等。彩色多普勒血流成像可观察病灶内血供情况，明确病灶与肝内重要血管的毗邻关系。超声造影检查可提示肿瘤的血流动力学变化，在评价肝癌的微血管灌注和引导介入治疗及介入治疗后即刻评估疗效等方面具有优势，见图 3-4-12。

2. CT

CT平扫：表现为结节状或团块状低密度灶，边界清楚，密度均匀或不均匀，见图 3-4-13（a）、图 3-4-14（a），部分可见低密度假包膜影，见图 3-4-13（a），病灶内可伴有出血、坏死、囊性变、脂肪密度。

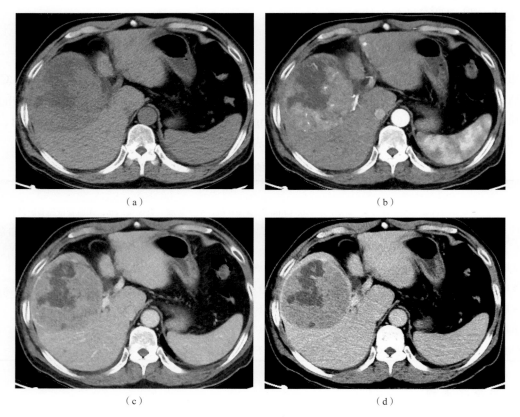

（a）　　　　　　　　　　　　（b）

（c）　　　　　　　　　　　　（d）

图 3-4-13　肝癌（二）

患者，男，65岁，右上腹痛3天，伴发热，无寒战，无皮肤巩膜黄染。CT检查［（a）横断位平扫；（b）动脉期；（c）门脉期；（d）横断面平衡期］显示肝左右叶前段见一类圆形稍低密度肿块影，边界欠清，密度不均匀，中心密度较低。动脉期呈不均匀明显强化，见多发异常血管影，门脉期及平衡期强化程度明显减低，低于肝实质密度，边界清楚，其内低密度坏死区始终未见强化。

CT多期增强扫描适用于以下情况：

（1）大部分病灶表现为动脉期明显强化，门脉期及平衡期强化程度减低，低于肝实质密度，即典型的"速升速降"强化方式，见图 3-4-13（b）～（d）。部分假包膜动脉期无强化，平衡期可见强化，见图 3-4-13（d）。

（2）少数病灶则表现为不典型强化方式：①瘤灶于动脉期、门脉期强化程度较高，与周围肝实质相比呈高或等密度，呈富血供表现。原因可能为病灶为肝动脉、门静脉双重供血，或者肿瘤的细胞外间隙较大，对比剂滞留时间较长或者与肿瘤血管相连的肿瘤流出血管不够通畅，排出延迟。另外，如果病灶内纤维成分较多或病灶内肿瘤血管异常丰富也可使病灶于门脉期、平衡期持续强化，呈富血供表现。②肝动脉及门静脉均无明显血供，各期均为低密度，呈乏血供表现，见图 3-4-14（b）～（d）。其主要是因病灶内坏死、出血、囊变和脂肪变以及透明细胞变等使病灶内血供减少。③门静脉供血为主，动脉期瘤灶 CT 值无明显变化，门脉期瘤灶实质强化。

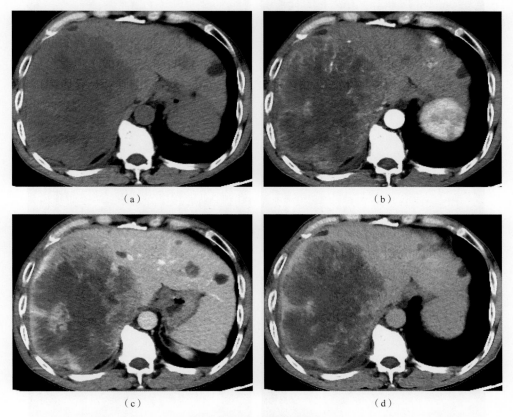

（a）　　　　　　　　　　　　　　　　（b）

（c）　　　　　　　　　　　　　　　　（d）

图 3-4-14　癌栓形成

患者，男，62 岁，腹部胀痛 1 年余。CT 检查［（a）横断位平扫；（b）动脉期；（c）门脉期；（d）平衡期］显示肝右叶见一巨大肿块影，密度不均匀，边界尚清，动脉期边缘见斑片状强化，并见多发异常小动脉影，门脉期及平衡期强化程度减低，中心见大片状低密度无强化区。门静脉右支部分显影不清，考虑癌栓。

　　其他伴随征象：部分病变可伴有门静脉癌栓形成，表现为门静脉增粗或显示不清，管腔内见低密度充盈缺损，增强扫描可见强化。淋巴结转移比较少见，可伴肝内转移或远处转移。

　　3．MRI

　　MRI 平扫：表现为结节状或肿块状 T_1WI 低、T_2WI 高信号影，边界清楚，信号均匀或不均匀［图 3-4-15（a）（b）］，伴出血时可见 T_1WI 高信号［图 3-4-15（b）］，伴有脂肪密度时 T_1WI 反相位信号减低。病灶于 DWI 序列呈高信号［图 3-4-15（c）］，ADC 图呈低信号［图 3-4-15（d）］。假包膜显示率较高，表现为 T_2WI 高信号病灶周围呈线样低信号影［图 3-4-15（a）］。MRI 多期增强扫描呈典型的影像表现，即"快进快出"［图 3-4-15（e）～（g）］，平衡期病灶呈相对低信号［图 3-4-15（g）］，低于肝实质信号。

　　肝细胞特异性对比剂肝胆期：大部分病灶呈低信号［图 3-4-15（h）］，边界清楚，部分中高分化肝癌于肝胆期可见斑片状高信号，外周信号呈等或稍高，与肝实质分界欠清。推测可能的原因为分化程度高的肿瘤细胞可能保留了一部分肝细胞的功能，也有学者认为不同分化程度的病灶肿瘤细胞膜上 OATP 表达水平有差异。此外，由于肝细胞特异性对比剂可经胆道系统排泄，而高分化肝癌中仍存留了一部分小胆管结构，推测肝胆期肿瘤内高信号可能与小胆管内存留的对比剂有关。

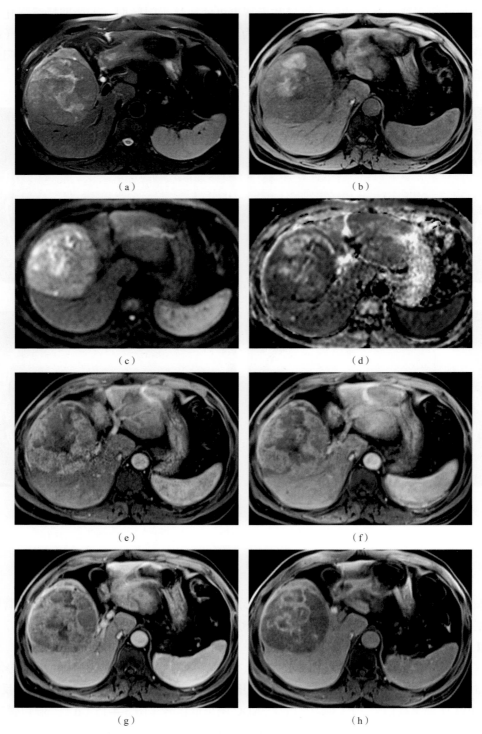

（a）　　　　　　　　　　　　　（b）

（c）　　　　　　　　　　　　　（d）

（e）　　　　　　　　　　　　　（f）

（g）　　　　　　　　　　　　　（h）

图 3-4-15　肝癌（三）

患者，男，65 岁，右上腹痛 3 天，伴发热，无寒战，最高体温 37.9℃，无皮肤巩膜黄染。MRI 平扫［（a）横断位 T_2WI；（b）T_1WI；（c）DWI；（d）ADC 图］显示肝右叶见一混杂信号肿块，呈长 T_1 稍长 T_2 信号，内见片状短 T_1 长 T_2 信号出血灶，病灶于 DWI 序列呈不均匀高信号，ADC 图呈不均匀低信号。MRI 增强检查［（e）横断位 T_1WI 增强动脉期；（f）T_1WI 增强门脉期；（g）T_1WI 增强平衡期；（h）T_1WI 增强肝胆期］显示病灶动脉期呈不均匀明显强化，平衡期强化减低，低于肝实质信号。肝胆期外周呈明显低信号，边界清楚。

4．PET/CT

PET/CT 是将 PET 与 CT 融为一体的功能分子影像成像系统，既可由功能显像反映肝脏占位性病变的生化代谢信息，又可通过 CT 形态显像进行病灶的精确解剖定位。全身显像的优势如下。

（1）对肿瘤进行分期：通过一次检查能够全面评价有无淋巴结转移及远处脏器的转移。

（2）再分期：因 PET/CT 功能影像不受解剖结构的影响，可准确显示解剖结构发生变化后或者解剖结构复杂部位的复发转移。

（3）疗效评价：对于抑制肿瘤活性的靶向药物，疗效评价更加敏感、准确。

（4）指导放疗生物靶区的勾画、确定穿刺活检部位。

（5）评价肿瘤的恶性程度和预后。

5．鉴别诊断

（1）肝硬化再生结节（RN）：表现为肝内弥漫性细小颗粒状结节，均匀分布，直径均≤10 mm，在 CT 和 MRI 平扫均可显示，而在螺旋 CT 多期扫描和 MRI 增强扫描时均不见有增强，可与肝癌鉴别。

（2）不典型增生结节（DN）：指直径＞10 mm 的结节，分为低级别（LGDN）和高级别（HGDN）。在 T_2WI 上，LGDN 为低信号，HGDN 多为轻度增高信号。部分 DN 可含有脂质，T_1 反相位信号减低。25% 的 DN 见铁质沉积。大多数 DN 主要由门静脉供血，动脉期无强化，少数见动脉供血（主要为 HGDN）。当 DN 出现以下征象时高度提示癌变：① T_2WI 呈等信号或略高信号；② T_2WI 上较大的低信号结节内出现小的高信号结节，即"结中结"；③病灶的动脉血供增加；④病灶进行性增大，结节直径大于 3 cm；⑤病灶内出现脂肪变性。

（3）肝海绵状血管瘤：动脉期病灶周边呈结节状强化显著，强化结节之间不连续，强化程度近似主动脉，并呈从边缘向中央强化的趋势，呈"早进晚出"的强化方式。

（4）肝局灶性结节增生（FNH）：增强扫描病灶内周边向中心逐渐增强，最后呈等密度，中心见低密度瘢痕影，动脉期强化不明显，延迟期可见强化。肝胆期病灶呈高或等信号。

（5）肝脓肿：早期肝脓肿和肝癌均表现为低密度灶，平扫难以鉴别，但多期增强扫描肝脓肿可见多房间隔以及周围水肿，强化持续时间较长，延迟期病灶有缩小趋势，并且多数患者出现发热、畏寒、白细胞升高、AFP 阴性等临床表现，可与肝癌鉴别。

（6）肝腺瘤：好发于青年女性，与服用避孕药有关，较常见出血、囊变、坏死，密度不均匀，增强扫描呈明显强化，延迟期略低于肝实质密度。肝胆期病灶呈低信号。

（7）转移瘤：多有原发肿瘤病史，病灶多发，大小不等，中心易坏死、液化，增强扫描呈"牛眼征"。

四、HP 相关性胃原发性淋巴瘤

（一）HP 感染相关性胃原发性淋巴瘤

按照淋巴瘤的发生部位，可将其分为淋巴结内和淋巴结外淋巴瘤。约 40% 的淋巴瘤发生于淋巴结以外，其中胃肠道是最好发的部位，占结外淋巴瘤的 55%～65%[13]。原发性胃淋巴瘤（primary gastric lymphoma，PGL）起源于胃黏膜固有层和黏膜下层淋巴滤泡，多见于中老年人群，男性患者多于女性患者。

胃肠道淋巴瘤的病因是多因素的，包括先天性、获得性和医源性免疫抑制、自身免疫性疾病、感染、病毒和细菌、接触农药和环境因素等。HP 感染与原发性胃淋巴瘤密切相关，特别是黏膜相关淋巴组织（mucosal associated lymphoid tissue，MALT）淋巴瘤，而在高度恶性淋巴瘤中少见（25%～38%）。

HP 的定植，引起胃黏膜慢性炎症改变，诱导全身和黏膜免疫反应，引起 T 细胞活化，通过直接和间接免疫刺激诱导和维持活跃的 B 细胞群，引起淋巴细胞浸润、淋巴滤泡的形成及获得性 MALT 的形成。据文献报道，HP 阳性胃 MALT 淋巴瘤中约有 75% 的患者接受抗生素治疗根除了这些细菌后完全缓解[14]。

1. 胃 MALT 淋巴瘤在普通内镜下的表现

（1）溃疡型：表现为多发浅表溃疡或单个巨大溃疡（直径＞2 cm），形态不规则，周边黏膜充血肿胀。

（2）隆起型：不规则的结节样隆起，表面充血，可致胃腔狭小。

（3）弥漫型：胃壁弥漫型增厚，黏膜皱襞粗大、充血糜烂，可有胃壁僵硬。根据内镜下形态表现，易被误诊为胃癌、胃溃疡或胃炎，因此，确诊该疾病需要依靠活检组织病理学检查并进行免疫组化标记，并且单次活检并不一定能明确诊断。

2. 道森（Dawson，1961）诊断标准包括的内容

（1）全身无病理性浅表淋巴结肿大。

（2）外周血白细胞计数及分类正常。

（3）无纵隔淋巴结肿大。

（4）无肝脾大。

手术时，除胃及区域外淋巴结受累外，未发现其他肿块。

（二）胃原发性淋巴瘤临床病理概述

PGL 主要病理类型包括弥漫性大 B 细胞淋巴瘤（DLBCL）（45%～59%）、MALT 淋巴瘤（38%～48%）、滤泡性淋巴瘤（FL）（0.5%～2.0%）、套细胞淋巴瘤（MCL）（1% 左右）、Burkitt 淋巴瘤（约 1%）及 T 细胞淋巴瘤（1.5%～4.0%）等。之前认为 PGL 大部分是 MALT 淋巴瘤的观点已得到纠正。

研究显示，FL、Burkitt 淋巴瘤、MCL 及 T 细胞淋巴瘤与其相对应的结内淋巴瘤具有相同的分子生物学改变及临床特点，而在 PGL 中最为常见的 DLBCL 及 MALT 淋巴瘤的发病机制、临床特点与相对应的结内淋巴瘤有所不同。

MALT 淋巴瘤是原发于胃黏膜相关淋巴组织的一种 B 细胞淋巴瘤，MALT 淋巴瘤与淋巴结单核样 B 细胞淋巴瘤和脾脏的边缘区淋巴瘤共同归于边缘区淋巴瘤，恶性程度较低。大量研究发现，胃 MALT 淋巴瘤的发病机制与其他部位的边缘区淋巴瘤不同，其发病与 HP 感染密切相关[15]。

研究表明，早期胃 MALT 淋巴瘤生长依赖 HP 的致敏 T 细胞释放的细胞因子。HP 感染阳性的早期胃 MALT 淋巴瘤可通过根除 HP 治疗而治愈。但存在（t11；18）易位的胃 MALT 淋巴瘤对抗 HP 感染治疗无效。因此内镜活检能否术前确诊对于 MALT 淋巴瘤治疗至关重要。

（三）胃原发性淋巴瘤临床表现

PGL 的最初症状通常是非特异性的，包括胃炎、消化性溃疡、胰腺疾病或胃功能紊乱。55%～60% 的病例中，体格检查无明显异常。这些非特异性的临床表现导致诊断延迟，如体重减轻、恶心、呕吐、腹胀和消化不良等。盗汗、黄疸、发热和吞咽困难等症状的出现概率较低，其他不常见的症状包括胃梗阻和穿孔、肝大、脾大和淋巴结肿大。20%～30% 的胃 DLBCL 患者以呕血或黑粪形式出现胃肠道出血[16]。部分患者主要表现为腹痛、腹部包块、恶心呕吐等；腹痛无规律性，多呈间歇性隐痛，制酸剂不能缓解，呕血或黑粪少见；胃 MALT 淋巴瘤最常见的并发症为消化道出血，小肠和结肠淋巴瘤可并发肠梗阻和肠套叠。

（四）肿瘤分期

改良的 Lugano 分期现已成为 PGL 患者的分期标准，见表 3-4-9。

表 3-4-9　改良 Lugano 分期

分期	淋巴瘤的范围
Ⅰ	局限于胃肠道（单个原发或多个非连续病变）
Ⅱ	从胃肠道主要病变部位累及腹部 Ⅱ₁ 累及局部淋巴结 Ⅱ₂ 累及远处淋巴结
ⅡE	浆膜浸润，累及邻近器官或特定部位组织，例如ⅡE（胰腺） 如果淋巴结转移和相邻器官的转移同时累及，则使用下标（1 或 2）和 E 表示分期，如Ⅱ₁E（胰腺）
Ⅳ	弥漫性结外累及或伴膈上淋巴结肿大

（五）影像学表现

1. 消化道造影

低级别胃 MALT 淋巴瘤的钡剂检查表现为黏膜结节、溃疡、黏膜皱襞增厚、胃小区增大、局灶性肿块、充盈缺损等；MALT 淋巴瘤常侵犯胃窦部，表现为多发病灶。浸润性淋巴瘤钡剂或 CT 检查常见皱襞结节样增大、胃壁僵硬和胃腔狭窄而形成革囊胃。

2. CT

CT 检查病灶按形态分为Ⅰ、Ⅱ、Ⅲ型。

（1）Ⅰ型：弥漫性增厚（增厚范围≥全胃的 1/2），见图 3-4-16。

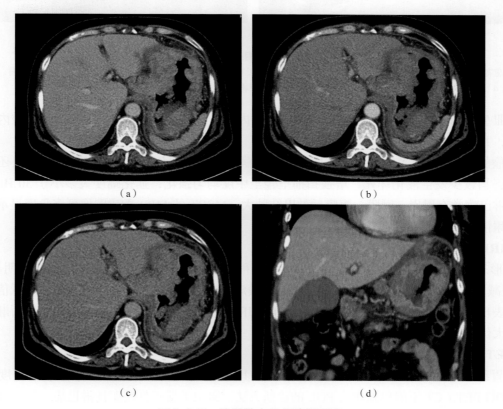

（a）　　　　　　　　　　　　　（b）

（c）　　　　　　　　　　　　　（d）

图 3-4-16　弥漫性大 B 细胞淋巴瘤

患者，女，58 岁，无明显诱因出现黑粪，后出现恶心、呕血。CT 增强检查 [（a）动脉期；（b）静脉期；（c）延迟期；（d）静脉期冠状位重组]：胃壁弥漫性增厚，胃腔明显狭窄，增强扫描呈轻中度均匀强化。

（2）Ⅱ型：节段性增厚（增厚范围＜全胃的 1/2），胃壁增厚（较柔软），可对称或不对称，病变与正常组织分界不清，胃肠腔轻度或不规则狭窄，见图 3-4-17。

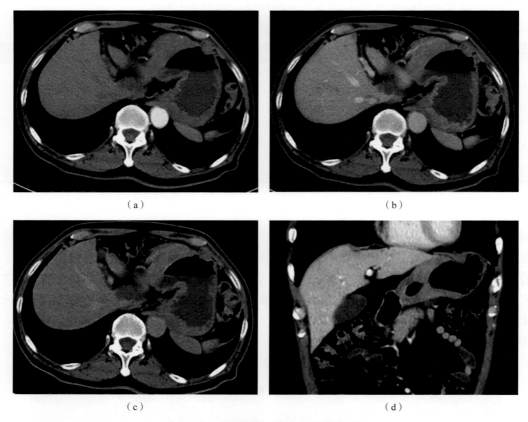

（a）　　　　　　　　　　　　　　　　（b）

（c）　　　　　　　　　　　　　　　　（d）

图 3-4-17　胃黏膜相关淋巴组织淋巴瘤

患者，男，69 岁，无明显诱因出现背部疼痛伴胃部不适。CT 增强检查 [（a）动脉期；（b）门静脉期；（c）平衡期；（d）门静脉期冠状位重组]：胃窦部胃壁节段性增厚，胃腔狭窄，增强扫描呈轻度均匀强化。

（3）Ⅲ型：局限性增厚或隆起形成包块，向腔内生长，形态不规则，边界较清楚。腔内肿块易引发肠套叠，并发肠梗阻。

淋巴瘤的 CT 值变化范围较大，在同一病例中病变密度相对均匀，无论是局限性肿块还是弥漫增厚的胃壁，均较少发生液化坏死，增强扫描呈轻至中度均匀强化，强化幅度大多小于 30 Hu。高级别和进展期淋巴瘤常有胃周、网膜、腹膜后淋巴结肿大。MSCT 的 MPR 重建图像可多角度显示病变部分胃肠道受累情况及周围结构情况。

3. MRI

MRI 形态学表现与 CT 基本相同，T_1WI 为等 / 稍低信号，T_2WI 为稍高信号，DWI 为明显高信号，ADC 明显减低为其特征性表现。MRI 在诊断胃黏膜病变中有更大的优势，正常胃壁显示低信号，肿瘤累及浆膜表现出高信号。DWI 成像能够弥补常规 MR 检查不足，在显示浆膜面结构、诊断淋巴结转移中具有较大优势，相对于 CT 而言更加敏感。

4. PET/CT

由于胃组织中生理性 FDG 活性的变化，以及其在各种 PGL 组织学亚型中摄取的程度不同，因此，^{18}F-FDG-PET / CT 不能单独作为 PGL 的诊断方法。MALT 属于低度恶性淋巴瘤，肿瘤细胞代谢水平较低，^{18}F-FDG 摄取水平不高，易被胃壁较高的生理性摄取所掩盖，故行 PET/CT 检查易导致漏诊。DLBCL 属于侵袭性淋巴瘤，是 PGL 中常见的病理亚型，由于 DLBCL 瘤体细胞十分密集，无氧酵解很强，^{18}F-FDG 在细胞内潴留时间延长，蓄积量很高，其摄取 ^{18}F-FDG 能力明显高于其他类型肿瘤。对于 DLBCL，重要的治疗意义是准确分期。如果疾病影响到胃和局部淋巴结以外，则治疗策略将不再专注于局部控制，而是全身性积极化疗。在治疗结束时，PET/CT 用于确定是否完全缓解，根据新的指南，除非患者出现新的症状，否则不需要进行 CT 或 PET/CT 复查[17]。

5. 超声内镜（endoscopic ultrasound，EUS）

EUS 可清晰地在图像上反映出消化道的层次及组织结构，从内至外依次为黏膜层（高回声）、黏膜肌层（低回声）、黏膜下层（高回声）、固有肌层（低回声）、浆膜层及浆膜外组织（高回声）。淋巴瘤表现为胃壁增厚且内部结构消失，肿大淋巴结可见于晚期并发症。浅表扩散型：表现为胃壁 1、2 层增厚并呈现出低回声；弥漫性浸润型：临床上最常见且累及范围广，表现为胃壁弥漫性增厚，低回声改变；混合型：同时表现出浅表扩散型和肿块型特征，见于胃壁 2、3 层；肿块型：胃壁结构消失，胃壁可见低回声团块形成并突出。

EUS 是评估病变范围和累及周围结构的准确技术，它可以检测到淋巴瘤浸润的深度和胃周淋巴结是否存在，这对于制订治疗计划很重要。在发现假阴性病例时，EUS 优于 CT 扫描，可用于准确估计区域淋巴结的深度、浸润及累及程度。在治疗（化学疗法或放射疗法）后的随访和再分期中，EUS 可评价残留疾病过度发展的病变，但无法准确区分肿瘤浸润和治疗后的炎症反应。EUS 已被用于根除 HP 和 MALT 淋巴瘤治疗后随诊。因为局限于黏膜或黏膜下层的病变可出现高达 100% 的完全缓解率，而在浸润范围更广的患者中，其缓解率更低[13]。

6. 鉴别诊断

（1）需与常见的胃癌相区别。从临床来看，淋巴瘤患者的一般状况和预后要好于胃癌患者，两者的治疗方法也有较大差异，尽早做出正确诊断尤为重要。以下可作为与胃癌鉴别要点。

① 形态：PGL 胃肠道壁的变化及其导致的管腔狭窄梗阻相对较轻，这与淋巴细胞无诱导成纤维反应的因素存在有关；而胃肠癌的相应表现较重。

② 肿瘤周围：淋巴瘤边界较清楚，较少发生邻近结构的侵犯；胃肠癌的病灶大多边界模糊，周围脂肪层密度升高，可有明显向外浸润的情况。

③ 转移：在胃肠癌出现区域性淋巴结转移时，大多已有肝脏转移；淋巴瘤则很少出现器官的转移。

（2）表现为肠壁肿块时，需与胃肠道间质瘤（GIST）相鉴别：

① GIST：多为外生性肿物，当肿瘤内的坏死囊变区与肠腔相通时，病变内可见气体密度影，可被误认为扩张肠腔，此时需与淋巴瘤相鉴别。

② 临床表现：GIST 多有消化道出血症状，而淋巴瘤较少。

③ MPR：多平面重建确定肠管与病变的关系。

④ 转移：恶性 GIST 易出现周围侵犯及肝脏转移。

单纯依靠影像检查较难鉴别胃淋巴瘤和胃癌，CT 检查发现胃壁明显增厚 >4 cm、淋巴结显著肿大，达肾门水平以下，提示淋巴瘤诊断。

参 考 文 献

［1］ NAGY P, JOHANSSON S, MOLLOY-BLAND M. Systematic review of time trends in the prevalence of *Helicobacter pylori* infection in China and the USA [J]. Gut Pathogens, 2016, 8 (1): 8.

［2］ BARRY J M, ALFRED C Y T. 胃癌预防主要策略：根除幽门螺杆菌 [J]. 新发传染病电子杂志, 2018, 3 (4): 193-194.

［3］ 任小英, 李雪宏, 张淑贞, 等. 根除幽门螺杆菌, 从合理使用抗生素做起 [J]. 新发传染病电子杂志, 2020, 5 (1): 38-42.

［4］ 高剑波, 杨学华, 李荫太, 等. 进展期与早期胃癌螺旋 CT 三期增强的诊断价值 [J]. 中华放射学杂志, 2001, 35 (4): 13-17.

[5]　YOSHIOKA T, YAMAGUCHIK, KUBOTA K, et al. Evaluation of ^{18}F-FDG PET in patients with advanced, metastatic, or recurrent gastric cancer [J]. J Nucl Med, 2003, 44 (5): 690-699.

[6]　SONNENBERG A, GENTA RM. *Helicobacter pylori* is a risk factor for colonic neoplasms [J]. Am J Gastroenterol, 2013, 108 (2): 208-215.

[7]　FUJIMORI S, KISHIDA T, KOBAYASHI T, et al. *Helicobacter pylori* infection increases the risk of colorectal adenoma and adenocarcinoma, especially in women [J]. Gastroenterol, 2005, 40 (9): 887-893.

[8]　宋光永, 张晓荣, 李梦俊, 等. 幽门螺杆菌致炎症微环境促进结肠癌 SW620 细胞发生 EMT [J]. 中国细胞生物学学报, 2019, 41 (11): 2152-2159.

[9]　GRAHN N, HMANI-AIFA M, FRANSÉN K, et al. Molecular identification of *Helicobacter* DNA present in human colorectal adenocarcinomas by 16S rDNA PCR amplification and pyrosequencing analysis [J]. J Med Microbiol, 2005, 54 (Pt 11): 1031-1035.

[10]　KOUNTOURAS J, KAPETANAKIS N, ZAVOS C, et al. Impact of *Helicobacter pylori* infection on colon oncogenesis [J]. Am J Gastroenterol, 2013, 108 (4): 625-626.

[11]　FAGOONEE S, PELLICANO R, RIZZETTO M, et al. The journey from hepatitis to hepatocellular carcinoma bridging role of *Helicobacter species* [J]. Panminerva Medica, 2001, 43 (4): 279-282.

[12]　FUJIKAWA A, SHIRASAKA D, YAMAMOTO S, et al. Mice deficient in protein tyrosine phosphatase receptor type Z are resistant to gastric ulcer induction by VacA of *Helicobacter pylori* [J]. Nat Genet, 2003, 33 (4): 533.

[13]　GHIMIRE P, WU GY, ZHU L. Primary gastrointestinal lymphoma [J]. World J Gastroenterol, 2011, 17 (6): 697-707.

[14]　ZULLO A, HASSAN C, RIDOLA L, et al. Gastric MALT lymphoma: old and new insights [J]. Ann Gastroenterol, 2014, 27 (1): 27-33.

[15]　OHASHI S, SEGAWA K, OKAMURA S, et al. A clinicopathologic study of gastric mucosa-associated lymphoid tissue lymphoma [J]. Cancer, 2000, 88 (10): 2210-2219.

[16]　PARSONNET J, HANSEN S, RODRIGUEZ L, et al. *Helicobacter pylori* infection and gastric lymphoma [J]. N Engl J Med, 1994, 330 (18): 1267-1271.

[17]　WU CX, ZHU ZH. Diagnosis and evaluation of gastric cancer by positron emission tomography [J]. World J Gastroenterol, 2014, 20 (16): 4574-4585.

（殷小平　张　宇　李高阳　邢立红　于雅楠　卓利勇　周　昀）

第五节　其他细菌感染相关肿瘤

一、L 型细菌感染相关肿瘤

L 型细菌是"细胞壁缺陷"的细菌, 能够以球形原生质体或原生质体的形式生长。根据它们恢复到亲代细胞壁形式的能力和细胞壁修饰的程度, 分为 4 种类型, 即不稳定的原生质体 L 型、稳定的原生质体 L 型、不稳定的球形原生质体 L 型、稳定的球形原生质体 L 型。球形质体型 L 型有细胞壁的残余, 而原生质体型 L 型没有。当细胞壁生物合成抑制剂从生长培养基中去除时, 不稳定的 L 型细菌会恢复到亲本形式（N- 形式）, 而稳定型不会。稳定型 L 型细菌自亲本菌株遗传上改变, 是稳定的突变体[1]。尽管 L 型细菌在人类和动物疾病中起作用, 但它们作为病原体的意义仍不十分清楚。L 型细菌通常难以分离和诱导, 其培养比典型的具有细胞壁细菌更费力, 因此进展通常缓慢, 不同实验室的实验重复和结果验证困难。有研究者指出, L 型细菌可存在于健康人的血液中, 并且其大小为 100 nm 的自我复制体能够通过垂直传播途径穿过母胎屏障, 然后进入胎儿血液循环, 并定居新生儿体内[2]。

（一）L型细菌致癌作用

L型细菌是普通细菌稀少而重要的变种，其细胞壁被修饰或没有细胞壁。细胞壁在细菌毒力和致病性方面有重要意义，推测L型细菌在人类疾病及治疗中发挥作用。作为不稳定的L型，它们代表能够作为球形原生质体或原生质体生长的过渡状态。它们可以被诱导并在真核宿主中持续存在。在某些情况下，L型革兰阴性和革兰阳性细菌可作为动物和人类疾病的病原体，并在复发性感染中发挥作用。一方面，它们可能导致宿主的免疫和病理反应；另一方面，这种相互作用可能被认为是导致基因改变细菌的一个连续的生物过程。电子显微镜观察表明，L型细菌在巨噬细胞表面具有持久的附着力，当被吞噬时它们没有被消化并继续存在[3]。多形L型体位于液泡内部，靠近线粒体或内质网。其中一些被多膜包围，并挤成一团，被释放到细胞外空间。有人认为，在随后的新一轮巨噬细胞进入和摄取过程中，这种类似凋亡的途径可以保护L型免受体液和细胞宿主防御因子的侵害，使其从细胞内转移到细胞外，反之亦然[4]。细胞壁的缺乏可能限制了L型细菌与巨噬细胞受体的相互作用。吞噬作用微生物的研究是一个经过充分研究的过程。促进吞噬作用的配体-受体相互作用和靶向微生物破坏的过程已得到充分表征[5]。目前对L型细菌对吞噬细胞的识别，信号传导和激活的过程研究很少。通过在分子水平上的进一步研究，可以了解L型细菌如何避免免疫细胞识别并确保其自身存活和长期持久性。

有研究认为，L型细菌可能与癌症的发生有关，癌组织中存在多形L体（细胞壁缺陷型，颗粒，类球体形式，孢子和真菌样形式）[6]。由于没有标准的方法来检测组织中L型的定植和复制，它们在体内某处的过度生长是否可能与诱发慢性炎症和恶性肿瘤有关尚不明确。一般认为，慢性炎症可能通过致癌细菌代谢产物，DNA损伤和突变的产生而导致癌变[7]。

研究发现癌症患者的肿瘤和血液中具有高度多态性的微生物形式，还发现微生物的形态与癌症的临床分期之间的相关性，并认为这些多种形式可能通过在组织中作为基质的局部繁殖并以其为底物而造成肿瘤，它们可能影响新陈代谢并破坏组织的微观结构。研究者观察到了各种应力诱导的L型形成，例如大的球形体和丝状结构，类似真菌菌丝体，被认为是L型种群中结构最复杂的元素。L型调节宿主对慢性感染或对癌症的反应，可能部分是由其异常的生理学介导的。L型过剩的膜可能会不适当地干扰其与宿主细胞的相互作用，特别是在关键细胞过程中，例如信号传导途径、增殖和分化，这可能与恶性进展的诱导有关。L型膜的过量生产对其增殖至关重要[8]。

L型细菌与宿主之间关系的许多方面只能通过对L型细菌周期及其性质的深入了解来解释。最近的观察表明，L型可能被列为慢性感染，自身免疫性疾病或癌症的可能诱因。L型在人体中的行为已远远超出了通常的细菌宿主相互作用，目前对该问题了解有限。微生物是否能引起肿瘤必须满足以下条件：①可以从各种肿瘤中分离和培养，或者从病理标本中确认它与病原体有关，确认病原体可以进入肿瘤细胞，尤其是细胞核，引起细胞的恶性转化；②从肿瘤中分离的病原体动物实验可以导致类似的肿瘤，或者有刺激癌症基因或抑制肿瘤抑制基因等证据。

（二）L型细菌相关肿瘤

一些病毒与肿瘤具有相关性，已经被很多学者所认识，而细菌感染与肿瘤的关系有待进一步研究。早在1890年，英国病理学家罗素（Russell）在肿瘤病理切片中看到不同大小的颗粒，小的几乎看不见，它和酵母一样大，是多晶型的，当时不清楚这个粒子是什么，称为肿瘤病原体，后人一直称它为罗素小体。1941年邦廷（Bunting）与马泽（Mazet）从霍奇金淋巴瘤患者的淋巴结和血液中分离20多种多态细菌。1925年，在41例癌症患者的乳房中，发现有38例为L型葡萄球菌，可通过灭菌过滤器，后来被其他学者证明它能引起动物肿瘤。有学者在100例恶性肿瘤活检中发现病毒样细胞壁缺陷型细菌，良性病例中则没有。Domingue 等[9]也发现淋巴瘤和乳腺癌中有大耐酸颗粒，认为与肿瘤的发生有关。

于东红等[10]采用革兰染色、电镜技术和免疫组织化学染色（ABC 法）对 98 例食管癌患者和 30 例对照患者进行 L 型 HP 检查，通过免疫组织化学染色（SP 法）检测 VEGF、P53 蛋白和微血管密度（MVD）及其与临床病理因素的关系，发现食管癌中 HP-L 感染与肿瘤血管生成密切相关，可能是食管癌生长，侵袭和转移的重要促进因素。

欧玉荣等[11]在 80 例胃癌组织中发现，57 例（71.25%）通过革兰染色和免疫组织化学染色均检测到 L 型 HP 阳性，而在邻近的正常组织中只有 14%，差异有显著性。从影像学角度说，HP 阳性的胃贲门癌和胃幽门癌其影像表现大致相同（图 3-5-1 和图 3-5-2）。胃癌组织中巨噬细胞迁移抑制因子，基质金属蛋白酶 9 和血管内皮生长因子蛋白的表达水平高于相应的邻近正常黏膜。L 型 HP 阳性胃癌患者的巨噬细胞迁移抑制因子，基质金属蛋白酶 9 和血管内皮生长因子蛋白阳性率明显高于 L 型 HP 阴性胃癌患者。L 型 HP 阳性与巨噬细胞迁移抑制因子，基质金属蛋白酶 9 和血管内皮生长因子的表达呈正相关（$r=0.598$、0.292、0.341，$P<0.05$）。30 份新鲜胃癌组织中巨噬细胞迁移抑制因子 mRNA 表达以及巨噬细胞迁移抑制因子、基质金属蛋白酶 9 和血管内皮生长因子蛋白表达也显著高于邻近组织。说明胃癌中 L 型 HP 感染可能是导致胃癌浸润转移的重要因素，其机制涉及巨噬细胞迁移抑制因子，基质金属蛋白酶 9 和血管内皮生长因子蛋白的表达上调。

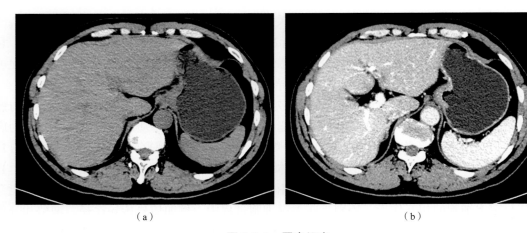

（a）　　　　　　　　　　（b）

图 3-5-1　胃贲门癌

患者，男，58 岁，HP（＋），CT 平扫示胃贲门胃壁增厚，增强扫描示增厚胃壁呈轻度不均匀强化。

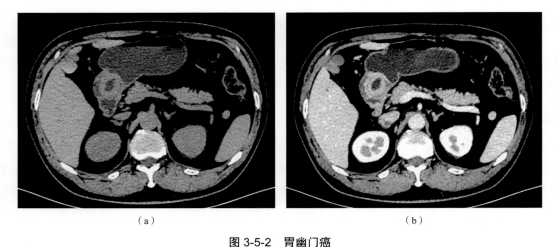

（a）　　　　　　　　　　（b）

图 3-5-2　胃幽门癌

患者，女，43 岁，HP（＋），CT 平扫示胃幽门胃壁增厚，增强扫描示增厚胃壁轻度不均匀强化。

（三）结论及展望

目前的研究表明，L 型细菌与肿瘤存在一定的相关性，但其机制仍有待深入研究。寄居在血液中的 L 型微生物群可能是双重角色，可能是有益于体内稳态的同居者，也可能是潜在的机会病原体。宿主的体内平衡对于维持与 L 型细菌的共生至关重要。当微生物与宿主之间的平衡受到干扰并且 L 型的数量增加时，就有可能发展出"有害"的形态形式，从而促进炎症，自身免疫和癌症的发生发展。未来研究的一个有希望的领域是了解"病理性"L 型形成是否可以转化为无害的微小 L 型体（天然共生体），从而使微生物宿主平衡得以恢复。

二、肠道菌群长期失调与相关结肠癌

肠道菌群是一个器官、固有微生物和消化道之间的共生关系的组成部分，有助于维持肠道内环境稳定。然而，由环境变化［例如感染、饮食和（或）生活方式导致的微生物群的改变］会扰乱这种共生关系并引发疾病，如炎症性肠病和癌症。结肠癌是肿瘤细胞、非肿瘤细胞和大量微生物的复杂结合体，微生物群在结肠癌发生中的作用越来越明显。目前在结肠癌中已经报道了肠道微生物群的细菌组成的许多变化，表明了其在结肠癌形成中的主要作用。一些细菌种类已被确定在结肠癌发生中起作用，如牛链球菌、幽门螺杆菌、脆弱类杆菌、粪肠球菌、败血梭菌和梭杆菌属。

（一）肠道菌群概述

大约 100 万亿微生物（包括细菌、病毒和真菌）存在于成人肠道中，并构成微生物群。微生物群的组成沿着肠道的长度相当稳定，但是微生物的绝对数量在口腔和直肠之间变化很大。不同个体之间的肠道微生物群存在差异。它是在生命的最初阶段通过来自母亲皮肤、阴道和粪便的共生菌群获得的，主要在宿主两岁之前成熟。微生物群的发展是宿主和从环境中引入的微生物之间相互作用的结果。在初始阶段后，微生物群保持大致稳定的组成，尽管在整个成年期会随着环境、发育和疾病发生一些波动。老年人中微生物群的组成逐渐变化，但可以保持相似的生理功能。在无菌条件下饲养的无菌动物的免疫异常表明，早期获得多样化和平衡的微生物群可能对免疫系统的发育和成熟至关重要。结肠被大约 10 种不同的微生物定植，这种结肠微生物群主要由细菌代表。大多数细菌不能培养，但分子生物学方法可用于鉴定和分类细菌，如粪便或消化组织中的 16S 核糖体核糖核酸（16S rRNA）测序可用于鉴定和分类细菌。微生物群可以根据在肠道中的位置进行划分。具体而言，管腔中的微生物被称为"管腔菌群"，而穿透覆盖在肠上皮上的黏膜层的微生物被称为"黏膜相关菌群"[12]。需要注意的是，小鼠肠道微生物群的组成与人类肠道微生物群的组成非常相似，这为胃肠疾病的小鼠实验模型提供了可行性。实际上，超过 50 种不同的门和 500 种细菌物种可能构成人类正常的共生肠道微生物群。尽管物种的确切数量和个体间的变异量仍有待确定，但这些因素很可能高度依赖于生活方式、饮食和宿主基因型[13]。一些细菌物种定期从不同的个体中回收，并且人类肠道微生物群由厚壁菌门（30%～50%）、拟杆菌门（20%～40%）和放线菌（1%～10%）三个主要门支配。厌氧菌，包括拟杆菌属、真细菌属、双歧杆菌属、梭杆菌属、消化链球菌属和拟杆菌属[14]，是肠道微生物群的主要部分，此外还有兼性厌氧菌，如乳杆菌属、肠球菌属、链球菌属和肠杆菌科等。拟杆菌门和放线菌门在结肠中占细菌门的 90% 以上，而在小肠中仅占 50%，小肠中含有大约 40% 的厚壁菌门种类[15]。

（二）微生物群和肠道稳态

肠道微生物群构成了感染的天然防御屏障。此外，微生物群在肠上皮中参与许多保护、结构和代谢作用，并在维持肠内环境稳定中发挥重要作用。微生物群参与多种生理功能。肠道细菌对肠道生理的影响主要是在无菌条件下饲养的无菌动物中进行研究的。这种动物更容易感染，主要改变为血管形成、细胞因子产生和血清免疫球蛋白水平、更小的 Reyer 斑和更少的上皮内淋巴细胞等减少[16]。无菌小鼠肠道微生物群的重建足以恢复黏膜免疫系统，并影响各种宿主基因的表达，这些基因可影响营养摄取、代谢、血管生成、黏膜屏障功能和肠道神经系统的发育[17]。此外，共生细菌影响黏膜免疫系统的正常发育和功能，如体液成分。这些细菌也改变了 T 细胞储备和 T 辅助细胞因子谱[18]。这些数据支持肠道微生物群落组成对个体免疫变化的可能影响。

　　肠道微生物群对肠道上皮的结构作用越来越明显，这在无菌小鼠中进行了研究。这些动物表现出较长的肠绒毛，与隐窝萎缩、上皮细胞更新缓慢和血管生成现象减少有关。在这些小鼠中，黏膜和肌肉壁厚度减少，并且微生物群增强了结肠癌易感小鼠模型中的隐窝细胞周转[19]。此外，肠道微生物群参与代谢功能，微生物群可以参与：①通过产生 CO_2、H_2、CH_4 和短链脂肪酸（如丁酸、丙酸和乙酸）的厌氧碳水化合物发酵；②通过代谢物如酚类化合物、胺、氨、亚硝基化合物和吲哚。这些效应可以影响基因表达、肠上皮细胞分化和增殖，还可以调节维生素合成、离子吸收和黏液产生。这种复杂的代谢活动还增加了来自食物的能量产量和储存量，通过调节脂肪储存，有助于为宿主和微生物群提供可吸收的底物，并参与细菌的生长和增殖。一些代谢物，尤其是在蛋白水解发酵过程中产生的，可能对宿主有毒[20]。

　　除了免疫、结构和代谢功能外，共生微生物群还抑制入侵病原体的肠道定植，并确保"定植抗性"或"微生物干扰"[21]。这些影响的相关机制尚不清楚，但可能涉及与黏附受体的竞争、肠黏膜屏障的稳定、营养物的竞争和抗微生物物质的产生。由于例如病原体或抗生素治疗引起的定植抗性的改变，可能会增加胃肠道疾病的风险。

（三）肠道菌群的致癌作用

　　结肠癌发病率的地理变异性高度表明涉及某些环境风险因素，如高脂肪饮食、肥胖或生活在西方国家[22]。此外，克努特森的二次冲击假说表明，宿主因素在致癌倾向中起着重要作用。在这种情况下，第二次环境冲击会导致不受控制的细胞增殖[23]。近几十年来，人们越来越关注微生物感染在癌症发生中的作用，微生物被怀疑与大约 20% 的癌症有关，尤其是结直肠癌[24]。关于消化道癌症，即使某些病原体，如 HP 与胃癌有直接和强烈的联系，结肠癌的可能感染原因仍有争议。但越来越清楚的是，病原体在结肠癌发生中起作用。有趣的是，结肠中的细菌水平比小肠高 100 万倍，前者比后者发展成的癌症多约 12 倍，表明肠道微生物群在结肠癌发生中的潜在作用[25]。

　　细菌对结直肠癌的作用包括两个方面：①具有促致癌特征的异常微生物群落能够从整体上重塑微生物群落，以驱动促炎症反应和上皮细胞转化，从而导致癌症；②"驾驶员—乘客"理论，其中被称为"细菌驾驶员"的肠道细菌通过诱导上皮细胞 DNA 损伤和肿瘤发生来引发结直肠癌，进而促进在肿瘤微环境中具有生长优势的乘客细菌的增殖[26]。对免疫和炎症反应改变的小鼠模型的研究表明，生物失调可能足以诱发癌症[27]。因此，免疫系统很可能是肠道菌群和结直肠癌之间相互作用的关键因素。除了特定病原体对致癌作用的影响外，宏基因组水平上肠道微生物群落的高度冗余性表明，微生物异常可能发挥促致癌作用[28]。这些特性可能是由于激活相似途径的不同新生菌株之间的相互作用。然而，导致微生物异常和微生物丰富度改变的机制尚不清楚，也不清楚微生物异常是结肠直肠癌的原因还是后果。结肠直肠癌微环境的特征是宿主产生的免疫和炎症反应，这些反应可能影响微生物的调节，改变微生物群落的组成，并有利于具有潜在致癌作用的特定细菌的生长[29]。因此，结肠癌中的菌群失调可导致通过肿瘤相关的微环境选择微生物群落组成，出现对细菌组成有强烈影响的"关键病原体"，并随后扩大菌群失调。

通过对来自粪便或消化组织的细菌进行 RNA 测序，发现结肠癌患者的结肠生物异常[30]。一些细菌种类已经被鉴定，并被怀疑在结肠癌发生中起作用。这些物种主要包括牛链球菌、幽门螺杆菌、脆弱类杆菌、粪肠球菌、败血梭菌、梭杆菌属和大肠埃希菌[31-34]。

（四）结肠癌的影像学表现

CT 结肠造影包括重建的二维和三维图像，该图像需要清洁的、气体膨胀的肠道，而不需要镇静或镇痛（图 3-5-3）。CT 结肠造影的侵袭性比结肠镜检查小，除了结肠黏膜外，还能检查阑尾和结肠外器官。美国放射学会影像网筛查发现，对 10 mm 或以上腺瘤的诊断灵敏度为 90%。尽管对较小病变的诊断敏感性较低（在招募无症状筛查者的一项 Meta 分析中，6～9 mm 腺瘤的诊断敏感性估计为 76%），但此项检查风险性低。荷兰的一项随机试验发现，CT 结肠造影对扁平高危发育不良息肉的敏感性明显低于结肠镜检查，有研究也显示右侧扁平结肠息肉更难通过结肠镜检查来发现[35-36]。

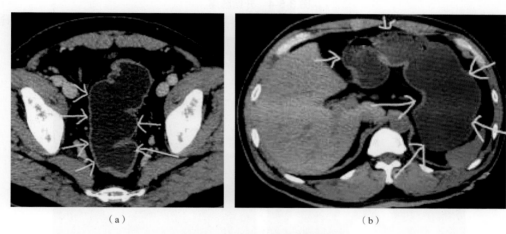

（a）　　　　　　　　　　　　　　　　（b）

图 3-5-3　正常 CT 结肠造影
（a）（b）CT 显示肠壁厚度、肠腔及周围组织情况。

将 CT 结肠造影与结肠镜检查进行比较的数据更加直观，CT 结肠造影的肿瘤检出率低于结肠镜检查（在 COCOS 试验中为 6.1% vs. 8.7%，在 SAVE 试验中为 5.2% vs. 7.2%）[37-38]。CT 结肠造影具有极低的侵入性和极高的安全性，自使用以来，没有死亡报告，严重并发症也很少。腔内穿孔在 CT 结肠造影中非常罕见（总共约有 1/3500 的患者，在筛查中低于 1/5000），并且大多数穿孔是无症状的，因为 CT 对于检测腔外气体非常精确。此外，大多数 CT 结肠造影相关穿孔患者不需要手术治疗（总共不到 1/12 500 的患者需要手术治疗），对结肠癌的 CT 结肠造影检查比结肠镜检查更少出现严重并发症，如心血管事件（图 3-5-4）。

磁共振结肠成像（magnetic resonance colonography，MRC）偶尔用于结肠癌筛查（图 3-5-5 和图 3-5-6），最近的一项系统综述显示 MRC 可以准确检测结肠癌和直径大于 10 mm 的息肉[39]。然而，研究的数量和规模相对较小，而且数据的异质性太大，无法对较小息肉的检测进行合理的 Meta 分析。值得注意的是，在相似规模的筛查人群中，发现 MRC 对晚期肿瘤的敏感度为 75%，而由同一作者发表的 CT 结肠造影的敏感度为 97%[40]。与 CT 结肠造影相比，MRI 的主要潜在优势是缺乏辐射，但随着 CT 结肠对比剂量的下降，其相对重要性正在降低。此外，患者 MR 的检查时间比 CT 的检查时间更长。

（五）小结和展望

现代分子微生物群测序技术的出现极大地改善了结肠癌中微生物群变异的特征。然而，要更好地理解结肠癌发生中宿主和病原体之间的相互作用，需要进一步的微生物功能研究，特别是代谢组学和

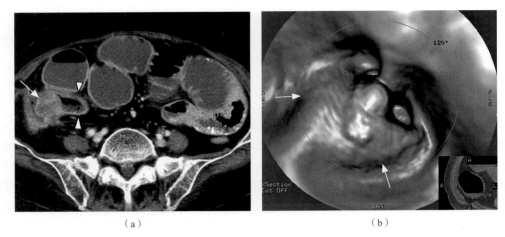

（a）   （b）

图 3-5-4   升结肠癌

患者，女，80 岁，（a）CT 平扫显示腔内突出的软组织肿块、肠壁增厚及肠周脂肪间隙血管影增多；（b）CT 仿真内镜显示肠腔内隆起病变。

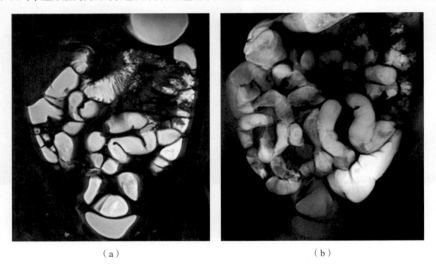

（a）   （b）

图 3-5-5   正常肠道 MRI 造影

（a）（b）显示肠腔及肠壁周围组织情况。

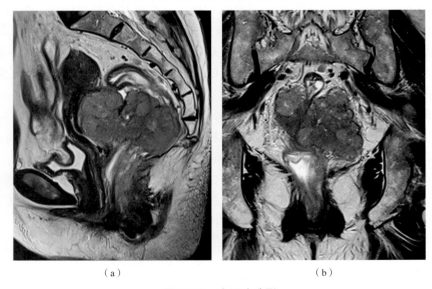

（a）   （b）

图 3-5-6   直肠癌造影

患者，女，62 岁，（a）～（c）MR 平扫示直肠巨大肿块，呈 T$_1$WI 稍低信号、T$_2$WI 稍高信号，轮廓外突；（d）（e）DWI 上肿块呈高信号，ADC 信号减低。（f）～（i）增强扫描肿块呈不均匀强化。

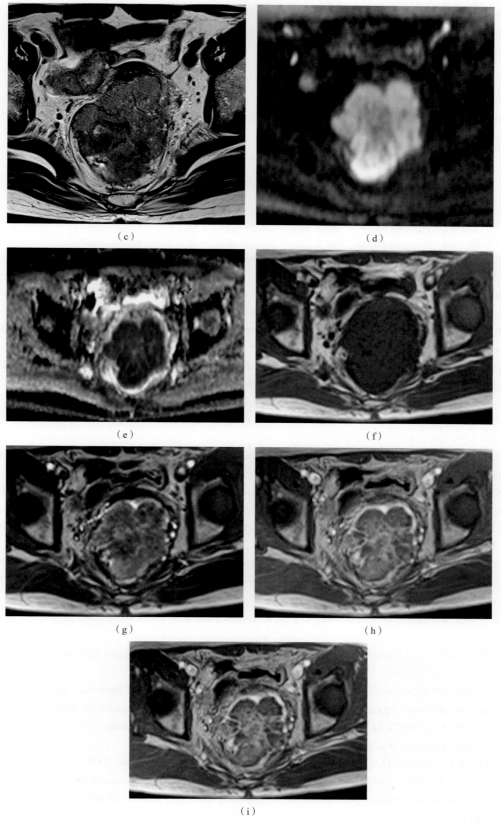

图 3-5-6 （续）

核糖核酸测序方法。在这方面发表的所有研究都没有根据肿瘤的分子表型对其进行分类，研究还应考虑结肠癌肿瘤的异质性。总之，微生物群在结肠癌中的作用越来越明显，可能代表了一种改善结肠癌患者治疗管理的新方法。

大多数结肠癌病例通过筛查是可以预防的。CT 结肠造影在一级和二级筛查环境中对重要息肉的检测都是准确的，在患者安全性方面具有优势，同时具有很高的经济效益。成像技术的改进，导致更低的辐射剂量和更低的成本，并且是解决结肠外病变发现的新技术，将有助于更广泛地实施 CT 结肠造影筛查。

参 考 文 献

[1] FEINGOLD D S. Biology and pathogenicity of microbial spheroplasts and l-forms [J]. N Engl J Med, 1969, 281 (21): 1159-1170.

[2] MARKOVA N D. L-form bacteria cohabitants in human blood: significance for health and diseases [J]. Discov Med, 2017, 23 (128): 305-313.

[3] MARKOVA N, SLAVCHEV G, MICHAILOVA L. Unique biological properties of *Mycobacterium* tuberculosis L-form variants: impact for survival under stress [J]. Int Microbiol, 2012, 15 (2): 61-68.

[4] MARKOVA N, SLAVCHEV G, MICHAILOVA L. Filterable forms and L-forms of *Mycobacterium bovis* BCG: impact for live vaccine features [J]. Hum Vaccin Immunother, 2012, 8 (6): 759-764.

[5] PONISOVSKIY M R. Driving mechanisms of passive and active transport across cellular membranes as the mechanisms of cell metabolism and development as well as the mechanisms of cellular distance reactions on hormonal expression and the immune response [J]. Crit Rev Eukaryot Gene Expr, 2011, 21 (3): 267-290.

[6] COSTERTON J W, STEWART P S, GREENBERG E P. Bacterial biofilms: a common cause of persistent infections [J]. Science, 1999, 284 (5418): 1318-1322.

[7] O'BYRNE K J, DALGLEISH A G. Chronic immune activation and inflammation as the cause of malignancy [J]. Br J Cancer, 2001, 85 (4): 473-483.

[8] ERRINGTON J, MICKIEWICZ K, KAWAI Y, et al. L-form bacteria, chronic diseases and the origins of life [J]. Philos Trans R Soc Lond B Biol Sci, 2016, 371 (1707): 1-8.

[9] DOMINGUE GJ SR, WOODY HB. Bacterial persistence and expression of disease [J]. Clin Microbiol Rev, 1997, 10 (2): 320-344.

[10] 于东红, 承泽农, 贾继辉, 等. 食管癌幽门螺杆菌 L 型感染与其血管形成的关系 [J]. 中华肿瘤杂志, 2003 (1): 56-59.

[11] 欧玉荣, 康敏, 周蕾, 等. 胃癌中幽门螺杆菌 L 型感染与 MIF、MMP9、VEGF 表达的关系 [J]. 南方医科大学学报, 2014, 34 (2): 180-187.

[12] SEKIROV I, RUSSELL S L, ANTUNES L C, et al. Gut microbiota in health and disease [J]. Physiol Rev, 2010, 90 (3): 859-904.

[13] TURNBAUGH P J, HAMADY M, YATSUNENKO T, et al. A core gut microbiome in obese and lean twins [J]. Nature, 2009, 457 (7228): 480-484.

[14] TLASKALOVÁ-HOGENOVÁ H, STEPÁNKOVÁ R, HUDCOVIC T, et al. Commensal bacteria (normal microflora), mucosal immunity and chronic inflammatory and autoimmune diseases [J]. Immunol Lett, 2004, 93 (2-3): 97-108.

[15] PETERSON D A, FRANK D N, PACE N R, et al. Metagenomic approaches for defining the pathogenesis of inflammatory bowel diseases [J]. Cell Host Microbe, 2008, 3 (6): 417-427.

[16] O'HARA A M, SHANAHAN F. The gut flora as a forgotten organ [J]. EMBO Rep, 2006, 7 (7): 688-693.

[17] UMESAKI Y, OKADA Y, MATSUMOTO S, et al. Segmented filamentous bacteria are indigenous intestinal bacteria that activate intraepithelial lymphocytes and induce MHC class Ⅱ molecules and fucosyl asialo GM1 glycolipids on the small intestinal epithelial cells in the ex-germ-free mouse [J]. Microbiol Immunol, 1995, 39 (8): 555-562.

[18] MOWAT A M, AGACE W W. Regional specialization within the intestinal immune system [J]. Nat Rev Immunol, 2014, 14 (10): 667-685.

［19］ LI Y H, KUNDU P, SEOW S W, et al. Gut microbiota accelerate tumor growth via c-Jun and STAT3 phosphorylation in APCMin/＋ mice [J]. Carcinogenesis, 2012, 33 (6): 1231-1238.

［20］ PICKARD K M, BREMNER A R, GORDON J N, et al. Microbial-gut interactions in health and disease [J]. Best Pract Res Clin Gastroenterol, 2004, 18 (2): 271-285.

［21］ STECHER B, HARDT W D. The role of microbiota in infectious disease [J]. Trends Microbiol, 2008, 16 (3): 107-114.

［22］ YANG J, YU J. The association of diet, gut microbiota and colorectal cancer: what we eat may imply what we get [J]. Protein Cell, 2018, 9 (5): 474-487.

［23］ KNUDSON A. Alfred Knudson and his two-hit hypothesis (interview by Ezzie Hutchinson) [J]. Lancet Oncol, 2001, 2 (10): 642-645.

［24］ COLLINS D, HOGAN A M, WINTER D C. Microbial and viral pathogens in colorectal cancer [J]. Lancet Oncol, 2011, 12 (5): 504-512.

［25］ PROCTOR L M. The human microbiome project in 2011 and beyond [J]. Cell Host Microbe, 2011, 10 (4): 287-291.

［26］ TJALSMA H, BOLEIJ A, MARCHESI J R, et al. A bacterial driver-passenger model for colorectal cancer: beyond the usual suspects [J]. Nat Rev Microbiol, 2012, 10 (8): 575-582.

［27］ COUTURIER-MAILLARD A, SECHER T, REHMAN A, et al. NOD2-mediated dysbiosis predisposes mice to transmissible colitis and colorectal cancer [J]. J Clin Invest, 2013, 123 (2): 700-711.

［28］ Human Microbiome Project Consortium. Structure, function and diversity of the healthy human microbiome [J]. Nature, 2012, 486 (7402): 207-214.

［29］ RAJAGOPALA S V, VASHEE S, OLDFIELD L M, et al. The human microbiome and cancer [J]. Cancer Prev Res (Phila), 2017, 10 (4): 226-234.

［30］ SANAPAREDDY N, LEGGE R M, JOVOV B, et al. Increased rectal microbial richness is associated with the presence of colorectal adenomas in humans [J]. ISME J, 2012, 6 (10): 1858-1868.

［31］ VILLÉGER R, LOPÈS A, VEZIANT J, et al. Microbial markers in colorectal cancer detection and/or prognosis [J]. World J Gastroenterol, 2018, 24 (22): 2327-2347.

［32］ WANG T T, CAI G X, QIU Y P, et al. Structural segregation of gut microbiota between colorectal cancer patients and healthy volunteers [J]. ISME J, 2012, 6 (2): 320-329.

［33］ GRAHN N, HMANI-AIFA M, FRANSÉN K, et al. Molecular identification of *Helicobacter* DNA present in human colorectal adenocarcinomas by 16S rDNA PCR amplification and pyrosequencing analysis [J]. J Med Microbiol, 2005, 54 (Pt 11): 1031-1035.

［34］ MIRZA N N, MCCLOUD J M, CHEETHAM M J. Clostridium septicum sepsis and colorectal cancer-a reminder [J]. World J Surg Oncol, 2009, 7: 73.

［35］ ATKIN W, WOOLDRAGE K, PARKIN D M, et al. Long term effects of once-only flexible sigmoidoscopy screening after 17 years of follow-up: the UK flexible sigmoidoscopy screening randomised controlled trial [J]. Lancet, 2017, 389 (10076): 1299-1311.

［36］ WOLF A M D, FONTHAM E T H, CHURCH T R, et al. Colorectal cancer screening for average-risk adults: 2018 guideline update from the American Cancer Society [J]. CA Cancer J Clin, 2018, 68 (4): 250-281.

［37］ SALI L, MASCALCHI M, FALCHINI M, et al. Reduced and full-preparation CT colonography, fecal immunochemical test, and colonoscopy for population screening of colorectal cancer: A randomized trial [J]. J Natl Cancer Inst, 2015, 108 (2): 319.

［38］ STOOP E M, DE HAAN M C, DE WIJKERSLOOTH T R, et al. Participation and yield of colonoscopy versus non-cathartic CT colonography in population-based screening for colorectal cancer: a randomised controlled trial [J]. Lancet Oncol, 2012, 13 (1): 55-64.

［39］ ZIJTA F M, BIPAT S, STOKER J. Magnetic resonance (MR) colonography in the detection of colorectal lesions: a systematic review of prospective studies [J]. Eur Radiol, 2010, 20 (5): 1031-1046.

［40］ GRASER A, MELZER A, LINDNER E, et al. Magnetic resonance colonography for the detection of colorectal neoplasia in asymptomatic adults [J]. Gastroenterology, 2013, 144 (4): 743-750.

（廖美焱　钟飞扬　任美吉）

第四章 病毒感染炎症相关肿瘤

第一节 病毒感染与肿瘤的关系

一、病毒概述

约在 19 世纪末，有学者发现将经烟草花叶病毒感染植物的汁液经细菌滤过器滤过后仍然具有传染性，并且该滤过液在无细胞培养基中无法繁殖[1]。此项研究致使一种新的可滤过的传染性病原体——病毒被人们所发现。病毒指的是那些在化学组成和增殖方式上独具特点，只能在宿主细胞内进行复制的微生物或遗传单位。其特点主要包括五个方面：①形体微小，缺乏细胞结构；②只含一种核酸，DNA 或 RNA；③依靠自身的核酸进行复制；④缺乏完整的酶和能量系统；⑤严格的细胞内寄生。

病毒一般由基因组（DNA 或 RNA）和外壳蛋白构成[2]，有些病毒粒子具有包膜，有些无包膜，无包膜的病毒粒子也成为裸露病毒粒子。部分病毒仅含小分子量 RNA，而不含外壳蛋白，被称为类病毒（viroid），即裸露的 RNA 分子。有学者发现有的植物病毒除了含有基因组 RNA 外，还含有类病毒样 RNA 分子，即拟病毒（virusoid）。绵羊瘙痒病是由分子量 27～30 kDa 的传染性蛋白质颗粒引起，称为朊病毒（prion），而由于没有核酸，类病毒和朊病毒被统称为亚病毒。

二、肿瘤发生机制与病毒致瘤方式

（一）肿瘤发生机制

肿瘤是指动物体内由一些异常生长，不受一般细胞增殖调控而形成的赘生物。肿瘤的发生与遗传、环境及病原因子等因素息息相关。遗传性肿瘤一般是由基因组改变或基因异常所致；环境因素主要包括电离辐射、空气污染、土壤、水及食物污染等。肿瘤的发生有一部分是由正常细胞内基因组的结构和功能改变所致，因此肿瘤发生机制与基因改变和异常有着密切的关系[3]。

1. 基因突变

一些关键性基因，如原癌基因和抑癌基因的突变可引发癌症。例如，抑癌基因 *p53* 的基因产物可调控细胞分裂周期，*p53* 突变可造成细胞分裂失控。

2. DNA 损伤

主要包括碱基损伤及染色体断裂等，DNA 损伤可能会导致细胞分裂时的 DNA 突变，而某一部位 DNA 是否最终发生突变，主要取决于损伤部位 DNA 突变能否被 DNA 修复酶及时修复。

3. 细胞分裂

细胞分裂是产生基因突变的重要原因。在细胞分裂时，损伤的 DNA 可引起点突变、缺失及移位，当一些其他的生物或化学因素导致细胞分裂加快时，尤其是 DNA 损伤及细胞分裂次数同时增高时，致癌概率也将进一步大幅升高。

4. 细胞分化过程中的关卡

细胞分化过程中的关卡可以阻止 DNA 损伤过多的细胞分裂及分化，并激活 DNA 修复功能，从而抑制突变基因的产生。$p53$ 基因产物控制着细胞从 G_1 期进入 S 期的关卡，同时影响着 DNA 复制以及 DNA 损伤的修复蛋白 RPA。当 DNA 受到损伤时，RPA 将连接至单链 DNA 上并促进 $p53$ 基因产物的释放，阻断关卡以阻止 DNA 损伤细胞的分化以及基因突变的发生。

5. 体内防卫系统

体内的防卫系统可在 DNA 受到损伤时自动诱导激活，抑制造成 DNA 损伤的亲电化学物质的浓度升高。另外，诱导激活的 DNA 修复酶也可减少细胞中受损伤的 DNA 分子含量。

（二）病毒致瘤方式

病毒致瘤形成的方式主要可简单分为直接致瘤和间接致瘤两种。直接致瘤指的是病毒致瘤基因直接导致肿瘤细胞转化，如 HPV、人巨细胞病毒（human cytomegalovirus，HCMV）、EBV 及卡波西肉瘤相关疱疹病毒（Kaposi's sarcoma-associated herpesvirus，KSHV）等。其主要表现为：病毒致瘤基因存在于每一个肿瘤细胞中，并且至少发生一次基因复制，以维持转化后肿瘤细胞表型[4]。而间接致瘤指的是通过慢性感染和炎症积累，最终引起宿主细胞的癌变。例如，病毒的基因打靶策略（hit-and-run）的主要表现是：随着肿瘤的逐渐成熟，病毒基因逐渐丢失。

还有一些其他的病毒，如乙型肝炎病毒（hepatitis B virus，HBV）、丙型肝炎病毒（hepatitis C virus，HCV）及人 T 细胞白血病病毒（human T-cell leukemia virus，HTLV），以上两种方式几乎均不适用。慢性病毒 HBV 和 HCV 可引起肝细胞坏死和再生，从而导致肝硬化及肝细胞癌（hepatocellular carcinoma，HCC）[5]。在 HBV 相关肿瘤的所有肿瘤细胞中均可发现整合的 HBV（或 HCV）基因，但目前尚不明确持续性的 HBV 或者 HCV 基因表达对 HCC 细胞增殖是否是必需的。HTLV-1 能够直接导致肿瘤发生，即在急性 T 淋巴细胞白血病（acute lymphoblastic leukemia，ATLL）中的克隆性感染，然而它的致癌基因 v-tax 在成熟的白血病及淋巴瘤细胞中会出现缺失。此外，有研究表明这些病毒中的多种蛋白包括 HBV 的 HBX 蛋白、HCV 的 NS5 蛋白及 HLTV-1 的 TAX 蛋白，能够促使肿瘤转化[6]。但是，这些病毒的基因产物是维持癌前细胞及成熟细胞表型，还是仅通过长期感染及慢性炎症来诱发肿瘤发生，具体机制目前尚不明确。

三、病毒感染与相关肿瘤

（一）病毒与肿瘤关系的历史回顾

人们曾提出过许多关于肿瘤病因的假说，但一直到 20 世纪初才有学者开始发现病毒感染与肿瘤之间的关系。1911 年，劳斯（Rous）发现鸡的梭形细胞肉瘤滤过液能够诱发健康的鸡长出肉瘤，这种能够诱发禽类肉瘤的病原体被称为劳斯肉瘤病毒（Rous sarcoma virus，RSV）[7]。1936 年，比特（Bitter）发现某肿瘤高发品系小鼠的乳汁因子（乳腺癌病毒）能传播肿瘤[8]。随后，在 1962 年，特朗坦（Trentin）发现人腺病毒对感染后的实验动物有致瘤性[9]，人腺病毒是第一个被发现能诱发肿瘤的人类病毒。1965 年爱泼斯坦（Epstein）等成功的于电子显微镜下观察到 Burkitt 淋巴瘤细胞中存在一些疱疹病毒样颗粒[10]。维尔纳（Werner）进一步证明了这些病毒与其他已知的人疱疹病毒间存在生物性及抗原性差异，这种新发现的病毒被命名为 EBV（Epstein-Barr virus）[11]。在 20 世纪末，已经有大量研究证实多种不同的肿瘤病毒正是引起人类肿瘤的病原，并且诱发了世界范围内 15%～20% 的人类肿瘤。

（二）与病毒感染相关的人类肿瘤

暴露于传染性病原物 - 病毒中可导致人类肿瘤，肿瘤病毒来源于不同的病毒家族，有不同的种类，并且能够导致不同类型的恶性肿瘤[12]。

1. 单纯疱疹病毒感染及相关肿瘤

人单纯疱疹病毒（herpes simplex virus），Ⅰ、Ⅱ型（HSV-1、HSV-2）具有多种致瘤机制，如能引起染色体断裂、细胞突变、细胞 DNA 序列扩增、一些直接或间接参与细胞增生的宿主细胞蛋白表达等[13]。一直以来，HSV-1 和 HSV-2 被认为分别与口唇鳞状细胞癌及子宫颈癌有着密切联系。最早有学者发现患有宫颈癌及宫颈异常增生的年轻女性（≤21 岁）常伴有高的 HSV-2 抗体阳性率，显示 HSV-2 与宫颈癌间有密切联系，随后的实验室检查、组织病理学及统计学实验结果也证实了生殖系统的 HSV-2 感染在宫颈癌中的重要作用。除此之外，HSV-2 也在男性泌尿生殖系统肿瘤（如阴茎鳞状细胞癌）中发挥一些潜在作用。

HSV-1 及 HSV-2 具有诱变活性，其基因组可于宿主基因组中扩增，其基因产物可实现细胞的肿瘤转化。HSV-2 携带有自身的致癌基因，其编码蛋白 ICP10PK 具有典型的反转录病毒致癌作用特征，可传递细胞增殖的信号导致肿瘤的发生。

2. EBV 感染及相关肿瘤

EBV 感染人体后可使人体终生潜伏，全世界人类 EBV 感染率高达 90% 以上。EBV 在一定环境下使宿主细胞恶化而形成肿瘤。研究证明，EBV 与多种人类血液系统疾病密切相关，如传染性单核细胞增多症，EBV 相关的噬血细胞增多综合征、Burkitt 淋巴瘤等。EBV 具有嗜淋巴细胞和上皮细胞的特性，其对淋巴细胞和上皮细胞的隐性感染与 Burkitt 淋巴瘤、鼻咽癌的发生关系密切[12]。目前 Burkitt 淋巴瘤主要分成两个亚群：一类是地方性 Burkitt 淋巴瘤，几乎所有患者均可检出 EBV；另一类是非地方性 Burkitt 淋巴瘤，仅 20% 患者可检出 EBV。

EBV 转化的复合机制主要基中于两种基因产物：EBNA-2 和 LMP-1，它们能使 B 淋巴细胞永生化，EBNA-2 作为转录因子能激活几种细胞基因，包括致癌基因的转录，而 LMP-1 则能够过量表达 bcl2 致癌基因，由于 bcl2 可抑制细胞凋亡，从而导致癌症的发生。

3. HPV 感染及相关肿瘤

HPV 是一类在脊椎动物中广泛存在的病毒，可在人类中传播，与许多人类常见疾病有关，尤其是生殖道与口腔黏膜肿瘤。HPV 每年可导致约 60 万例新发肿瘤病例，以及约 85% 的肛管癌为 HPV 阳性。黏膜增生性病变如疣、瘤和癌均与 HPV 密切相关[14]。此外，有研究者对 HPV 与子宫颈癌关系进行了大量研究，发现在子宫颈癌和子宫颈上皮肉瘤样变Ⅰ、Ⅱ、Ⅲ级中存在 HPV-DNA。与此同时，大量研究证实，HPV 感染在其他一些肿瘤的发生发展过程中发挥了重要作用，主要包括喉乳头癌、其他头颈部鳞状细胞癌、食管癌及乳腺癌等。

HPV 相关恶性肿瘤的一个重要特征是两种癌蛋白 E6 及 E7 的持续性表达，可直接导致肿瘤的形成。E6 及 E7 的持续性表达对维持细胞的恶性表型至关重要，E6 和 E7 癌蛋白协同作用可使角质细胞永生化，并在转基因小鼠模型中导致肿瘤的发生。HPV 的典型特征是他们能在中层上皮的终末细胞中复制，并通过 E6 及 E7 癌蛋白导致这些细胞周期循环的失调以及促进凋亡反应，直至最终导致癌症的发生。

4. HBV、HCV 感染及相关肿瘤

HBV 是乙型肝炎的病原体，HCV 是丙型肝炎的病原体。HCC 是我国最常见的恶性肿瘤之一[2]，

研究发现，HCC 与 HBV 及 HCV 感染关系密切。在我国，90% 以上 HCC 患者伴有 HBV 感染，持续 HBV 感染者发生 HCC 的比例比正常人高 100~200 倍，研究发现，有 10%~25% 的慢性乙型肝炎患者最终发展为 HCC。HBV 慢性感染会使患 HCC 风险率增加 100 倍，众多证据表明两者关系密切。

HBV 感染肝细胞后其 DNA 以两种形式存在于细胞内，包括游离的 DNA 和整合到宿主细胞染色体中的 DNA，前者见于急性期和某些慢性期感染，为病毒的复制中间体，后者见于慢性感染和原发性肝细胞癌。肝炎病毒感染可导致肝脏损伤及持续性的肝细胞增殖，而肝细胞增殖加速会使肝细胞增殖周期中的调控基因更容易突变，最后导致肝癌的发生。

5. 多瘤病毒（polyoma virus，PY）感染及相关肿瘤

PY 主要包括 SV40 病毒（simian virus 40，SV40）、BK 病毒及 JC 病毒（JC virus，JCV）。SV40 是能够诱导田鼠肿瘤和转化多种组织培养细胞的致肿瘤病毒。在人肿瘤中发现了类似 SV40 的序列直接显示了 SV40 与人癌症的相关性[15]。BKV 首次从肾移植受体患者的尿液中分离，JCV 最初在进行性多病灶脑白质病患者的脑中被发现。BKV 是移植相关肾疾病的主要病原，而 JCV 则与进行性多病灶脑白质病有着极为密切的联系，这是一种罕见的和免疫损伤结合的脱髓鞘疾病，主要好发于未治疗的 HIV-1 感染患者以及其他免疫抑制的患者，例如，接受单克隆抗体疗法的自身免疫性系统性红斑狼疮患者、类风湿性关节炎患者以及多发性硬化患者。

多瘤病毒多具有相似的基因构成，这些基因编码的蛋白主要包括病毒衣壳蛋白 VP1、VP2、VP3，以及大小不一的 T 抗原及 T 抗原蛋白。T 抗原是一种与多种组织亲和的 DNA 结合蛋白，在细胞转化表型出现之前，T 抗原可引起广泛严重的染色体损伤，这说明基因损伤在 SV40 诱导的转化和肿瘤产生中密切相关。

6. HTLV 感染及相关肿瘤

HTLV 属于反转录病毒科的 RNA 致瘤病毒亚科，研究表明，HTLV-1 的感染和 ATLL 及神经退行性疾病的发生有着密切关系[16]。血清学研究表明，在美国、加勒比等地区 T 细胞白血病 / 淋巴瘤血清中有 89% 抗 HTLV 抗体阳性。而日本 ATLL 患者抗 HTLV 抗体阳性率高达 100%。

HTLV-1 阳性的 T 白血病细胞系能持续高水平表达 IL-2 受体，抗 IL-2 受体抗体能阻止 HTLV-1 阳性者高水平表达 IL-2 受体的 T 细胞增生，提示 IL-2 的分泌能诱导 HTLV-1 阳性的 T 细胞增生。将 HTLV-1 的 TAT 基因导入人 T 细胞后，T 细胞可同时产生 IL-2 及其受体，并能继续进入增殖状态。

7. 人类免疫缺陷病毒（human immunodeficiency virus，HIV）感染及相关肿瘤

HIV 属于反转录病毒科，是引起获得性免疫缺陷综合征（acquired immune deficiency syndrome，AIDS）的病原。全球共有超过 3500 万例 HIV 感染者 / AIDS 患者。AIDS 患者免疫抑制的体质更易导致肿瘤的发生，常见的是非霍奇金淋巴瘤、卡波西肉瘤、宫颈癌和肛门生殖道癌。据报道，卡波西肉瘤和非霍奇金淋巴瘤的发生危险性随着 AIDS 发病时免疫功能不全程度的增加而增加。肛门生殖道肿瘤可能是 HIV 和 HPV 感染的结果。在 20 世纪 90 年代，美国疾病控制中心将卡波西肉瘤、特定类型的非霍奇金淋巴瘤以及宫颈癌统称为 AIDS 典型肿瘤（AIDS-defining cancers，ADCs）。而随着高效反转录病毒治疗（highly active antiretroviral therapy，HAART）的普及，HIV 患者的恶性肿瘤类型也发生了改变，当前 HIV 患者的非典型肿瘤包括肺癌、肝细胞癌及经典霍奇金淋巴瘤，在 HIV 患者中的发病率呈现出越来越高的趋势[17]。

HIV 病毒的致瘤机制主要包括细胞凋亡、细胞周期的调控，以及肿瘤癌基因对宿主细胞的转化。并且最近的研究显示肿瘤病毒所表达的几种 miRNA 是导致肿瘤的关键性调节因子。此外，有证据显示 HIV 可直接参与肿瘤的形成，HIV 的编码蛋白 -Tat 可直接激活病毒及细胞癌基因，通过影响细胞增殖诱导细胞肿瘤转化。

（三）病毒感染相关主要人类肿瘤及影像表现

1. 子宫颈癌及相关影像表现

子宫颈癌（cervical carcinoma）在女性生殖系统恶性肿瘤中居首位，同时也是女性生殖系统恶性肿瘤死亡的原因之一。近年来对病毒感染病因研究主要集中在 HPV、HSV-2 型、EBV 及 HIV。利用 DNA 同源分析技术发现 70 余种 HPV 类型，其中 30 余种与女性生殖道疾病有关。在子宫颈癌的致病因素中，EBV 也引起了重视，研究表明 EBV 和 HPV 在 61% 的浸润性宫颈癌中共存。有研究报道用 RT-PCR 技术在 74% 浸润性宫颈癌患者、48% 子宫颈上皮肉瘤样变及 37% 正常宫颈组织中检出 EBV 编码的 RNA 组织。而 HIV 阳性妇女更易发生 HPV 感染，HIV 阳性妇女宫颈癌发病率明显高于阴性妇女，肿瘤的发展速度也明显更快。

子宫颈癌在 CT 上显示为子宫颈不同程度增大，呈软组织肿块，可伴有宫旁软组织肿块或索条影。肿瘤向外生长可侵犯盆壁，显示软组织肿块侵犯闭孔内肌或梨状肌，可合并盆腔淋巴结增大，侵犯膀胱和直肠时则周围脂肪间隙消失，膀胱或直肠壁增厚。磁共振成像因能清晰显示宫颈癌的部位、大小及侵犯范围而成为最佳影像学检查方法[18]。宫颈癌在 MRI 中主要表现为内生或外生型的肿块，以邻近正常宫颈信号为参照，T_1WI 呈等信号，在 T_2WI 信号多高于子宫颈基质，但低于正常的子宫颈内膜，与宫颈基底间的低信号形成明显反差，对病变显示清楚。有时不能准确区分肿瘤与灶周水肿，可借助 DWI 鉴别，病灶与转移淋巴结在 DWI 上呈均匀或不均匀的高信号，ADC 图上呈低信号，而周围的正常静脉丛、水肿和炎症反应为略高或略低信号，有利于病灶的显示。子宫颈癌动态增强扫描可进一步提高肿瘤与子宫颈内膜及子宫颈基质的信号对比，对确定肿瘤侵犯范围及深度有重要的作用。肿瘤在增强早期多呈轻度强化，延迟期强化程度明显增加，但仍低于正常子宫颈基质的强化。淋巴结转移则表现为淋巴结肿大，直径＞1.0 cm 有临床意义，＞1.5 cm 可以肯定转移。宫颈癌在 ^{18}F-FDG PET/CT 上可显示为宫颈及远处转移灶出现 FDG 摄取异常。

2. 淋巴瘤及相关影像表现

与恶性淋巴瘤（lymphoma）关系比较密切的病毒有 EBV、HTLV 等。大量研究报道证明，大部分 Burkitt 淋巴瘤、伴有免疫缺陷的非霍奇金淋巴瘤、霍奇金淋巴瘤及部分不伴有免疫缺陷的淋巴瘤组织中存在 EBV-DNA 或基因产物。同时有研究表明一些地区 ATLL 患者中 HTLV 抗体阳性率可高达 89% 及以上。

恶性淋巴瘤是一组起源于淋巴结或其他淋巴组织的恶性肿瘤，可分为霍奇金淋巴瘤和非霍奇金淋巴瘤两大类。淋巴结肿大为淋巴瘤的主要影像学表现之一，主要包括颈部、腋窝淋巴结及腹股沟淋巴结等，CT 上常表现为淋巴结短径常超过 30 mm，大小不等、边界较清、密度均匀、呈轻 - 中度均匀强化，部分淋巴结融合呈块状[19-20]。而结外淋巴瘤可广泛累及多器官及组织包括胸部、腹部、骨骼与肌肉等，例如，消化道结外淋巴瘤可表现为胃肠道内软组织肿块，肠壁增厚及肠腔狭窄；肝脏结外淋巴瘤表现为肝脏内局灶性病变，密度较均匀，较少发生坏死；骨骼结外淋巴瘤则表现为溶骨性骨质破坏及明显软组织肿块。头颈部是淋巴瘤的第二大好发部位，可侵犯颈部各区淋巴结，淋巴瘤在 T_1WI 上呈等或稍高信号，T_2WI 呈高信号，DWI 上显示明显的扩散受限。淋巴瘤细胞密度大，胞核大且排列紧密，细胞内外间隙变小而导致 ADC 值降低。淋巴瘤在 ^{18}F-FDG PET/CT 上可显示为双侧腋窝、腹部及双侧腹股沟淋巴结等全身不同部位淋巴结葡萄糖代谢增高。

3. 肝细胞癌及相关影像表现

HCC 和宫颈癌在病毒感染相关肿瘤中占比约 80%，HCC 是当今世界上最常见的 5 种恶性肿瘤之一。在东南亚及中国，HCC 的发病率最高，其中，HBV 感染是最主要原因。肝癌患者中约有 95% 有 HBV 感染的血清学证据，10% 有 HCV 感染（其中部分为双重感染）[5]。

目前，原发性肝癌的影像学检查方法主要包括超声、CT 和 MRI，而 MRI 尤其是动态增强的特点的捕捉显得尤为重要。肝细胞癌的影像学表现主要包括肝实质软组织肿块、假包膜以及 CT、MRI 增强扫描表现出"快显快出"的特点[21]。肝癌在 CT 上表现为肝脏内圆形、类圆形或不规则低密度肿块，呈膨胀性生长，边缘有假包膜者表现为边缘清楚。肝细胞癌易侵犯门静脉、肝静脉及下腔静脉导致癌栓形成，在影像上表现为血管区域内充盈缺损及肝周围杂乱侧支循环。若侵犯胆道系统显示为胆管扩张，向周围侵犯可表现为肝门或腹主动脉旁淋巴结增大，也可向远处转移如肺、肾上腺、骨骼等器官。肝癌在 T_1WI 上表现为稍低或等信号，肿瘤出血或脂肪变性显示为高信号，40% 的肝癌可见假包膜显示，T_2WI 及 T_2WI 脂肪抑制序列则显示为高信号。目前，大部分学者认为 MRI 及 CT 多期增强扫描可较好显示肝癌患者强化特点，即肝动脉期明显强化，随时间延长，门脉期和（或）延迟期 MRI 呈低信号，CT 密度降低，充分显示了肝癌患者"快显快出"的强化特点。DWI 显示肿瘤组织及转移灶出现扩散明显受限，ADC 值降低。肝癌在 ^{18}F-FDG PET/CT 上可显示为肝脏内局灶性 FDG 摄取异常[22]。

4. 鼻咽癌及相关影像表现

鼻咽癌（nasopharyngeal carcinoma，NC）是我国高发恶性肿瘤之一，在中国，40～50 岁为鼻咽癌的高发年龄组，随后逐渐下降，青少年少见。在中国，鼻咽癌的男性年平均死亡率为 2.49/10 万，女性为 1.27/10 万。世界各地的 EBV 感染比较普遍，尤其是在一些鼻咽癌高发区，和鼻咽癌的发病率呈正相关[23]。

鼻咽癌影像表现主要包括边界不清的鼻咽顶后壁及两侧壁黏膜浸润性肿块、周围侵犯及明显骨质破坏。鼻咽癌 CT 表现为鼻咽部软组织肿块，瘤体大，边界清楚。肿瘤呈膨胀性生长，可沿着自然孔道与裂隙扩展，若压迫侵蚀周围骨质可导致骨质破坏。增强扫描肿块表现为明显强化。鼻咽癌原发灶及受累肌肉内瘤灶于 T_1WI 序列呈低信号，T_2WI 脂肪抑制序列呈高信号，增强扫描呈不均匀强化，DWI 呈高信号，ADC 图呈低信号。而受累斜坡内瘤灶 DWI 和 ADC 图显示瘤灶信号均高于周围正常骨髓。鼻咽癌在 ^{18}F-FDG PET/CT 多显示为鼻咽侧壁及咽隐窝肿块 ^{18}F-FDG 出现浓聚，与此同时受累淋巴结及远处转移病灶也可出现 FDG 的异常浓聚。

5. 喉乳头癌及相关影像表现

在 1982 年，最早有研究指出 HPV 感染与喉癌的发生有关，后来有学者发现喉癌的发生不仅与高危型 HPV-16 型有关，而且可能与低危型 HPV-6、HPV-11 有关[24]。喉乳头瘤发病率较高，占喉部良性肿瘤 22%～88%，其癌变率为 0.9%～28.0%。HPV 是一类嗜上皮细胞 DNA 病毒，可感染人的皮肤和黏膜引起增殖性病变。

MRI 检查能够清晰的显示各种软组织的信号以及喉癌的周围侵犯情况，较 CT 具有显著的优越性。喉癌依发生部位可分为声门上型、声门型及声门下型，在影像上主要表现为肿瘤部位软组织不规则增厚和肿块，常伴随喉腔变形及功能异常。CT 平扫肿块常表现为边界欠清，形态不整的等、高密度灶，如出现液化坏死则表现为低密度，周围常伴有水肿及软组织浸润，增强扫描后肿块呈现不同程度强化。T_1WI 上肿瘤表现为等或略低信号，T_2WI 为稍高信号，增强后可伴有不同程度强化。肿瘤可侵犯周围软组织及颈部淋巴结，表现为 T_1WI 低信号，T_2WI 中、高信号。DWI 显示喉癌肿块弥散明显受限，ADC 值降低。^{18}F-FDG PET/CT 可检出 T 分期较高的肿瘤的远处转移及淋巴结转移。喉癌在 ^{18}F-FDG PET/CT 上显示为喉部局限性结节状、块状或条块状放射性浓聚，病灶放射性浓聚程度高于周围正常组织。淋巴结及远处转移则表现为区域淋巴结或远处组织或器官内 ^{18}F-FDG 摄取高于周围正常组织。

参 考 文 献

［1］ PALESE P, SHAW M. Orthomyxoviridae: the viruses and their replication [M]. Field Virology, 2006.

［2］ 徐耀先, 周晓峰, 刘立德. 分子病毒学 [M]. 武汉: 湖北科学技术出版社, 1999.

［3］ 谢丽, 胡文静, 刘宝瑞. 肿瘤起源及未来肿瘤治疗 [J]. 中华肿瘤杂志, 2018, 40 (2): 81-84.

［4］ ZUR HAUSEN H. Oncogenic DNA viruses [J]. Oncogene, 2001, 20 (54): 7820-7823.

［5］ THOMAS D L, ASTEMBORSKI J, RAI R M, et al. The natural history of hepatitis C virus infection: host, viral, and environmental factors [J]. JAMA, 2000, 284 (4): 450-456.

［6］ VERMA S C, BORAH S, ROBERTSON E S. Latency-associated nuclear antigen of Kaposi's sarcoma-associated herpesvirus up-regulates transcription of human telomerase reverse transcriptase promoter through interaction with transcription factor Sp1 [J]. J Virol, 2004, 78 (19): 10348-10359.

［7］ CATTOIR L, VANKEERBERGHEN A, BOEL A, et al. Epidemiology of RSV and hMPV in Belgium: a 10-year follow-up [J]. Acta Clin Belg, 2019, 74 (4): 229-235.

［8］ POLANSKY H, SCHWAB H. How latent viruses cause breast cancer: an explanation based on the microcompetition model [J]. Bosn J Basic Med Sci, 2019, 19 (3): 221-226.

［9］ LYNCH J P, FISHBEIN M, ECHAVARRIA M. Adenovirus [J]. Semin Respir Crit Care Med, 2011, 32 (4): 494-511.

［10］ SALEH K, MICHOT J M, CAMARA-CLAYETTE V, et al. Burkitt and Burkitt-Like lymphomas: a systematic review [J]. Curr Oncol Rep, 2020, 22 (4): 33.

［11］ KANDA T, YAJIMA M, IKUTA K. Epstein-Barr virus strain variation and cancer [J]. Cancer Sci, 2019, 110 (4): 1132-1139.

［12］ 陈力, 刘敏, 何小庆, 等. 29 例艾滋病相关淋巴瘤临床特点及预后因素分析 [J]. 新发传染病电子杂志, 2018, 3 (3): 154-156.

［13］ ZHANG L, TATSUYA T, NISHIYAMA Y. Oncotarget strategies for herpes simplex virus-1 [J]. Curr Gene Ther, 2016, 16 (2): 130-143.

［14］ TANAKA T I, ALAWI F. Human papillomavirus and oropharyngeal cancer [J]. Dent Clin North Am, 2018, 62 (1): 111-120.

［15］ LOWE D B, SHEARER M H, JUMPER C A, et al. SV40 association with human malignancies and mechanisms of tumor immunity by large tumor antigen [J]. Cell Mol Life Sci, 2007, 64 (7-8): 803-814.

［16］ AKRAM N, IMRAN M, NOREEN M, et al. Oncogenic role of tumor viruses in humans [J]. Viral Immunol, 2017, 30 (1): 20-27.

［17］ 甘清鑫, 刘晋新. 艾滋病合并恶性肿瘤 [J]. 新发传染病电子杂志, 2016, 1 (1): 53-55.

［18］ DEVINE C, GARDNER C, SAGEBIEL T, et al. Magnetic resonance imaging in the diagnosis, staging, and surveillance of cervical carcinoma [J]. Semin Ultrasound CT MR, 2015, 36 (4): 361-368.

［19］ 宋树林, 曾自三, 张世迁, 等. 艾滋病颈部非霍奇金淋巴瘤 CT 表现 [J]. 新发传染病电子杂志, 2019, 4 (4): 209-211.

［20］ 卢亦波, 农恒荣. 艾滋病相关性肝脏淋巴瘤影像学研究新进展 [J]. 新发传染病电子杂志, 2017, 2 (1): 53-55.

［21］ RONOT M, PURCELL Y, VILGRAIN V. Hepatocellular carcinoma: current imaging modalities for diagnosis and prognosis [J]. Dig Dis Sci, 2019, 64 (4): 934-950.

［22］ 骆柘璜, 金爱芳, 彭瑛, 等. ^{18}F-FDG PET/CT 显像在单发结核结节与临床 I 期非小细胞肺癌鉴别诊断中的价值 [J]. 新发传染病电子杂志, 2018, 3 (3): 15-25.

［23］ 赖辉红, 马廉. EBV 相关恶性肿瘤研究进展 [J]. 中国小儿血液与肿瘤杂志, 2013, 18 (6): 245-249.

［24］ 刘丽华, 林鹏, 尹建忠. 喉癌影像诊断评估现状及进展 [J]. 国际医学放射学杂志, 2015, 38 (2): 118-121.

（占　杨　唐作华）

第二节　肿瘤病毒分类

一、肿瘤病毒概述

（一）肿瘤病毒的分类

肿瘤病毒根据核酸组织的类型主要可划分为 DNA 病毒及 RNA 病毒两类[1]，其中约 1/3 为 DNA 病毒，包括疱疹病毒、乳头瘤病毒、嗜肝病毒及多瘤病毒等，可引起多种肿瘤；约 2/3 为 RNA 病毒，主要包括 T 细胞白血病病毒及 C 型嗜肝病毒等，可引起淋巴瘤、白血病及部分小鼠乳腺癌等。其他相关病毒包括人免疫缺陷病毒，可引起非霍奇金淋巴瘤、卡波西肉瘤等，见表 4-2-1。

表 4-2-1　肿瘤病毒分类及主要相关肿瘤

分类	病毒类型	主要相关肿瘤
DNA 病毒		
疱疹病毒	HSV、HCMV、EBV、KSHV、HHV	Burkitt 淋巴瘤，鼻咽癌，霍奇金病，卡波西肉瘤
乳头瘤病毒	HPV	宫颈癌，上皮黏膜癌
嗜肝病毒	HBV	原发性肝癌
多瘤病毒	SV40、BKV、JCV	小鼠多部位多类型肿瘤
RNA 病毒		
反转录病毒	HTLV	成人 T 细胞白血病 / 淋巴瘤
黄病毒	HCV	原发性肝癌
其他		
反转录病毒	HIV	非霍奇金淋巴瘤，卡波西肉瘤，浸润性子宫颈癌

（二）肿瘤病毒的生物学特性

肿瘤病毒在动物界中以潜伏状态广泛存在，其传播途径包括直接接触、胎盘传播等。肿瘤病毒虽为常见的重要生物学病原，但单独作用并不能诱发肿瘤形成，需与其他环境、感染及宿主因素等共同相互作用[2]。肿瘤病毒的主要生物学特征可归纳为以下几个方面。

（1）有的肿瘤病毒能在同一动物体内引起多种肿瘤，有的病毒可使多种动物发生肿瘤。

（2）肿瘤病毒可使正常细胞转化为与肿瘤细胞特性相似的细胞，此过程被称为细胞转化。病毒的转化作用是受病毒基因组中某个或某些特定基因调控的，这些基因被称为病毒癌基因，细胞转化的发生并不一定需要完整的病毒核酸（病毒基因组），有时部分病毒核酸（某些基因）即可使正常细胞发生转化。

（3）肿瘤病毒在细胞内存在 3 种形式：①完整病毒粒子；②仅有病毒核酸，不能合成病毒外壳，需要其他辅助病毒提供外壳以产生完整病毒；③仅有病毒核酸与细胞整合，不能产生完整病毒。

（4）肿瘤病毒诱发的肿瘤，具有由肿瘤病毒基因决定的肿瘤特异性抗原，即同一病毒诱发的肿瘤具有共同的抗原性。

（5）一种病毒能否诱发肿瘤的产生取决于以下因素：①病毒的致瘤能力；②靶细胞的性质，如是否存在诱发因子；③非靶细胞的性质，例如动物对病毒或感染细胞免疫反应的能力[3]。

（三）肿瘤病毒的致癌作用特点

肿瘤病毒致瘤形成涉及多种复杂的正常细胞肿瘤转化机制[4]，主要包括病毒癌基因的产生、原癌基因的激活、细胞转化、细胞增殖周期的失调及抑癌基因的失活。

（1）病毒癌基因的产生：病毒癌基因的主要产物包括生长因子、生长因子受体、转录因子、信号转导蛋白以及细胞凋亡调节因子等[5]。病毒癌基因及其产物可靶向作用于人体蛋白及基因，在肿瘤的形成过程中起着至关重要的作用。

（2）细胞转化：肿瘤病毒可将其基因物质整合至宿主的染色体上以导致染色体突变、重排，并通过干扰有丝分裂信号通路及细胞周期来使细胞分裂失调，从而完成正常细胞的肿瘤转化。

（3）细胞增殖周期的失调：细胞周期可调控 DNA 的复制以及染色体分离，细胞周期蛋白、周期蛋白依赖性激酶（cyclin-dependent kinase，CDK）以及它们的抑制因子可对细胞周期进行调控，并且维持其自稳态。肿瘤病毒通过肿瘤病毒基因的整合、特异性细胞周期调控蛋白的失活以及使突变细胞停滞于细胞周期的合成阶段来诱导转录磷酸化及 DNA 复制，从而使感染细胞持续性大量增殖。

（4）抑癌基因失活：肿瘤病毒可通过对细胞生长增殖进行调节来阻止其肿瘤转化。病毒性癌蛋白可干扰抑癌基因的正常功能从而导致其细胞生长增殖失调以至最终发生肿瘤。例如，*p53* 基因在抑制及清除异常增殖细胞过程中发挥着重要作用，而 HBV 所编码的乙型肝炎病毒 X 抗原癌蛋白可使 *p53* 功能失调并且抑制 *p53* 介导的细胞凋亡。

二、DNA 肿瘤病毒

（一）DNA 肿瘤病毒概述

DNA 肿瘤病毒主要分属于疱疹病毒科、腺病毒科、乳多空病毒科，主要包括 EBV、卡波西肉瘤相关疱疹病毒（Kaposi's sarcoma-associated herpesvirus，KSHV）、HPV、HBV 及 SV40 病毒（simian vacuolating virus 40，SV40 virus）等。DNA 肿瘤病毒的共性在于病毒的致癌作用发生在病毒进入细胞后复制的早期阶段，相关的癌基因多整合至宿主细胞 DNA 上并持续表达，这使得病毒致癌蛋白能够在细胞内长期存在。

现有证据证实，疱疹病毒科及腺病毒科的部分成员可引起动物和人产生肿瘤，其中疱疹病毒科的 EBV 可诱发人形成鼻咽癌[6]，单纯疱疹病毒 2 型（herpes simplex virus，HSV-2）与人宫颈癌有关。与此同时人疱疹病毒 8 型（human herpes virus-8，HHV-8）即 KSHV 能通过感染骨髓树状细胞引起性质未明的单克隆丙球蛋白病（monoclonal gammopathy，MG）并能够使其发展为多发性骨髓瘤。乳头瘤病毒最开始在兔子上分离得到，它也是第一个在分子水平上进行了较详尽研究的 DNA 肿瘤病毒。嗜肝 DNA 病毒科是 1986 年国际病毒命名委员会划分的一个家族，大量证据证明，HBV 感染和肝细胞癌之间在流行学上有着密切关系。多瘤病毒是从小鼠身体中分离出来的，由于它能诱发小鼠产生多种肿瘤，故命名为多瘤病毒。

（二）DNA 病毒的分型

1. 疱疹病毒

疱疹病毒主要包括 α、β、γ 亚科[7]，其中 α 亚科包括 HSV-1、HSV-2，马疱疹病毒 Ⅰ、Ⅲ 型（equid herpes virus-1、equid herpes virus-3，EHV-1、EHV-3）及人水痘 - 带状疱疹病毒（human varicella-zoster virus，HVZV）等。β 亚科主要包括人疱疹病毒 V 型即人巨细胞病毒（human cytomegalovirus，HCMV）及鼠疱疹病毒 Ⅰ 型。属于 γ 疱疹病毒亚科的有：EBV、HHV-8、马立克病毒（Marek's disease virus，MDV）及松鼠猴疱疹病毒（squirrel herpes virus，SHV）等。

EBV 为体积较大的双链 DNA 病毒，是第一个被发现的肿瘤病毒。EBV 感染 B 淋巴细胞及上皮细胞可导致非霍奇金性淋巴瘤及 Burkitt 淋巴瘤等。其感染方式包括裂解感染及潜伏性感染，裂解感染可同时发生于 B 淋巴细胞及上皮细胞，而潜伏性感染仅发生于 B 细胞中。在裂解感染过程中，EBV 可表达出全部基因从而产生高滴度的病毒基因来杀死宿主细胞。在潜伏性感染过程中，EBV 仅表达出部分基因从而导致宿主细胞的肿瘤转化[6]。HCMV 基因组中有两个不同的转化区，用克隆的转化区转染细胞可使细胞发生转化。HHV-8 属 γ 疱疹病毒亚科，被认为是卡波西肉瘤的病原[8]，人类获得性免疫缺陷综合征（acquired immunodeficiency syndrome，AIDS）相关卡波西肉瘤为 HIV 相关型恶性疾患中最为常见的恶性肿瘤[9]。

2. 乳头瘤病毒

HPV 为无包膜环状双链 DNA 病毒，属于乳多空病毒科，目前已报道的 HPV 约 130 种，该病毒可感染黏膜上皮细胞导致宫颈癌[10]。HPV 感染是最常见的性传播疾病，据统计每年约有 50 万例由 HPV 感染导致的肿瘤病例，约 90% 的感染病例在感染时无明显症状，而于感染后 1～2 年逐渐出现感染相关表现。

根据 HPV 致瘤的危险性可将其划分为高危群及低危群。高危群包括 HPV-16 及 HPV-18 等，可导致宫颈癌的产生，其主要机制为 E6、E7 转化基因产物与抑癌基因结合形成复合物，促使基因功能失调。而低危群包括 HPV-6 及 HPV-11 等可感染肛门及生殖系统的黏膜从而导致上皮细胞增生。

3. 嗜肝 DNA 病毒

嗜肝 DNA 病毒科主要包括 HBV、土拨鼠肝炎病毒（woodchuck hepatitis virus，WHV）等，该科病毒粒子为球形，含小环状不完全双链 DNA 分子。HBV 具有高度传染性，当皮肤及黏膜破损处暴露于 HBV 感染的血液或其他体液时可被感染。HBV 可整合其 DNA 至宿主细胞 DNA 上导致其突变并且加速肝脏的炎症反应[11]。此外，HBV 编码抗原 HBx 可激活特异的细胞周期蛋白、周期蛋白依赖性通路、JAK/STAT 通路及丝裂原蛋白激酶（mitogen-activated protein kinases，MAPK）通路导致抑癌基因失活及肝脏肿瘤形成[12]。

4. 多瘤病毒

多瘤病毒（polyoma virus，PV）属于双链环状 DNA 病毒，能使离体细胞转化的多瘤病毒包括 SV40、BK 病毒（BK virus，BKV）及 JC 病毒（JC virus，JCV）。SV40 在体内和肿瘤结合，在体外利用病毒早期编码产物 T 抗原和 t 抗原蛋白对正常细胞进行转化[13]。T 抗原是一种分子量为 96 kDa 的多肽，具有变异能力，它能引起染色体结构畸变、非整倍体性和点突变[14]。t 抗原是在感染细胞中发现的 17～21 kDa 蛋白，它能抑制细胞磷酸化酶 2A（phosphorylase kinase 2A，PP2A）的活性，直接影响一些抑癌基因蛋白的磷酸化阶段促使它们失活，进而刺激 MAPK 诱导细胞持续性增殖。

5. 其他病毒

其他 DNA 肿瘤病毒包括腺病毒等[3]。腺病毒最早发现于儿童增殖腺组织，可寄生于人的腺体组织、扁桃体、肠系膜淋巴结等处，可分为 A、B、C、D 四组。腺病毒和其他小的 DNA 病毒一样进入宿主细胞后能有效复制其基因组，其编码产物 E1A 和 E1B 能攻击并调节宿主细胞产生特殊蛋白，同时也负责细胞转化。

三、RNA 肿瘤病毒

（一）RNA 肿瘤病毒概述

RNA 肿瘤病毒亚科是指一类可引起肿瘤的 RNA 病毒，与大多数 DNA 肿瘤病毒不同的一点是，RNA 肿瘤病毒通常为包括哺乳动物在内的脊柱动物肿瘤的病原[15]。RNA 肿瘤病毒属于反转录病毒科，该科包含 RNA 肿瘤病毒亚科、慢病毒亚科和泡沫病毒亚科三个亚科。RNA 肿瘤病毒常具有相似的结构特征、复制方式和致瘤机制。

RNA 肿瘤病毒的主要组分包括脂质包膜、核衣壳及病毒核心。脂质包膜上存在外膜糖蛋白及跨膜糖蛋白突起，包膜内表面含有基质蛋白。病毒核衣壳则是由衣壳蛋白构成的二十面体对称结构。病毒核心由核酸组织、核酸结合蛋白、反转录酶等共同构成，核酸组织多为单股 RNA 链，其分子量约为 12×10^6 Da[16]。

RNA 肿瘤病毒感染细胞主要包括以下途径：首先，病毒吸附至感染细胞的细胞受体及膜蛋白，穿过细胞膜并脱掉自身的蛋白膜，激活病毒颗粒内的酶功能。随后，在反转录酶的参与下，以 RNA 为模板合成双链环状 DNA，即前病毒。反转录病毒 RNA 的复制途径为病毒 RNA-DNA- 前病毒 -RNA，前病毒合成的终产物为 RNA-DNA 杂交分子。在细胞 DNA 内存在的前病毒长期保存在细胞内，而已形成的病毒 RNA 由核内转移至胞质，并借助核蛋白体合成病毒蛋白。最后，借助病毒蛋白和病毒装置合成的病毒颗粒释放至细胞外完成有效感染。

（二）RNA 肿瘤病毒的分型

1. T 细胞白血病病毒

人 T 细胞白血病病毒（human T-cell leukemia virus，HTLV）为发现的第一个人反转录病毒，根据基因组及血清学反应可将其分为 HTLV-1 和 HTLV-2 两型。HLTV 是单链 RNA 病毒，最初从 T 淋巴细胞中分离而来。HTLV-1 可经输血、注射或性接触等途径传播，也可通过胎盘等垂直传播，病毒感染后通常无明显症状，HTLV-1 感染患者发展为 T 淋巴细胞白血病的概率为 1/20，表现为 $CD4^+T$ 细胞的急性或慢性的恶性增生。HTLV 为外源性病毒，与急性 T 淋巴细胞白血病（acute lymphoblastic leukemia，ATLL）及神经退行性疾病密切相关。

HTLV 包括 *gag*、*pol*、*env* 和 *tax* 等基因及两端长的末端重复序列。HTLV 的 Tax 蛋白及 HBz 干扰重要调节通路及细胞周期，促使宿主细胞增殖及肿瘤形成[17]。Tax 蛋白可靶向细胞毒性 T 淋巴细胞致使基因组不稳定并促进细胞增殖。此外，Tax 蛋白还可间接性作用于宿主细胞基因组以调节转录因子、激活 CDK 及 hTERT。HBz 可直接结合宿主基因组及促进肿瘤标志物和 hTERT 表达。

2. C 型肝炎病毒

丙型肝炎病毒（hepatitis C virus，HCV）为 RNA 单链病毒。此病毒隶属于黄病毒科，其基因组包含长度约 9600 nt 的 RNA 链，内含一个编码多聚蛋白的开放阅读框，可进一步经细胞及病毒酶处理后转化为 10 种蛋白质。约 25% 的 HCV 患者发展为肝硬化及其他肝脏并发症，约 20% 的患者会进入肝细胞癌（hepatocellular carcinoma，HCC）阶段。HCV 的传播途径主要包括血液传播、器官移植及未消毒注射。

HCV 感染可刺激细胞持续生长并且使端粒酶表达增加，从而导致细胞永生化。HCV 可干扰早幼粒细胞白血病抑癌蛋白的正常功能，抑制 DNA 甲基转移酶的功能进而使抑癌基因失效导致肝细胞癌的发生[18]。此外，HCV 无结构蛋白 NS5A 和 N53 可通过改变宿主细胞表达及促进肝脏细胞增殖直接诱导肝细胞癌。

3. RNA 肿瘤病毒的形态结构分型

RNA 肿瘤病毒根据其形态结构的变化可被划分为 RNA 肿瘤病毒 A、B、C 及 D 型[16]。

（1）A 型病毒颗粒为 B 群及 D 群病毒颗粒的前体形式，多表现为位于胞质内的环状或圈状结构，直径为 60～90 nm。由于该型病毒颗粒未经细胞膜出芽，因此无脂质包膜同时缺乏感染性。

（2）B 型病毒颗粒，即小鼠乳腺肿瘤病毒（murine mammary tumor virus，MMTV）通过质膜出芽获得包膜，直径为 100～130 nm，尽管其大小与 C 型病毒颗粒相似，但其核酸核心多不位于中央而位于一边。

（3）C 型颗粒：各型肿瘤 RNA 病毒的病毒颗粒结构有所不同，动物白血病病毒及肉瘤病毒可于电子显微镜下观察到直径约 100 nm 的病毒颗粒，称为 C 型病毒颗粒。C 型颗粒中央存在直径约为 40 nm 的球形病毒核心，主要组分为 RNA。

（4）D 型颗粒可见于 Mason-Pfizer 猴病毒，与 B 型颗粒相似含有偏心的病毒核心，但其包膜突起较 B 型颗粒短。

四、HIV

HIV 属于反转录病毒科，包括 HIV-Ⅰ和 HIV-Ⅱ两型，它们是诱发产生 AIDS 的重要病因[19]。HIV 常被认为不属于肿瘤病毒类别，原因是其致使肿瘤形成的主要机制是免疫系统抑制促进了肿瘤病毒的激活。HIV 感染者患非霍奇金淋巴瘤的风险增加了 10～100 倍，患卡波西肉瘤的风险增加了 2000 倍。

HIV 主要攻击 $CD4^+T$ 淋巴细胞亚群，因为这些 T 淋巴细胞表面有 HIV 感染所需的糖蛋白受体 CD4，或称为 T4 抗原。HIV 感染可引起患者体内 T4 辅助性 T 淋巴细胞耗竭，导致免疫系统紊乱和免疫缺陷而产生 AIDS。HIV-Ⅰ感染淋巴细胞系后，Tat 蛋白高表达，进而引起卡波西肉瘤相关疱疹病毒的激活。Tat 蛋白可逃离 HIV-Ⅰ感染细胞，与未感染细胞结合，增强内皮细胞体外迁移、侵袭及体内血管生成[20]。此外，HIV-Ⅰ的 Tat 蛋白可改变宿主细胞的代偿体系，进一步导致基因突变及细胞的肿瘤转化。

参 考 文 献

［1］ PILLAY D. Principles of virology [J]. The Lancet Infectious Diseases, 2009, 9 (8): 471-472.
［2］ BOGOLYUBOVA A V. Human oncogenic viruses: old facts and new hypotheses [J]. Mol Biol (Mosk), 2019, 53 (5): 871-880.
［3］ 谢天恩, 胡志红. 普通病毒学 [M]. 北京: 科学出版社, 2002.
［4］ VOGT P K. Retroviral oncogenes: a historical primer [J]. Nat Rev Cancer, 2012, 12 (9): 639-648.
［5］ BHATT A P, REDINBO M R, BULTMAN S J. The role of the microbiome in cancer development and therapy [J]. CA Cancer J Clin, 2017, 67 (4): 326-344.
［6］ WU H C, LIN Y J, LEE J J, et al. Functional analysis of EBV in nasopharyngeal carcinoma cells [J]. Lab Invest, 2003, 83 (6): 797-812.
［7］ KAWAGUCHI Y. Molecular mechanisms of herpes simplex virus infection [J]. Seikagaku, 2012, 84 (5): 343-351.
［8］ FAKHARI F D, JEONG J H, KANAN Y, et al. The latency-associated nuclear antigen of Kaposi sarcoma-associated herpesvirus induces B cell hyperplasia and lymphoma [J]. J Clin Invest, 2006, 116 (3): 735-742.
［9］ 卢亦波, 施裕新, 刘晋新, 等. 艾滋病合并卡波西肉瘤多脏器组织侵犯的影像学分析 [J]. 新发传染病电子杂志, 2020, 5 (1): 8-15.
［10］ SCHWARTZ S M, DALING J R, SHERA K A, et al. Human papillomavirus and prognosis of invasive cervical cancer: a population-based study [J]. J Clin Oncol, 2001, 19 (7): 1906-1915.
［11］ ZHAO L H, LIU X, YAN H X, et al. Erratum: genomic and oncogenic preference of HBV integration in hepatocellular carcinoma [J]. Nat Commun, 2016, 7: 13591.
［12］ LEVRERO M, ZUCMAN-ROSSI J. Mechanisms of HBV-induced hepatocellular carcinoma [J]. J Hepatol, 2016, 64 (1 Suppl): S84-S101.
［13］ LOW J, HUMES H D, SZCZYPKA M, et al. BKV and SV40 infection of human kidney tubular epithelial cells in vitro [J]. Virology, 2004, 323 (2): 182-188.
［14］ RENART J. Simian virus 40 and protein transfer [J]. Methods Mol Biol, 2015, 1312: 13-16.
［15］ GAGLIA M M, MUNGER K. More than just oncogenes: mechanisms of tumorigenesis by human viruses [J]. Curr Opin Virol, 2018, 32: 48-59.

［16］徐耀先, 周晓峰, 刘立德. 分子病毒学 [M]. 武汉: 湖北科学技术出版社, 1999.

［17］GIAM C Z, SEMMES O J. HTLV-1 infection and adult T-cell leukemia/lymphoma-a tale of two proteins: tax and HBZ [J]. Viruses, 2016, 8 (6): 161.

［18］TORRES H A, SHIGLE T L, HAMMOUDI N, et al. The oncologic burden of hepatitis C virus infection: a clinical perspective [J]. CA Cancer J Clin, 2017, 67 (5): 411-431.

［19］GALLO R C, MONTAGNIER L. The discovery of HIV as the cause of AIDS [J]. N Engl J Med, 2003, 349 (24): 2283-2285.

［20］SPECTOR C, MELE A R, WIGDAHL B, et al. Genetic variation and function of the HIV-1 Tat protein [J]. Med Microbiol Immunol, 2019, 208 (2): 131-169.

（占　杨　唐作华）

第三节　病毒的致瘤机制

尽管人类肿瘤病毒具有不同的基因组、病理学和疾病流行率等, 然而, 它们有许多共同特征可以导致人类癌症。肿瘤病毒在人与人之间传播, 可形成持续数年而无明显症状的慢性感染; 同时, 在肿瘤发生过程中, 不同病毒的作用机制也各不相同, 但具有一定的共同的特征, 其中关键特征之一即具有感染却不杀死宿主细胞的能力。因此, 与其他引起人类疾病的病毒相比, 肿瘤病毒具有建立持续感染的倾向, 并能够逃避宿主的免疫反应, 以避免在此感染过程中被清除。例如, 有的病毒可以通过诱导产生某些细胞因子或蛋白从而下调免疫系统对感染细胞的杀伤能力, 或者刺激未感染细胞增殖, 因而具备导致肿瘤发生的潜能。

近年来, 许多可解释病毒导致肿瘤发生的机制被提出, 主要包括 4 种机制[1-5]: ①细胞转化 (cellular transformation) 学说, 这是病毒致瘤机制中最基础和最为广泛认可的理论, 即病毒感染细胞后, 其遗传物质可以整合到细胞染色体上, 引起细胞癌变。通过转化, 细胞的信号转导通路发生紊乱, 生长不受控制, 并最终形成肿瘤。病毒转化是一个独立发生的过程。单个病毒颗粒的感染会将全部或部分基因组整合到转化细胞内, 足以引起易感细胞的转化, 这些一般都存在特异病毒序列的持续表达。此外, 当特定的病毒基因表达后, 除某些反转录病毒外, 转化细胞不需要也不会产生感染性病毒颗粒, 只需要表达蛋白通过分子机制改变细胞的增殖特性来维持肿瘤生长。②病毒可以编码致癌的病毒蛋白, 使调节细胞生长和存活的宿主信号通路发生紊乱, 最终导致宿主细胞异常增殖。③病毒可以持续感染引起慢性炎症, 刺激免疫反应, 导致细胞死亡后再生, 如果感染没有清除导致该过程反复发生, 会促进致癌突变和导致肿瘤发生的表观遗传变化的累积。此外, 炎症和免疫反应导致活性氧和氮反应性物质的产生增加, 从而诱发突变, 促进细胞的致癌转化。④ "肇事逃逸" 机制, 即一些病毒可能有助于引发癌症的形成, 但不需要维持肿瘤的发展, 类似于非病毒致癌物。在此情况下, 病毒和病毒蛋白可能只在癌前病变中检测到, 但在肿瘤中检测不到。⑤宿主 DNA 损伤反应（DDR）, DDR 信号网络的主要组成部分受到刺激, 可诱导一系列磷酸化事件, 激活下游效应器（如 p53）, 在检查点阻止细胞周期进展。DNA 损伤识别和修复系统被破坏的细胞可以积累基因突变, 从而增强细胞的存活和增殖, 细胞数量失控最终会导致癌症。

一、病毒癌基因

癌基因（oncogene）是基因组内正常的基因, 在进化上高度保守, 其编码产物可以正调控细胞的增殖和生长。而存在于病毒中的致癌基因被称为病毒癌基因（v-onc）[5]。在正常情况下癌基因处于静止状态，与抑癌基因共同调控细胞的正常分裂分化。当人体免疫机能下降，又受到病毒感染时，病毒癌基因会以多种方式整合到宿主细胞染色体上，从而激活癌基因，使其表达明显增强，产生大量转化蛋白，使正常细胞转化为肿瘤细胞。基于病毒癌基因与细胞基因序列的相似性不同，将病毒癌基因分为两类：第一类病毒癌基因与细胞基因具有非常高的相似性，例如一些反转录病毒，这些病毒癌基因的序列实际上来源于原癌基因，并且单复制病毒癌基因可以使感染的细胞转化，并不需要病毒的持续作用，表明其功能一定超过了同源基因；第二类病毒癌基因与细胞基因并无明显的相关性，但是这些基因某些编码产物在细胞蛋白中也存在。至于它们的起源尚需进一步研究。

二、致瘤病毒 DNA 的整合方式

被致瘤病毒转化的细胞核中通常保留了病毒 DNA，这些 DNA 序列是病毒基因组的全部或者部分序列，也有可能是在反转录病毒感染的细胞中合成的前病毒 DNA。病毒 DNA 的整合作用（virus DNA integration）指某些致瘤病毒感染细胞后，其遗传信息整合到宿主细胞的基因组中，并能够作为正常细胞的一部分随细胞的增殖由亲代垂直传递给子代[5]。反转录病毒的前病毒 DNA 的两个末端是特殊的长末端重复序列，含有较强的启动子或增强子原件。在病毒整合酶的作用下，如果前病毒 DNA 恰好整合到原癌基因内部，就会导致原癌基因的表达不受原启动子的正常调控，而成为病毒启动子或增强子的控制对象，导致该原癌基因过量表达，使细胞发生转化。值得注意的是，如果病毒癌基因本身就可以使感染细胞发生转化，那么其在细胞上的整合位点并不重要（前提是转录子未被感染细胞的惰性区域所屏蔽）。否则，病毒癌基因必须整合到细胞基因组的特定部位才能正常发挥作用。

病毒 DNA 在细胞中存在的第二种机制是以一种稳定的染色体外附加体（如质粒、M13 噬菌体等）而存在，附加体可以在感染细胞中伴随着细胞 DNA 的合成自主复制，使外源的病毒癌基因组得到同步扩增，并有秩序的将复制的病毒 DNA 分配到子代细胞，从而使每个细胞中病毒附加体的数目保持相对稳定。因此，为了持久改变细胞生长性状，除了需要病毒直接调控生长和增殖的编码基因，还需要病毒进行附加体复制的编码基因。

三、病毒蛋白的细胞转化功能

许多病毒可以通过编码的信号转导蛋白影响被感染细胞的生长和增殖，这一机制在 EBV 的潜伏膜蛋白 1（LMP1）中较为典型。LMP1 是 EBV 中唯一能够在体外转化细胞的 EBV 编码的基因产物，其在 EBV 介导的 B 淋巴细胞增殖和永生化中起非常重要作用，因而被公认为病毒基因组编码的具有促细胞癌变和转移作用的瘤蛋白。仅 C 末端细胞质域就可直接介导 LMP1 的信号转导，是其行使功能的主要区域。LMP1 在功能上模拟 CD40 受体介导的信号传导途径，不需要配体即可介导 JNK 信号活化，激活 NF-κB，抑制肿瘤坏死因子诱导的细胞毒性和细胞凋亡，LMP 的持续性信号传递可引起细胞性质及基因表达的改变，这些变化包括细胞黏附分子 CD11A、CD54、CD58 表达水平增加，表达更多的层粘连蛋白受体，诱导细胞聚集。在被感染的细胞中，转录激活因子 EBNA-2 蛋白协同 LMP1 激活 Noteh 基因，以确保 LMP1 产生。另一个病毒膜蛋白 2A（LMP2A）诱导 AKT 磷酸化并激活 PI3K-AKT 途径，提高 LMP1 稳定性。这有助于抗凋亡功能，防止清除受损细胞[6-7]。

人乳头瘤病毒高危亚型（HPV-16）编码的 E5、E6 和 E7 是致癌蛋白，E5 蛋白通常可以下调主要组织相容性复合体 I（major histocompatibility complex I，MHCI）类分子的表达；E6 通过连接酶 UBE3A 途径靶向降解 p53 蛋白，并且刺激端粒酶的表达，激活细胞 DNA 复制；E7 则通过降解 pRB

阻止细胞凋亡。这几种机制可使重要的抑癌基因失活，引起基底上皮细胞永生化，诱发癌症[8]。

嗜肝病毒的 DNA 片段可以插入到宿主基因组中，通过宿主细胞表达特殊的蛋白来导致肝癌的产生。普遍接受的观点认为，病毒对 HCC 涉及慢性感染患者肝脏中病毒编码的 X 抗原（HBxAg）的永久性高水平起到了关键的作用，HBx 使线粒体抗病毒信号失活，抑制了内源氧化应激介导的凋亡，同时还激活了 NF-κB 和其他通路，阻断了肿瘤坏死因子和 Fas 等由免疫介导的凋亡。人的肝癌形成和发展需要一个较为漫长的时期，在这个时期内，嗜肝病毒会通过 X 蛋白激活低氧诱导因子 1α（HIF1α）并促进血管内皮生长因子（VEGF）的转录，引起大量血管生成。近年来，URG4/URGCP 基因被发现在所有被检测的 HCC 细胞系中过度表达，尽管对 URG4/URGCP 的生物学活性及其在正常细胞和恶性细胞中的作用机制尚不完全清楚，但所有结果表明，URG4/URGCP 可能是一种潜在的致癌基因，参与了细胞的多步骤癌变、细胞周期调节和其他重要的生物学过程[9-12]。

反转录病毒 HTLV-1 的 Tax 蛋白是导致肿瘤的重要因素，它不仅可以通过活化人端粒酶反转录酶使细胞无限增殖，还可以激活 NF-κB、CREB 等途径，激活 IL-2Rα、IL-2、GM-CSF 等与细胞周期和凋亡相关基因的表达。此外 Tax 还会激活 CDK 促进细胞周期进入、修饰 p300/CBP 以抑制 p53 的表达。另一方面，Tax 虽然在 Tax 依赖阶段诱导 T 细胞多克隆增殖，但是在后面的 Tax 非依赖阶段中也是宿主 CTL 识别和杀伤感染细胞的靶标，因此 Tax 对于 HTLV-1 感染的细胞来说既是生存的有利条件，也是被灭活的不利因素。故 Tax 对于 HTLV-1 感染细胞的增殖具有关键作用。随着突变的不断积累，病毒可以通过沉默或缺失 Tax 基因以逃避免疫系统被清除，并通过 HTLV-1 HBZ 蛋白和 RNA 及宿主体细胞突变支撑，致使细胞永生化。这种癌前状态又进一步致使宿主体细胞变异，如 CDKN2A/p16INK4A 和 p53 肿瘤抑制基因的突变或缺失，并最终导致 T 细胞恶性变异[13]。

四、小结

既然肿瘤病毒在癌症发生过程中起到了关键作用，那么通过接种疫苗可以有效预防部分因病毒引发的癌症，如宫颈癌疫苗、乙肝疫苗等，尽管病毒疫苗在癌症预防领域效果显著，但对病毒诱导的癌症的治疗仍面临着巨大挑战，其根本原因是有限的动物模型、病毒及宿主癌发生基因的复杂性等。因此，在今后的研究中需要继续确定致瘤病毒的致癌机制，为抗肿瘤药物 / 疫苗的研发提供更多的理论基础。

参 考 文 献

［1］ 魏于全, 赫捷. 肿瘤学 (八年制) [M]. 2 版. 北京: 人民卫生出版社, 2015.

［2］ 吕攀攀. 病毒感染与肿瘤发生的研究进展 [J]. 国际检验医学杂志, 2017, 38 (22): 3153-3156.

［3］ 易盼盼, 黄燕, 范学工. 病毒感染与肿瘤发生的研究进展 [J]. 中国病毒杂志, 2015, 5 (1): 1-4.

［4］ 邵惠训. 病毒与人类肿瘤 [J]. 国外医学・病毒学分册, 2003, 10 (4): 104-108.

［5］ 刘德纯, 李宏军. 艾滋病与艾滋病病毒感染者 48 例临床影像与病理分析 [J]. 新发传染病电子杂志, 2019, 4 (3): 152-155, 159.

［6］ GAGLIA M M, MUNGER K. More than just oncogenes: mechanisms of tumorigenesis by human viruses [J]. Curr Opin Virol, 2018, 32: 48-59.

［7］ SAHA A, ROBERTSON E S. Mechanisms of B-cell oncogenesis induced by epstein-barr virus [J]. J Virol, 2019, 93 (13): e00238.

［8］ ESTÊVÃO D, COSTA N R, GIL DA COSTA R M, et al. Hallmarks of HPV carcinogenesis: the role of E6, E7 and E5 oncoproteins in cellular malignancy [J]. Biochim Biophys Acta Gene Regul Mech, 2019, 1862 (2): 153-162.

［9］ 付囡, 陈茂伟. 丙型肝炎病毒致癌机制及其防治研究进展 [J]. 医学综述, 2014, 20 (24): 4502-4504.

［10］ PIPAS J M. DNA tumor viruses and their contributions to molecular biology [J]. J Virol, 2019, 93 (9): e01524.

［11］ KRUMP N A, YOU J. Molecular mechanisms of viral oncogenesis in humans [J]. Nat Rev Microbiol, 2018, 16 (11): 684-698.

［12］ DODURGA Y, SEÇME M, LALE ŞATIROĞLU-TUFAN N. A novel oncogene URG4/URGCP and its role in cancer [J]. Gene, 2018, 668: 12-17.

［13］ 陈潇凡, 周瑞, 胡玉倩, 等. 病毒持续性感染诱导肿瘤发生的机制 [J]. 实验与检验医学, 2018, 36 (2): 133-137.

（于德新　蒋丰洋）

第四节　EBV 感染相关肿瘤

一、EBV 的致病作用及其相关肿瘤

（一）EBV 概述

EBV 属于 γ 亚科疱疹病毒，其基因结构为双链 DNA，在病毒颗粒中呈线性分子，基因组长 172 kb，是一种重要的肿瘤相关病毒。它是由爱泼斯坦（Epstein）和巴尔（Barr）等于 1964 年在 1 例非洲淋巴瘤患者体内发现，因此又称非洲淋巴细胞瘤病毒[1-2]。

人类是 EBV 唯一宿主，与 EBV 相关的肿瘤影响世界约 1% 的人口，中国既往 EBV 的感染率高达 90.0%。EBV 感染在四季均可发病，晚秋至初春较多，其感染遍布世界各地，多呈散发，可有小范围流行。在我国及亚洲等发展中国家，EBV 初次感染年龄以婴幼儿为主，发达国家则以青少年时期为主，EBV 初次感染的年龄及感染率在不同民族、不同社会阶层及不同家庭间也存在差异。

EBV 患者及 EBV 携带者为传染源，其唾液腺及唾液中存在大量病毒，可持续或间断排毒。EBV 的传播途径主要通过唾液和口腔黏膜的接触在人群中传播，也可经输血、性行为、器官移植途径传播。EBV 感染大多数为隐性感染或轻型发病，但也可在感染后病毒持续活动，甚至出现重症表现，或潜伏后病毒再次反复活化。

（二）EBV 的致癌作用

1. EBV 免疫逃逸

EBV 可逃避机体免疫攻击，长期潜伏于受感染细胞，在机体免疫力下降时再激活并增殖。主要通过以下方式进行免疫逃逸：①抑制固有免疫应答：通过抑制 Toll 样受体（Toll-like receptor，TLR）、核因子所激活的 B 细胞的 κ 轻链（nucler factor kappa B，NF-κB）等信号通路干扰细胞因子，降低机体固有免疫系统的抗病毒能力；②干扰细胞免疫应答：在细胞免疫中，主要组织相容性复合体（major histocompatilibity complex，MHC）Ⅰ类和Ⅱ类分子对抗原进行提呈，EBV 可通过多种途径抑制 MHC 对抗原的有效提呈，同时 EBV 的免疫表位可突变，使特异性细胞毒性 T 淋巴细胞无法识别，从而干扰 T 细胞介导的细胞免疫；③干扰细胞因子的作用：EBV 感染后机体可产生一系列细胞因子在细胞间传递信息，调控免疫反应，EBV 可以通过模拟相关配体、诱导相关蛋白、调节相关酶的活化等上调或下调相关细胞因子，以助其免疫逃逸；④潜伏期 EBV 基因表达下调：潜伏感染时 EBV 的基因表达受到限制甚至不表达，从而无法被机体免疫系统识别；⑤编码微小核糖核酸（microRNA，miRNA）：EBV 可以编码至少 40 种 miRNA，并将其以外泌体的形式分泌到细胞外，以保护 miRNA 不被 RNA 水解酶水解，维持其在靶细胞中的作用；miRNA 可刺激宿主 B 细胞扩增同时降低抗原滴度，维持 EBV 的潜伏感染状态；miRNA 可以抑制靶细胞的凋亡，促进宿主细胞的存活；同时

miRNA 可以保护 EBV 逃避免疫系统监视；⑥ EBER：EBV 编码产生的非编码 RNA-EBER 存在于潜伏期感染阶段的细胞中，EBER 可通过抑制 T 细胞活性、稳定 EBV 的 mRNA、诱导潜伏感染膜蛋白表达从而下调[3]。

2. EBV 靶向细胞

EBV 主要攻击淋巴细胞。它有两种感染形式：裂解感染和潜伏感染。裂解感染时，病毒表达大量的结构基因及调节基因，产生大量病毒颗粒，在宿主间传播。在原发性感染中，唾液中的 EBV 直接感染口咽部的天然 B 淋巴细胞（未活化 B 淋巴细胞），感染 EBV 的 B 淋巴细胞（简称 B 细胞）转化增殖为活化 B 细胞，最终被细胞毒性 T 细胞或自然杀伤细胞（NK 细胞）控制。在恢复期时，EBV 作为附加体形式（双链环形式）在记忆性 B 细胞中潜伏感染。EBV 在机体免疫功能低下或某些因素触发下再激活，导致潜伏感染的 EBV 裂解性增殖，大量病毒释放，持续存在不能清除。在少数情况下，EBV 可感染 T 细胞或 NK 细胞，导致持续活动性感染，引起 EBV 相关淋巴组织增殖性疾病[4]。

3. EBV 相关病毒蛋白的作用机制

大多数 EBV 感染均处于潜伏感染（也称为隐性感染）。在 EBV 潜伏期中，表达受限制的基因组使其在宿主细胞中无自主复制功能，只随着宿主细胞复制。这种潜伏感染机制可以稳定维持病毒低复制，且活动隐蔽，所以能逃避免疫监控。潜伏感染时，主要通过表达 9 种不同的病毒潜伏蛋白来逃避机体的免疫识别，包括 6 个核抗原（EBNA-1、EBNA-2、EBNA-3A、EBNA-3B、EBNA-3C 和 EBNA-LP）、3 个 LMP（LMP-1、LMP-2A、LMP-2B）、2 个小 RNA（EBER-1 和 EBER-2）及 BamH I-A 片段转录产物（BamHI-A rightward transcripts，BART）。基于基因组的表达模式，可分为 0、Ⅰ、Ⅱ、Ⅲ 4种类型的潜伏基因表达。类型 0 在记忆性 B 细胞中，仅表达 EBV 编码的小 RNAs（EBERs），常见于健康个体。在 EBV 相关疾病中则有 3 种病毒基因表达形式：类型 Ⅰ 除有 EBERs 表达外，EBNA-1 和 BART 均同时表达，通常与 EBV 阳性的伯基特淋巴瘤（Burkitt lymphoma，BL）有关；类型 Ⅱ 同时表达 EBNA-1、LMP-1、LMP-2、BARTs 和 EBERs，与 EBV 阳性霍奇金淋巴瘤（Hodgkins' lymphoma，HL）、外周 NK/T 细胞淋巴瘤和弥漫大 B 细胞淋巴瘤（diffuses large B-cell lymphoma，DLBCL）相关；类型 Ⅲ 表达全部 EBNA 和 LMP，与 EBV 阳性移植后淋巴增殖性疾病及 HI 病毒相关淋巴增殖性疾病相关。

EBV 感染所产生的病毒潜伏蛋白可以通过多个环节导致肿瘤的发生。

（1）膜蛋白 -1 的致瘤作用：膜蛋白 -1 可以通过抑制细胞分化凋亡、诱导细胞增殖、永生化和转化、介导肿瘤细胞的转移等致使肿瘤的发生。EBV-DNA 整合对细胞的癌变也有重要作用。

（2）EBNA-1 的致瘤作用：EBNA-1 通过与 EBV 基因组中特定 DNA 序列的相互作用，维持 EBV 基因稳定。EBNA-1 也是 EBV 潜伏期的关键蛋白，在 EBV 潜伏感染中有多重作用。EBV 潜伏感染的细胞中 EBNA-l 与 spl 蛋白形成复合物，从而上调 Sunrivin 的表达。Survivin 是一种抑制凋亡蛋白，其表达上调发挥抗凋亡作用，进而导致肿瘤的发生。

（3）LMP-1 的抗凋亡作用：研究表明 LMP-1 能上调抗凋亡基因 Bcl-2、Mcl-1 和 A20 的表达，从而抑制 *p53* 依赖的细胞凋亡。同时，LMP-1 对 EBV 诱导 B 细胞转化至关重要，其 C- 末端激活区域（cTAR）激活 3 个途径，包括核转录因子 NF-κB，p38/MAPK 和 c-jun、AP-1，其中 NF-κB 在 EBV 高复制细胞中有较高的核表达和磷酸化，表明 NF-κB 可能是癌症发生的重要因素之一。

（4）EBERs：EBERs 是非聚腺苷酸化和非蛋白编码的 RNA 分子，在所有 EBV 潜伏感染细胞中均高度表达。越来越多的研究表明，它可能参与抑制细胞凋亡、增加细胞增殖和诱导肿瘤形成过程。EBERs 从受 EBV 感染的细胞中释放，并通过来自 toll 样受体 3（toll-like receptor，TLR3）的信号诱导相邻细胞产生生物学变化[5]。

（三）EBV 相关肿瘤

EBV 感染相关肿瘤较多，根据 EBV 感染的潜伏模式分为 3 型：1 型感染表达 EBER 和 EBNA-l，如伯基特淋巴瘤；2 型感染除了表达 EBER 和 EBNA-l 外，还表达 LMPs，如鼻咽癌和霍奇金淋巴瘤；3 型感染表达 LMPs 和所有的 EBNAs，如移植后淋巴组织增生性疾病[2, 6]。

1. EBV 相关的淋巴瘤

与 EBV 相关的淋巴瘤主要包括 BL、HL、DLBCL、结外/结性 T 细胞淋巴瘤、NK 细胞淋巴瘤等。EBV 特异性抗体检测中衣壳抗原 IgA 抗体（VCA-IgA）和早期抗原 IgA 抗体（EA-IgA）常用于 EBV 相关性肿瘤的预后监测，阳性可提示机体处于持续 EBV 抗原刺激状态。而 EBV-DNA 载量检测虽然是 EBV 感染存在的直接证据，也可作为疾病活动与否的标志，用于治疗后疾病的监测和预后评估，但其不作为肿瘤确诊的标准。通过原位杂交试验检测肿瘤细胞中的 EBERs 能够确诊肿瘤细胞中存在 EBV，是明确肿瘤是否与 EBV 相关的金标准[2]。

（1）BL：BL 是最早证实与 EBV 感染相关的高度侵袭性 B 细胞源性恶性淋巴瘤。1958 年，伯基特（Burkitt）通过报道穆拉戈医院 38 例非洲儿童下巴"肉瘤"，首次描述 BL。男性多于女性，在我国多为儿童和青年人。好发于颌骨、颅面骨、腹腔器官和中枢神经系统，一般不累及外周淋巴结和脾。BL 可分为地方性伯基特淋巴瘤（endemic Burkitt lymphomas，eBL）、散发性伯基特淋巴瘤（sporadic Burkitt lymphomas，sBL）、以及 HIV 相关的 BL。其中 eBL 与 EBV 感染关系最为密切。90% 以上病例与 EBV 感染相关，是撒哈拉以南非洲儿童中最常见的肿瘤。而在 sBL 中，仅有 20% 患者的肿瘤组织中可以检测到 EBV。在艾滋病相关 BL 中 30%～40% 患者肿瘤组织中可以检测到 EBV[1]。

（2）HL：HL 是一种 B 细胞来源的恶性肿瘤。临床表现为淋巴结肿大或疼痛等，也可累及淋巴结外器官，少部分可出现发热、盗汗等。EBV 与 HL 的相关性早已被证实，尤其与经典型霍奇金淋巴瘤（classical Hodgkins' lymphoma，cHL）的组织学亚型密切相关，检出率为 20%～40%。在发达国家中，EBV 阳性的 HL 主要集中在儿童及老年人，尤其是 10 岁以下的儿童。我国儿童 HL 与 EBV 感染关系密切，EBV 阳性检出率为 72.2%。HL 的 EBV 阳性率与性别、年龄有关，男性患者高于女性患者，儿童和老年比青壮年高，可能与儿童及老年人免疫力低下、人体基因易感性有关。EBV 潜伏感染产生的病毒潜伏蛋白通过诱导并保持 EBV 感染 B 细胞活化增殖状态，导致 HL 的发生[7]。

（3）EBV 阳性 DLBCL：EBV 阳性 DLBCL 是 EBV 相关性 B 细胞淋巴瘤中较为常见的一种，且 EBV 感染是 DLBCL 的独立危险因素之一。此病少见于儿童及青少年，常见于 50 岁以上无免疫缺陷者。EBV 阳性 DLBCL 的完全缓解率与预后均比 EBV 阴性 DLBCL 患者差，发病机制可能与衰老过程中免疫系统的退化及衰老有关，从而对 EBV 的免疫性清除功能减弱。由于该病患者年龄较大，往往无法耐受高强度的化疗，因此除化疗外，针对 EBV 潜伏抗原的免疫疗法是治疗该疾病的可行性方法[8]。

（4）NK/T 细胞淋巴瘤：NK/T 细胞淋巴瘤占 NHL 的 5%～15%，与 B 细胞淋巴瘤相比预后更差。鼻腔或鼻咽部是该病最常见的发病部位，少数患者可见于皮肤、消化道、肾脏、睾丸。EBV 在 NK/T 细胞淋巴瘤中的阳性检出率可达 90% 以上，EBV-DNA 在 EBV 相关 NK/T 细胞淋巴瘤患者外周血中持续增高，定量检测可用于肿瘤负荷的评估，动态监测 EBV-DNA 可以评估患者治疗效果及治疗后微小残留病变。

2. EBV 相关鼻咽癌

鼻咽癌是头颈部一种多基因遗传的恶性肿瘤，在我国南方、非洲地中海地区及部分中东地区比较常见。鼻咽癌，尤其是未分化型的鼻咽癌发生发展与 EBV 的感染密切相关。EBV 在潜伏感染状态下表达编码的 LMP-1 能够引起细胞 DNA 损坏，抑制细胞 DNA 自身修复，诱导鼻咽癌细胞发生上皮和间质细胞转化，促进鼻咽癌细胞的侵袭与转移。研究发现，鼻咽癌高发区与 LMP-1 基因 Xho I 位点缺失突变存在相关性，EBV 编码的微小 RNA（EBV-encoded microRNA，EBV-miRNA）在鼻咽癌中也有高表达。有学者认为 EBV-miRNA 可以下调 LMP2A 的水平，从而使 EBV 感染的细胞逃避免疫监视，加速侵袭转移能力。

3. EBV 相关胃癌

1990 年伯克（Burke）首先报道 EBV 与胃癌相关。EBV 可通过唾液或饮食下行到胃。EBV 可直接感染胃黏膜上皮细胞，也可同胃黏膜上皮细胞 EBV 受体 CD21（CR2）结合。EBV 相关胃癌的病理学特点：EBV 相关胃癌和普通的胃癌一样以男性为主，EBV 相关胃癌男女比为 3∶1；但男性有伴随年龄增加而 EBV 阳性率降低的倾向[9]。

4. EBV 相关平滑肌肿瘤

EBV 相关平滑肌肿瘤是一种与免疫缺陷相关的罕见肿瘤，主要发生在人类免疫缺陷病患者、移植术后患者、先天性免疫缺陷患者。EBV 相关平滑肌肿瘤可能涉及不同的解剖部位，甚至是同一个患者的多个解剖部位。肿瘤内出现数量不等的淋巴细胞及原始圆形细胞是 EBV 相关平滑肌肿瘤的典型特征。肿块内可检测到 EBV 病毒仍是诊断的关键。组织病理学特征在细胞异型性、线粒体活性和坏死方面变化较大，而且这些特征和临床行为没有明显相关[10]。

二、EBV 相关恶性淋巴瘤

（一）EBV 相关恶性淋巴瘤分类

（1）HL：1987 年韦斯（Weiss）等首次报道在 HL 组织中检出 EBV-DNA，其检出率为 20%～50%。后来运用更敏感的 EBER 原位免疫杂交方法，在 RS 细胞内检测到 EBV 的存在，进一步证实 EBV 与 HL 之间的关系。

（2）EBV 阳性弥漫大 B 细胞淋巴瘤（DLBCL）：DLBCL 是最常见的成人非霍奇金淋巴瘤（NHL），其在组织形态、临床表现和预后等多方面具有很强异质性。其中 10% 左右的 DLBCL 患者与 EBV 感染相关，患者多为老年人，与 EBV 阴性的 DLBCL 患者相比预后更差[8]。

（3）BL：BL 是最早被证实与 EBV 感染相关的淋巴瘤。WHO 将 BL 分为地方性、散发性和免疫缺陷相关性三类。几乎所有地方性 BL 中均可发现 EBV 感染，且其分布与疟疾感染的分布具有一致性。

（4）结外鼻型 NK/T 细胞淋巴瘤（NK/TCL）：NK/TCL 的发生大多与 EBV 有关，EBV 的阳性率可达 95%。有研究发现循环血中 EBV-DNA 既可以作为肿瘤负荷的标志，也可指导早期 NK/TCL 的精确分期。

（5）侵袭性 NK 细胞白血病（ANKCL）：ANKCL 是一种与 EBV 感染密切相关的 NK 细胞恶性增殖性疾病，呈高度侵袭性的临床过程，病程短，病情进展极快，表现为多系统、多器官受累。

（6）血管原始免疫细胞性 T 细胞淋巴瘤（AITCL）：AITCL 是临床中较为罕见的侵袭性 T 细胞淋巴瘤，占 NHL 的 1%～2%。

（7）移植后淋巴增殖性疾病（PTCLD）：PTCLD 是在实体器官移植或造血干细胞移植后出现的潜在致命性疾病，而且绝大多数 PTCLD 与 EBV 感染相关[11]。

（二）EBV 相关恶性淋巴瘤免疫与病理机制

（1）HL：HL 患者中 EBV 的阳性率与组织分型有关，其中混合细胞型 EBV 阳性率达 72%～86%，而淋巴细胞为主型中 EBV 几乎均为阴性。另外，EBV 的感染与 HL 的年龄、性别、种族、地域均有一定关系。已经证实，HL 有两个发病高峰，儿童和老年人 HL 的发病率均较成年人高，这可能与儿童及老年人免疫系统发育不全和免疫功能低下有关。在 HL 中 EBV 的作用机制尚未完全明确。病毒潜伏蛋白（LPM-1、LPM-2A）均是重要的致病因素。LMP-l、LMP-2A 通过诱导并保持 EBV 感染的 B 细胞活化增殖状态致使 HL 的发生，尤其是 LMP-1 起非常重要的作用，可以传递信号和活化转录因子 NF-κB，进而调节细胞增殖和凋亡过程，促进细胞癌变和转移[12]。

（2）EBV 阳性弥漫大 B 细胞淋巴瘤（DLBCL）：在老年性 EBV 阳性 DLBCL 的发病机制中，免疫系统的老化起重要作用。随着年龄的增长，B 细胞的多样化降低，体内 B 细胞克隆性增殖，同时 T 细胞发生特异性修饰，包括辅助 / 诱导（CD4$^+$）及抑制 / 细胞毒性（CD8$^+$）细胞在内的总的 T 细胞数量减少，使机体处于高风险病毒感染状态，从而使其潜伏在 B 细胞中的 EBV 活化，相对于 EBV 阴性 DLBCL，EBV 阳性 DLBCL 中 NF-κB 和 JAK/STAT 等与 LMPl 相关的信号途径活性增强。EBV 可分别通过编码的蛋白 LMP-2A 和 LMP-1 模拟 BCR 和 CD40 信号级联，从而引发 NF-κB 反应，促进细胞癌变。

（3）BL：疟疾感染致地方性 BL 发生的可能机制：疟疾诱导 B 细胞多克隆增殖和 EBV 的激活，使潜伏感染的 B 细胞扩增，同时促使 *c-myc* 发生易位；疟疾感染时，EBV 特异性细胞毒性 T 细胞（EBV-CTL）免疫功能被破坏，致使 EBV 大量复制增殖，导致 BL 的发生[11]。免疫缺陷相关的 BL 常见于 HIV 感染人群，该病多表现为结外病变，并为 AIDS 的首发症状，有 30%～40% 的患者显示 EBV 阳性，而在散发性 BL 中仅有 5%～15% 与 EBV 感染相关。在大多数 EBV 阳性的 BL 中，EBNA-l、EBER 和 LMP-1 均呈高表达，其中 EBNA-1 与 EBV 基因组的复制和稳定性相关，为维持病毒潜伏感染所必需。由于 EBNA-1 结构中具有重复甘 - 丙氨酸序列，可阻止受染细胞与抗原加工相关转运物（TAP）转运蛋白结合，影响抗原呈递，进而抑制了细胞毒性 T 细胞（CTL）杀伤靶细胞，从而导致 BL。

（4）结外鼻型 NK/T 细胞淋巴瘤（NK/TCL）：Suzuki 等[13]研究也发现，NK/TCL 细胞淋巴瘤患者 EBV-DNA 检测阳性率达 90% 以上，通过定量检测患者血清中 EBV-DNA 发现，DNA 复制数高者临床分期较复制数低者差、预后差，提示血清 EBV-DNA 检测可作为判断 NK/TCL 细胞淋巴瘤预后的重要因素。在研究和治疗进展方面，LMP-1 是近期 NK/TCL 相关研究的重点，LMP-1 被认为是 EBV 致癌过程中的主要病毒致癌基因，然而其对本病的作用尚不确切。Sun 等[14]运用分子技术进一步对其展开研究，显示 LMP-1 过表达会诱导起始因子 4E（eIF4E）的表达，而阻断 eIF4E-shRN 则会显著减弱因 LMP-1 上调而引起的细胞增殖、侵袭、迁移，并最终使受染细胞凋亡。值得注意的是，该项研究同样表明 LMP-l 对 eIF4E 表达的影响由 NF-κB 途径介导。

（5）侵袭性 NK 细胞白血病（ANKCL）：ANKCL 发病原因尚不明确，已有研究显示 ANKCL 可能与反转录病毒感染等相关，与 EBV 感染高度相关，大多数患者可检测到 EBV。Ko 等[15]证实 EBV 阴性 ANKCL 患者的预后较 EBV 阳性的 ANKCL 患者好。日本学者的研究表明 NK 细胞肿瘤增殖和凋亡与 IL-2 和 IL-15 信号转导密切相关，IL-15 可以促进 NK 细胞增殖并通过 Bcl-XL 减少凋亡，直接转染 IL-15 基因到小鼠能够形成 NK 细胞肿瘤。

（6）血管原始免疫细胞性 T 细胞淋巴瘤（AITCL）：AITCL 是起源于外周 T 细胞的恶性侵袭性肿瘤，由具有 T 滤泡辅助（TFH）细胞表型的 AITCL 肿瘤细胞及包含 B 细胞的各种反应性细胞类型的肿瘤微环境（TME）组成，可在 TME 中发现 EBV 阳性 B 细胞。既往文献报道，50%～90%AITCL 病例增生的大 B 细胞 EBV 阳性，一般认为 EBV 感染继发于 AITCL 患者免疫功能低下。EBV 感染 B 细胞后，B 细胞通过主要组织相容性复合物Ⅱ类分子将其表面的 EBV 蛋白信号传递给 T 细胞，上调 CD28 配体表达，共刺激活化辅助 T 细胞，促使 CXCLl3 的分泌，CXCLl3 的表达反过来刺激 B 细胞的活化增生，形成一个免疫刺激循环[16]。

（7）移植后淋巴增殖性疾病（PTCLD）：PTCLD 大多属于 B 细胞肿瘤，移植后使用强效的免疫抑制剂会损害 EBV-CTL 反应，可致 EBV 初次感染或潜伏感染激活，并削弱机体对 B 细胞增殖的控制能力。EBV 引起 B 细胞异常增殖，使具有选择性增长优势的 B 细胞群快速增殖，从而引起 *Bcl-6* 基因突变等一系列遗传性状的改变，最终形成恶性肿瘤。

（三）EBV 相关恶性淋巴瘤临床病理表现

（1）HL：①淋巴结肿大：90% 的患者以淋巴结肿大就诊，大多数表现为颈部淋巴结肿大和纵隔淋巴结肿大。淋巴结肿大常呈无痛性、进行性肿大。饮酒后出现疼痛是淋巴瘤诊断相对特异的表现。②结外病变：晚期累及淋巴结外器官，可造成相应器官的解剖和功能障碍，引起多种多样的临床表现。③全症状：20%～30% 的患者表现为发热、盗汗、消瘦。发热可为低热，有时为间歇高热。此外可有瘙痒、乏力等。④不同组织学类型的临床表现，结节性淋巴细胞为主型（NLPHL），男性多见，男女之比为 3∶1。病变通常累及周围淋巴结，初诊时多为早期局限性病变，约 80% 的患者属Ⅰ、Ⅱ期，自然病程缓慢，预后好。治疗完全缓解率可达 90%，10 年生存率约 90%。但晚期（Ⅲ、Ⅳ期）患者预后差。经典型霍奇金淋巴瘤中，富于淋巴细胞型约占 6%，平均年龄较大，男性多见。临床特征介于结节性淋巴细胞为主型与经典型霍奇金淋巴瘤之间，常表现为早期局限性病变，预后较好，但生存率较 NLPHL 低；结节硬化型在发达国家最常见，多见年轻成人及青少年，女性略多。其常表现为纵隔及膈上其他部位淋巴结病变，预后较好；混合细胞型在欧美国家占 15%～30%，不同年龄均可发病。临床表现：腹腔淋巴结及脾病变常见，就诊时约半数患者已处晚期（Ⅲ、Ⅳ期），预后较差；淋巴细胞耗竭型少见，约 1%，多见于老年人及 HIV 感染者，常累及腹腔淋巴结、脾、肝和骨髓，常伴全身症状，病情进展迅速，预后差[17]。

（2）DLBCL：弥漫性大 B 细胞淋巴瘤是最常见的 B 细胞淋巴瘤。它是一组异质性疾病。老年性 EBV 阳性 DLBCL 是 DLBCL 的一个新亚型。其特点为年龄大于 50 岁，好发于结外部位，肿瘤由片状分布的大 B 细胞组成，预后差。EBV 阳性 DLBCL 好发于亚洲，发病率占 DLBCL 的 9%～20%，发病率随年龄增长而升高。西方国家少见，发病率小于 5%。超过半数病例发生于结外，常见部位为皮肤、肺、扁桃体和胃等部位，约 30% 患者病变局限于淋巴结。绝大多数病例发生于 50 岁以上老年患者。最近研究发现，EBV 阳性 DLBCL 也可发生于免疫功能正常的年轻人，发病率占 EBV 阳性 DLBCL 的 7%～41%[18]。

（3）BL：Burkitt 淋巴瘤的瘤细胞大小和形态一致，相互粘连，主要由小无裂细胞组成，可伴有少量免疫母细胞。瘤细胞胞界不清，胞质少，嗜双色性，甲基绿 - 派洛宁染色呈强阳性，核圆或卵圆形，核膜厚，染色质较粗，核仁明显，可贴近核膜，核有丝分裂象多见。特殊的是瘤细胞迅速死亡，被成熟的巨细胞吞噬，这些含有吞噬碎片和包涵体样颗粒的巨细胞淡染，均匀地散布于瘤细胞之间呈现所谓的"满天星"图像，是本病的组织学特点。免疫组化染色表明，瘤细胞相当于不成熟的 B 细胞，个别病例属前 B 细胞表型，瘤细胞表达全 B 抗原 CD20、CD19 及单克隆性 SIg，常为 λ 轻链，重链可为 μ、γ 或 α，也可表达 CALLA，部分病例还表达 TdT 抗原。

（4）NK/TCL：NK/TCL 结外鼻型 NK/T 细胞淋巴瘤在亚洲及南美洲发病率较高，西欧和北美地区少见。据不完全统计该肿瘤在所有淋巴瘤中所占的比率在不同的国家和地区有很大差异，如西方国家为 0.17%，中国香港为 13%，中国内地为 7%～15%。可以说该类肿瘤是亚洲地区的地方病之一，是中国最常见的淋巴结外非 B 细胞淋巴瘤。该肿瘤存在着高水平的 EBV 隐性感染已是不争的事实。至于 EBV 感染在该肿瘤的发生和发展中的地位和作用尚不明了。临床上患者的平均年龄和中位年龄均为 40 岁，男女性别比为（3～4）∶1，病程长短不一，从数月到数年不等，主要病变部位是中线面部的器官和组织，尤其是鼻腔并常累及鼻旁窦，其次是鼻咽口咽和腭部等。主要症状为持续性、进行性加重的鼻阻鼻出血和分泌物增多，常有奇异的臭味，以及鼻、面部红肿，病变若发生于口咽或腭部时，常有咽痛和吞咽困难等。主要体征为病变局部溃疡性新生物形成，溃疡表面常有干痂或脓痂覆盖，部分患者有局部骨质破坏，可表现为鼻中隔或硬腭穿孔、鼻梁塌陷等。该肿瘤扩散主要累及淋巴结外器官和组织，如胃肠道、皮肤、睾丸、脾脏和中枢神经系统等，部分病例也累及颈淋巴结，极少累及骨髓。部分病例可伴嗜血综合征。实验室检查缺乏特异性，可有外周血白细胞总数及中性粒细胞分类计数升高，红细胞沉降率加快。部分患者外周血 CD56 和 CD16 阳性细胞的数量都明显高于正常人。该肿瘤的预后与临床分期关系密切，与组织学表现的关系不确切。临床Ⅰ～Ⅱ期患者的 5 年生存率为 70%，临床Ⅲ～Ⅳ期为 17%～50%[19]。

（5）ANKCL：①临床表现：起病急，常呈暴发性，表现为不明原因高热、乏力、腹胀、黄疸、肝脾大、全身淋巴结肿大和多器官功能衰竭，易合并噬血细胞综合征。②血常规分类可见异常淋巴细胞增多、贫血及血小板减少，血清乳酸脱氢酶显著增高，可出现肝功能显著异常、凝血异常和铁蛋白显著增高等，外周血 EBV-DNA 增高。③骨髓检查：骨髓及外周血涂片中肿瘤细胞形态表现为成熟或不成熟的大颗粒淋巴细胞，胞质嗜碱，含有嗜天青颗粒。骨髓病理中肿瘤细胞呈弥漫性、片状或散在分布。④免疫表型：CD2$^+$/CD3$^-$/cCD3E$^+$/CD56$^+$/ 细胞毒分子$^+$，约半数患者 CD16$^+$，CD57 通常阴性。KIR 单体表型多提示克隆性改变，此外 ANKL 患者流式 Ki-67 多明显升高。

（6）AITCL：AITCL 占所有 NHL 的 1%～2%，占所有外周 T 细胞肿瘤的 15%～20%。患者多为老年人，平均年龄 64 岁。主要临床表现有发热、全身淋巴结大、肝脾大、贫血、皮肤瘙痒和多浆膜腔积液等。实验室检查可有多克隆高 γ 球蛋白血症、血清 LDH 水平升高、自身免疫性溶血性贫血、循环免疫复合物和自身抗体的存在等。约 90% 的患者就诊时已处于临床Ⅲ期或Ⅳ期。不同的患者，该肿瘤的临床过程、预后及对治疗的反应差异较大。

（7）PTCLD：PTLD 作为器官和细胞移植后发生的最严重的并发症之一，在 30 多年前已被认识，但是当时提出的有关问题至今仍不能完全回答。目前，认为 PTLD 并不是一个独立的疾病，而是包括多种疾病形式的综合征，尽管在发病机制上多数与 EBV 有关，但各种疾病形式之间存在不同的生物学和临床特征。在临床上多归于三种类型：①表现为感染性单核细胞增多症样的急性疾病，常在抗排异治疗后的 2～8 周发生，细胞和分子遗传学分析显示为多克隆 B 细胞增殖，即无细胞核型异常及 *IgH* 基因重排等恶性转化的证据，约占 PTL 病例的 55%。②临床表现与前者相似，也为多克隆 B 细胞增殖，但存在早期恶性转化的依据如克隆性细胞遗传学异常和（或）*IgH* 基因重排，约占 30%。③临床上常表现为结外的局部实体瘤病变，为单克隆 B 细胞增殖，伴恶性细胞遗传学异常和 *IgH* 基因重排，约占 15%。

（四）不同发病部位淋巴瘤的临床影像学表现

1. 颈部淋巴瘤

颈部恶性肿瘤较良性肿瘤多见，而恶性肿瘤中，淋巴瘤占 50%～60%，横纹肌肉瘤占 10%～5%。CT 平扫肿块密度与邻近肌肉组织密度相近，增强后轻度强化，较大的肿块可见中央坏死不强化区。NHL 常在早期就伴有淋巴结外组织器官的侵犯，颈部淋巴瘤结外侵犯部位多为腮腺、甲状腺、鼻咽部、口咽侧壁和咽旁间隙，主要以局灶性病变多见，平扫 CT 表现为均匀软组织密度肿块，边界比较清晰，呈分叶状，常与周围腭扁桃体、咽后淋巴结及颈动脉鞘内淋巴结融合成团。增强后肿块呈均匀轻度强化（图 4-4-1～图 4-4-4）。

2. 胸部淋巴瘤

胸部是淋巴瘤较常累及的部位，最常受累的是纵隔淋巴结，其次胸腺、胸膜、心包、胸壁和肺实质。实际上，淋巴瘤约占纵隔肿块的 70%，其中，HL 比 NHL 更多见。胸部淋巴瘤一般起病隐匿，早期常无症状，仅有淋巴结受累，中、晚期出现发热、贫血、消瘦及肝脾大等全身症状。若纵隔肿大淋

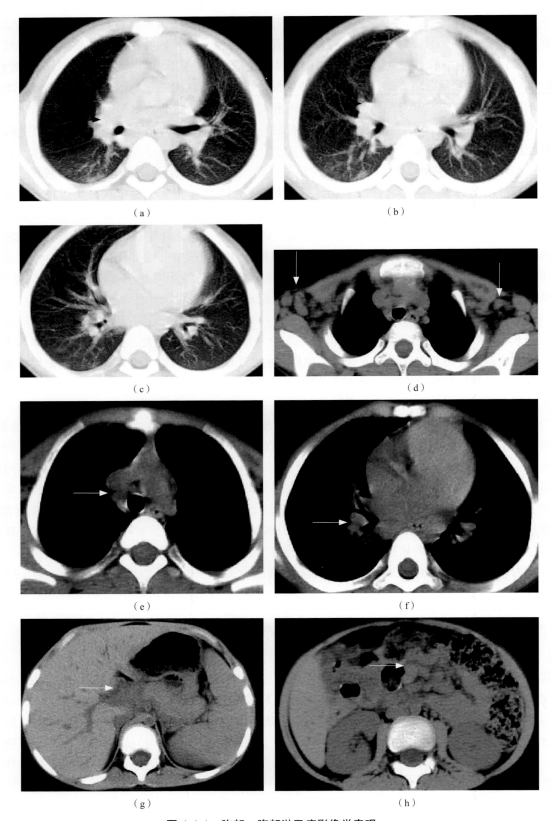

图 4-4-1　胸部、腹部淋巴瘤影像学表现

患者，女，5 岁，反复发热，体温 37.8～39.0℃，双侧颈部淋巴结肿大，伴四肢、背部多发皮疹，EBV（＋）。（a）～（h）CT 示两侧肺门、纵隔、腋下、腹腔多发淋巴结肿大影，界清，肝脾增大。

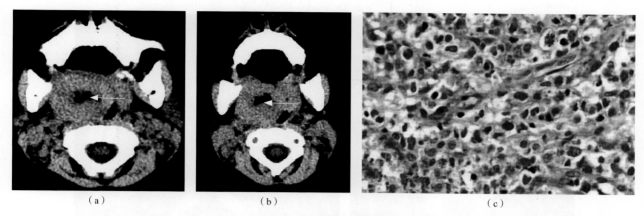

图 4-4-2 口咽部淋巴瘤

患者，男，2 岁，鼻部不适 3 天，无发热、触痛，血常规正常，EBV（＋）。（a）～（b）CT 示右侧口咽部软组织块影，中央可见较多气体密度影。（c）病理示大量淋巴样细胞弥漫浸润，细胞体积中等大，核深染，核圆形、卵圆形。

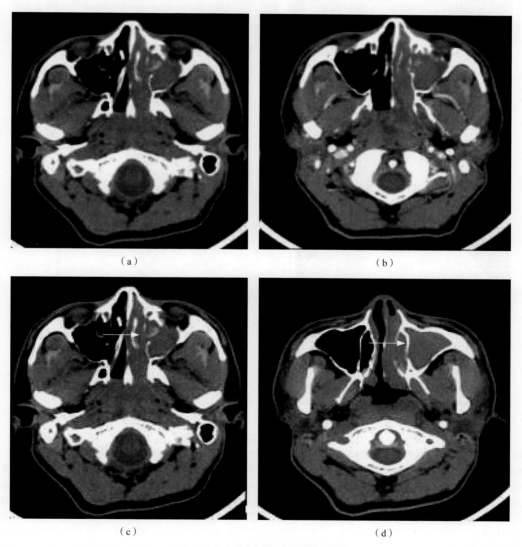

图 4-4-3 鼻咽、上颌窦淋巴瘤

患者，男，13 岁，左侧鼻塞伴头痛半月，EBV（＋）。（a）～（d）CT 示左侧鼻咽、上颌窦软组织块影，窦壁骨质破坏。

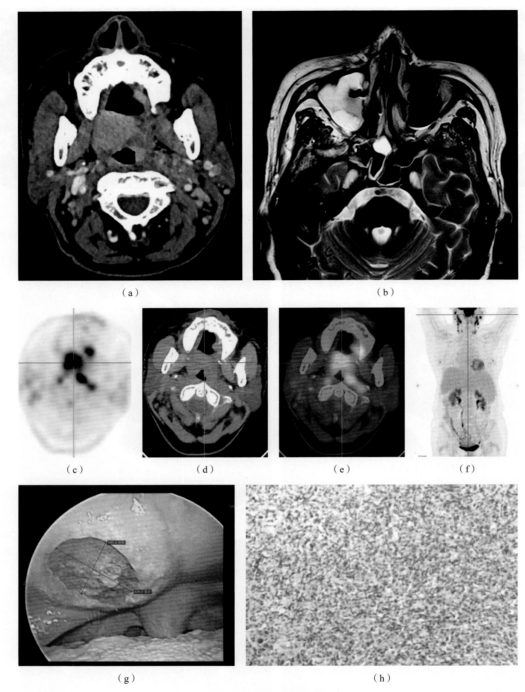

图 4-4-4　口咽部淋巴瘤

患者，女，65 岁，确诊为 EBV 相关弥漫大 B 细胞淋巴瘤（Ⅱ期 B 组，IPI3 分）2 年，9 个月前患者因口腔溃疡就诊，复查 PET、结合鼻咽部增强 CT、喉镜等结果，提示弥漫大 B 细胞淋巴瘤复发［本病例由树兰（杭州）医院提供］。（a）鼻咽部增强 CT 示右侧鼻咽腔变小，双侧咽隐窝变窄，左咽旁间隙狭窄及向前移位；（b）口咽部淋巴瘤伴上颌窦炎，鼻旁窦 MRI 增强示右侧上颌窦内不均匀 T$_2$WI 高信号填充；（c）～（f）口咽部淋巴瘤，PET/CT 示鼻咽部、口咽侧壁及软腭软组织增厚，放射性分布异常增高浓聚；（g）口咽部淋巴瘤，喉镜示口腔内双侧硬腭黏膜可见溃烂隆起，咽部黏膜充血，舌根淋巴滤泡增生。双侧鼓室积液，双侧鼻腔中鼻道可见息肉，鼻咽部左侧可见新生物隆起，表面光滑，双侧鼻底可见新生物隆起，与口腔内硬腭肿物对应；（h）口咽部淋巴瘤，鼻咽部活检病理示 EBV 阳性，淋巴组织增生性病变合并弥漫大 B 细胞淋巴瘤，非生发中心型（Non-Gcb）。免疫组化：KI67（40%＋），PAX-5（部分＋），Bcl-2（95%＋），CD20（部分＋），CD30（少许＋），CD79a（＋），EBER（＋），C-myc（＜20%＋）。

巴结压迫气管、食管、上腔静脉，则出现相应症状，如咳嗽、吞咽困难及上腔静脉阻塞综合征等。

（1）淋巴结肿大

约 70% HL 患者早期表现为胸内侵犯，其中 95% 患者可见前中纵隔淋巴结受侵。胸腺的浸润表现为弥漫性，常与肿大的淋巴结融合。HL 常为血管前、气管旁淋巴结肿大，且经常多组淋巴结同时肿大，淋巴结增大常以邻近蔓延的方式逐渐扩展，同时伴有锁骨上、颈部及腋下淋巴结肿大。仅在晚期出现结外器官侵及。而 NHL 患者中，增大的淋巴结分布缺乏规律性，可单组淋巴结受累，其部位可能是不对称的肺门淋巴结肿大、后纵隔、心膈角或膈上区。同时 NHL 呈非连续性或跳跃性蔓延扩展，常有多个不相关组的淋巴结同时增大，即所谓"跳站"现象。早期就有结外器官受累。CT 显示肿大的淋巴结常为软组织密度，增强后轻度强化，较大的淋巴结中央可见坏死区，增强后无强化（图 4-4-1）。肿大的淋巴结对邻近的大血管如肺动脉、主动脉及上腔静脉有包绕及浸润现象。淋巴结钙化常出现在放疗和化疗之后，治疗前的淋巴瘤极少钙化。治疗后淋巴瘤中心的坏死及囊变区域增大、增多。而囊变的淋巴瘤在治疗前少见[20]。

（2）胸膜、胸壁及心包受累：好发于 HL，淋巴瘤侵犯胸膜可出现胸膜不规则增厚，胸腔积液，多为少量或中等量积液，常为淋巴管、静脉或胸导管阻塞所致。胸壁受累常表现为软组织肿块及骨质破坏，好发于前胸壁，多为纵隔病变的直接蔓延，与纵隔病变相连，呈软组织密度，轻度强化，一般无低密度坏死区。临床上，皮肤呈质地较硬的红色，肿胀，有压痛，但无发热感。HL 患者出现胸膜及胸壁受累时，几乎均伴有纵隔淋巴结病变。骨质破坏可为溶骨性，可见骨质硬化，但多无骨膜反应。淋巴瘤侵犯心包时还可见心包膜不规则增厚及心包积液。

（3）肺实质受累：淋巴瘤的肺实质受累多见于 HL，多为继发性病变，由纵隔及肺门淋巴结病变的直接蔓延扩展，或是经过淋巴道或血行传播。肺内表现多种多样，可以是大片肺实变影、多发小叶结节状影或是肺间质受累如小叶间隔增厚等。

3. 腹部淋巴瘤

腹部淋巴瘤绝大多数为 NHL。主要累及腹膜后和肠系膜淋巴结，也可以累及胃肠道、肝、脾、肾等实质脏器。常出现腹部肿块、腹痛及受累脏器所引起的症状。有时淋巴瘤引起的急腹症类似急性阑尾炎。NHL 全身症状重，进展较快，发热、盗汗、贫血、乏力多见。HL 常以浅表淋巴结无痛性肿大就诊，颈部及锁骨上淋巴结是常见的好发部位。全身症状轻，进展缓慢[21]。

（1）腹膜后及肠系膜淋巴瘤：主要表现为腹膜后及肠系膜根部肿块影，肿块可沿着腹部大血管走行，也可表现为脊柱两侧对称的融合性肿块影，直径常大于 4 cm，呈圆形或椭圆形，有时呈分叶状，边界清楚，多数密度均匀为软组织密度。肿块增强后轻度至中度强化，多数为均匀强化，或伴有不均匀强化区。肿块可包绕、推移邻近主动脉，跨过脊柱蔓延到对侧。肿块在脊柱前浸润使主动脉抬高，形成"主动脉漂浮征"。增大融合的肠系膜淋巴结可包绕肠系膜上动静脉及其系膜脂肪形成"三明治"征。同时推挤邻近肠管，使邻近肠管伸长、扭曲，一般不引起肠梗阻。肿块推挤及包绕邻近肾脏及输尿管，可造成输尿管梗阻。需要注意的是原发于胃肠道淋巴瘤可导致肠系膜淋巴结及腹膜后淋巴结增大。

（2）胃肠道淋巴瘤：消化道最常见的恶性肿瘤。绝大多数为 B 细胞来源的 NHL。在整个消化道中，淋巴瘤最好发于远端回肠，其次是盲肠、阑尾及升结肠。累及胃及十二指肠者少见。小肠淋巴瘤占小肠原发性恶性肿瘤的首位。在 CT 检查中主要分为三型：①肠壁增厚型：表现为受累肠管的肠壁增厚，呈均匀或不均匀增厚，厚度为 10～37 mm，为多节段病变，可见结节状改变，呈软组织密度，增强后轻度强化，均匀或不均匀强化。肠管可轻度狭窄，无肠梗阻，受累肠管有一定的扩张度和柔软度。这与淋巴瘤很少引起纤维结缔组织增生有关。②动脉瘤样扩张型：表现为受累肠管明显扩张，扩张肠管由于肠壁增厚且肠道内有口服对比剂，形似"动脉瘤样扩张"。主要因为肿瘤浸润肠壁，引起壁内自主神经丛破坏，从而导致肌张力下降，出现肠管扩张。有时可见肠腔内宽大的气—液平面，此为小肠淋巴瘤特征性表现。③肠腔内肿块型：表现为突出于肠腔内的肿块影，相邻肠管肠壁增厚，肿块可使肠管轻度狭窄，易引起肠套叠、肠梗阻。胃肠道淋巴瘤除胃肠道管壁增厚、管腔扩张外，通常有肠系膜淋巴结增大，甚至可见腹膜后淋巴结肿大，因为胃肠道淋巴引流至肠系膜淋巴结，再引流至腹膜后淋巴结。因此，原发于胃肠道的淋巴瘤可导致肠系膜淋巴结和腹膜后淋巴结增大。

（3）脾淋巴瘤：在 HL 中，脾脏受累占 35%，而在 NHL 中，脾脏受累仅占 15%。脾淋巴瘤多表现为弥漫性脾脏增大，也可表现为单发或多发的局灶性病变。有时脾脏受累并不表现为增大。有时可见脾门处淋巴结增大。CT 上表现为脾弥漫性增大，密度稍低，或是单发或多发局灶性无增强的低密度病灶。

（4）出现肝脏受累：最常见的受累表现为弥漫性[22]。少见的是肝内结节性病灶。与脾脏淋巴瘤受累不同，肝脏增大是非特异性表现，大约有 50% 的肝弥漫性增大并没有淋巴瘤组织的浸润。而正常大小的肝脏内可能有广泛的淋巴瘤浸润。CT 表现与脾脏受累相似（图 4-4-1）。

（5）肾脏淋巴瘤：肾脏淋巴瘤绝大多数是继发性病变，只有 3% 的肾脏淋巴瘤为原发。肾脏受累往往是 NHL 的晚期表现。Burkitt 淋巴瘤经常容易累及肾脏，有双侧多发局灶结节状受累（60%～70%）、单发肿块型（10%～20%）、肾脏弥漫性浸润（5%～10%）三种受累方式。肾脏受累多数是经过血行播散，少数由周围肿大淋巴结直接浸润。CT 上受侵犯的病灶与肾实质相比均为低密度，轻度强化，较大病灶内可见坏死及出血区。

4. 性腺淋巴瘤

淋巴瘤侵及性腺较少见，主要为广泛播散的 NHL 可以累及睾丸及卵巢。卵巢淋巴瘤通常表现为来源于后腹膜的肿块包埋子宫及附件，CT 上呈低密度实性肿块侵及子宫，推挤盆腔脏器。睾丸淋巴瘤表现为睾丸弥漫性增大及腹膜后淋巴结增大。

5. 骨淋巴瘤

淋巴瘤可见侵犯骨髓和骨皮质，骨髓受累更常见于 NHL，而 HL 累及骨髓较少见。普通平片和 CT 对骨髓侵犯均不敏感，而 MRI 对骨髓淋巴瘤显示较准确。骨髓受累在 T_1 加权像上为低信号，在 T_2 加权像上为高信号。HL 骨骼受累通常是直接蔓延，胸骨和胸椎是最常见发病位置。与 NHL 不同的是 HL 的骨骼浸润通常表现为骨硬化型或骨硬化型中混有溶骨性。原发性骨皮质淋巴瘤几乎均为 NHL，而溶骨型占 75%。原发性骨淋巴瘤最常发生于四肢骨，股骨干骺端、肱骨、胫骨。而继发性病变通常发生在脊柱椎体上。

6. 鉴别诊断

EBV 相关恶性淋巴瘤并无特异性影像学特征，因其累及部位及浸润方式的不同而有多种影像表现[23]。但结合临床症状及体征，并从流行病学特征、发病年龄、发病部位、病程长短、病灶大小、病灶形态及并发症上进行分析，可大致做出定性诊断。

（1）颈部淋巴瘤：需要与感染性淋巴结炎及淋巴结结核相鉴别。影像学上很难鉴别，需要结合临床，淋巴瘤常为无痛性淋巴结肿大，而感染性病变常有发热及红肿、热、痛等症状。结核感染临床上出现低热、盗汗及 PPD 试验呈阳性反应，淋巴结结核常有斑点状钙化，增强后淋巴结结核可出现环形强化，中央为干酪性坏死不强化。而淋巴瘤一般为均匀轻度强化，即使出现不均匀强化也表现为均匀与不均匀强化混合存在，没有环形强化的特点。而最终确诊需要活检。但文献报道，活检漏诊率为 5%～10%，一次活检阴性，不能轻易排除淋巴瘤诊断，需行多次多部位活检，同时最好能手术切取整个肿大淋巴结进行活检，穿刺抽吸可能降低诊断的准确率。

（2）胸部淋巴瘤：通常发生于前中纵隔内，应与胸腺瘤、畸胎瘤、原发复合征及结节病进行鉴别。畸胎瘤病变内一般均有脂肪、液体、软组织、钙化或骨组织等特征性的混合成分，一般鉴别不难。肺门淋巴结结核多为单侧发病，结核性淋巴结肿大可环状强化，结内可见钙化，其大小常小于 4 cm，而淋巴瘤肿块较大。而且结核病一般均可见肺内病变。

（3）腹部淋巴瘤：由于侵犯部位不同，可有不同的影像表现。因此，不同部位淋巴瘤要与不同疾病进行鉴别，胃肠道淋巴瘤需与小肠克罗恩病、肠结核、传染性单核细胞增多症进行鉴别。小肠克罗恩病又称为节段性肠炎，病变肠管为间断性，受累肠管肠壁增厚但一般小于 4 mm，受累肠管通常狭窄、僵直，可出现肠瘘、肠粘连及肠梗阻。而淋巴瘤的肠壁增厚一般大于 5 mm，肠管一般呈轻度扩张或中度扩张，表现为"动脉瘤样扩张"，很少出现肠狭窄和肠梗阻。肠结核好发于回肠远段及回盲部，与肠道淋巴瘤好发部位相同。但无论浸润型还是增殖型肠结核均易造成肠狭窄。肠道造影检查出现"跳跃征"。邻近肠系膜肿大的淋巴结可出现钙化。传染性单核细胞增多症可有发热、浅表淋巴结肿大，肝脾大及皮疹，血清学检查及血涂片可进行鉴别。腹膜后淋巴瘤需与腹膜后神经母细胞瘤进行鉴别，两种肿块影均可包绕、推移腹部大血管，且可侵犯邻近椎体。神经母细胞瘤更多见钙化、坏死及囊变。尿中儿茶酚胺代谢物检查有助于鉴别。原发于肝、脾、肾等实质脏器和骨骼的淋巴瘤较少见，一般均为继发性改变。其影像学上的表现无特异性，但结合病史和临床表现并仔细寻找原发病灶有助于诊断。

三、EBV 感染相关鼻咽癌

（一）EBV 相关鼻咽癌概述

鼻咽癌是一种起源于鼻咽黏膜的上皮性肿瘤，常发生在咽隐窝（fossa of Rosenmüller）。尽管来源于类似细胞，但鼻咽癌与头颈部其他上皮性肿瘤是截然不同的。据 IARC 统计，2018 年有 12.9 万例新发鼻咽癌患者，占到当年所有癌症的 0.7%。然而，鼻咽癌的全球地理分布是极度失衡的，大于 70% 新发病例集中在东亚和东南亚（3.0/10 万 vs. 0.4/10 万）[24]。鼻咽癌在男性中更为常见，男女比例约为 2.5∶1[25]。有趣的是，根据大样本流行病学研究发现，中国南方的人群移民到非高发区后，鼻咽癌仍有很高的发病率，但移民的第二代发生鼻咽癌的概率有下降趋势。并且，这些高发地区的人群移民得越远，鼻咽癌的发生率也呈现下降的趋势。这些发现表明鼻咽癌的发生是遗传、种族、环境等多种因素综合作用的结果。

除了宿主的遗传外，EBV 感染可能是鼻咽癌最常见的致病因素之一，尤其是对于流行区占绝大多数的非角化型鼻咽癌的发病。根据 WHO 的分类，在病理上鼻咽癌被分为角化型鳞状细胞癌、非角化型鳞状细胞癌及基底样鳞状细胞癌三个亚型。其中，非角化型鼻咽癌根据分化程度又分为分化型和未分化型。角化型鳞状细胞癌在全球范围内鼻咽癌中占比小于 20%，尤其是在流行区相对罕见，如中国南方。相比之下，非角化型鼻咽癌在流行区占到绝大多数（>95%），且绝大多数与 EBV 病毒感染相关。

通过有效的人群筛查，发现早期鼻咽癌可显著改善治疗结局，尤其是在鼻咽癌高发区。尽管抗 EBV IgA 抗体血清学检查［如早期抗原（EA-IgA），抗 EBV 壳抗原（VCA-IgA），抗 EBV 核抗原 1（EBVNA1-IgA）］常被用来检测偶发性鼻咽癌，但其敏感性和特异性均偏低，限制了其在无症状人群中筛查鼻咽癌的广泛应用。但令人鼓舞的是，随着检测技术的改进，血浆 EBV-DNA 检测早期鼻咽癌的敏感性和特异性也不断提高，可用于检测早期鼻咽癌，从而提高患者的整体生存。最近，一项纳入超过 2 万例受试者的研究显示，基于血浆 EBV-DNA 检测鼻咽癌的敏感性和特异性达到了 97.1% 和 98.6%[26]。

（二）鼻咽癌的临床表现

鼻咽癌的临床表现与鼻咽癌原发灶侵犯范围和局部淋巴结转移情况有关。鼻咽癌可向前侵犯鼻腔、翼窝、上颌窦，向外可突破咽基底筋膜累及咽旁间隙、颞下窝间隙，向后向上可侵犯颅底、斜坡，甚至颅内结构。因此，根据受累的解剖结构呈现相应不同的临床症状，如非特异性的鼻出血、单侧的鼻塞、听力下降及脑神经麻痹相关的症状（第Ⅲ、Ⅴ、Ⅵ、Ⅻ脑神经最常受累）。颈部淋巴结转移是鼻咽癌常见的临床表现，大约3/4的鼻咽癌患者伴有颈部淋巴结转移，咽后区、颈部2区（颈深链上组）分别为最常见的淋巴结转移区域，跳跃性转移比较少见。

（三）鼻咽癌的肿瘤分期和预后预测

为了更好地指导治疗、判断预后以及加强国际学术交流，目前鼻咽癌的临床分期是基于 UICC/AJCC 的 TNM 分期系统。到 2016 年鼻咽癌的分期已经更新到第 8 版，详见表 4-4-1。值得一提的是，与第 7 版相比，第 8 版鼻咽癌的分期增加了 T_0 期，即无原发肿瘤存在证据，但包含 EBV 阳性的颈部淋巴结，也从侧面表明 EBV 在鼻咽癌发生发展中的重要作用。另外，在第 8 版分期系统的基础上加入治疗前血浆 EBV-DNA 水平将显著增加其预测预后的准确性。除了治疗前血浆 EBV-DNA 水平以外，鼻咽癌在诱导化疗后、放疗中以及治疗后的 EBV-DNA 水平的异常变化提示其预后不良。将来在传统基于解剖的 TNM 分期系统版本中纳入血浆 EBV-DNA 是一种趋势，它提供了一种指导临床治疗、预测预后的全新策略。但仍需要更多大样本的研究来解决测试的标准化问题，并进一步证实 EBV-DNA 在指导治疗、监测疾病以及预测预后的作用。

表 4-4-1　UICC/AJCC 鼻咽癌 TNM 分期（第 8 版）

TNM 分期	具体描述
原发肿瘤（T）	
T_X	原发肿瘤不能评价
T_0	无原发肿瘤存在证据，但包含 EBV 阳性的颈部淋巴结
T_1	肿瘤局限于鼻咽部，或者侵犯口咽和（或）鼻腔，没有咽旁间隙侵犯
T_2	肿瘤侵犯咽旁间隙，和（或）邻近软组织（包括翼内肌、翼外肌、椎前肌）
T_3	肿瘤侵犯骨质结构（颅底、颈椎）和（或）鼻旁窦
T_4	肿瘤颅内侵犯，侵犯脑神经、下咽部、眼眶、广泛的软组织侵犯（超出翼外肌侧缘、腮腺）
区域淋巴结（N）	
N_X	区域淋巴结不能评价
N_0	无区域淋巴结转移
N_1	单侧颈部淋巴结转移，和（或）单侧／双侧咽后淋巴结转移，转移灶最大直径≤6 cm，在环状软骨下缘以上
N_2	双侧颈部淋巴结转移，转移灶最大直径≤6 cm，在环状软骨下缘以上
N_3	单侧或双侧颈部淋巴结转移，转移灶最大直径>6 cm，和（或）侵犯超过环状软骨下缘
远处转移（M）	
M_0	无远处转移
M_1	有远处转移

（四）EBV 相关鼻咽癌的临床生化检查

血浆 EBV-DNA 已经被用于人群鼻咽癌的筛查、预后预测、治疗反应的预测及疾病的监控等多个方面。研究显示血浆 EBV-DNA 水平对于监测治疗反应可作为传统影像学的一个有效补充，尤其是远处转移的监控[27]。一项前瞻性多中心研究证实了放疗后的血浆 EBV-DNA 水平与鼻咽癌的局部治疗失败、远处转移以及导致的死亡风险均显著相关[28]。除了血浆中的 EBV-DNA，研究显示鼻咽刷检细胞学检测 EBV-DNA 对于检测治疗后鼻咽癌的残留或复发有很高的敏感性和特异性[29]，但尚需要更多研究来进一步证实。

（五）鼻咽癌的影像学表现

1. CT

鼻咽癌的 CT 表现主要包括鼻咽腔形态异常、鼻咽部黏膜下和深层软组织浸润、肿瘤对邻近组织结构的侵犯、颈部淋巴结和远处脏器转移。鼻咽腔形态异常可表现为咽后壁软组织明显增厚或一侧咽隐窝变浅或消失。鼻咽癌可在鼻咽腔形成软组织肿物的基础上向周围生长而侵犯邻近结构，如可向后侵犯头长肌和斜坡，使椎前间隙消失，可向前侵犯鼻腔，向前外侵犯翼内外肌、向上侵犯包括眼眶、颅底、颅内结构等，准确确定肿瘤范围对放射治疗方案的制定和预后都有着重要意义。其中，CT 扫描对鼻咽癌骨质侵犯的显示有优势，可表现为以成骨性骨皮质增厚，密度增高，斑片状、棉团状高密度病灶的骨质增生硬化为主的侵犯形式，也可表现为同时出现骨质吸收破坏与骨质硬化并存的形式（图 4-4-5）。但是对于鼻咽癌侵犯软组织结构或精细结构的显示，CT 不如 MRI，如肿瘤邻近肌肉的侵犯（图 4-4-5）或肿瘤沿着神经向颅内侵犯（图 4-4-6）。

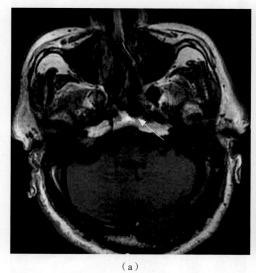
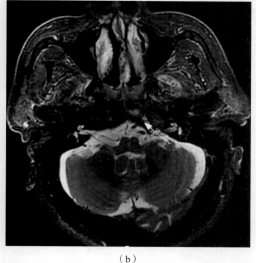

（a） （b）

图 4-4-5 左侧鼻咽癌

患者，男，65 岁。（a）～（l）治疗前鼻咽癌的 MRI 图像（MRI 典型层面）和相对应的 CT 图像层面。CT 对于显示鼻咽癌导致的邻近骨破坏有优势（i），能直接显示局部骨皮质破坏和硬化征象，而对于骨髓内是否有肿瘤细胞浸润，CT 显示不佳（h）。T_1 无脂肪抑制图像上，骨髓内由于含有脂肪呈现高信号，而当肿瘤浸润时，高信号被等或低信号取代（a），T_2 加权（b）和 T_1 增强（c）也能很好显示骨髓内的异常信号和强化。MRI 在鼻咽癌对周围软组织侵犯的显示上也优于 CT，CT 仅能显示鼻咽癌原发灶后缘与左侧头长肌分界不清（g），而 MRI 图像能清晰显示肿瘤侵犯边界，T_2 加权（e）和 T_1 增强图像（f）能清晰地显示肿瘤侵犯头长肌的边界，而在 T_1 加权图像（d）上，病灶和肌肉的信号均偏低。（j）～（l）病理证实为 EBV 感染阳性的非角化型鳞状细胞癌，（j）HE 染色；（k）EBER（+）和（l）AE1/AE3（+），三幅图的放大倍数均为 40×10。

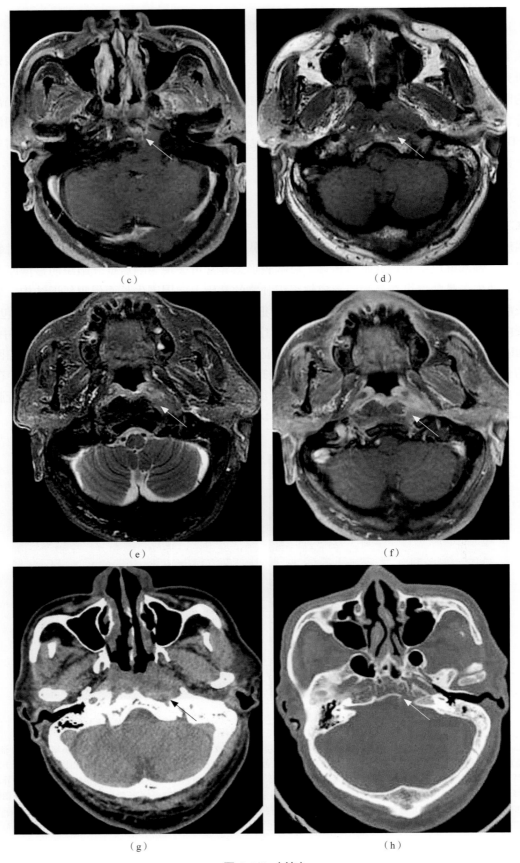

图 4-4-5 （续）

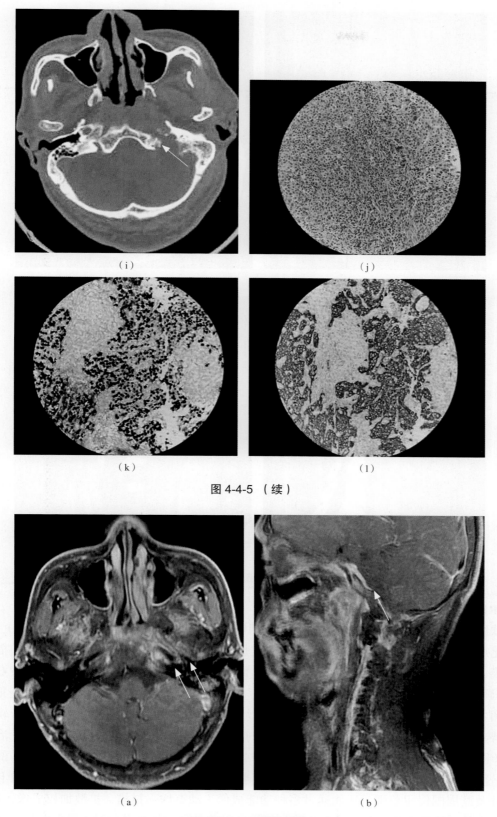

（i） （j）

（k） （l）

图 4-4-5 （续）

（a） （b）

图 4-4-6 T₄ 期鼻咽癌

患者，男，49 岁。（a）~（c）分别为 T₁WI 增强横断位、矢状位及冠状位，显示鼻咽左后壁及侧壁不均匀软组织肿块形成，肿块侵犯头长肌和翼内肌，肿块向上累及左侧卵圆孔，相应的颅底脑膜增厚并强化，考虑肿瘤侵犯。（d）~（f）CT 显示鼻咽左后壁及侧壁不均匀软组织肿块形成，但对于卵圆孔侵犯，仅能显示卵圆孔骨质结构稍增宽（e），颅底硬脑膜增厚不明显（d）（e）。

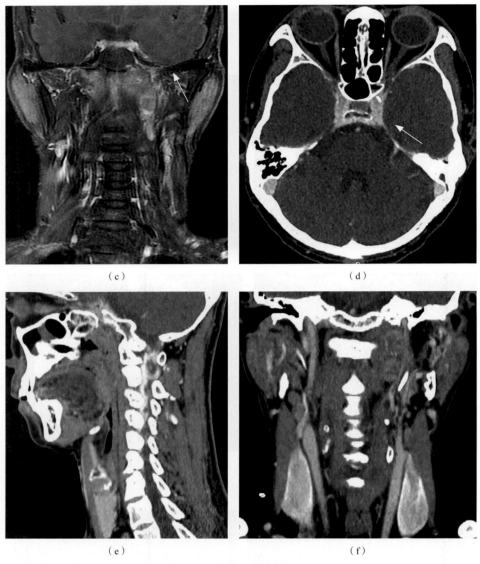

图 4-4-6 （续）

2. MRI

由于软组织分辨率高，MRI 已经常规用于鼻咽癌的诊断、术前临床分期（TNM 分期）、疗效的评估（如放化疗后的残留灶或治疗后原发部位的复发灶）以及预后预测等方方面面。MRI 扫描不仅可以将正常黏膜、黏膜下层、肌层及肌间隙区分开来，而且对于鼻咽癌侵犯周围结构的显示较 CT 和 PET/CT 有着明显的优势，如周围肌肉侵犯（图 4-4-5）、斜坡骨髓浸润（图 4-4-5）、沿着神经侵犯脑膜、颅内结构（图 4-4-6）等，因此 MRI 对于鼻咽癌原发灶的 T 分期有着不可替代的优势。由于软组织分辨率高的优势，MRI 对于治疗后原发灶的疗效评估的准确性也优于 CT，能清晰地显示病灶治疗前后的变化情况（图 4-4-7）。但是对于鼻咽癌原发病灶基本消失的情况，判断是否仍有残留 MRI 的准确性仍有待提高，需结合镜检，必要时行 PET/CT 进一步明确（图 4-4-8）。MRI 不仅能从结构像上显示鼻咽癌的原发灶及其周围侵犯范围，还能通过多种功能成像（动态增强扫描、扩散加权成像、灌注成像、APT 成像等）从功能角度显示鼻咽癌的生物学特性，目前是研究的热点，对于鼻咽癌的诊断、疗效预测和评估、预后预测等方面都有着重大潜在价值。例如，有研究显示弥散加权成像所反映的细胞密度（cellularity）和灌注成像所反映的血流动力学（hemodynamics）与鼻咽癌的临床分期显著相关[30]。

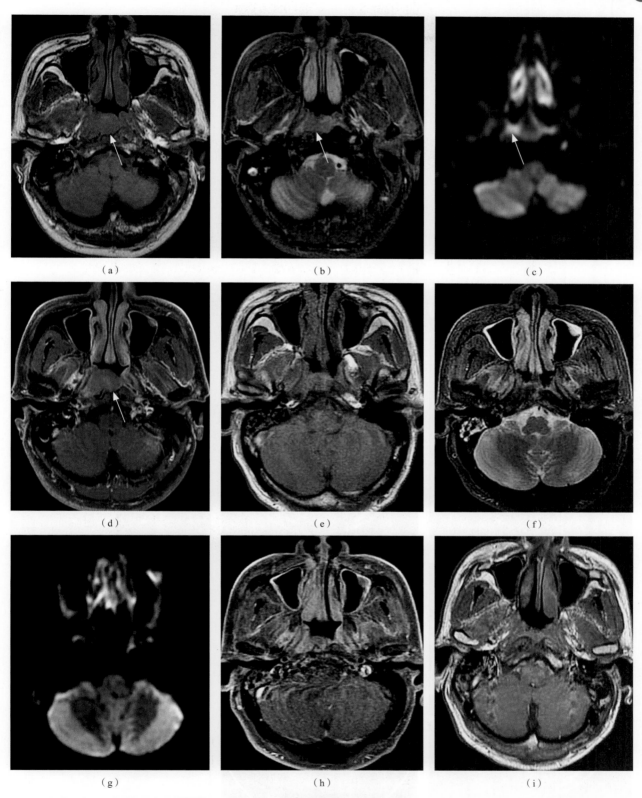

（a）　　　　　　　　　　（b）　　　　　　　　　　（c）

（d）　　　　　　　　　　（e）　　　　　　　　　　（f）

（g）　　　　　　　　　　（h）　　　　　　　　　　（i）

图 4-4-7　鼻咽癌治疗前后 MRI 表现

患者，男，46 岁。（a）～（d）分别为 T₁WI、T₂WI、DWI 和 T₁WI 增强图像，均显示鼻咽后壁及右侧壁软组织增厚，穿刺病理确诊鼻咽癌。（e）～（h）3 周期的诱导化疗后 MRI 各序列显示原发病灶较前均明显缩小。（i）～（l）同步放化疗后 3 个月复查 MRI 提示鼻咽原发灶基本消失，黏膜线光整。

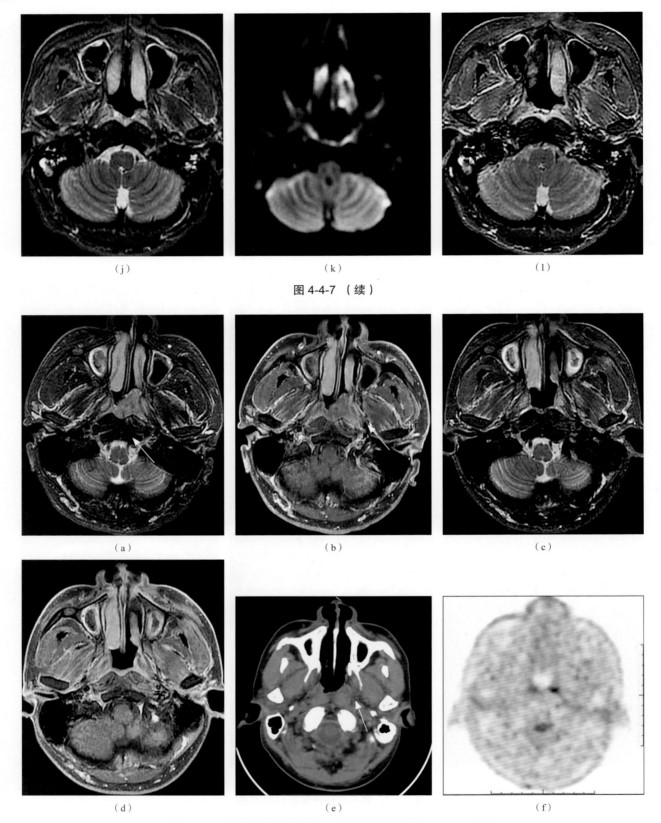

（j）　　　　　　　　　　　（k）　　　　　　　　　　　（l）

图 4-4-7 （续）

（a）　　　　　　　　　　　（b）　　　　　　　　　　　（c）

（d）　　　　　　　　　　　（e）　　　　　　　　　　　（f）

图 4-4-8　鼻咽癌治疗前后 MRI 表现和治疗后的 PET/CT 表现

患者，男，36 岁。（a）（b）T₂WI 和 T₁WI 增强图像均显示左侧鼻咽软组织肿瘤，穿刺病理确诊鼻咽癌。（c）（d）诱导化疗加上同步放化疗后
MRI 原发病灶已基本消失，仅局部软组织略厚，是否有残留不能很好地明确。（e）～（h）治疗后的 PET/CT 能敏感地显示原发灶处咽隐窝略
变浅（e），且有显著的 FDG 摄取，SUV＝4.6（f）～（g），提示肿瘤残留。

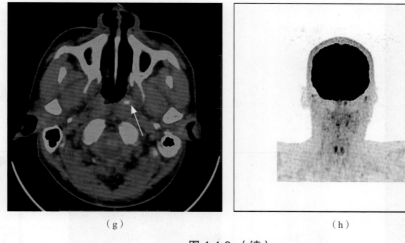

（g） （h）

图 4-4-8 （续）

3. PET/CT

PET/CT 作为全身显像，不仅能敏感地显示原发灶、局部淋巴结转移[31]，而且对于鼻咽癌的 N 分期和 M 分期也有着重要价值，能一站式敏感地显示远处转移，如骨转移瘤和肝脏转移瘤等（图 4-4-9）。不仅如此，PET/CT 对于放化疗后局部是否残留的判断也有着重要临床价值。尽管磁共振成像对于诊断鼻咽癌治疗后局部残留或复发优于 CT，但两者的准确性均偏低。^{18}F-FDG-PET/CT 对于鉴别鼻咽癌治疗后残留或复发与放疗后的纤维或瘢痕组织能提供额外有用的信息，且联合 MRI 将进一步提高准确性（图 4-4-8）。由于全身 ^{18}F-FDG-PET/CT 能提供肿瘤糖代谢信息，因此能反映肿瘤的

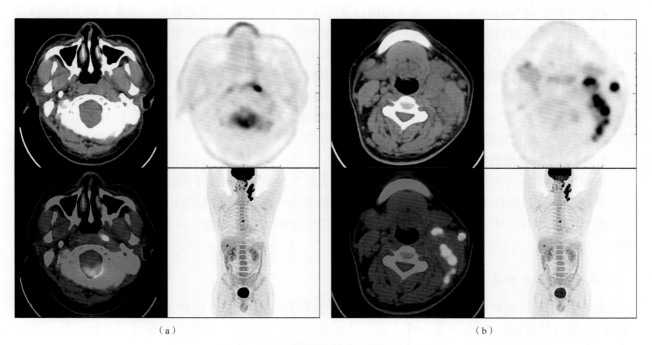

（a） （b）

图 4-4-9 T$_1$ 期鼻咽癌伴淋巴结和远处转移

患者，男，35 岁。（a）PET/CT 不仅能敏感地显示原发灶（SUV=12.3）（b）局部淋巴结转移（SUV=13.9），而且 PET/CT 对于鼻咽癌的 M 分期有着重要的价值，能一站式且敏感地显示骨转移瘤（SUV=12.6）（c）和肝脏转移瘤（SUV=5.8）（d）。

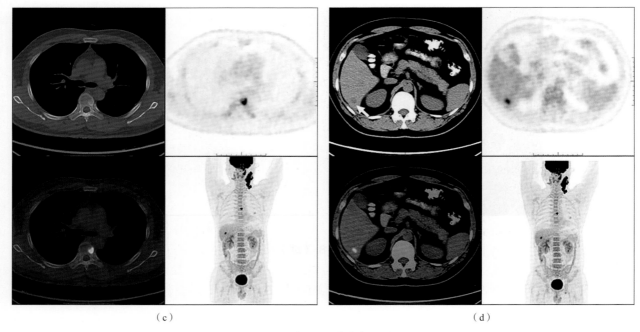

（c）　　　　　　　　　　　　　　　（d）

图 4-4-9　（续）

生物学行为和治疗反应。有研究显示放疗前后的代谢改变可作为预后因子来预测局部治疗失败或远处转移的高风险[32]。

4. 影像组学

随着大数据时代的到来，传统医学图像目前被认为是含有生物信息的数据。大量工程上的图像定量后处理技术被引用到医学图像处理中，传统的医学图像转换成高通量高维度定量的影像特征，由此诞生了影像组学，被认为是平行于蛋白质组学、代谢组学、基因和转录组学等生物医学大数据研究之一。通过机器学习方法整合多模态多参数的医学影像所蕴含的生物医学信息，用于鼻咽癌的诊断、无创病理分型、疗效评估和预测、预后预测等各方面是将来的发展趋势。例如，有研究表明基于多参数磁共振图像的影像组学模型对于预测局部进展期鼻咽癌的预后有着良好的表现[33]，因此，可以预期的是，将影像组学转化到鼻咽癌的临床诊治中是将来的研究热点。

5. 需要鉴别诊断的疾病

鼻咽癌需要鉴别诊断的疾病包括以下种类，①恶性病变：鼻咽淋巴瘤、髓外浆细胞瘤、黑色素瘤、横纹肌肉瘤、腺样囊腺癌；②良性病变：鼻咽慢性炎症、鼻咽部结核、鼻咽纤维血管瘤等。鉴别诊断需结合年龄、性别、临床症状和体征、影像学表现、生化检查，以及穿刺活检病理进行综合判断。

（六）鼻咽癌的治疗和预后

鼻咽癌对电离辐射高度敏感，因此，放疗是目前鼻咽癌的主要治疗方式。尤其是在调强放疗（IMRT）取代传统 2D 或 3D 适形放疗之后，鼻咽癌的局部控制率、总体生存率得到了很大的提高且放疗相关的毒性反应发生率进一步降低。研究显示，对于新发的非转移鼻咽癌，调强放疗可将其治疗后的复发率下降到 7.4%[34]。由于鼻咽癌对放疗非常敏感，早期鼻咽癌（Ⅰ～Ⅱ期）5 年总生存率高达 85%～90%[35]。但局部进展期鼻咽癌（Ⅲ～ⅣA 期）的总生存率明显下降，根治性放疗后仍有 7.0%～13.0% 的局部残留率、16.8%～23.0% 的局部复发率以及 20%～22% 的远处转移率[36]。对于早期鼻咽癌（Ⅰ期），根治性放疗是标准治疗方案。而对于局部进展期（Ⅱ～ⅣA期）鼻咽癌，放疗联合化疗取得了关键性的进展。目前，对于局部进展期（Ⅱ～ⅣA期）鼻咽癌的治疗，NCCN指南推荐同步放化疗加辅助化疗，或诱导化疗加同步放疗作为2A级证据，单独同步放化疗作为2B级证据[37]。

尽管在有效的治疗后，仍有近10%非转移的鼻咽癌可能会在局部、淋巴结区域出现复发或远处转移，这也强调了治疗后密切随访的重要性。常规而言，放疗或放化疗结束后12周被广泛作为首次评估治疗后残余病变的合理时间点，因为此时治疗引起的炎症反应基本吸收，且绝大部分肿瘤在这之前消失。综合的治疗反应评估应包括全面的病史询问、体格检查、鼻咽镜检查，必要时行活检，血浆EBV-DNA及影像学检查。若根治性放疗失败，局部复发的鼻咽癌治疗将充满挑战性，据报道局部复发的鼻咽癌患者接受再次放疗后并发症的发生率超过50%，且预后不良。

肿瘤的免疫治疗被认为是对鼻咽癌的治疗有着巨大潜力的一种治疗方式，尤其是对于治疗失败或伴有远处转移的鼻咽癌。鼻咽癌的免疫治疗包括EBV介导的疫苗，过继性T细胞疗法以及免疫检查点抑制剂。尤其是抗PD-1单克隆抗体，多项研究显示PD-1抑制剂对于复发或转移性鼻咽癌治疗显示出可喜的疗效[38]。原因可能是鼻咽癌组织高表达PD-L1，研究报道90%的肿瘤细胞，50%的样本有高于70%基质肿瘤浸润性淋巴细胞以及大于10%肿瘤内的肿瘤浸润性淋巴细胞高表达PD-L1[39]。但肿瘤的免疫治疗是否能广泛应用于临床鼻咽癌的治疗仍需要大样本的前瞻性研究进一步证实。

四、EBV感染炎症相关平滑肌肿瘤

（一）EBV相关平滑肌肿瘤

EBV感染相关肿瘤较多，根据EBV感染的潜伏模式分为三种类型：1型感染表达EBV编码的RNA（EBER）和EBV核抗原1（EBNA1），如伯基特淋巴瘤；2型感染除了表达EBER和EBNA1外，还表达潜伏膜蛋白（latent membrane protein，LMP），如鼻咽癌和霍奇金淋巴瘤；3型感染表达LMP和所有的EBNA，如移植后淋巴组织增生性疾病。EBV相关平滑肌肿瘤（Epstein-Barr virus-associated smooth muscle tumor，EBV-SMT）为3型潜伏感染，好发于免疫缺陷患者，是一种罕见的肿瘤。根据免疫缺陷发生的原因，EBV-SMT可以分为先天性免疫缺陷相关平滑肌肉瘤、HIV感染相关SMT和移植后相关SMT三大类，HIV相关的EBV-SMT最常见。在极为罕见的情况下，还可见于营养不良的儿童。

EBV在EBV-SMT中的作用机制未明，其中1型和2型（即A型和B型）两种毒株主要影响人类。这种病毒主要通过密切接触（通常是唾液腺）传播。EBV-SMT的祖细胞可能主要来源于变异的黏膜血管平滑肌细胞。EBV-SMT可表现原癌基因myc超表达，原癌基因myc上调可促进细胞增殖，然而，myc并未重排或移位，表明EBV本身可能会引起myc表达增多。此外，Akt/mTOR通路在平滑肌细胞增殖中发挥重要作用。mTOR的激活由LMP2A触发，LMP2A是一种由EBV表达的延迟膜蛋白。总之，EBV在EBV-SMT的发生和发展中具有重要的作用[40-41]。

（二）EBV相关平滑肌肿瘤临床病理概述

大体上，EBV-SMT相似于平滑肌瘤，切面呈灰白色、漩涡状，质地中等或偏嫩。组织学上，瘤细胞相对比较温和，但可以出现原始圆形细胞结节，每10 HPF核分裂计数常小于3个，间质伴数量不等的淋巴细胞浸润，免疫组织化学显示主要为T淋巴细胞，部分病例呈围血管生长模式，易与肌周皮细胞瘤（myopericytoma）混淆。组织学形态差异较大，特征性改变为存在原始圆形细胞，肉瘤样特征如核分裂活跃和坏死，多见于HIV相关的EBV-SMT。EBV检测可见肿瘤组织内含有大量复制的EBV颗粒，同时，周围正常组织内却检测不到 EBV。免疫表型：瘤细胞呈 SMA、结蛋白、h-Caldesmon 等肌源性标志物阳性，但并不是所有病例都出现这些蛋白同时阳性，也可出现 EBV 潜伏膜蛋白 1（LMP1）和 EBV 表面受体蛋白 CD21 阳性。原位杂交：瘤细胞核呈 EBER 阳性[40-41]。

（三）EBV 相关平滑肌肿瘤临床表现

EBV-SMT 可发生于成人或儿童，患者常伴有免疫缺陷，患者中女性稍多，临床表现与肿瘤发生部位有关，主要表现是疼痛及器官功能障碍。在大部分患者中，EBV-SMT 倾向于单发，但也可多发，不同类型的 EBV-SMT 发病部位具有不同的倾向。HIV 相关的 EBV-SMT 大多数发生于颅内中枢神经系统、胃肠道、肝脏、皮肤、咽、喉、肺，少数也可发生于肾上腺。而移植后相关的 EBV-SMT 倾向于发生在肝脏、咽、喉、肺、肠管、肾脏，有时候发生于脑，也可罕见地发生于肾上腺及眼睛虹膜。在少数先天性免疫缺陷相关的 EBV-SMT 中，较常累及肺、喉，其次是颅内、肝脏、肾上腺和脾脏[42]。

（四）影像学表现

由于 EBV-SMT 较为罕见，目前关于 EBV-SMT 的影像学表现的报道均以病例报道的形式出现。CT 和 MRI 对于肿块的无创性检测以及评估肿块与周围组织的关系方面具有较好的优势。

1. CT

目前有两例关于 EBV-SMT 的 CT 的文献报道，其中一例发生于肾脏，CT 平扫呈边界清晰的高密度肿块影，同时，肿块压迫肾盂导致肾积水表现[43]。另外一例发生于肝脏，CT 平扫表现为低密度肿块影，多发，增强扫描表现为肿块中心无强化，边缘强化[13]。

2. MRI

EBV-SMT 病变位于颅内和椎旁者，文献报道可见于颅内蝶鞍旁、侧脑室内、颅后窝、硬脑膜处、胸腰段椎体水平椎旁或椎体内[44]，多发较多见。肿块可呈分叶状，MRI T_1WI 表现为低信号，T_2WI 表现为高信号，T_2WI Flair 高信号，增强扫描明显强化，DWI 未见明显受限。肿块可对周围脑干、脊髓组织产生明显压迫甚至侵犯，影响脑脊液流出，造成侧脑室积水，压迫脊神经根。

另外，文献尚有 1 例报道发生于肝脏者，T_2WI 表现为高信号，增强扫描未见明显强化[45]。

3. 鉴别诊断

（1）肝转移瘤：发生于肝脏的多发 EBV-SMT 者，需要与肝内多发转移瘤鉴别。肝转移瘤 CT 表现为肝内多发大小不等的低密度影，增强扫描可见强化，MRI T_1WI 序列上呈均匀稍低信号，T_2WI 上呈稍高信号，典型者呈"牛眼征"。

（2）脑膜瘤：颅内 EBV-SMT，需要与脑膜瘤鉴别。脑膜瘤 CT 平扫呈椭圆形稍高密度肿块影，内可见钙化，边界清楚，常可见包膜和引流静脉，瘤周多伴有水肿，肿块以广基底与颅板或脑膜相连，附着处颅骨可见骨质增生性改变，部分侵袭性脑膜瘤可见骨质破坏，增强扫描呈较显著强化，强化均匀。MRI 平扫呈现质地均匀、边缘清楚的等 T_1WI 信号和等 T_2WI 信号，T_2WI 上常见肿瘤边缘有一低信号边缘带，多为肿瘤纤维包膜或肿瘤血管所致，增强扫描呈明显强化，强化一般均匀，邻近脑膜也多有强化，可见"脑膜尾"征。

参 考 文 献

[1] CHATTOPADHYAY P K, CHELIMO K, EMBURY P B, et al. Holoendemic malaria exposure is associated with altered Epstein-Barr virus-specific CD8[+]T-cell differentiation [J]. J Virol, 2013, 87 (3): 1779-1788.

［2］　李晖, 陈开澜, 许琼. 正确认识 EBV 及 EBV 相关疾病 [J]. 临床内科杂志, 2019 (6): 361-364.

［3］　贾雁琳, 郝彦琴. EBV 感染机制及临床研究进展 [J]. 中华临床医师杂志 (电子版), 2019, 13 (8): 624-626.

［4］　艾军红, 谢正德. EBV 免疫逃避机制研究进展 [J]. 中华实验和临床病毒学杂志, 2018, 32 (1): 98-102.

［5］　刘芳, 宋善俊. EBV 感染与淋巴瘤 [J]. 临床内科杂志, 2019 (6): 368-370.

［6］　SHANNON-LOWE C, RICKINSON A. The global landscape of EBV-associated tumors [J]. Front Oncol, 2019, 9: 713.

［7］　MURRAY P G, YOUNG L S. An etiological role for the Epstein-Barr virus in the pathogenesis of classical Hodgkin lymphoma [J]. Blood, 2019, 134 (7): 591-596.

［8］　HUANG Y C, LIN S J, LIN K M, et al. Regulation of EBV LMP1-triggered EphA4 downregulation in EBV-associated B lymphoma and its impact on patients' survival [J]. Blood, 2016, 128 (12): 1578-1589.

［9］　王恬, 冯义朝, 马东瑞, 等. EBV 与胃癌 [J]. 医学信息 (上旬刊), 2010, 23 (1): 280-282.

［10］　DEKATE J, CHETTY R. Epstein-Barr virus-associated smooth muscle tumor [J]. Arch Pathol Lab Med, 2016, 140 (7): 718-722.

［11］　BOLLARD C M, ROONEY C M, HESLOP H E. T-cell therapy in the treatment of post-transplant lymphoproliferative disease [J]. Nat Rev Clin Oncol, 2012, 9 (9): 510-519.

［12］　袁轶群, 马进, 方宁宁, 等. 经典型霍奇金淋巴瘤 p16 和 p53 蛋白表达与 EBV 感染相关性研究 [J]. 中华肿瘤防治杂志, 2015, 22 (20): 1614-1618.

［13］　SUZUKI R, YAMAGUCHI M, IZUTSU K, et al. Prospective measurement of Epstein-Barr virus-DNA in plasma and peripheral blood mononuclear cells of extranodal NK/T-cell lymphoma, nasal type [J]. Blood, 2011, 118 (23): 6018-6022.

［14］　SUN L, ZHAO Y, SHI H Y, et al. LMP1 promotes nasal NK/T-cell lymphoma cell function by eIF4E via NF-κB pathway [J]. Oncol Rep, 2015, 34 (6): 3264-3271.

［15］　KO Y H, PARK S, KIM K, et al. Aggressive natural killer cell leukemia: is Epstein-Barr virus negativity an indicator of a favorable prognosis? [J]. Acta Haematol, 2008, 120 (4): 199-206.

［16］　DUNLEAVY K, WILSON W H, JAFFE E S. Angioimmunoblastic T cell lymphoma: pathobiological insights and clinical implications [J]. Curr Opin Hematol, 2007, 14 (4): 348-353.

［17］　李冰玉, 王佳选, 李迅. 霍奇金淋巴瘤患者血液中 HLA-DPB1 的表达与不同 EBV 状态关系的研究 [J]. 新疆医科大学学报, 2020, 43 (4): 444-448.

［18］　莫祥兰, 周祥祯, 黄振录. EBV 阳性弥漫大 B 细胞淋巴瘤临床病理特点及免疫表型 [J]. 实用医学杂志, 2013, 29 (15): 2523-2525.

［19］　刘卫平, 李甘地. 结外鼻型 NK/T 细胞淋巴瘤的临床病理特征与病理诊断 [J]. 继续医学教育, 2006, 20 (27): 36-39.

［20］　陈力, 刘敏, 何小庆, 等. 29 例艾滋病相关淋巴瘤临床特点及预后因素分析 [J]. 新发传染病电子杂志, 2018, 3 (3): 154-156.

［21］　朱文萍, 农恒荣. AIDS 相关性淋巴瘤超声影像研究进展 [J]. 新发传染病电子杂志, 2018, 3 (1): 51-53.

［22］　卢亦波, 农恒荣. 艾滋病相关性肝脏淋巴瘤影像学研究新进展 [J]. 新发传染病电子杂志, 2017, 2 (1): 53-55.

［23］　覃春乐, 黎瑜, 潘世荣, 等. 艾滋病相关腹部淋巴瘤的临床特征与 CT 表现分析 [J]. 新发传染病电子杂志, 2020, 5 (3): 165-168.

［24］　BRAY F, FERLAY J, SOERJOMATARAM I, et al. Global cancer statistics 2018: GLOBOCAN estimates of incidence and mortality worldwide for 36 cancers in 185 countries [J]. CA Cancer J Clin, 2018, 68 (6): 394-424.

［25］　CHEN W, ZHENG R, BAADE P D, et al. Cancer statistics in China, 2015 [J]. CA Cancer J Clin, 2016, 66 (2): 115-132.

［26］　CHAN K C A, WOO J K S, KING A, et al. Analysis of plasma Epstein-Barr virus DNA to screen for nasopharyngeal cancer [J]. N Engl J Med 2017, 377 (6): 513-522.

［27］　ZHANG Y, TANG L L, LI Y Q, et al. Spontaneous remission of residual post-therapy plasma Epstein-Barr virus DNA and its prognostic implication in nasopharyngeal carcinoma: a large-scale, big-data intelligence platform-based analysis [J]. Int J Cancer, 2019, 144 (9): 2313-2319.

［28］　CHAN ATC, HUI E P, NGAN R K C, et al. Analysis of plasma epstein-barr virus DNA in nasopharyngeal cancer after chemoradiation to identify high-risk patients for adjuvant chemotherapy: a randomized controlled trial [J]. J Clin Oncol, 2018: JCO2018777847.

［29］　NG R H, NGAN R, WEI WI, et al. Trans-oral brush biopsies and quantitative PCR for EBV DNA detection and screening of nasopharyngeal carcinoma [J]. Otolaryngol Head Neck Surg, 2014, 150 (4): 602-609.

［30］ LAI V, LI X, LEE V H F, et al. Nasopharyngeal carcinoma: comparison of diffusion and perfusion characteristics between different tumour stages using intravoxel incoherent motion MR imaging [J]. Eur Radiol, 2014, 24 (1): 176-183.

［31］ 骆柘璜, 骆晓燕, 金爱芳, 等. PET/CT 类似淋巴瘤的淋巴结结核 2 例报告 [J]. 新发传染病电子杂志, 2018, 3 (4): 225-227.

［32］ LIN P, MIN M, LEE M, et al. Prognostic utility of ^{18}F-FDG PET/CT performed prior to and during primary radiotherapy for nasopharyngeal carcinoma: Index node is a useful prognostic imaging biomarker site [J]. Radiother Oncol, 2016, 120 (1): 87-91.

［33］ ZHANG B, TIAN J, DONG D, et al. Radiomics features of multiparametric MRI as novel prognostic factors in advanced nasopharyngeal carcinoma [J]. Clin Cancer Res, 2017, 23 (15): 4259-4269.

［34］ MAO Y P, MA J, TANG L L, et al. Prognostic factors and failure patterns in non-metastatic nasopharyngeal carcinoma after intensity-modulated radiotherapy [J]. Chin J Cancer, 2016, 35 (1): 673-682.

［35］ PERRI F, DELLA VITTORIA SCARPATI G, CAPONIGRO F, et al. Management of recurrent nasopharyngeal carcinoma: current perspectives [J]. Onco Targets Ther, 2019, 12: 1583-1591.

［36］ ZHAO Y J, SHEN L, HUANG X Q, et al. Prognostic analysis of patients with locally advanced nasopharyngeal carcinoma following intensity modulated radiation therapy [J]. Oncol Lett, 2018, 15 (4): 4445-4450.

［37］ COLEVAS A D, YOM S S, PFISTER D G, et al. NCCN guidelines insights: head and neck cancers, version 1. 2018 [J]. J Natl Compr Canc Netw, 2018, 16 (5): 479-490.

［38］ FANG W, YANG Y, MA Y, et al. Camrelizumab (SHR-1210) alone or in combination with gemcitabine plus cisplatin for nasopharyngeal carcinoma: results from two single-arm, phase 1 trials [J]. Lancet Oncol, 2018, 19 (10): 1338-1350.

［39］ LARBCHAROENSUB N, MAHAPROM K, JIARPINITNUN C, et al. Characterization of PD-L1 and PD-1 expression and CD8$^+$ tumor-infiltrating lymphocyte in Epstein-Barr virus-associated nasopharyngeal carcinoma [J]. Am J Clin Oncol, 2018, 41 (12): 1204-1210.

［40］ 黄慧, 张楠, 伏利兵, 等. 儿童 EBV 相关平滑肌肿瘤 1 例报道 [J]. 诊断病理学杂志, 2017, 24 (11): 861-864.

［41］ DEKATE J, CHETTY R. Epstein-Barr virus-associated smooth muscle tumor [J]. Arch Pathol Lab Med, 2016, 140 (7): 718-722.

［42］ 杨峥, 王爱武, 钟碧玲, 等. 肾移植后 EBV 相关平滑肌肉瘤一例 [J]. 中华病理学杂志, 2019, 48 (9): 732-734.

［43］ DIONNE J M, CARTER J E, MATSELL D, et al. Renal leiomyoma associated with Epstein-Barr virus in a pediatric transplant patient [J]. Am J Kidney Dis, 2005, 46 (2): 351-355.

［44］ EHRESMAN J S, AHMED A K, PALSGROVE D N, et al. Epstein-Barr virus-associated smooth muscle tumor involving the spine of an HIV-infected patient: case report and review of the literature [J]. J Clin Neurosci, 2018, 52: 145-150.

［45］ JOSSEN J, CHU J, HOTCHKISS H, et al. Epstein-Barr virus-associated smooth muscle tumors in children following solid organ-transptantation: a review [J]. Pediatr Transplant, 2015, 19 (2): 235-243.

（郭林英　唐作华　韩　晶　劳　群　刘　周　方文春）

第五节　HPV 感染炎症相关肿瘤

一、HPV 的致病作用

（一）HPV 概述

HPV 是由肖普（Shope）和赫斯特（Hurst）于 1933 年首次提出的，是一大类小的包壳双链 DNA 病毒，可引起上皮细胞恶性或良性增殖或尖锐湿疣的形成。基因组测序的进展已能够鉴定出几种对黏膜表面或表皮鳞状上皮具有特定组织倾向性的 HPV 类型。这些 HPV 类型可导致生殖器区域的良性疣、癌和口咽癌。HPV 相关口咽癌的发病率在全球以惊人的速度上升。据估计，HPV 相关口咽癌可能已超过宫颈癌，成为 HPV 相关恶性肿瘤的首位[1]。

人和动物乳头瘤病毒在特定类型的宿主层状上皮中持续复制，从而导致慢性无症状感染。它们的特点是病毒粒子产生时间长，病毒基因表达有限，这将免疫清除的机会降到最低。初始感染后，分裂上皮细胞的病毒基因组复制水平较低，这些细胞形成可以持续数十年的感染库。当感染细胞分化时，病毒蛋白表达水平成倍增加，表现为上皮细胞产生大量病毒粒子。迄今为止，已从临床样本中分离出 200 多个 HPV 基因型。它们的分类是基于 DNA 序列分析；在检测和识别基因型时，对基因型的数量进行分配。人乳头瘤病毒基因型在进化上可分为 5 个属，即 α，β，γ，μ，ν。HPV 不同属的人乳头状瘤病毒通过下调或抑制病毒蛋白调控的免疫反应，造成了免疫逃逸（避免）策略。这些策略反映了病毒基因表达和相同病毒蛋白在不同类型 HPV 功能的显著差异，不同病毒蛋白的功能决定了感染组织的类型。

根据美国疾病控制和预防中心的数据，90% 以上的性活跃男性和 80% 以上的女性在其一生中至少感染了一种类型的 HPV，大约 50% 的感染是高风险人类乳头瘤病毒（HR HPV）[2]。全世界最常见的 HR HPV 类型分别是 HPV-16、18、31、33、35、45、52 和 58 型。不同类型的人力资源管理统计的 HPV 发生频率（流行率）在国家之间有所不同，这反映了各自卫生保健系统利用资源之间差异，例如，最常见的 HPV-16 型在德国的患病率为 77%，在南美洲为 71%，在美国为 59%，在日本为 39%。第二种常见类型是 HPV-18，全球患病率为 8%，但在美国，它排在 HPV-16、52、51 和 31 之后，排名第五位。HPV-33 主要在欧洲流行，而 HPV-52 和 HPV-58 主要在亚洲流行（在日本，20% 的宫颈癌病例中检测到 HPV-52，而在美国，只在 2% 的病例中发现）。在南非，最常见的 HPV 类型为 HPV-16（11.7%）、HPV-58（10.3%）、HPV-51（8.9%）、HPV-66（8.6%）和 HPV-18（7.6%）。撒哈拉以南是 HPV 感染发病率最高的地区之一，在该地区，受艾滋病毒感染的宫颈癌妇女的 HR HPV 发病类型为 HPV-16、HPV-18 和 HPV-45，发病率是未受艾滋病毒感染妇女的 3～4 倍。

（二）HPV 的致病作用机制

1. HPV 基因组和蛋白质组

HPV 病毒粒子具有保守的二十面体形态。病毒颗粒直径约为 5055 nm，相对分子量为 $5×10^6$ Da。所有人乳头状瘤病毒的基因组组织非常相似：病毒基因组代表一个 68 kb 的双股环状 DNA 与组蛋白类似蛋白。基因组包含三个功能区域：早期的地区（E）的开放阅读框（ORF）编码 E1、E2、E4、E5、E6、E7 蛋白；编码大（L1）和小（L2）衣壳蛋白的晚期区域（L）；非编码调控区 - 长控制区（long control region，LCR），也称为 NCR 或 URR，位于 L1 和 E6 之间的 ORF。LCR 包含一组控制病毒 DNA 复制和转录的顺式元件，特别是控制复制的起始点（ori）。病毒基因组编码的主要蛋白质要么是结构上的衣壳蛋白 L1 和 L2，要么是功能上的 E1 和 E2 蛋白参与病毒 DNA 的复制。其余的蛋白（E4、E5、E6 和 E7）并不是所有乳头瘤病毒都能编码的，所以可以认为是"进化修饰"。HPV 蛋白的主要功能见表 4-5-1。

表 4-5-1　HPV ORF 编码的主要蛋白及其功能

HPV 蛋白	相对分子量 /kDa	主要功能
E1	68～85	解旋酶；参与病毒复制，特别是病毒 DNA 的解开
E2	48	转录因子；对病毒复制、基因组分离和病毒 DNA 在衣壳中的包装至关重要；ORFE6 和 E7 的转录调节因子
E3	NA	功能不明，存在于少数类型的人乳头瘤病毒
E4	10～44	与细胞骨架蛋白结合，促进病毒粒子的释放和分布

HPV 蛋白	相对分子量 /kDa	主要功能
E5	14	病毒孔蛋白；确保病毒基因组进入细胞；通过调控生长因子表达和抑制细胞凋亡，增强 E6、E7 的转化活性；调节细胞黏附和细胞运动相关基因的表达，降低 MHC Ⅰ类和Ⅱ类分子的表达，抑制抗病毒干扰素应答
E6 E7	16～18	转录因子；与许多细胞蛋白相互作用；诱导 p53 降解和细胞因子的产生
E7	10	通过靶向 pRb 蛋白酶体降解抑制 pRb 活性；扰乱参与 DNA 合成的蛋白质编码基因的转录调节；扰乱了表观遗传调控；刺激细胞周期阶段和基因组不稳定性的进展
E8	20	E8 只存在于一些 HPV 中；与 E2 的 C- 终端部分融合；作为 HR HPV 转录和复制的抑制因子
L1	57	大的衣壳蛋白；被组织成五聚体形成二十面体病毒粒子
L2	43～53	小衣壳蛋白；参与病毒 DNA 的包衣；提供病毒粒子的进入和运输

2. HPV 致癌分子机制

致癌作用可以被定义为一个多步骤的过程，来自一个体细胞克隆进化，由渐进和遗传改变肿瘤易感和选择性压力，促进扩散表型更好适应肿瘤微环境。这些步骤包括癌症的开始、促进、进展和转移。HPV 在从突变到转移，造成不可逆肿瘤（恶性肿瘤）形成过程中主要机制包括以下几个方面[3]。

（1）HR HPV E6 和 E7 基因初始表达活跃，导致感染细胞的遗传不稳定。

（2）E6 和 E7 癌蛋白诱导的细胞周期失调，抑制 DNA 损伤细胞的凋亡，促使细胞转化和永生化。

（3）稳定的 E6 和 E7 蛋白的上调表达，保护永生化和转化细胞脱离。在肿瘤乏氧微环境情况下，缺氧期间暂时抑制 E6 和 E7 的表达，并不能抑制 E6 和 E7 的致癌作用。缺氧只导致细胞增殖和肿瘤生长暂时停止，最终导致化疗耐药形成，失去对肿瘤生长的 E6/ E7 特异性免疫控制，随着组织氧合的恢复，细胞增殖和肿瘤生长恢复。

（4）激素调节转化 / 恶性组织的形成和"维持"。虽然病毒仍处于游离形态，HPV 癌蛋白诱导细胞遗传学机制的改变已经在肿瘤前病变的早期阶段表现出来。

（5）HR HPV E6 和 E7 诱导基因组不稳定，其特征是基因组重排和基因扩增，以促进细胞癌变为特征。基因组不稳定性通常会诱导细胞凋亡，但在 HPV 感染细胞中，由 E5、E6 和 E7 蛋白介导突变，它们是通过几个平行的独立机制被抑制的。

此外，病毒整合是癌蛋白导致基因组不稳定的直接结果；反过来，它会导致一系列的负面后果。早期（E1、E2、E4、E5）和晚期（L1 和 L2）ORF 的缺失通常伴随着早期 E6 和 E7 ORF 的保留。在高级别鳞状上皮内病变（HSIL）和癌细胞中，即使 L1 和 L2 ORF 完好无损，L1 和 L2 表达水平很低。一旦它们缺失后，HPV 感染的细胞不能再被接种预防性疫苗的个体的免疫系统识别。同时，再加上细胞免疫反应的诱导不足，使得为治疗目的而使用预防疫苗的尝试毫无用处。E2 蛋白是 E6/E7 表达的负调控因子，在 ORF 整合过程中缺失会导致 E6/E7 表达上调，导致细胞恶性转化。此外，HPV 的整合常发生在 TERT 基因的启动子区域（5q15）或 3q26 位点，导致 TERC 端粒酶表达增加，携带 HPV 基因组片段的细胞永存化，扩增失控。值得注意的是，在所有宫颈癌样本中，只有 62% 的人乳头瘤病毒基因组中检测到完整的核苷酸序列。虽然肿瘤前病变明显变化与 HPV 基因组整合频率的增加有关，但病毒整合仍被认为是癌蛋白引起的染色体不稳定的结果，而不是恶性转化的驱动力。

除了 E6 和 E7 调控不可逆肿瘤形成上述的几个分子机制外，激素调节是在 HPV 诱导致癌过程中起重要作用的因素。例如，子宫颈由雌激素敏感组织构成，包括雌二醇在内的雌激素调控对肿瘤演变过程具有非常重要作用。雌二醇与雌激素受体有较高的亲和力，与雌激素受体的相互作用调节细胞的增殖和代谢。EPIC 研究了宫颈癌患者和 CIN3 患者，结果显示宫颈癌患者血清雌二醇含量显著升高。

有趣的是，HPV 相关肿瘤的癌细胞对雌激素不敏感，因为它们不表达相应的受体。然而，雌激素在支持肿瘤生长的瘤周组织中的表达显著增加。

二、HPV 感染相关肿瘤

（一）宫颈癌和肛门生殖器癌

HPV 与恶性前病变和恶性病变有关，包括宫颈、肛门 - 生殖器（外阴、阴道、阴茎、肛门）、头颈部（口腔、扁桃体、咽和喉）、乳腺和食管癌。这些恶性病变发病时间较长，可达 10～30 年，开始为癌前病变，平均 3～5 年。因此，该病的自然史可以随着病程而改变。过去 10 年宫颈癌相关转移减少可归因于治疗的进步和早期 HPV 筛查。HPV 通过性传播感染鳞状上皮细胞，导致了鳞状上皮细胞的转化，该转化区被证实为柱状上皮向鳞状上皮转变。根据病毒感染基本过程，病毒进入基底层上皮细胞需要微损伤，大约 80% 的性生活活跃的女性在她们的一生中会感染 HPV。大约 90% 受感染的妇女中，已证实病毒已被清除。大约 10% 的感染女性中，病毒感染可以持续，诱导 E5、E6 和 E7 介导的突变。根据随机模型，这些突变可导致癌症启动，这在 1% 的感染女性中得到证实，主要作用机制是发生了病毒整合。考虑到癌症是一种多因素疾病，其他环境因素也会增加基因组的不稳定性。例如，吸烟、饮酒、长期使用避孕激素（5 年以上）和合并感染其他致癌病毒（人体免疫缺陷病毒）会增加宫颈癌的风险。40%～85% 的肛门、阴茎、阴道和外阴癌中可检测出 HPV。宫颈感染可作为肛门 - 生殖器感染的 HPV 宿主，而肛门 - 生殖器感染可作为宫颈感染的病毒宿主，88% 的肛门癌是由 HPV 引起的，其中大多数是由 HPV-16 和 HPV-18 引起的，在被研究的不同病毒类型中，HPV-16 和 HPV-18 在所有 HPV 相关性肛门癌中分别占 65.6% 和 5.1%。

（二）头颈部鳞状细胞癌

头颈部鳞状细胞癌（head and neck squamous cell carcinoma，HNSCC）是第六大最常见的癌症类型，占所有病例的 6%，全球每年约有 65 万例新发癌症病例和 35 万病例死亡。HNSCCS 包括一系列发生于扁桃体、口咽、口腔和喉部的癌症。75% HNSCC 是烟草和酒精的消费引起的，尤其是在代谢烟草和酒精的酶具有遗传多态性的患者中，另外 25% 的病例与 HPV 感染有关[4]。正如在其他 HPV 相关恶性肿瘤中证实的那样，HPV-16 是病毒相关的 HNSCC 中检测到的最普遍的病毒类型。此外，HPV 感染相关口咽癌中的患病率在 1980～2000 年从 16% 上升到 72%，虽然这种增长归因于性行为的改变和烟酒的协同消费，但也要特别注意到 72% 的不吸烟、不喝酒或免疫抑制的口咽癌患者也能检测到 HPV。HPV 相关的 HNSCC 是头颈部肿瘤的一个子集，HPV 相关的 HNSCC 主要发生在口咽，并起源于腭和舌扁桃体的淋巴组织，具有独特的流行病学、临床和分子特征。HPV 相关性 HNSCC 患者对包括手术、放疗和化疗在内的治疗方案具有更好的反应，一般来说预后良好。虽然癌症进展过程中的低氧降低了放射敏感性，但 HPV 相关 HNSCC 的低氧并不会降低放疗的疗效。各种类型的化疗，包括铂化合物、抗代谢物和紫杉烷类药物均显示出对 HPV 相关 HNSCC 的单药活性。

（三）食管癌（esophageal carcinoma，EC）

HPV 感染和 EC 之间的联系最早是由叙耶宁（Syrjanen，1982）提出的。《哈里森内科原理》第 18 版已经考虑了 HPV 在 EC 中的致病作用[5]。目前，HPV 被认为是不吸烟或饮酒的人发生 EC 的主要危险因素。此外，研究还证实了 HPV 与 Barrett 上皮化生和食管腺癌之间的关系。但对病毒感染在 EC 发生、发展中作用的认识，在数据上存在很大争议[6]。一方面，免疫组化研究显示 HPV 蛋白表达和

EC 样本中显色原位杂交显示 HPV-DNA 序列；另一方面，血清学研究对这些结果提出质疑。这些从血清学研究中获得的有争议的数据与方法的原因可能是该方法的敏感性和所用抗体的质量。这是因为所使用的抗体是针对 HPV-16 和 18 的衣壳蛋白［L1 和（或）L2］。然而，HPV 在癌瘤中存在病毒与宿主基因组整合的流产性感染，导致 L1 和 L2 开放阅读框丢失，很难通过抗 L1 或抗 L2 抗体对这些蛋白进行免疫检测。不仅血清学研究显示了不同的结果，而且使用聚合酶链式反应作为诊断方法的分子分析显示，在澳大利亚 EC 样本中 HPV-DNA 序列的患病率较低。食管癌是一个多因素的疾病，因此，其他环境因素可以促进致癌，流行的病毒类型因地理区域的不同而不同，同时，HPV 诊断缺乏金标准引物就对识别病毒感染构成了挑战。

（四）眼科和乳腺癌

HPV 与眼科恶性肿瘤有关文献报道较少，包括结膜、泪囊的鳞状肿瘤和 3 岁以上儿童视网膜母细胞瘤。2012 年，全世界有 170 万乳腺癌新病例和 521 900 例死亡。自 1992 年以来证据认为 HPV 参与乳腺癌，HPV-DNA 序列在浸润性乳腺癌被确定。此外，HPV-DNA 序列也在良性乳腺肿瘤中被鉴定，增强了 HPV 在乳腺肿瘤中的病因学作用[7]。在已知的不同 HPV 类型中，HPV-16 是最常见的病毒类型，其次是 HPV-18、HPV-31、HPV-32、HPV-33、HPV-58、HPV-59、HPV-73 和 HPV-82。基于文献的 Meta 分析支持 HPV 感染增加乳腺癌的风险，HPV 有通过女性会阴或通过血流进入乳房的两种途径。

三、HPV 感染炎症相关子宫颈癌

在全球女性恶性肿瘤中，继乳腺癌、结直肠癌和肺癌之后，子宫颈癌（cervical cancer），简称"宫颈癌"，发病率位居第四位，同时也是女性恶性肿瘤致死的第四大原因。在全球范围内，每年新发约 569 847 例宫颈癌，其中有 311 365 例女性死于宫颈癌[8]。而我国每年新增宫颈癌病例约 106 430 例，其中有 47 739 例女性死于宫颈癌[9]。宫颈癌发病率在 25 岁之前较低，40 岁之后呈明显持续大幅上升。近些年来，宫颈癌患者发病年龄越来越趋于年轻化。

（一）概述

宫颈癌通常由宫颈上皮内瘤变（cervical intraepithelial neoplasia，CIN）连续演变发展而来，通常的发展过程为 CIN Ⅰ→CIN Ⅱ→CIN Ⅲ→宫颈原位癌（carcinoma in situ，CIS）→宫颈浸润癌，由 CIN 演变为原位癌的时间通常为 3～8 年。流行病学调查结果显示，宫颈癌与性生活过早（<16 岁）、多个性伴侣、其他性传播疾病、吸烟、免疫抑制等多个因素相关。现已表明 HPV 是宫颈癌的致病原，宫颈发生不典型增生和癌变之前，最初阶段是 HPV 感染。HPV 感染后首先会造成细胞形态与结构上的异常，即造成宫颈的不典型增生。机体感染 HPV 时，病毒基因整合至宫颈上皮细胞内，当机体免疫功能较强时，免疫系统可识别已感染细胞并加以清除。若机体处于免疫抑制状态，感染细胞则持续存在并增生，会逐渐发展成癌前病变直至宫颈癌。多数妇女生殖道感染 HPV 后能够自行清除，但有超过 30% 的妇女感染 HPV 后会发展为宫颈癌。及时检测 HPV 并鉴定其亚型对宫颈癌的防治具有重要意义，而持续性高危亚型 HPV 感染被认为是患者发生宫颈癌的重要危险因素。

（二）病理

1. 浸润性鳞状细胞癌

浸润性鳞状细胞癌是宫颈癌最常见的病理学类型，占 80%～85%。多数起源于鳞状上皮和柱状上皮移行带区的上皮非典型增生或原位癌。

（1）巨检：微小浸润性鳞状细胞癌肉眼观察无明显异常，或类似子宫颈柱状上皮异位，随病变进展可有以下 4 种类型。

① 外生型：最常见，癌灶向外生长呈乳头状或菜花样，组织脆，触之易出血，瘤体体积大，常累及阴道，较少浸润宫颈深肌层及宫旁组织。

② 内生型：癌灶向宫颈深部组织浸润，宫颈表面光滑或仅有柱状上皮异位，子宫颈肥大变硬，呈桶状，常累及宫旁组织。

③ 溃疡型：上述两种类型继续发展合并感染坏死，脱落后形成溃疡或空洞，似火山口状。

④ 颈管型：癌灶发生于宫颈管内，常侵入宫颈及子宫峡部供血层及转移至盆腔淋巴结。

（2）显微镜检有下列两种类型。

① 微小浸润性鳞状细胞癌：指在 CIN Ⅲ 级基础上镜检发现小滴状、锯齿状癌细胞团突破基底膜，浸润间质。

② 浸润性鳞状细胞癌：指癌灶浸润间质范围超过微小浸润癌，多呈网状或者团块状浸润间质。

根据癌细胞核的多形性与大小及核分裂程度等可将鳞状细胞癌分为高、中、低分化三种，目前更倾向于分为角化型和非角化型：①角化型：大致相当于高分化鳞癌，细胞体积大，有明显角化珠形成，可见细胞间桥，细胞异型性较轻，无核分裂或核分裂罕见。②非角化型：大致相当于中分化和低分化鳞癌。细胞体积大或较小，可有单细胞角化但无角化珠，细胞间桥不明显，细胞异型性常明显，核分裂象多见。

除上述最常见的两种亚型外，还有以下多种亚型：乳头状鳞状细胞癌、基底细胞样鳞状细胞癌、湿疣样癌等。其他类型少见。

2. 腺癌

腺癌是宫颈癌中另一较常见的病理学类型。近年来宫颈腺癌的发生率有上升趋势，占宫颈癌的 20%～25%。

（1）巨检：来自子宫颈管内，浸润管壁；或自宫颈内向宫颈外口突出生长；常可侵犯宫旁组织。病灶向子宫颈管内生长时，子宫颈外观可正常，但因子宫颈管膨大，形如桶状。

（2）显微镜检：①普通型宫颈腺癌，最常见的组织学亚型，约占宫颈腺癌的 90%。虽来源于宫颈管柱状黏液细胞，但肿瘤细胞内见不到明确黏液，胞质呈双嗜性或嗜酸性，偶尔间质内可见黏液池形成。镜下见腺体结构复杂、呈筛状和乳头状，腺上皮细胞增生呈复层，核异型性明显，核分裂象多见。该亚型大部分呈高 - 中分化。②黏液性腺癌，该亚型的特征是细胞内可见明确黏液，又进一步分为胃型、肠型、印戒细胞样和非特指型。

3. 宫颈腺鳞癌

宫颈腺鳞癌较少见，占宫颈癌 3%～5%。由储备细胞同时向腺癌和鳞癌发展而形成，癌组织中含有腺癌和鳞癌两种成分，两者的比例和分化程度可不同。少见病理类型如神经内分泌癌、未分化癌、间叶肿瘤、黑色素瘤、淋巴瘤等。

（三）临床表现

1. 阴道流血

常表现为接触性出血，即性生活或妇科检查后阴道流血。也可表现为不规则阴道流血，或经期延长、经量增多。老年患者常表现为绝经后不规则阴道流血，出血量根据病灶大小、浸润间质内血管情况而不同，若侵蚀大血管可引起大出血。一般外生性癌出血较早，量多；内生性癌出血较晚。

2. 阴道排液

多数患者有白色或血性、稀薄如水样或米泔状、有腥臭味的阴道排液。晚期患者因癌组织坏死伴感染，可有大量米泔样或脓性恶臭白带。

3. 疼痛

疼痛是晚期宫颈癌患者的症状。产生疼痛的原因是癌肿侵犯或者压迫周围脏器、组织或神经所致。

4. 其他症状

根据癌灶累及范围出现不同的症状。癌肿压迫髂淋巴管、髂血管使回流受阻，可出现下肢水肿。侵犯膀胱时，可引起尿频、尿痛或血尿，甚至发生膀胱阴道瘘。癌肿累及输尿管时可引起输尿管梗阻、肾盂积水及尿毒症。当癌肿压迫或侵犯直肠时，出现里急后重、便血或排便困难，甚至形成直肠阴道瘘。晚期可有贫血、恶病质等全身衰竭症状。

（四）肿瘤分期

准确的癌症分期是预后的重要决定因素，并指导最佳的治疗。2018 年，国际妇产科联盟（International Federation of Gynecology and Obstetrics，FIGO）对 FIGO 分期进行了修订，以便在可能的情况下进行影像学和病理检查辅助，修订分期见表 4-5-2。FIGO 分期主要基于临床检查，并添加了 FIGO 允许改变分期的某些程序。

表 4-5-2　宫颈癌 FIGO 2018 分期

分期	具体描述
I 期*	癌灶局限于宫颈
I A*	肉眼未见癌灶，仅在显微镜下可见浸润癌，最大浸润深度<5 mm
I A$_1$	间质浸润深度<3 mm
I A$_2$	间质浸润深度≥3 mm，但<5 mm
I B	癌灶局限于宫颈，所测最大浸润深度≥5 mm
I B$_1$*	癌灶最大直径<2 cm
I B$_2$*	癌灶最大直径≥2 cm，但<4 cm
I B$_3$*	癌灶最大直径≥4 cm
II 期	肿瘤超出宫颈，但未达盆壁，未超过阴道下 1/3
II A	仅限于阴道上 2/3，无宫旁浸润
II A$_1$	肿瘤最大直径<4 cm
II A$_2$	肿瘤最大直径≥4 cm
II B	宫旁浸润，但未达盆壁
III 期*	肿瘤累及阴道下 1/3，以及（或）延伸至骨盆壁，以及（或）引起肾积水或肾功能不全，以及（或）累及盆腔和（或）主动脉旁淋巴结
III A	肿瘤累及阴道下 1/3，但未达盆壁
III B	肿瘤达盆壁，以及（或）引起肾积水或肾功能不全
III C*	肿瘤转移至盆腔和（或）主动脉旁淋巴结†
III C$_1$*	肿瘤仅转移至盆腔淋巴结
III C$_2$*	肿瘤转移至主动脉旁淋巴结
IV 期*	肿瘤超出盆腔外，或累及膀胱和（或）直肠黏膜（活检证实）
IV A*	肿瘤累及邻近盆腔器官
IV B*	远处转移

注：成像和病理分析，如果可用，可用于补充所有阶段的临床发现；* 表示 2009 FIGO 系统新增内容；† III C 期应使用放射学（r）或病理分析（p）进行注释，以指示用于分期的方法，还应记录成像模式或病理学技术

（五）影像学表现

宫颈癌临床分期通常不能准确地确定肿瘤范围。因此不同的影像学诊断方法，如 CT、MRI 及 PET/CT 用于更准确的确定肿瘤范围。MRI 具有高对比度的分辨率和多方位的断层成像能力，对宫颈癌分期的准确率为 81%～92%。MRI 在宫颈癌的术前分期中极具价值，为首选影像检查方法，主要用于以下几个方面：①测量肿瘤的大小；②明确肿瘤浸润宫颈基质的深度；③明确有无宫旁浸润；④评估宫颈内口、宫体及阴道受累情况；⑤淋巴结转移情况；⑥盆壁或周围器官受侵。此外，影像学检查还有助于鉴别治疗后肿瘤复发与纤维化。

1. MRI

正常宫颈在 T_2WI 可分为 4 层：最内层信号最高，代表宫颈管的黏液；第二层呈稍低于黏液的高信号，包绕在黏液周围，为宫颈内膜，由柱状上皮构成；第三层呈低信号带，为密集的纤维基质构成，是宫体结合带的延续；最外层，中等信号，是疏松的基质和肌层。在动态增强序列上，可见宫颈内膜早期的强化，随后可见基质和肌层的缓慢均匀强化。原位癌和绝大多数早期镜下浸润癌（ⅠA）MRI 无阳性发现，只有当肿瘤发展到ⅠB 期后 MRI 才能发现。早期宫颈癌 MRI 漏诊或误诊的原因为，早期肿瘤病变小，可无明显形态及信号上的变化，或难于区分早期宫颈癌的瘤灶与周围组织的水肿。ⅠB 宫颈癌通常无法在 T_1WI 上显示，T_2WI 表现为宫颈内局灶性稍高信号。非常小（<1 cm）的宫颈肿瘤难以检测，DWI 和动态对比增强可以帮助定位非常小的肿瘤，表现为 DWI 高信号、ADC 图呈低信号，增强早期可见病灶显著强化。随着肿块逐步增大，呈现不同形状的不规则肿块。典型宫颈癌表现为 T_1WI 等或稍低信号，在 T_2WI 为等或稍高信号肿块侵犯至低信号基质，DWI 弥散受限而呈不同程度高信号，ADC 图呈不同程度低信号，在动态增强序列上，表现为和内膜强化相近（图 4-5-1），在延迟序列上变化较大，和邻近的基质相比，可表现为等或低信号。

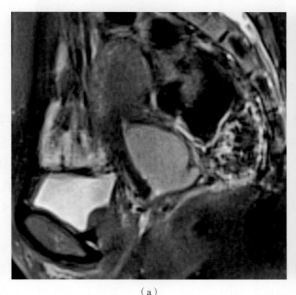
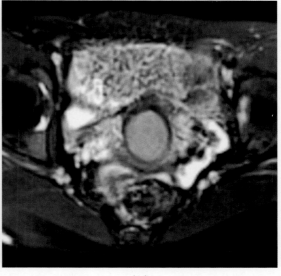

（a）　　　　　　　　　　　　　　　　　　（b）

图 4-5-1　宫颈浸润性鳞状细胞癌ⅡA₂ 期

患者，42 岁，宫颈浸润性鳞状细胞癌，非角化型。（a）～（c）矢状位、横断位及冠状位 T_2WI 见宫颈后唇均匀高信号肿块，大小约为 5.2 cm×4.0 cm，形态规则，边界清，低信号纤维基质环变薄但相对完整。（d）（e）DWI 显示肿块呈高信号，ADC 图呈明显低信号。（f）矢状位 T_1WI FS 增强早期见肿块明显均匀强化，肿块向上累及子宫下段（箭头）。

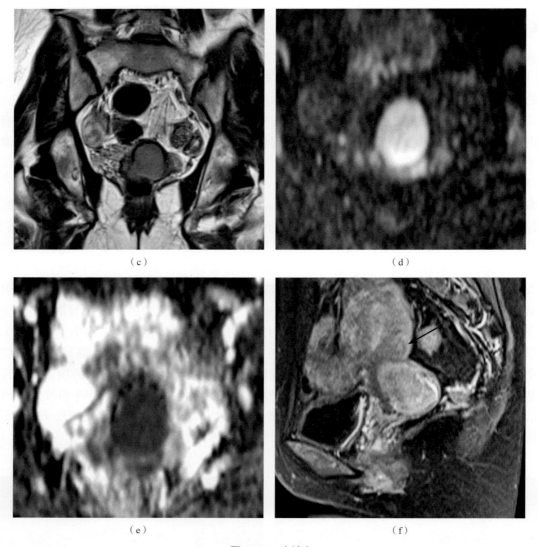

（c）　　　　　　　　　　　　　　　（d）

（e）　　　　　　　　　　　　　　　（f）

图 4-5-1 （续）

（1）测量肿瘤的大小：MRI 检查可以准确测量肉眼可见的宫颈癌（图 4-5-2），MRI 测量值与手术标本的病理测量值误差<5 mm，准确率为 83%～93%[10]。肿瘤测量应该在 3 个正交扫描层面上分别进行。肿瘤的大小与淋巴脉管浸润、基质浸润深度、宫旁扩散及淋巴结转移的发生率有关，肿瘤体积越大，基质浸润深度越深，淋巴脉管浸润、宫旁扩散及淋巴结转移的发生率越高，患者的预后愈差。根治性宫颈切除术＋盆腔淋巴结清扫术是未生育妇女保留生育能力的主要手术方式，肿瘤体积>4 cm则是保育手术的绝对禁忌证。

（2）基质浸润深度：深层基质浸润被认为是宫颈癌复发和死亡的独立危险因素[10]。常规 MRI 在评估基质浸润时阳性似然比为 10.20，阴性似然比为 0.14。因此，常规 MRI 是明确基质浸润深度的可靠工具[11]。在部分病例中，MRI 无法准确判断基质浸润深度的原因可能是，MRI 很难将宫颈锥切术引起的宫颈组织及周围组织的水肿或炎症与肿瘤区分开来，因其在弥散序列中均表现为高信号（图 4-5-3）。

（3）宫旁浸润：ⅡB 期宫颈肿瘤均合并有宫旁浸润（图 4-5-4），癌灶可累及阴道和子宫体，但仅限于阴道上 2/3，如侵犯阴道下 1/3，则为 Ⅲ 期（图 4-5-5）。在 T$_2$WI 脂肪抑制成像中，正常女性宫颈基质表现为完整的低信号环。在宫颈癌患者中，完整的低信号环是排除宫旁浸润的可靠征象。宫旁组织浸润的阳性征象包括肿瘤与宫旁组织界面变得不规则，以及宫旁脂肪内软组织肿块。MRI 在评估宫

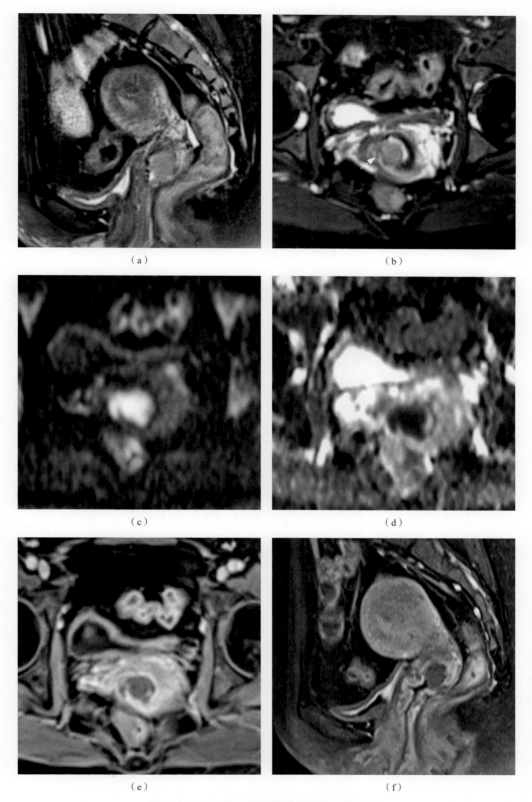

（a）　　　　　　　　　　　　（b）

（c）　　　　　　　　　　　　（d）

（e）　　　　　　　　　　　　（f）

图 4-5-2　宫颈小细胞神经内分泌癌ⅠB$_2$期

患者，50岁，病理证实为宫颈小细胞神经内分泌癌。（a）（b）矢状位和横断位 T$_2$WI 见宫颈管下缘均匀稍高信号肿块，大小约为 2.5 cm×2.1 cm，形态不规则，肿块浸润深纤维肌层（箭头）；（c）（d）DWI 显示肿块呈明显高信号，ADC 图呈明显低信号；（e）（f）横断位和矢状位 T$_1$WI FS 增强晚期肿块呈低信号。宫颈内口、阴道穹隆及两侧宫旁组织均未见累及。

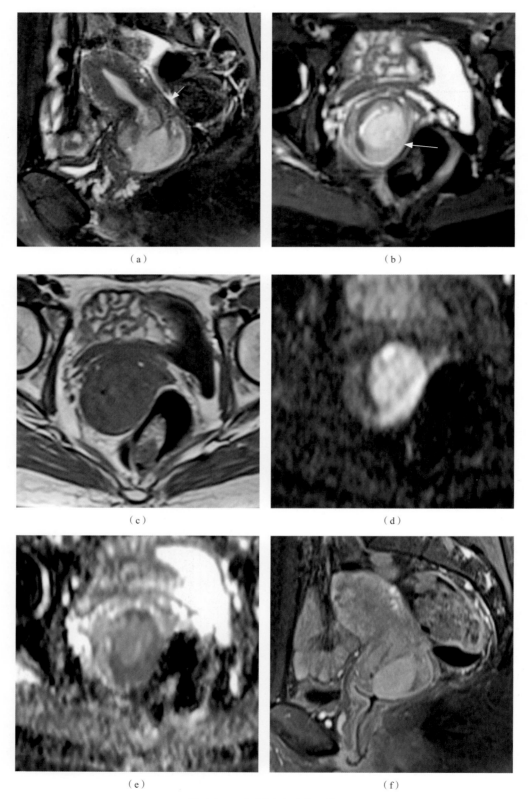

（a）　　　　　　　　　　　　　　（b）

（c）　　　　　　　　　　　　　　（d）

（e）　　　　　　　　　　　　　　（f）

图 4-5-3　宫颈腺肉瘤ⅡA₂期

患者，42 岁，病理证实为宫颈腺肉瘤。（a）（b）矢状位和横断位 T₂WI 示宫颈欠均匀高信号肿块，大小为 5.2 cm×3.5 cm，左侧低信号纤维基质破坏消失（长箭头），肿瘤向上侵犯子宫下段（短箭头），向下与阴道穹隆分界欠清；（c）横断位 T₁WI 肿块呈等低信号，宫旁高信号脂肪内未见明显软组织占位；（d）（e）DWI 显示肿块呈欠均匀高信号，ADC 图呈不均匀低信号，周边信号较中央信号更低；（f）矢状位 T₁WI FS 增强，晚期见宫颈肿块中央明显均匀强化，边缘呈不均质轻中度强化。

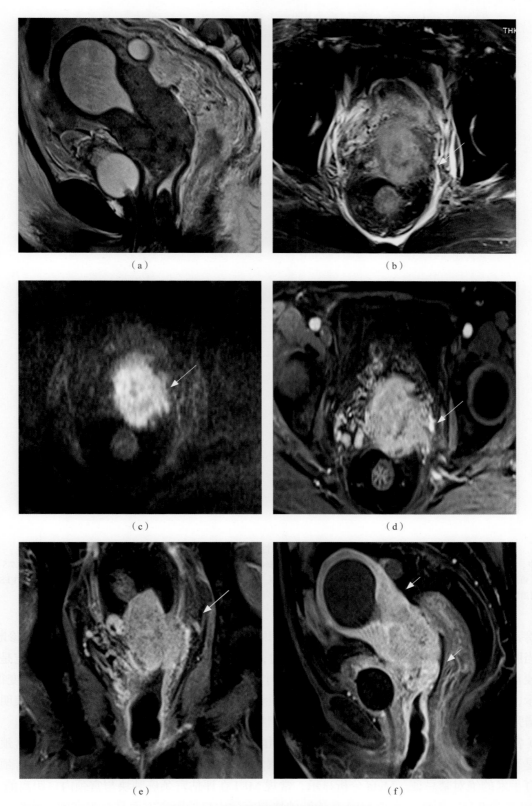

（a）　　　　　　　　　　　　（b）

（c）　　　　　　　　　　　　（d）

（e）　　　　　　　　　　　　（f）

图 4-5-4　宫颈浸润性鳞状细胞癌 ⅡB 期

患者，69 岁，病理证实为宫颈浸润性鳞状细胞癌。（a）（b）矢状位 T_2WI 和横断位 T_2WI FS 显示宫颈管稍高信号占位，大小约为 8.0 cm×5.8 cm，肿块形态不规则，低信号纤维基质消失，肿块左侧见毛刺状突起，左侧宫旁见软组织肿块（长箭头）。（c）DWI 显示肿块呈明显均匀高信号；（d）～（f）横断位、冠状位和矢状位 T_1WI FS 增强见肿块呈中度不均匀强化，边界不清，肿块侵入左侧宫旁（长箭头）、子宫下段及阴道壁（短箭头），宫腔可见积液。

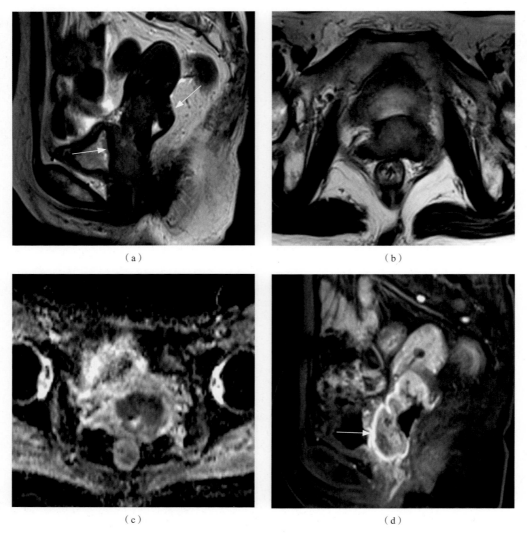

（a）

（b）

（c）

（d）

图 4-5-5　宫颈浸润性鳞状细胞癌Ⅲ A 期

患者，63 岁，病理证实为宫颈浸润性鳞状细胞癌。（a）（b）矢状位和横断位 T_2WI 见宫颈欠均匀稍高信号肿块，大小为 5.7 cm×7.5 cm，侵犯子宫下段（短箭头），累及下 1/3 阴道壁，与膀胱后壁分界不清（长箭头）；（c）ADC 图显示肿块呈明显低信号；（d）矢状位 T_1WI FS 增强晚期见宫颈及阴道肿块不均匀中度强化，边缘明显强化，膀胱后壁明显强化（长箭头）。

颈癌宫旁浸润的 PLR 值为 9.38，NLR 值为 0.28，说明常规 MRI 在评估宫旁浸润时较好的诊断价值。然而，当肿瘤体积较大以至于累及宫颈全层基质时，由于并发癌周水肿或炎症，则很难确定是否存在宫颈旁浸润。此外，宫颈结构扭曲、局部血肿或肉芽组织形成及穿刺活检也可使图像判读变得困难。研究显示，使用对比增强扫描可以准确地判断宫颈癌宫旁组织有无浸润。然而，部分研究表明，使用对比剂增强可能造成假阳性，因为宫颈周围的反应性变化可能显示出与肿瘤相似的增强表现。

（4）宫颈内口受累：术前准确评估肿块与宫颈内口的距离能够帮助临床评估患有早期宫颈癌的年轻妇女是否能进行保育手术。MRI 将宫颈内口受累定义为肿块与宫颈内口距离<0.5 cm，宫颈内口受累是保育手术的绝对禁忌证。Meta 分析显示，常规 MRI 在评估宫颈癌肿块与宫颈内口距离的 PLR 为 24.70，NLR 为 0.15。因此，常规 MRI 在诊断肿块与宫颈内口的距离方面具有很高的准确性，是确认和排除宫颈内口是否受累的可靠工具。

（5）淋巴结转移：淋巴结转移是宫颈癌患者制订个体化治疗方案的最重要决定因素。宫颈癌早期淋巴结转移的发生率为 10%～30%，局部晚期宫颈癌盆腔淋巴结转移的发生率为 15%～30%[12]。常规 MRI 评估淋巴结转移主要基于淋巴结大小，如短轴直径≥1 cm，转移可能性较大。但该标准具有明显的局限性，因为增大淋巴结可能是反应性的，并且小于此标准的淋巴结也可能包含微转移灶。其他提示淋巴结转移的特征包括淋巴结呈圆形、淋巴门消失、边缘不规则和内部信号不均。淋巴结中心坏死高度指示淋巴结转移，但这些征象的敏感度均较低。Meta 分析显示，常规 MRI 在肯定和排除淋巴结转移方面均表现一般。DWI 对宫颈癌患者判断盆腔淋巴结转移的敏感性和特异性分别为 0.86 和 0.84，AUC 为 0.94[13]（图 4-5-6）。PET/CT 检测转移性淋巴结的综合敏感性和综合特异性分别为 0.82、0.95[13]。尽管 PET/CT 对宫颈癌患者转移性淋巴结的诊断性能较好，但是由于高费用和具有辐射等特性，限制其在临床的广泛应用。因此功能性 MRI 仍是评估宫颈癌淋巴结转移较好的替代检查手段。

2. CT

肿瘤较小时，CT 检查可无异常发现；肿瘤较大而明显侵犯宫颈基质时，表现为宫颈增大，直径>3.5 cm；增强检查，肿瘤的强化程度要低于残存的宫颈组织。当有宫旁侵犯时，增大宫颈的边缘不规则或模糊；宫旁脂肪组织密度增高，甚至出现与宫颈相连的软组织肿块。输尿管周围脂肪密度增高，

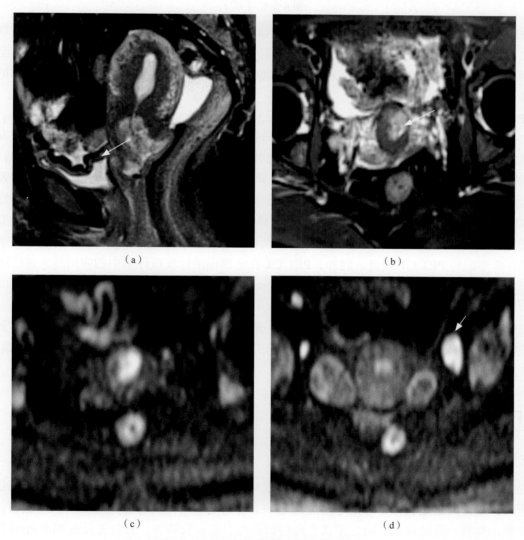

(a)　　　　　　　　　　(b)

(c)　　　　　　　　　　(d)

图 4-5-6　宫颈浸润性鳞状细胞癌ⅢC₁期

患者，45 岁，病理证实为宫颈浸润性鳞状细胞癌，角化型。（a）（b）矢状位和横断位 T₂WI 示宫颈稍高信号肿块，大小约为 2.6 cm×2.0 cm，浸润宫颈基质深层（箭头）。（c）（d）DWI 上肿块为高信号，形态不规则，左侧髂血管旁见高信号肿大淋巴结（箭头）；（e）ADC 图肿块呈明显低信号；（f）矢状位 T₁WI FS 增强晚期示肿块呈轻度稍不均匀强化。病灶向上侵及子宫下段浅肌层，双侧宫旁组织未见癌累及。

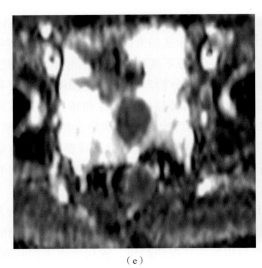
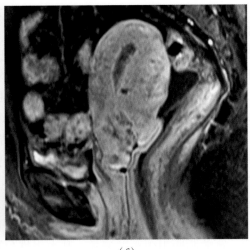

（e）   （f）

图 4-5-6 （续）

或出现肿块。肿瘤继续向外生长可侵犯盆壁，显示软组织肿块侵犯闭孔内肌或梨状肌；可发现盆腔淋巴结增大。当肿瘤侵犯膀胱和直肠时，上述结构周围脂肪间隙消失，膀胱或直肠壁增厚，甚至出现肿块。CT 可准确显示盆腔及腹膜后淋巴结肿大，对盆腔外转移灶（肝、肺、锁骨上淋巴结等）的检出也具有优势[14]。

3. PET/CT

PET/CT 在宫颈癌主要应用于评估有无淋巴结转移、宫颈癌治疗反应评估以及宫颈癌复发的早期诊断。PET/CT 对确定治疗前区域淋巴结转移及远处转移具有十分重要的意义。Meta 分析结果显示，PET/CT 确定腹主动脉旁淋巴结转移的灵敏度和特异度分别为 73% 和 93%[15]。PET/CT 对宫颈癌淋巴结转移检出的灵敏度和特异度分别为 82% 和 95%，然而 CT 检出淋巴结转移的敏感性和特异性分别为 50% 和 92%，MRI 检出淋巴结转移的敏感性和特异性分别为 56% 和 91%[12]。PET/CT 对肿瘤复发的显像不受解剖结构限制，更适合宫颈癌复发的早期诊断，对于临床 SCCAg 升高而常规影像学检查阴性的患者，应考虑行 PET/CT 检查。此外，PET/CT 在宫颈癌治疗反应评估中的应用越来越广泛。

（六）鉴别诊断

宫颈癌根据典型临床表现、阴道镜等检查，一般容易诊断。子宫内膜息肉或腺癌突向宫颈管，需要与宫颈癌鉴别，但子宫内膜息肉或腺癌中心位于子宫内膜腔。黏膜下平滑肌瘤脱垂需与宫颈癌鉴别，黏膜下平滑肌瘤在 T_2WI 上信号更低。

四、HPV 感染炎症相关食管癌

（一）HPV 相关食管癌

食管癌发病率在世界不同地区差别很大，高危与低危地区发病率差异可达 500 倍。我国是食管鳞癌高发地区，食管癌也是我国常见的恶性肿瘤之一。食管癌最常见的肿瘤类型是鳞状细胞癌，其次是腺癌。吸烟、酗酒、微量营养素缺乏和饮食致癌物质可引起食管鳞癌。胃食管反流和 Barrett 食管是食管腺癌最重要的危险因素。

1982 年 Syrjanen 首先对食管鳞癌进行了组织形态学观察，发现约 40% 具有 HPV 感染的特征性改变。此后许多学者对 HPV 与食管癌的关系进行了进一步的研究，但各研究结果差别较大，在食管鳞癌组织中 HPV 的感染率为 0～88.9%。造成这些差异的原因可能与 HPV 检测方法、不同种族对 HPV 的遗传易感性及食管鳞癌病因的多样性等有关。但相比之下，在食管癌高发地区（如国内），HPV 的检出率较高。目前多数学者认为高危型 HPV，尤其是 HPV-16 在食管鳞癌的发生中起着一定作用，特别是在高危地区。但 p16 过度表达与 HPV 阳性之间几乎没有一致性，目前，HPV 感染在食管鳞癌中的潜在病因作用也还没有定论。食管腺癌是西方国家发展最快的癌症之一。也有研究表明，HPV 与从 Barrett 食管向异型增生／腺癌的转变有关。在 Barrett 化生异型增生腺癌途径中，HPV-DNA 和病毒转录活性标志物 p16 和 E6/E7 mRNA 与疾病严重程度有很强的相关性，hr-HPV 病毒载量的增加和与宿主基因组的整合也与疾病的严重程度显著相关。但也有研究认为食管腺癌细胞中没有 HPV-DNA 的证据[16-17]。HPV 感染对食管癌预后的预测价值目前也不明确[18]。

（二）食管癌临床病理概述

食管鳞状细胞癌是具有鳞状细胞分化的恶性上皮性肿瘤，显微镜下特点表现为角质细胞样细胞存在细胞间桥或角化。可分化高、中、低，以及未分化癌，其中以中分化鳞癌最常见。食管鳞状细胞癌主要位于食管中 1/3 段，随后依次为下 1/3 段和上 1/3 段。

食管腺癌是一种具有腺性分化的食管恶性上皮性肿瘤，主要起源于食管下 1/3 的柱状黏膜（Barrett 食管），多与胃食管反流性病变有关。少数腺癌由异位的胃腺体或食管腺体发生，在食管上、中 1/3 也可见到，但较为罕见。Barrett 食管的镜下特征是含有杯状细胞的柱状上皮。Barrett 食管经过一系列具有形态学变化的癌前病变（异型增生）进展为腺癌。食管腺癌呈典型的乳头状和（或）管状结构，大部分属于肠型，有些肿瘤呈弥漫型生长，腺体结构少见，有时还可见印戒细胞。肿瘤分化中可能会出现神经内分泌细胞、潘氏细胞及鳞状上皮细胞，也可表现为黏液腺癌。食管腺癌以高分化或中分化癌为主。

肿瘤性鳞状上皮可浸润鳞状上皮基底膜至黏膜固有层或更深。肿瘤可以向水平及纵深浸润，肿瘤细胞浸润仅局限于黏膜层或黏膜下层，称为浅表型食管癌；肿瘤浸润进入或超过肌层，称进展型食管癌。肿瘤常垂直浸润食管壁，侵犯壁内淋巴管和静脉。淋巴结转移率与浸润深度有关，约 5% 的黏膜内癌和 40% 的黏膜下癌发生淋巴结转移。上 1/3 段食管癌常转移至颈部或上纵隔淋巴结，而中、下 1/3 的食管癌常转移至下纵隔或胃周淋巴结。也可见到跳跃式转移。

（三）食管癌临床表现

食管癌多见于 40 岁以上男性，50～70 岁为主。浅表性食管癌通常没有特殊症状，有时会有刺痛感。浅表性食管腺癌患者可存在胃食管反流。进展期食管癌患者症状有食物通过缓慢或停滞感、吞咽困难、体重减轻、胸骨后或上腹部疼痛，由于肿瘤生长造成食管腔狭窄可导致反胃，也可出现声音嘶哑、咳嗽等症状。

（四）肿瘤分期

AJCC 对食管癌／食管与胃食管交界处肿瘤 TNM 分期见表 4-5-3

表 4-5-3　AJCC 食管癌／食管与胃食管交界处肿瘤 TNM 分期（第 8 版）

TMN 分期	具体描述
原发肿瘤（T）	
T_x	肿瘤无法评价
T_0	无原发肿瘤证据
Tis	高度异型增生，局限于上皮内
T_1	肿瘤侵及固有层、黏膜肌层或黏膜下层

TMN 分期	具体描述
T_{1a}	肿瘤侵及固有层、黏膜肌层
T_{1b}	肿瘤侵及黏膜下层
T_2	肿瘤侵及固有肌层
T_3	肿瘤侵及外膜
T_4	肿瘤侵及邻近结构
T_{4a}	肿瘤侵及胸膜、心包膜、奇静脉、横膈或胸膜
T_{4b}	肿瘤侵及邻近结构，如主动脉、椎体、气管等
区域淋巴结（N）	
N_x	区域淋巴结无法评价
N_0	无区域淋巴结转移
N_1	1～2 个区域淋巴结转移
N_2	3～6 个区域淋巴结转移
N_3	≥7 个区域淋巴结转移
远处转移（M）	
M_0	无远处转移
M_1	有远处转移
分化程度（G）	
G_x	无法评估分化程度
G_1	高分化
G_2	中分化
G_3	低分化，未分化
肿瘤位置（肿瘤位置指肿瘤的中心在食管的位置，适用于鳞癌）（L）	
X	无法定位
上段	颈段食管，至奇静脉的下缘
中段	奇静脉下缘，至下肺静脉下缘
下段	下肺静脉下缘，至胃食管交界

注：适用于鳞状细胞癌和腺癌

（五）影像学表现

1. 内镜检查

浅表性食管癌仅表现为黏膜表面的轻度隆起或浅凹陷。进展期食管癌可表现息肉样型、扁平型、溃疡型。喷洒甲苯胺蓝或卢格尔碘溶液进行色素内镜检查有一定的诊断价值。窄带成像技术也有助于早期病变的发现。超声内镜可用来评估肿瘤的浸润深度以及受累食管旁淋巴结的情况，食管癌常表现为局限性或弥漫性管壁增厚，呈显著低回声或回声不均，可穿透管壁并且浸润周围组织，伴管壁结构的破坏。

2. 食管钡餐检查

早期食管癌可表现为食管黏膜增粗、中断、迂曲，形成小溃疡，局限性小充盈缺损，食管壁局限性僵硬。中晚期食管癌表现为食管轮廓不规则，有腔内充盈缺损及管腔狭窄，黏膜紊乱、中断、破坏，管壁僵硬，扩张受限，钡剂通过缓慢或受阻。有时可见纵隔内软组织影。但钡餐检查对扁平状病变的检出率较低。

3. CT

食管癌 CT 表现随病灶大小、浸润深度不同表现各异。早期食管癌，CT 可无明显异常发现，或仅显示食管壁局部轻度增厚。中晚期病变，多表现为受累食管壁一侧或环形增厚（图 4-5-7），或伴肿块形成，食管腔狭窄；病灶常不均匀中度强化，如病灶较大，其内部可见片状坏死区。如食管癌病灶周围脂肪间隙模糊消失，可提示癌症侵犯至食管壁外可能，多平面重组图像有助于全面观察病灶整体情况。CT 检查有助于了解有无淋巴结转移，但主要依靠大小、强化程度等形态学改变，准确性不高。

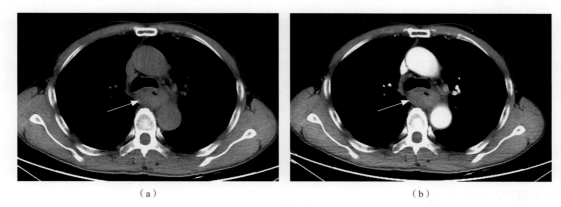

（a）　　　　　　　　　　　　　　　　　（b）

图 4-5-7　食管癌（一）

患者，男，59 岁，吞咽不适数月。（a）（b）横断位 CT 平扫及增强扫描示食管中段软组织增厚肿块，平扫呈中等密度，增强后中等强化。

4. MRI

食管癌 MRI 表现为食管壁增厚，伴或不伴周围器官受浸润，平扫 T_1WI 呈中等或略低信号，T_2WI 呈较高信号为主，增强后病灶实质部分呈中等不均匀强化（图 4-5-8），可伴有周围淋巴结肿大。CT 和 MRI 对 T_1 期病变显示不佳。

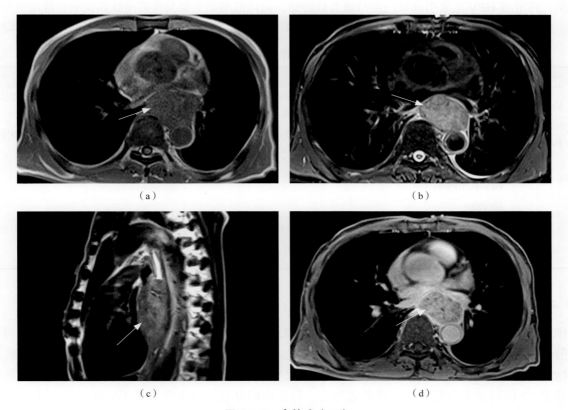

（a）　　　　　　　　　　　　　　　　　（b）

（c）　　　　　　　　　　　　　　　　　（d）

图 4-5-8　食管癌（二）

患者，男，68 岁，吞咽困难半年，加重 1 个月。（a）横断位 T_1WI 平扫；（b）横断位 T_2WI 平扫；（c）矢状位 T_2WI 平扫；（d）横断位增强 T_1WI，显示食管中下段软组织肿块。T_1WI 呈中等信号，T_2WI 呈高信号，增强后呈中等强化。

5. PET/CT

PET/CT 将 PET 反映的肿瘤代谢信息与 CT 显示的解剖学信息相结合，对于判断有无淋巴结转移有较高准确率，对食管癌的分期评估很有价值。

6. 鉴别诊断

（1）食管静脉曲张：多有门静脉高压病史，好发于食管中下段。食管钡餐表现为黏膜皱襞稍增粗迂曲、串珠状或蚯蚓状充盈缺损，但管壁仍较柔软。增强 CT 检查可见食管腔内强化的曲张血管。

（2）反流性食管炎：早期反流性食管炎，钡餐检查时表现为食管下段痉挛性收缩，表面高低不平或呈锯齿状，晚期表现为食管下段器质性管腔狭窄，但狭窄段常与周围食管壁无明显分界，呈移行性改变，且病变段管腔一般光滑，形态略可变。同时可见食管裂孔疝及胃食管反流改变。

五、HPV 感染炎症相关皮肤肿瘤

（一）HPV 相关皮肤肿瘤

HPV 是一类常见的感染皮肤和黏膜组织的 DNA 病毒，迄今已发现 170 多种亚型[19]。角质形成细胞是表皮的主要构成细胞，占表皮细胞总数的 80% 以上，现已公认皮肤的角质形成细胞是 HPV 的天然宿主。HPV 分型主要依赖于编码病毒衣壳蛋白的核苷酸序列，不同种属间的同源性低于 60%，同一种属不同亚型间同源性仅为 60%～70%[20]。按照侵犯部位不同，HPV 又可分为皮肤型及黏膜型，皮肤型主要由 β-HPV 感染引起，与其有关的肿瘤主要包括皮肤癌、角化棘皮瘤和非黑素细胞性皮肤肿瘤等；黏膜型则主要与 α-HPV 有关，是宫颈癌等疾病的主要病因[21]。按照 HPV 生物学行为不同可分为高危型和低危型两大类，高危型 HPV 主要引起肛门生殖道恶性肿瘤，而低危型则主要与许多皮肤黏膜的良性增殖性损害有关。按照种属不同 HPV 又可分为 16 个属，其中 5 个属与人类相关，最常见的为 α 和 β 属（表 4-5-4）。

表 4-5-4　HPV 种属及生物学特征

种属	主要亚型	生物学特征
Alpha	HPV2/6/7/10/16/18/32/34/53/61 HPV-2、HPV-6、HPV-7……	主要侵犯人和灵长类动物的黏膜和皮肤组织：高危型，永生化角质形成细胞（恶性病变）；低危型，无此特征（良性增生）
Beta	HPV5/9/17/37/38/49 HPV-5、HPV-9……	主要侵犯人类皮肤组织，多数为潜伏感染，免疫抑制情况下可被激活；因与疣状表皮发育不良相关，也被称为疣状表皮发育不良型 HPV
Gamma	HPV4/48/50/60/65 HPV-4、HPV-48……	侵犯人类皮肤组织
Mu	HPV1/63 HPV-1、HPV-63	侵犯人类皮肤组织
Nu	HPV41 HPV-41	侵犯人类皮肤组织；引起良性和恶性病变

（二）HPV 相关皮肤肿瘤临床病理概述

HPV 感染细胞后通常是以游离于宿主基因的模式存在于细胞中，整合至宿主基因后病毒不可再复制，但正因为这种整合导致早期基因蛋白的大量表达，促进细胞的转化，诱导癌症发生。高危型 HPV E6 能永生化人类乳腺上皮细胞，也能与 E7 协同永生化原代人角质形成细胞；低危型 HPV E6 虽也能与高危型 E7 协同永生化原代人角质形成细胞，但作用明显弱于高危型。对于低危型或皮肤型的 HPV 的生物学研究相对较少，低危型 HPV E6 虽也能在体外与 P53 结合，但尚未观察到对其降解作用，故在肿瘤发病中的意义并不清楚。

HPV 感染皮肤肿瘤的细胞特征有两个方面，①皮肤癌：嗜银蛋白染色（AgNOR）颗粒粗大融合，形态不规则，AgNOR 颗粒所占核的面积较大；②角化棘皮瘤：表皮内见多个火山口样和弹坑样结构，火山口内和弹坑内包含较多角化不全、过渡角化及透明角质素，呈伊红色，由火山口和弹坑底部依次上推，包绕火山口和弹坑外面的是不典型鳞形细胞层，细胞大，细胞质伊红色，细胞间桥清晰可见。

（三）HPV 相关皮肤肿瘤临床表现

1. HPV 相关皮肤癌

皮损常呈中心溃疡皮肤结节，周围边缘宽，硬而隆起，基底由痂覆盖，呈红色，溃疡面高低不平，易出血，有时损害表面明显增生如乳头状或菜花状。

2. HPV 相关角化棘皮瘤

肿块高于皮肤，与周围皮肤疣有明确界限，肿块表面高低不平，局部呈裂隙状如分化之石，局部有小坑状，肿块切面为灰白、灰红和灰黄相间，在肿块与周围组织切面间见一较清晰分界线。

（四）肿瘤分期

AJCC 对皮肤癌 TNM 分期见表 4-5-5。

表 4-5-5 AJCC 皮肤癌 TNM 分期（第 8 版）

TNM 分期	具体描述
原发肿瘤（T）	
T_x	肿瘤无法评价
T_0	无原发肿瘤证据
Tis	原位癌
T_1	肿瘤最大直径≤20 mm
T_2	肿瘤最大直径>20 mm 至≤40 mm
T_3	肿瘤最大直径>40 mm；T_1 或 T_2 可升级为 T_3，当包括深部侵袭、明确定义的神经周围侵袭或轻微的骨侵蚀
T_{4a}	伴有大体皮质 / 骨髓侵犯的肿瘤
T_{4b}	伴有轴骨 / 颅底 / 椎间孔侵犯的肿瘤
区域淋巴结（N）	
N_x	区域淋巴结无法评价
N_0	无区域淋巴结转移
N_1	单侧淋巴结最大直径≤30 mm 的转移
N_2	单侧淋巴结转移>30 mm，最大直径不超过 60 mm，或多个同侧淋巴结转移，最大直径不超过 60 mm
N_3	最大直径>60 mm 的淋巴结转移
远处转移（M）	
M_0	无远处转移
M_1	有远处转移

（五）影像学表现

CT 或 MRI 在评估皮肤癌范围和是否发生转移方面具有良好的优势。

1. CT

平扫主要表现为皮下宽基底软组织影，皮肤增厚，皮下脂肪层不清晰。增强扫描后动脉期明显强化，见迂曲血管影，参与肿块供血；静脉期强化幅度稍减低[22]。

2. MRI

肿块可隆起于皮肤、埋藏于皮下或多种形态并存，多呈椭圆形或不规则，溃疡常见，少见囊变、坏死。典型 MRI 表现为 T_1WI 等、T_2WI 稍高信号，在 DWI 呈高信号，ADC 值<1000 mm/s^2，增强扫描病灶呈中重度强化。肿块侵犯相邻皮肤或浅筋膜呈匍匐性生长，病灶由粗到细形如鼠尾，即"鼠尾征"[23]。

3. PET/CT

PET/CT 将 PET 反映的肿瘤代谢信息与 CT 显示的解剖学信息相结合，对于判断有无淋巴结转移有较高准确率[24]。

4. 鉴别诊断

（1）角化棘皮瘤：是毛囊角化上皮的增生性病变，MRI 增强扫描呈疣状突起，与皮肤分界清晰，缺乏血供，增强扫描呈轻度强化。

（2）佩吉特（Paget）病：主要发生于 40 岁以上女性的单侧乳头和乳晕，病理检查见分散或成团的 Paget 细胞即可确诊。典型发病部位诊断不难，但少数发生在腋窝、口周、肛周时与皮肤癌 MRI 表现相似，鉴别需病理诊断。

（3）皮肤隆突性纤维肉瘤：为皮肤及皮下脂肪层的软组织肿块，多呈类圆形或椭圆形，边界清楚，密度均匀，很少见钙化，少见侵袭性，偶尔可囊变、出血，信号与骨骼肌相等或稍高于骨骼肌，增强扫描后明显强化，未见"鼠尾征"。

六、HPV 感染炎症相关头颈部鳞状细胞癌

（一）HPV 相关头颈部鳞状细胞癌

头颈部鳞状细胞癌发生于口腔、咽、喉或鼻腔的鳞状上皮细胞，是头颈部癌最常见的类型。吸烟和饮酒是头颈部鳞状细胞癌最重要的诱发因素。HPV 相关头颈部鳞状细胞癌主要包括口腔鳞状细胞癌、口咽鳞状细胞癌和喉鳞状细胞癌的一部分。大多数 HPV 相关头颈癌由 HPV-16 所引起（约70.7%），由 HPV-18 引起的占 14%～17%，其余约 15% 由 HPV-33、HPV-35、HPV-52、HPV-45、HPV-39、HPV-58 等引起。吸烟和 HIV 感染可以促进 HPV 相关头颈癌的发展。头颈部 HPV 感染主要通过口交传播，深吻也与 HPV 的口腔传播有关，其他传播途径有从生殖区域转移到口腔区域的自接种、母婴传播、从乳房到配偶的传播等[25]。

在发达国家，由于吸烟或饮酒的减少，酒精和烟草相关的头颈癌发病率下降了 50%，但 HPV 相关口咽癌的数量显著增加，而口腔癌和喉癌的数量则略有增加。在 2017 年 WHO 头颈部肿瘤分类中，不仅将口咽从传统口腔解剖中独立出来，并将口咽鳞状细胞癌分为 HPV 阳性和 HPV 阴性。在 AJCC/UICC 第 8 版的肿瘤 TNM 分期中，也将 HPV 阳性口咽鳞状细胞癌单列出来。而对于 HPV 与喉癌的相关性，国内外的研究结果差异较大[26]。国内喉癌患者中存在较低的 HPV 的表达（12%），但仍以高危型 HPV 为主，无吸烟或饮酒史的喉癌患者 HPV 阳性率更高[27]。不同研究之间的结果可能受检测方法的影响，虽有学者认为喉癌中 HPV 的存在不足以证明因果关系，但多数学者认为在喉癌的演变过程中，HPV 感染有着不应被忽视的作用[28]。

（二）头颈部鳞状细胞癌临床病理概述

目前口咽的范围包括腭扁桃体、软腭、舌基底部（轮廓乳头之后）、咽后壁。与口腔相比，口咽最大特征是存在扁桃体组织（舌及腭扁桃体），这类淋巴上皮组织好发 HPV 感染以及 HPV 诱发的肿瘤，

致使口咽部 HPV 相关鳞状细胞癌比例高发。

头颈部鳞状细胞癌为具有鳞状细胞分化的恶性上皮性肿瘤，伴有不同程度的角化。而 HPV 阳性口咽癌具有独特的形态、基因特征、临床表现，也有更好的预后。大多数 HPV 阳性口咽癌具有特征性的非角化形态。包括基底细胞样和乳头状鳞癌、腺鳞癌、淋巴上皮样癌（未分化）、肉瘤样（梭形细胞）癌，也包括较为少见的纤毛状腺鳞癌（转录活性 HPV）。

基于形态学表现，HPV 阳性口咽癌通常被认为表现为低分化或未分化。但大部分研究一致认为 HPV 阳性与组织学上高级别强烈相关，可能归为高分化癌更合适。目前，2017 年 WHO 分类未对 HPV 阳性口咽癌进行组织学分级[29]。"鳞状细胞癌，HPV 阳性"的名称，目前暂时只适用于口咽癌。WHO 强调直接 HPV 检测［如原位杂交和（或）PCR］，也允许采用 p16 免疫组化染色的间接检测作为一个可靠的指标，HPV 阳性口咽癌具有弥漫的 p16 表达（细胞核和细胞质）。如未做 p16 或直接 HPV 检测，可用"鳞状细胞癌，HPV 未检测，形态学高度提示 HPV 相关"表示[29]。

（三）头颈部鳞状细胞癌临床表现

口咽癌患者主要症状有咽部不适、疼痛、异物感、吞咽困难等。喉癌患者多表现声音嘶哑、呼吸困难等。部分患者以颈部肿块为首发症状。

HPV 阳性和阴性口咽癌患者群体是重叠的，国外报道中，与 HPV 阴性口咽癌患者相比，HPV 阳性患者可能是男性，白人，社会经济地位更高，并且年轻 2~4 岁。在临床表现上，HPV 阳性口咽癌患者更可能出现低 T 分期（T_1 或 T_2），伴有更晚期的淋巴结转移，但无远处转移[30]。HPV 阳性口咽癌患者最常见的症状是颈部肿块，且 HPV 阳性口咽癌在以颈部淋巴结转移为首发症状的未知原发性癌中占很大比例，在一些回顾性研究中，最高比例高达 91%，其中许多是发现在腭或舌扁桃体的隐窝深处有一个小的原发部位。淋巴结转移的分布方面，HPV 阳性和阴性口咽癌患者基本类似，同侧 Ⅱ 和 Ⅲ 区是淋巴结转移最常见的部位，但 HPV 阳性口咽癌的淋巴结转移更可能是囊性，而非实性或坏死性[30]。

（四）肿瘤分期

UICC/AJCC 第 8 版的肿瘤 TNM 分期中，对 HPV 阳性的口咽癌分期见表 4-5-6。

表 4-5-6　UICC/AJCC HPV 介导口咽癌 TNM 分期（第 8 版）

TNM 分期	具体描述
原发肿瘤（T）	
T_0	未发现肿瘤
T_1	肿瘤最大直径≤2 cm
T_2	2 cm<肿瘤最大直径≤4 cm
T_3	肿瘤最大直径>4 cm，或扩展至会厌舌面
T_4	中晚期局部疾病，肿瘤侵犯喉、舌外肌、翼内肌、硬腭或下颌骨或更大范围*
区域淋巴结（N）	
临床 N（cN）	
N_X	区域淋巴结无法评价
N_0	无区域淋巴结转移
N_1	同侧一个或以上淋巴结转移，最大直径≤6 cm
N_2	对侧或双侧淋巴结转移，最大直径≤6 cm
N_3	淋巴结转移，最大直径>6 cm
病理 N（pN）	
N_X	区域淋巴结无法评价

续表

TNM 分期	具体描述
pN_0	无区域淋巴结转移
pN_1	不超过 4 个淋巴结转移
pN_2	4 个以上淋巴结转移
远处转移（M）	
M_0	无远处转移
M_1	有远处转移

* 舌根或会厌谷的原发肿瘤扩展至会厌舌面黏膜，并不构成喉的侵犯

（五）影像学表现

1. MRI

肿瘤好发于腭舌扁桃体区或舌根部，呈侵袭性生长，形态不规则，边界不清，平扫 T_1WI 呈中等或略低信号（与肌肉信号比较），T_2WI 呈较高信号为主，增强后病灶实质部分呈中等不均匀强化，内部可见坏死。可伴有颈部淋巴结肿大，多位于上中颈部（图 4-5-9）。

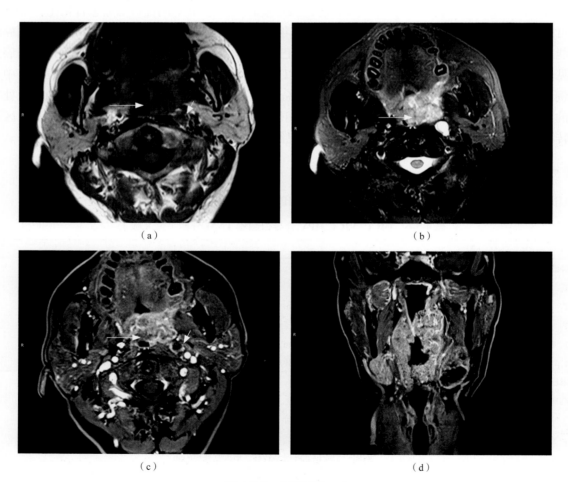

（a）　　　　　　　　　　　（b）

（c）　　　　　　　　　　　（d）

图 4-5-9　口咽癌（一）

患者，男，57 岁，发现左扁桃体肿块 1 个月，病理示鳞癌，p16（＋）。（a）横断位 T_1WI 示左侧口咽部肿块，T_1WI 呈中等信号；（b）横断位 T_2WI 病灶呈较高信号；（c）（d）横断位及冠状位增强 T_1WI 示病灶呈中等不均匀强化；（e）（f）DWI 提示扩散受限；（a）～（e）短箭头示左咽后、上颈部淋巴结转移。

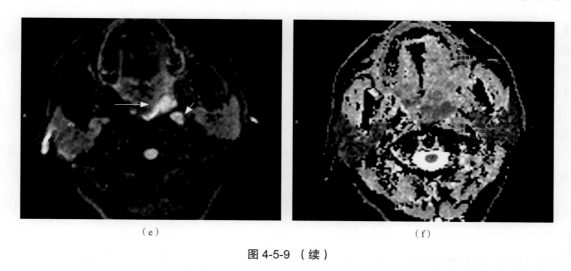

（e）　　　　　　　　　　　　　　　　（f）

图 4-5-9　（续）

2.　CT

表现为口咽部软组织增厚肿块，平扫多为等或稍低密度，增强后中等强化，内部可见坏死。但 CT 对口咽癌范围的显示不如 MRI（图 4-5-10）。

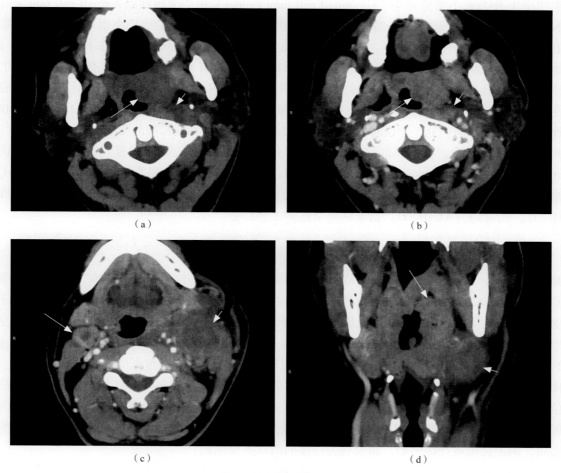

（a）　　　　　　　　　　　　　　　　（b）

（c）　　　　　　　　　　　　　　　　（d）

图 4-5-10　口咽癌（二）

患者，男，57 岁，发现左扁桃体肿块 1 个月，病理示鳞癌，p16（＋）。CT：（a）（b）横断面平扫及增强扫描，长箭头示左口咽侧壁肿块，平扫呈中等密度，增强后轻中度强化，边界不清，累及左侧软腭、扁桃体，并可见左侧咽后淋巴结转移（短箭头）；（c）横断面增强示双侧上颈部淋巴结转移，左侧为著；（d）冠状面增强，长箭头示左口咽部肿块，短箭头示左上颈部淋巴结转移。

3．PET/CT

PET/CT 能显示肿瘤的代谢、增生、乏氧和细胞凋亡状态，对小淋巴结转移的判断更有优势，在口咽癌的临床诊断、分期、指导治疗、预后判断等方面具有重要的应用价值。

4．鉴别诊断

（1）口咽部慢性炎症：CT 和 MRI 显示舌根部弥漫性软组织增厚，通常双侧形态基本对称，伴双侧腭扁桃体肿大时，通常边界清晰，内部密度或信号较均匀。通常也伴有鼻咽部淋巴组织增生。

（2）口咽部淋巴瘤：CT 和 MRI 通常表现口咽腔不对称性弥漫性软组织增厚，DWI 提示病灶明显弥散受限，多伴有颈部淋巴结肿大，肿大淋巴结多不伴有坏死或囊变。

七、HPV 感染炎症相关肺部肿瘤

（一）HPV 相关肺部肿瘤

肺癌是最常见的肺部恶性肿瘤，其发病率和死亡率均居恶性肿瘤之首。长期以来，人们一直认为吸烟和环境污染是其主要诱因，但近年来许多研究发现在肺癌组织中存在 HPV 感染（主要是 HPV-16 型和 HPV-18 型）和相关癌蛋白的表达，越来越多的研究认为 HPV 感染是肺癌发病的另一大诱因[31]。肺癌组织学上分为非小细胞肺癌（non-small cell lung cancer）和小细胞肺癌（small cell lung cancer），其中 NSCLC 中以鳞癌、腺癌最为常见，不同类型的肺癌组织中 HPV 的感染率也不同，鳞癌和腺癌组织中 HPV-DNA 阳性率分别为 51%、16%[32]。其他类型的肺癌组织中则极少存在 HPV 的感染。此外，不同地区的肺癌在组织中 HPV-DNA 阳性率以及感染的亚型也有差异，可能与某些社会因素和生活方式差异有关。已有研究通过 PCR 检测肺癌患者血液中 HPV-DNA 阳性率与正常人对比发现，肺癌患者的阳性率显著高于正常人，推测 HPV 主要通过血液循环从宫颈癌等原发病灶播散至肺部。而 HPV 如何导致肺癌的发生目前仍处于学说阶段，可能与 $p53$ 基因的失活和端粒酶的激活有关。

此外，有研究认为，某些肺部原发良性肿瘤与 HPV 感染相关，其中以复发性呼吸道乳头状瘤病（recurrent respiratory papillomatosis，RRP）为典型，其发病与 HPV（主要为 HPV-6 型和 HPV-11 型）慢性感染刺激有关，病毒可能在母体分娩期垂直传播至儿童体内，有一定的恶变倾向，发病率成人约为 4/100 万，儿童约为 41/100 万，且发病率呈逐年上升趋势[33]。

（二）肺部肿瘤临床病理概述

肺癌起源于支气管上皮、腺上皮或肺泡上皮，组织学上分为非小细胞肺癌（NSCLC）和小细胞肺癌（SCLC）。其中 NSCLC 更为常见，约为总发病率的 85%，包括四大类：①鳞癌，典型鳞癌显示源于支气管上皮的鳞状上皮细胞化生，常有细胞角化和细胞间桥，常见于中央型肺癌；②腺癌，目前最常见的肺癌类型，主要源于支气管黏液腺，临床多为周围型；③大细胞癌，一种未分化细胞癌，较少见；④其他类型的细胞癌，如腺鳞癌、肉瘤样癌等。SCLC 相对较少，是一种分化程度低的神经内分泌肿瘤。

HPV 感染相关原发良性肿瘤中以 RRP 多见，最常见于鳞状上皮与纤毛柱状上皮相邻的特征性解剖部位，如鼻前庭、软腭鼻咽面、会厌喉面中线、喉室上下缘、声带下表面等。大体表现为息肉样或无蒂肿块，病变组织中心以纤维组织为主，周围以多层分化良好的鳞状上皮组织覆盖，如果病变出现在肺实质，则不会出现纤维中心，而表现为层叠的鳞状上皮细胞。

（三）肺部肿瘤临床表现

肺癌的发病高峰在 55～65 岁，其中男性多于女性，男女比例约为 2∶1。无痰或者少痰的刺激性干咳是其最常见的早期症状，也有少部分患者早期无症状，中央型肺癌常有痰中带血或咯血症状。当肿瘤向支气管和气管内生长时，常有气短、呼吸困难，一旦引起阻塞性肺炎，可表现为发热、咳嗽加重、咳脓性痰。此外，身体消瘦也是肺癌的常见表现。

如果肿瘤发生局部侵犯，可导致胸痛、声音嘶哑、吞咽困难、胸腔积液、心包积液等症状，若压迫颈交感神经还会出现霍纳（Horner）综合征。肺癌极易发生肺外转移，且可以转移至全身各个器官系统。侵及神经系统时可有眩晕、复视、共济失调、癫痫等神经系统紊乱症状；侵及骨骼局部压痛，也可出现病理性骨折；侵及腹部可出现食欲减退、黄疸、肝区疼痛和肝大等症状；侵及淋巴结可有淋巴结无痛性增大。

此外，SCLC 肺癌患者常会出现副癌综合征，即肺癌肺转移性的胸外表现，如骨关节病综合征、杵状指、骨关节痛、肌无力样综合征等骨骼 - 结缔组织异常症状，库欣（Cushing）综合征，以及男性乳腺增生、高钙血症等内分泌异常症状。

HPV 相关原发良性肿瘤 RRP 则是以声音嘶哑、呼吸困难等一系列阻塞性症状为主要临床表现。

（四）肺癌分期

肺癌的分期对临床治疗方案选择、肺癌预后的评价有极为重要的指导价值。目前，各个国家普遍采用国际肺癌研究学会（International Association for Study of Lung Cancer，IASIC）颁布的第 8 版国际肺癌 TNM 分期标准（表 4-5-7）。该标准依据原发肿瘤的情况（T）、淋巴结转移（N）和远处转移（M）等对肺癌患者进行判断，使分期分级更加准确。

表 4-5-7　IASIC 肺癌 TNM 分期（第 8 版）

TNM 分期	具体描述
原发肿瘤情况（T）	
T_x	未发现原发肿瘤，或者通过痰细胞学或支气管灌洗发现癌细胞，但影像学及支气管镜无法发现
T_0	无原发肿瘤的证据
Tis	原位癌
T_1	肿瘤最大直径<3 cm，周围包绕肺组织及脏层胸膜，支气管镜见肿瘤侵及叶支气管，未侵及主支气管
T_{1a}	肿瘤最大直径≤1 cm
T_{1b}	肿瘤最大直径>1 cm，≤2 cm
T_{1c}	肿瘤最大直径>2 cm，≤3 cm
T_2	肿瘤最大直径>3 cm 且≤5 cm；侵犯主支气管（不常见的表浅扩散型肿瘤，不论体积大小，侵犯限于支气管壁时，虽可能侵犯主支气管，仍为 T_1），但未侵及隆突；侵及脏层胸膜；有阻塞性肺炎或者部分或全肺肺不张。符合以上任何一个条件即归为 T_2
T_{2a}	肿瘤最大直径>3 cm，<4 cm
T_{2b}	肿瘤最大直径>4 cm，≤5 cm
T_3	肿瘤最大直径>5 cm，≤7 cm，直接侵犯以下任何一个器官，包括胸壁（包含肺上沟瘤）膈神经、心包；同一肺叶出现孤立性癌结节。符合以上任何一个条件即归为 T_3
T_4	肿瘤最大直径>7 cm；无论大小，侵及以下任何一个器官，包括纵隔、心脏、大血管、隆突、喉返神经、主气管、食管、椎体、膈肌；同侧不同肺叶内孤立癌结节
淋巴结转移情况（N）	
N_x	区域淋巴结无法评估
N_0	无区域淋巴结转移
N_1	同侧支气管周围和（或）同侧肺门淋巴结以及肺内淋巴结有转移，包括直接侵犯而累及的
N_2	同侧纵隔内及（或）隆突下淋巴结转移
N_3	对侧纵隔、对侧肺门、同侧或对侧前斜角肌及锁骨上淋巴结转移

续表

TNM 分期	具体描述
远处转移情况（M）	
M_0	无远处转移
M_1	远处转移
M_{1a}	局限于胸腔内，包括胸膜播散（恶性胸腔积液、心包积液或胸膜结节）以及对侧肺叶出现癌结节
M_{1b}	远处器官单发转移灶为 M_{1b}
M_{1c}	多个或单个器官多处转移为 M_{1c}

（五）影像学表现

详细询问患者症状且进行了标准的体格检查之后，对疑似病例进行影像检查是必不可少的。X线是进行疾病筛查和诊断的基础，同时低剂量CT扫描由于灵敏度高也可以作为一种筛查手段。对于中央型肺癌，薄层CT或高分辨CT能够显示结节和支气管管壁的关系；应用螺旋CT多平面重组和三维容积重组可以更直观地显示肿瘤原发灶的情况即为T分期，CT平扫和CT增强扫描可以显示邻近淋巴结的侵袭情况即为N分期，当出现淋巴结转移情况时推荐腹部超声以及PET/CT反映远处转移情况即为M分期。MRI在显示肿块大小、内部情况、支气管狭窄等方面也有一定优势，有助于临床分期和预后的判断。

1. X线

X线作为肺癌筛查和诊断的基础，有着十分重要的临床意义。中央型肺癌当病灶较大时可在肺门区见到边界清的软组织肿块，一旦病灶生长阻塞支气管，则会出现远侧肺野透亮度增加，肺纹理减少，纵隔、横膈、叶间裂移位的肺气肿征象，也可能会出现局灶性斑片状实变影的阻塞性肺炎征象；一旦转移至肺门淋巴结可以引起纵隔影增宽。另外，还会引起胸腔积液，肋骨破坏等表现。

对于周围型肺癌，病灶较大者可形成边界毛糙的分叶状影或者内壁不规则的厚壁空洞，常有胸膜凹陷征，发生转移者，可见弥漫粟粒结节影，应与粟粒性结核相区别。

2. CT

中央型肺癌的病灶若仅在支气管内，可采用薄层扫描或者高分辨CT，用以显示病灶和管腔之间的关系，管腔的狭窄段常呈截断征象，螺旋CT和三维容积重组在肿块的整体显示上有着独特的优势，其检出率高的特点对早期诊断有着重要意义。在CT平扫时，间接征象如：阻塞性肺气肿，阻塞性肺炎和阻塞性肺不张也可以清楚显示。增强扫描时，肺门及纵隔淋巴结肿大尤为明显（图4-5-11）。此外，在阻塞的支气管腔内会滞留一些不强化的液体，扫描后呈现"黏液支气管征"，扩大的支气管可呈现"指套征"或"鼠尾征"。

对于周围型肺癌，可出现实性或磨玻璃样结节，大多结节都伴有"分叶征"和"毛刺征"，结节靠近胸膜者，常有胸膜粘连呈"胸膜凹陷征"（图4-5-12），也可形成壁不光滑的厚壁癌性空洞。一旦发生胸膜转移，可有胸腔积液出现，当发生骨内转移时，多在邻近肋骨、胸骨和胸椎发生骨质破坏，增强扫描时，实性病灶的CT值增加20~80 Hu，多为不均匀强化。

对于弥漫型肺癌，肺段多有实变影，内部可见"空气支气管征"或"枯树枝征"（图4-5-13），增强扫描时可在实变影中见到血管强化影。

3. MRI

MRI平扫可显示肿块的大小和支气管的侵袭情况以及邻近淋巴结的受累情况，动态增强磁共振成像可以观察评估脊椎、脊髓的转移情况，这有助于病灶的查找和疾病预后的判断，同时，根据局灶性

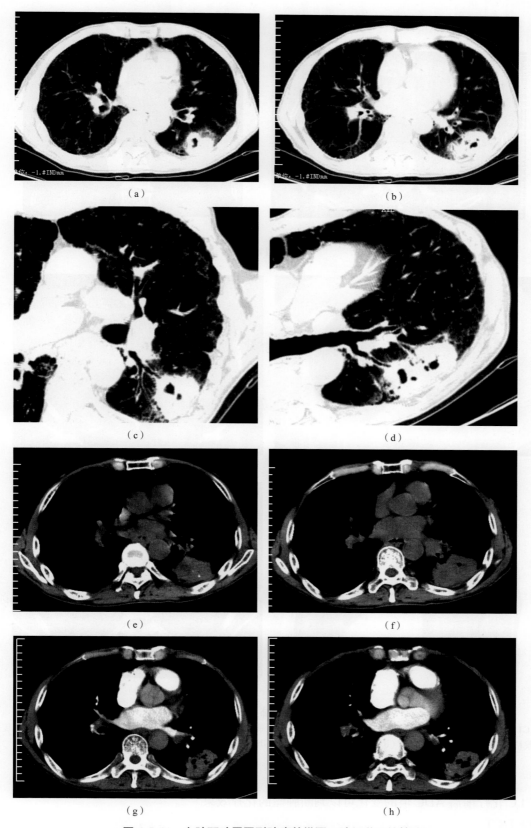

图 4-5-11　左肺下叶周围型肺癌并纵隔、肺门淋巴结转移

（a）～（f）CT 平扫示左肺下叶胸膜下可见团块状软组织密度影，CT 值约 30 Hu，内可见空洞形成及散在小气泡影，局部可见钙化，肿块边缘毛糙，周围可见细短毛刺影，邻近小支气管截断，纵隔及左侧肺门内可见肿大淋巴结影，部分融合；（g）～（j）CT 增强扫描示左肺下叶肿块持续中度强化，CT 值约 75 Hu。纵隔及左侧肺门肿大淋巴结呈环状强化。病理：低分化鳞状细胞癌。

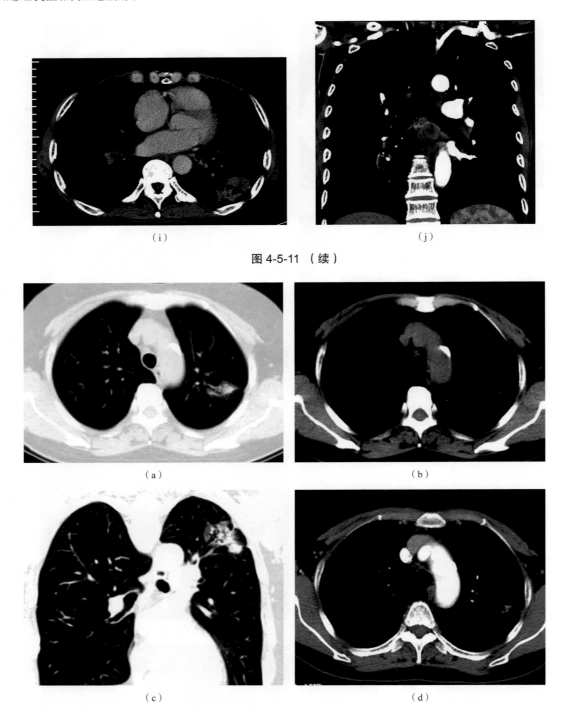

图 4-5-11 （续）

图 4-5-12　左肺上叶肺腺癌

（a）～（c）CT 平扫示左肺上叶尖后段混合磨玻璃影，CT 值约为 7 Hu，病灶边缘呈云絮状高密度影，其内可见细支气管通过并轻度扩张，病灶与相邻胸膜粘连、牵拉，呈胸膜凹陷征；（d）增强扫描示病灶呈明显不均匀强化，CT 值约 55 Hu。病理：肺腺癌。

晚期 NSCLC 化疗前后 ADC 值的变化可以判断肿瘤的化疗效果[34]。

4. PET/CT

利用放射性核素 18F 的靶向显像诊断可以有效地勾画出病灶范围，为外科手术切除提供合适的治疗方案（如对低危患者采取肺段切除），以有效减小手术创伤，减少术后并发症，提高生存率。此外，

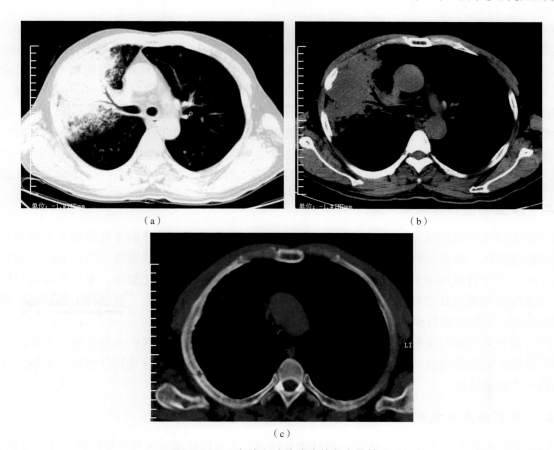

（a）　　　　　　　　　　　　　　　　　（b）

（c）

图 4-5-13　右肺上叶肺腺癌并多发骨转移

（a）（b）CT 平扫示右肺上叶可见大片状高密度影，最大横切面大小约为 5.7 cm×8.9 cm，密度不均匀，CT 值约 40 Hu，边缘不清，可见空气支气管征，肺门部支气管至病灶处被阻断，病灶周围可见小斑片影，双肺内可见弥漫性分布的小结节影；（c）骨窗示胸椎附件、双侧肋骨、右侧肩胛骨内可见多发骨质破坏灶。病理：肺腺癌。

核素显像能更好地显示隐匿淋巴结转移情况，对于疾病分期有着重要价值，对疾病的预后有一个良好的评估。

5. 鉴别诊断

（1）对于中央型肺癌，当支气管发生阻塞时会出现肺气肿和阻塞性肺炎的征象，应和其他原因引起的肺气肿和普通肺炎相鉴别；同时，肺癌和支气管内膜结核相鉴别，两者均有支气管壁狭窄和炎性改变，但是后者的管腔常是较长范围的一段狭窄，无突然截断征象。

（2）对于周围型肺癌，需要与结核球和错构瘤相区别，结核球轮廓多光滑，好发于上叶尖后段和下叶背段，密度较高，在邻近肺野多可见卫星病灶、"树芽征"，结合患者病史不难鉴别；错构瘤多为圆形或类圆形，内部可见斑点状钙化，大部分病灶可见脂肪密度，不均匀轻度强化。

（3）弥漫型肺癌应与普通肺炎相鉴别，抗感染治疗后仍然不吸收者，应考虑进行活检，以便明确诊断。

八、HPV 感染炎症相关结直肠癌

（一）HPV 相关结直肠癌

结直肠癌（colorectal cancer）现已成为我国最常见的十大恶性肿瘤之一，其发病率在男性中居第四位（10%），在女性中居第三位（9%）。随着分子生物学技术的进步，越来越多的研究报道发现结直肠癌的发生发展与HPV（尤其是HPV-16型）感染密切相关，但在各个地区、不同人群中，结直肠癌组织中的HPV的检出率并不一致，除了样本来源、检测敏感度和操作方法的差异外，可能和不同的社会生活活动有关。此外，已有研究表明，HPV感染与不同肿瘤解剖位置有关，而与肿瘤大小、浸润深度、组织分化程度等无关，直肠癌、左半结肠癌和右半结肠癌中HPV阳性率分别是47%、33%和16%。造成这一差异的原因可能是靠近肛门区的黏膜更容易受到病毒感染，也可由此推测诱发结直肠癌的HPV感染更有可能是通过肛门上行传播导致[35]。但HPV感染在结直肠癌的发生发展过程中的具体作用机制尚无明确说法，可能与致病病毒在宿主细胞的DNA渗入和蛋白质E6、E7异常表达有关，这些仍需要深入研究。

（二）结直肠癌临床病理概述

结直肠癌源于大肠的黏膜上皮和腺上皮，一般认为，癌变过程通常开始于肛管扁平上皮和直肠腺上皮之间的过渡区，最常见病理类型是腺癌，主要包括管状腺癌和乳头状腺癌，约占80%，而黏液腺癌约占17%。其中管状腺癌最为常见，根据其分化程度又可以分成高分化腺癌、中分化腺癌和低分化腺癌，呈现腺管和腺泡状排列。而黏液腺癌中含有大量黏液，恶性程度高。其他种类的腺癌少见，如印戒细胞癌等，恶性度高且预后差。

此外，还有一些相对少见的病理类型，如腺鳞癌，主要在直肠肛管区；未分化癌，细胞排列无规律，预后很差。结直肠癌在一个癌灶中可以出现两种不同的组织类型，分化程度也可以不同，这是结直肠癌的一大病理特征。

（三）结直肠癌临床表现

我国结肠癌患者年龄多在40~65岁，男性比女性多，大多以排便习惯和粪便性状改变为早期症状，表现为排便次数增加、腹泻、便秘、便中带血或带脓液，同时会有定位不确切的持续隐痛，降结肠部癌灶特征表现为肠梗阻相关症状，而升结肠部癌灶主要表现为全身性的症状，如贫血、感染发热等。

我国直肠癌发病率比结肠癌发病率高，而且多为低位直肠癌。便前肛门坠涨感、里急后重感、排便频繁且大便细是其早期主要症状，后期癌灶溃烂会出现便中带血、带黏液；当癌肿向周围直接蔓延时可有膀胱刺激征、阴道分泌物增加等一系列症状，当肿瘤波及骶前神经时，骶尾部可有剧烈疼痛。

（四）结直肠癌分期

肿瘤的分期对于临床治疗方案的设计、预后情况的判断极为重要，目前各国普遍采用UICC/AJCC提出的第8版结直肠癌TNM分期（表4-5-8），此分期标准可以客观地反映患者的预后。

表4-5-8　UICC/AJCC结直肠癌TNM分期（第8版）

TNM分期	具体描述
原发肿瘤情况（T）	
T_x	原发肿瘤无法评价
T_0	无原发肿瘤证据
Tis	原位癌：局限于上皮内或侵犯黏膜固有层
T_1	肿瘤侵犯黏膜下层
T_2	肿瘤侵犯固有肌层
T_3	肿瘤穿透固有肌层到达浆膜下层，或侵犯腹膜覆盖的结直肠旁组织
T_{4a}	肿瘤穿透腹膜脏层
T_{4b}	肿瘤直接侵犯或粘连于其他器官或结构

续表

TNM 分期	具体描述
区域淋巴结情况（N）	
N_x	区域淋巴结无法评价
N_0	无区域淋巴结转移
N_1	有 1～3 枚区域淋巴结转移
N_{1a}	有 1 枚区域淋巴结转移
N_{1b}	有 2～3 枚区域淋巴结转移
N_{1c}	浆膜下、肠系膜、无腹膜覆盖结肠 / 直肠周围组织内有肿瘤种植，无区域淋巴结转移
N_2	有 4 枚以上区域淋巴结转移
N_{2a}	4～6 枚区域淋巴结转移
N_{2b}	7 枚及更多区域淋巴结转移
远处转移情况（M）	
M_0	无远处转移
M_1	有远处转移
M_{1a}	远处转移局限于单个器官（如肝、肺、卵巢、非区域淋巴结），但无腹膜转移
M_{1b}	远处转移分布于一个以上的器官，无腹膜转移
M_{1c}	腹膜转移，有或没有其他器官转移

（五）影像学表现

在做结直肠癌的影像诊断时，其明确分期和准确定位尤为重要，这是临床疾病治疗方案确定的基础。钡剂灌肠和气钡双重造影对于肿瘤部位和范围的确认依旧非常有效，可以观察到充盈缺损、狭窄、皱襞破坏等征象。近年来，由于 CT 检查可以发现较小而隐蔽的病灶，且能观察到肿瘤与周围组织的关系，使得 CT 检查应用更加普及，同时，MSCT 平扫、薄层扫描、多平面图像重组等技术结合，使得肿瘤的 T 分期更加精确[36]；但是 CT 的软组织分辨率并不理想，对于原发部位的肿瘤具体情况和分化程度的评估还需要 MRI 检查，但 MRI 在肠系膜和脂肪较厚、有炎症反应和纤维化的组织中难以分辨出是否含有肿瘤成分。因此，影像手段对于结直肠癌的诊断和分期需要多种技术联合进行。

1. X 线

结直肠癌在大体上分为增生型、浸润型和溃疡型三种类型。三种类型的 X 线钡剂灌肠造影有所不同。增生型的癌灶管腔内多有不规则的充盈缺损，黏膜皱襞出现中断且局部肠壁僵直；浸润型的肿瘤多有肠腔向心性狭窄，钡剂不能通过的表现，肠壁僵硬（图 4-5-14）；溃疡型结直肠癌的肠腔常可见较大的龛影，边界不整齐，周围可以出现不同程度的狭窄。

2. CT

CT 平扫可以对癌灶 $T_{1～2}$ 期 $/T_{3～4}$ 期鉴别，早期的癌灶局限于肠壁内，可以表现为肠壁局限性增厚，肠腔内有软组织影造成的狭窄（图 4-5-15）。后期的病灶穿透固有肌层和浆膜下层，肠壁不光整，邻近脂肪间隙模糊不清。若侵犯至邻近组织器官，则邻近组织的脂肪密度消失变成条索状高密度影。目前应用 CT 仿真结肠镜技术对结肠的整体形态进行显示是一大研究热点，用于对完全阻塞性结肠癌的肠腔情况评估，对临床的手术方案的设计和确定提供重要依据[37]。

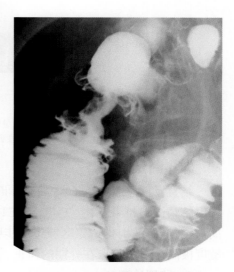

图 4-5-14 结肠肝曲浸润型结肠癌

X 线钡剂灌肠造影示：结肠肝曲肠腔向心性不规则形狭窄，仅少量钡剂通过。

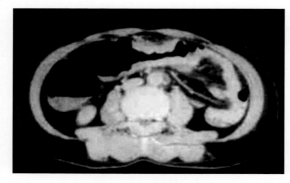

图 4-5-15　横结肠癌

CT 平扫示横结肠肠壁不规则增厚，管腔狭窄，肿块与正常肠壁分界清楚，近端肠管扩张。

结直肠癌的诊断、治疗和预后都有重要作用。

3.　MRI

由于 MRI 对软组织的较高分辨率，使得其在 T 和 N 分期的具体划分方面有着明显优势。

MRI 可以从各个方向对盆腔进行检查，使用直肠内线圈，可清楚显示肿瘤对肠管各层的侵犯程度和直肠系膜筋膜的受累情况（即为 T 分期），肿瘤病灶在 T_1WI 呈现比正常肠壁更低的信号，T_2WI 呈现高信号、低信号或混杂信号，形态表现和 CT 相似（图 4-5-16）。通过增强扫描可以观察到淋巴结的转移情况（即为 N 分期），肿大淋巴结常表现为不均匀结节状和环形强化，边缘毛糙，形态不规则。而 DWI 还可以进行肿瘤分化程度评估，在

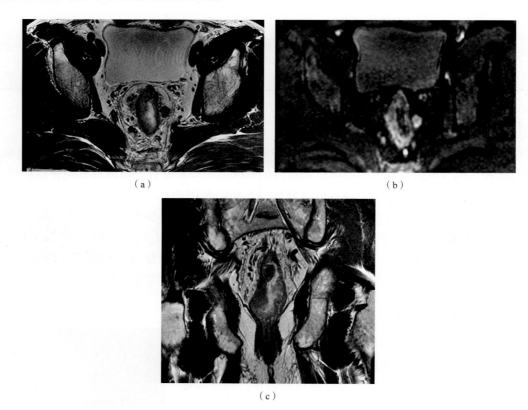

（a）　　　　　　　　　　　　　　（b）

（c）

图 4-5-16　直肠癌

（a）横断位 T_2WI 示直肠肠壁不均匀增厚，T_2WI 呈稍低信号，肠腔变窄，两侧可见多个大小不等的淋巴结；（b）横断位 DWI 示直肠肠壁增厚，与两侧淋巴结均呈高信号；（c）冠状位 T_2WI 示直肠管壁不均匀性增厚，呈 T_2WI 稍低信号，边界清楚，直肠肠腔变窄。

4.　PET/CT

结直肠癌患者中近 60% 在确诊时已经发生了转移，而 CT 和 MRI 常不能良好地显示肝转移和远处淋巴结情况，推荐使用 ^{18}F-FDG PET/CT 对肝脏内的转移灶进行显像以判断远处转移情况（即为 M 分期），对肝脏放射性浓聚区域进一步明确诊断。同时，PET/CT 在诊断结直肠癌患者术后复发转移的灵敏度极高，对于临床在分期的纠正、疾病的及早控制以及改善预后有着重要意义[38]。

5.　鉴别诊断

（1）良性的结直肠肿瘤及息肉：X 线钡剂灌肠时，其充盈缺损光整，且肠管蠕动正常，黏膜皱

襞正常。

（2）增生型的回盲部结核：回肠和盲肠同时受累，盲肠挛缩，同时结合临床检查不难鉴别。

九、HPV 感染炎症相关其他肿瘤

HPV 感染是最常见的性传播感染，HPV 感染均可导致从生殖器疣到癌的一系列泌尿生殖系统表现，对女性而言，几乎所有浸润性宫颈癌均与高危 HPV 感染相关，而对于男性泌尿生殖系统而言，阴茎癌与 HPV 感染密切相关，可以在 HPV 感染之后或独立于 HPV 感染而发展。

（一）HPV 相关阴茎癌概论

阴茎癌是一种起源于阴茎头、冠状沟和包皮内板黏膜及阴茎皮肤的恶性肿瘤，其预后较差。阴茎癌发病率有地域差异，在欧美国家中罕见（<1/10 万），如在美国男性中，阴茎癌占所有恶性肿瘤的 1% 以下，而在非洲，东南亚和南美一些欠发达国家中，阴茎癌的发病率较高，高达 19/10 万，占男性肿瘤的 10%～20%[39-40]，在一些贫穷地区其发病率高达（6～7）/10 万[41]。在我国，随着整体卫生状况的改善，阴茎癌的发病率逐年下降，现与西方国家接近。但由于我国人口基数大，在一些卫生条件落后的地区，阴茎癌的发病人数依旧偏多[42]。阴茎癌的发病机制至今仍未能完全明确，目前认为有两种致病途径，一种途径与 HPV 感染有关，另一种途径与包茎和（或）慢性炎症有关。已经确定了阴茎癌发展的几个危险因素，包括卫生条件差、包茎、吸烟和缺乏包皮环切术，其他风险因素包括性伴侣数量多、缺乏使用安全套、龟头炎或硬化性苔藓。有文献报道，40%～50% 的阴茎癌患者均患有或曾经感染过 HPV，最常见的 HPV 类型为 HPV-16（60%）和 HPV-18（13%），HPV-6 和 HPV-11 也可见（共 8%）。

（二）HPV 相关阴茎癌临床病理概述

阴茎恶性肿瘤多数起源于龟头、冠状沟或包皮内黏膜，约 95% 为鳞状细胞癌，其他如基底细胞癌、腺癌、肉瘤等相对罕见。过去，多基于形态学将肿瘤分为原位癌、乳头状癌及浸润癌三种。2016年，根据临床病理特征和 HPV 的合并感染情况，WHO 提出了新的分类，即鳞状细胞癌、非 HPV 相关鳞状细胞癌和 HPV 相关鳞状细胞癌。HPV 相关性癌主要包括基底细胞样和湿疣样鳞状细胞癌，其他 HPV 相关性鳞状细胞癌包括湿疣 - 基底细胞样癌、乳头状 - 基底细胞样癌和透明细胞癌的罕见变体，其他更罕见的还包括淋巴上皮瘤样鳞状细胞癌和髓样鳞状细胞癌。基底细胞样鳞状细胞癌容易发生淋巴结转移，而疣状乳头状瘤则很少出现局部淋巴结转移。新版 WHO 分类建议阴茎鳞状细胞癌采用国际泌尿病理协会（International Society of Urological Pathology，ISUP）/WHO 分级系统，将其分为高分化（G_1）、中分化（G_2）和低分化（G_3）三级。肿瘤分级的主要依据是细胞核多形性而非角化程度。阴茎鳞状细胞癌常有不同分化区域，根据细胞核多形性最显著的区域（≥1 个高倍镜视野）分级。

（三）阴茎癌临床表现

阴茎癌多见于 40～70 岁患者，早期癌变为阴茎头或包皮上皮增厚。多数病例表现为丘疹、溃疡、疣或菜花样斑块，有脓性恶臭，肿瘤可侵犯阴茎海绵体和尿道海绵体，引起排尿困难。阴茎癌患者就诊时多可见腹股沟淋巴结肿大，可能系癌肿转移所致，但约 1/2 患者为炎症所致。晚期阴茎癌出现转移瘤及恶病质，部分患者出现高血钙症，可能与肿瘤及转移灶有关。

（四）肿瘤分期

阴茎癌的分期方法有两种，分别为 AJCC/UICC 的 TNM 分期和杰克逊（Jackson）分期，分别见

表 4-5-9、表 4-5-10。

表 4-5-9　AJCC/UICC 阴茎癌 TNM 分期（第 8 版）

TNM 分期	具体描述
原发肿瘤（T）	
T_x	原发肿瘤无法评价
T_0	无原发肿瘤证据
Tis	原位癌；（阴茎上皮内瘤变 PeIN）
T_a	非浸润性局限性鳞状细胞癌
T_1	龟头：肿瘤侵及固有层；包皮：肿瘤侵及固有层或阴囊筋膜
T_{1a}	肿瘤无淋巴血管及神经侵犯，非低分化
T_{1b}	肿瘤存在淋巴血管及神经侵犯，或者低分化（3 级或者肉瘤样）
T_2	肿瘤侵及尿道海绵体（龟头或者腹侧轴），有或无尿道浸润
T_3	肿瘤侵及阴茎海绵体（包括白膜），有或无尿道浸润
T_4	肿瘤侵及邻近结构，如阴囊、前列腺、耻骨等
区域淋巴结（N）	
N_x	区域淋巴结无法评估
N_0	无区域淋巴结转移
N_1	≤2 个单侧腹股沟淋巴结转移，无 ENE（淋巴结外侵犯）
N_2	≥3 个单侧腹股沟淋巴结转移，或双侧腹股沟淋巴结转移
N_3	ENE（淋巴结外侵犯）或盆腔淋巴结转移
远处转移（M）	
M_0	无远处转移
M_1	有远处转移

表 4-5-10　阴茎癌 Jackson 分期与 TNM 分期对应关系

Jackson 分期	TNM 分期		
0 期	Tis	N_0	M_0
	T_a	N_0	M_0
Ⅰ期（A）肿瘤局限于阴茎头和（或）包皮	T_1	N_0	M_0
Ⅱ期（B）肿瘤浸润阴茎体，无淋巴结或者远处转移	T_1	N_1	M_0
	T_2	$N_{0\sim1}$	M_0
Ⅲ期（C）肿瘤局限在阴茎，有腹股沟淋巴结转移但可以切除	T_1	N_2	M_0
	T_2	N_2	M_0
	T_3	$N_{0\sim2}$	M_0
Ⅳ期（D）肿瘤浸润到邻近组织、淋巴结，不能切除和（或）远处转移	$T_{0\sim3}$	N_3	M_0
	T_4	$N_{0\sim3}$	M_0
	$T_{0\sim4}$	$N_{0\sim4}$	M_1

（五）影像学表现

根据症状与活检资料，阴茎癌的临床诊断不难，影像学检查目的主要是分期，因此，需注意腹股沟、盆腔、腹膜后及肺部有无转移灶，从而为制订治疗方案提供重要参考信息。CT 对阴囊癌的诊断价值有限，仅限于发现腹股沟区或更远处的淋巴结转移。由于 MRI 有较好的软组织分辨率，与 CT 相比其能更好地显示肿瘤对深部浸润情况而更加有助于外科确定手术切除范围。PET/CT 在评估全身化疗之前和（或）广泛手术切除之前的骨盆转移和隐匿远处转移负荷方面较有价值。

1. CT

阴茎头或体分叶状或菜花状肿物，边界不清。平扫为软组织密度，强化程度低于海绵体，一般呈中度强化。多平面重建技术（multi-planar reconstruction，MPR）可显示阴茎海绵体受累情况，可见腹股沟及盆腔、腹膜后淋巴结增大及不均匀强化。

2．MRI

阴茎头或体部软组织肿块，呈分叶状或菜花状，边界欠清。肿块呈 T_1WI 低信号，T_2WI 低信号，增强后信号低于海绵体，可见阴茎癌在腹股沟及盆腔、腹膜后淋巴结转移。此时，需要与炎症肿大淋巴结鉴别：转移性淋巴结增大强化不均匀，可融合，抗感染治疗无变化，DWI 为高信号，结合体检（质硬，无明显压痛），易于诊断。

3．^{18}F-FDG PET/CT

在阴茎癌中，原发性肿瘤和淋巴结转移通常都显示高摄取 FDG，有可能适用于阴茎癌分期。但是，PET/CT 的敏感性受到其空间分辨率的限制，从而降低了对较小转移灶的敏感性。由于炎症，如在反应性淋巴结中，可能会出现假阳性。

（六）鉴别诊断

1．阴茎上皮样肉瘤

好发于阴茎近端，主要靠 MRI 进行鉴别，表现为阴茎海绵体中的软组织肿块，可与阴茎白膜相连，也可独立于阴茎海绵体中；在肿块周围可有卫星灶分散于阴茎海绵体中或与阴茎白膜相连；肿块边缘不规则，T_1WI 显示高信号较具特征，增强后信号低于海绵体。卫星灶表现为周边强化，有助于诊断及鉴别诊断。

2．转移瘤

阴茎转移性瘤发病极为罕见，常位于海绵体，CT 密度或 MRI 信号多变，多与原发肿瘤密度或信号相似。约 75% 的阴茎转移癌来源于泌尿生殖系统肿瘤，原发肿瘤部位由多到少依次为膀胱、前列腺、直肠乙状结肠、肾脏和睾丸，确定以上部位原发肿瘤病史，可资鉴别。

3．尿道癌

在泌尿系肿瘤中发病率低，以尿道球部及膜部最常见，CT 表现为尿道周围软组织密度灶，MRI 表现为 T_1WI 低信号、T_2WI 高信号，增强后不均匀强化，常伴肿块以上尿道扩张。

参 考 文 献

［1］ OSAZUWA-PETERS N, MASSA S T, SIMPSON M C, et al. Survival of human papillomavirus-associated cancers: filling in the gaps [J]. Cancer, 2018, 124 (1): 18-20.

［2］ CHESSON H W, DUNNE E F, HARIRI S, et al. The estimated lifetime probability of acquiring human papillomavirus in the United States [J]. Sex Transm Dis, 2014, 41 (11): 660-664.

［3］ ARALDI R P, SANT'ANA T A, MODOLO D G, et al. The human papillomavirus (HPV) -related cancer biology: An overview [J]. Biomed Pharmacother, 2018, 106: 1537-1556.

［4］ RETTIG E M, D'SOUZA G. Epidemiology of head and neck cancer [J]. Surg Oncol Clin N Am, 2015, 24 (3): 379-396.

［5］ LONGO D, KASPER D, JAMENSON J, et al. Med. Interna Harrinson [M]. New York: McGraw Publishing Co., 2013.

［6］ SYRJANEN K J. HPV infections and oesophageal cancer [J]. J Clin Pathol, 2002, 55 (10): 721-728.

［7］ SALMAN N A, DAVIES G, MAJIDY F, et al. Association of high risk human papillomavirus and breast cancer: a UK based study [J]. Sci Rep, 2017, 7: 43591.

［8］ TSU V, JERÓNIMO J. Saving the world's women from cervical cancer [J]. New Engl J Med, 2016, 374 (26): 2509-2511.

［9］ LIU Y, ANG Q, WU H, et al. Prevalence of human papillomavirus genotypes and precancerous cervical lesions in a screening population in Beijing, China: analysis of results from China's top 3 hospital, 2009—2019 [J]. Virol J, 2020, 17 (1): 104.

［10］ SALA E, WAKELY S, SENIOR E, et al. MRI of malignant neoplasms of the uterine corpus and cervix [J]. AJR Am J Roentgenol, 2007, 188 (6): 1577-1587.

［11］ MOLONEY F, RYAN D, TWOMEY M, et al. Comparison of MRI and high-resolution transvaginal sonography for the local staging of cervical cancer [J]. J Clin Ultrasound, 2016, 44 (2): 78-84.

［12］ LIU Z, HU K, LIU A, et al. Patterns of lymph node metastasis in locally advanced cervical cancer [J]. Medicine (Baltimore), 2016, 95 (39): e4814.

［13］ CHOI H J, JU W, MYUNG S K, et al. Diagnostic performance of computer tomography, magnetic resonance imaging, and positron emission tomography or positron emission tomography/computer tomography for detection of metastatic lymph nodes in patients with cervical cancer: meta-analysis [J]. Cancer Sci, 2010, 101 (6): 1471-1479.

［14］ 强金伟. 妇科影像学 [M]. 北京: 人民卫生出版社, 2016.

［15］ KANG S, KIM S K, CHUNG D C, et al. Diagnostic value of ^{18}F-FDG PET for evaluation of paraaortic nodal metastasis in patients with cervical carcinoma: a metaanalysis [J]. J Nucl Med, 2010, 51 (3): 360-367.

［16］ BUCCHI D, STRACCI F, BUONORA N, et al. Human papillomavirus and gastrointestinal cancer: a review [J]. World J Gastroenterol, 2016, 22 (33): 7415-7430.

［17］ AL-HADDAD S, EL-ZIMAITY H, HAFEZI-BAKHTIARI S, et al. Infection and esophageal cancer [J]. Ann N Y Acad Sci, 2014, 1325: 187-196.

［18］ RAJENDRA S, XUAN W, MERRETT N, et al. Survival rates for patients with barrett high-grade dysplasia and esophageal adenocarcinoma with or without human papillomavirus infection [J]. JAMA Netw Open, 2018, 1 (4): e181054.

［19］ BZHALAVA D, GUAN P, FRANCESCHI S, et al. A systematic review of the prevalence of mucosal and cutaneous human papillomavirus types [J]. Virology, 2013, 445 (1-2): 224-231.

［20］ 高兴华, 杨阳. 人乳头瘤病毒感染相关皮肤肿瘤的研究进展 [J]. 中国医科大学学报, 2014, 43 (2): 97-100.

［21］ BRIANTI P, DE FLAMMINEIS E, MERCURI S R. Review of HPV-related diseases and cancers [J]. New Microbiol, 2017, 40 (2): 80-85.

［22］ 史永江, 甄杰, 叶礼新, 等. 皮肤癌 CT 表现及诊断 1 例 [J]. 医学影像学杂志, 2016, 26 (1): 104, 111.

［23］ 钟永青, 张仙海, 陈惠恩, 等. 皮肤鳞状细胞癌的 MRI 表现 [J]. 中国中西医结合影像学杂志, 2015, 13 (5): 479-481.

［24］ STRATIGOS A J, GARBE C, DESSINIOTI C, et al. European interdisciplinary guideline on invasive squamous cell carcinoma of the skin: Part 1. epidemiology, diagnostics and prevention [J]. Eur J Cancer, 2020, 128: 60-82.

［25］ TUMBAN E. A current update on human papillomavirus-associated head and neck cancers [J]. Viruses, 2019, 11 (10): 922.

［26］ AHMADI N, AHMADI N, CHAN M V, et al. Laryngeal squamous cell carcinoma survival in the context of human papillomavirus: a systematic review and Meta-analysis [J]. Cureus, 2018, 10 (2): e2234.

［27］ 党瑶, 高伟, 车琴, 等. 人乳头状瘤病毒感染与国内喉鳞状细胞癌相关性的 Meta 分析 [J]. 中国耳鼻咽喉颅底外科杂志, 2020, 26 (2): 176-181.

［28］ 麦家豪, 马玲国. 人乳头状瘤病毒与喉癌的相关性研究现状 [J]. 中华耳鼻咽喉头颈外科杂志, 2019, 54 (5): 385-388.

［29］ WESTRA W H, LEWIS J R J S. Update from the 4th edition of the World Health Organization Classification of Head and Neck Tumours: oropharynx [J]. Head and Neck Pathology, 2017, 11 (1): 41-47.

［30］ HOLMES B J, WENIG B M. Virus-associated carcinomas of the head & neck: Update from the 2017 WHO classification [J]. Ann Diagn Pathol, 2019, 38: 29-42.

［31］ ZHAI K, DING J, SHI H Z. HPV and lung cancer risk: a meta-analysis [J]. J Clin Virol, 2015, 63: 84-90.

［32］ YU Y, YANG A, HU S, et al. Correlation of HPV-16/18 infection of human papillomavirus with lung squamous cell carcinomas in Western China [J]. Oncol Rep, 2009, 21 (6): 1627-1632.

［33］ FORTES H R, VON RANKE F M, ESCUISSATO D L, et al. Recurrent respiratory papillomatosis: a state-of-the-art review [J]. Respir Med, 2017, 126: 116-121.

［34］ 江建芹, 崔磊, 蔡荣芳, 等. 单、双指数 MR 扩散加权成像预测非小细胞肺癌化疗疗效的临床研究 [J]. 中华放射学杂志, 2018, 52 (11): 829-835.

［35］ 姜可伟, 王杉, 杜如昱, 等. 人乳头瘤病毒与结直肠癌发生和病理特征的关系 [J]. 中华普通外科杂志, 2005, 20 (6): 375-377.

［36］ 欧阳芬, 朱新进, 廖秋玲, 等. 影像学技术在结直肠癌诊断及术前分期中的研究进展 [J]. 实用医学杂志, 2016, 32 (14): 2412-2414.

［37］ OFFERMANS T, VOGELAAR F J, AQUARIUS M, et al. The added clinical value of performing CT colonography in patients with obstructing colorectal carcinoma [J]. Gastroenterol Rep (Oxf), 2018, 6 (3): 210-214.

［38］ 刘玉奇, 章斌, 邓胜明, 等. ^{18}F-FDG PET/CT 对结直肠癌术后患者临床再分期、治疗策略及预后评估的价值 [J]. 中华核医学与分子影像杂志, 2017, 37 (10): 613-617.

[39] MARCHIONNE E, PEREZ C, HUI A, et al. Penile squamous cell carcinoma: a review of the literature and case report treated with Mohs micrographic surgery [J]. An Bras Dermatol, 2017, 92 (1): 95-99.

[40] HAKENBERG O W, COMPÉRAT E M, MINHAS S, et al. EAU guidelines on penile cancer: 2014 update [J]. Eur Urol, 2015, 67 (1): 142-150.

[41] COELHO R W P, PINHO J D, MORENO J S, et al. Penile cancer in Maranhão, Northeast Brazil: the highest incidence globally? [J]. BMC Urol, 2018, 18 (1): 50.

[42] 牛远杰, 宋华林, 李刚. 阴茎癌的研究现状与展望 [J]. 临床外科杂志, 2015, 23 (2): 101-103.

（金观桥　强金伟　肖美玲　洪汝建　王　容　段　斐　唐作华　张国伟　余斐然　丁爱民）

第六节　肝炎病毒感染相关肿瘤

一、肝炎病毒的致病作用及相关肿瘤

（一）肝炎病毒概述

肝炎病毒是人类最广泛的致病基因之一。病毒通过其嗜肝性进入肝细胞，引起肝实质细胞变性坏死。每种病毒都有其所属家族，在生物学上特征不同。目前，肝炎病毒分为甲型、乙型、丙型、丁型、戊型及庚型 6 种类型，见表 4-6-1。其中，甲型肝炎病毒（hepatitis A virus，HAV）和戊型肝炎病毒（hepatitis E virus，HEV）几乎全部为急性自限性感染，而乙型肝炎病毒（hepatitis B virus，HBV）和丙型肝炎病毒（hepatitis C virus，HCV）常造成持续感染；丁型肝炎病毒（hepatitis D virus，HDV）通过依赖乙型肝炎病毒包膜蛋白产生新病毒因子致病；庚型肝炎病毒（hepatitis G virus，HGV）常以低水平或不可检测的水平存在于宿主肝脏，在淋巴细胞中更容易检测到，目前比较公认的观点是 HGV 并非嗜肝性病毒，而是嗜淋巴细胞病毒[1]。

表 4-6-1　各种肝炎病毒及其相应肝炎的特点

肝炎病毒分型	病毒大小、性质	潜伏期 / 周	传染途径	转成慢性肝炎	暴发性肝炎
HAV	27 nm，单链 RNA	2～6	肠道	无	0.1%～0.4%
HBV	43 nm，DNA	4～26	密切接触、输血、注射	5%～10%	<1%
HCV	30～60 nm，单链 RNA	2～26	密切接触、输血、注射	>70%	极少
HDV	缺陷性 RNA	4～7	密切接触、输血、注射	共同感染<5%，重叠感染 80%	共同感染 3%～4%，重叠感染 7%～10%
HEV	32～34 nm，单链 RNA	2～8	肠道	无	合并妊娠 20%
HGV	单链 RNA	不详	输血、注射	无	不详

肝炎病毒的急性感染虽很严重，但却只是偶然暴发。乙型肝炎病毒、丙型肝炎病毒及丁型肝炎病毒慢性感染是导致肝炎病毒相关疾病的主要原因。据 WHO 统计，约有 2.4 亿慢性 HBV 感染者，其中 1500 万～2000 万为 HBV-HDV 合并感染；另约有 1.3 亿慢性 HCV 病毒感染者。肝炎病毒慢性感染是重型肝病包括肝纤维化、肝硬化和肝细胞癌（hepatocellular carcinoma，HCC）的高风险因素，其他危险因素包括肥胖、酗酒及 DNA 损伤剂（如黄曲霉毒素）会加重患病风险。

（二）病毒性肝炎发病机制

1. HAV

HAV 引起甲型肝炎，其特点为经消化道感染，潜伏期短（2～6 周），可散发或造成流行。甲型肝炎病毒通过肠道上皮经门静脉系统而达肝脏，病毒在肝细胞内复制，分泌入胆汁，故在粪便中可检测到病毒。甲型肝炎病毒并不直接损伤细胞，可能通过破坏细胞免疫机制而导致肝细胞损伤。甲型肝炎病毒一般不引起携带者症状，也不导致慢性肝炎。通常急性起病，大多数可痊愈，极少数发展为急性重型肝炎（暴发性肝炎）。

2. HBV

完整的 HBV 颗粒呈球形，具有双层衣壳。HBV 的基因组是环状双链结构，双链长短不一，长链为负链，长度固定；短链为正链，长度可变。在 3.2 kb 的 HBV 基因组内，主要有 S、C、P 和 X 型基因。X 型基因编码的 X 蛋白在肝细胞癌的发生中起很重要的作用。HBV 有一糖蛋白外壳称乙型肝炎表面抗原（hepatitis B surface antigen，HBsAg），在感染的肝细胞表面可分泌大量 HBsAg，使机体免疫系统，尤其是 CD8$^+$T 细胞识别并杀伤感染细胞，导致肝细胞坏死或凋亡。在机体缺乏有效的免疫反应情况下则表现为携带者状态。HBV 的核壳体有"核心蛋白"［乙型肝炎核心抗原（hepatitis B core antigen，HBcAg）］；在核心区还有一多肽转录物［乙型肝炎 e 抗原（hepatitis B e antigen，HBeAg）］。HBcAg 一直在感染的肝细胞内，而 HBeAg 则分泌到血液中。HBV 在中国是慢性肝炎的主要致病原，最终导致肝硬化。也可引起急性乙型肝炎、急性重型肝炎和无症状携带者状态[2]。HBV 主要经血流、血液污染的物品、吸毒或密切接触传播。在高发区母婴传播也很普遍。

3. HCV

HCV 传播途径主要为注射或输血。HCV 是单链 RNA 病毒，有 6 个主要的基因型，最常见的为 1a、1b、2a 和 2b。1b 基因型与肝细胞癌发生关系密切，饮酒可促进病毒的复制、激活和肝纤维化的发生。HCV 病毒可直接破坏肝细胞，较多实验证明免疫因素也是肝细胞损伤的重要原因。丙型肝炎病毒感染者约 3/4 可演变成慢性肝炎，其中 20% 可进展为肝硬化，部分进展为肝细胞肝癌。

4. HDV

HDV 为一复制缺陷型 RNA 病毒，它必须依赖 HBV 才能复制。其中 HDV 有 3 种感染模式，即 HBV/HDV 共感染、HBV/HDV 重叠感染和不依赖 HBV 的 HDV 感染。共感染是指 HBV 和 HDV 同时感染，多表现为急性病程，仅 2% 感染者发展为慢性 HDV 感染；重叠感染是指在慢性 HBV 感染基础上合并 HDV 感染，70%～90% 重叠感染转为慢性；不依赖 HBV 的 HDV 感染很罕见，首次报道于肝移植术后，患者未感染 HBV 却可经免疫组化方法检测到 HDV[3]。

5. HEV

HEV 为单链 RNA 病毒，主要通过消化道传播，易在雨季和洪水过后流行，多见于秋冬季（10～11 月）。在环境与水源卫生状况差的地区，全年都有散发病例。HEV 多感染 35 岁以上中年人和老年人，妊娠期戊型肝炎发生重症肝炎的比例较高。HEV 引起的戊型肝炎主要见于亚洲和非洲等发展中国家，尤其像印度等国家。HEV 一般不导致携带者状态和慢性肝炎。大多数预后良好，但在孕妇中死亡率可达 20%。

6. HGV

根据研究进展，2011 年国际病毒分类委员会（International Committee on Taxonomy of Viruses，ICTV）将感染人类的 HGV 重新命名为 HPgV（人持续性感染 G 病毒）。HGV 传播途径通过血液或血液制品感染，通过性接触、经皮途径或母婴垂直传播方式感染，尤其是经常进行血液透析患者。自发现 HPgV 以来，其致病性和是否为嗜肝病毒一直存在广泛争议。有些学者认为 HPgV 致病性是肯定的，它既能造成轻微肝损害，也可导致严重肝功衰竭。另有相当部分学者对 HPgV 的致病性持相反态度，认为 HPgV 是偶然一过性病毒，不会引发肝脏疾病。争议的原因可能在于两个方面：第一，HPgV 感染多为与其他病毒重叠感染，单一 HPgV 感染不多，病例数量不够；第二，对于 HPgV 感染，研究者没有系统追踪到临床各个阶段（可能需要＞16 年），这个周期包括从急性肝炎到慢性肝炎，再到肝硬化，最终到肝细胞癌。因此，HPgV 感染的致病性以及与其他病毒之间的相互作用机制尚不清楚，需进一步深入研究。

（三）肝炎病毒致癌作用

肝炎病毒是肝细胞癌常见致病因素，主要表现为肝炎病毒慢性感染引起免疫介导细胞死亡及后续炎症。慢性肝损伤可引起一系列普遍反应，包括炎症、再生及纤维分隔形成，这些会促进癌变发生。主要致病因素有以下四种：①氧化应激；②基因突变；③再生途径的激活、肝细胞转换及随后克隆扩张；④肝纤维化/肝硬化微环境形成。这些反应协同作用，并产生前馈循环，例如，氧化应激导致肝损伤，刺激肝纤维化；肝纤维化及肝硬化反过来导致肝内血流改变，造成肝细胞缺氧及氧化应激。

1. 氧化应激

氧化应激为氧化自由基的产生与肝细胞抗氧化作用失衡。慢性炎症通过多种机制导致氧化自由基积累，从而激活免疫细胞并通过活化内皮细胞诱导一氧化氮合酶的表达，活性氧的长期积累可促进肝癌发生，机制包括三个方面：①破坏蛋白质、脂类和核酸，从而导致细胞能量代谢紊乱；②诱导 MAP 激酶（如 JNK）上调，从而导致代谢相关疾病，如代谢性脂肪性肝炎，进而促进肝癌的发生；③直接促进宿主细胞基因突变，增加 G：C 突变为 T：A 的概率，从而导致致癌基因积累。

2. 基因突变

正常情况下，细胞的生长与凋亡由两大类基因调控，原癌基因提供正向调控信号，促进肿瘤细胞生长和增殖；抑癌基因提供负向调控信号，促使细胞成熟、终末分化和细胞凋亡。其中，任何一类基因过强或过弱均会使细胞生长失控而导致恶变。肝癌的发生、发展受多种致癌基因调控，这些基因与肿瘤抑癌基因、癌基因、发育途径的激活、生长因子及其受体相关。具有代表性的基因如 *PTEN* 基因、*p53* 基因、*IGF-2* 基因、*TGF-α* 基因、*c-myc* 基因、*ras* 基因等，直接参与介导肝癌的发生、发展，并可作为肝癌早期诊断的特异性分子标志物。其中，*p53* 基因相关信号通路是 HBV 相关肝癌发生、发展的核心通路之一；*PTEN* 基因低表达是肝癌复发和总体生存率的独立预测因素，大约 50.3% 的肝癌组织中可检测到 *PTEN* 基因，并且与 *CD133*、*EpCAM* 和 *CK19* 的高表达呈正相关；*c-myc* 基因通过与 HBx 协同作用，诱导非经典前折叠素 RPB5 相互作用因子 1（URI1）蛋白高表达，从而促进原发性肝癌的发生、发展；HBx 诱导的 *IGF-2* 是可作为肝癌的潜在生物标志物，也是肝癌的治疗靶点之一；*IGF-2* 基因介导的 E-cadherin 蛋白缺失是导致小鼠肝大和肝癌细胞异常生长的关键因素。

3. 肝细胞更新、克隆扩增及肝脏再生

对于轻度至中度的细胞死亡（<30% 的肝脏），死亡细胞（通常为免疫介导）被周围成熟的有丝分裂肝细胞代偿性取代。持续慢性炎症造成的肝细胞反复凋亡和再生，会增加肝癌发生的风险。细胞持续的克隆扩增是一个已知的包括肝癌在内的许多癌症的致病因素。除此之外，与 HBV 携带者相比，与 HBV 相关的 HCC 患者检测到更多的细胞克隆扩增[4]。

4. 纤维化及肝硬化

慢性炎症刺激肝脏进行性纤维化和肝硬化。肝细胞死亡激活星形细胞和免疫反应释放细胞因子，两者促进肝内纤维间隔形成，以保证肝脏结构及功能。随着慢性炎症发生，这些间隔逐渐扩大，血流中断，导致肝细胞营养和氧分布障碍，进而导致随后的细胞级联反应，导致肝癌。

肝硬化是肝癌强有力的驱动因素，占肝癌患者所有病因 80%～90%。肝硬化微环境可通过多种机制驱动肿瘤发生途径。首先，与肝硬化相关的血流动力学改变损害了免疫应答及诱导免疫细胞，产生了耐受性，这样不仅可以导致肝内慢性炎症，而且可使癌前病变肝细胞逃避免疫监视。其次，变性的肝基质细胞可以向周围正常的肝细胞提供原癌基因信号，促使肝硬化也参与肝癌的驱动机制。肝内被肝硬化组织包围的区域可能由于持续地缺氧而生成再生结节，再生结节与肝细胞癌前病变相关。同时，肝细胞缺氧及肝硬化的血流改变导致活性氧的产生，进而发生氧化应激途径。在病毒性肝炎相关肝癌中，乙型肝炎病毒和丙型肝炎病毒最终导致慢性炎症相关致癌路径。然而，慢性炎症不是导致肝癌形成的唯一因素；肝癌患者不一定存在肝硬化。慢性丙型肝炎或乙型肝炎病毒感染的肝癌患者不一定都会出现肝硬化。研究表明，HBV 相关肝癌患者中，35% 患者无肝硬化病史，这表明肝炎病毒可以直接导致肝癌的发生[5]。

（四）肝炎病毒相关肿瘤

1. 原发性肝癌（primary hepatic carcinoma，PHC）

PHC 是与慢性肝炎病毒感染密切相关的恶性肿瘤，主要的致病机制与病毒持续感染所引起的炎症反应、感染细胞的免疫清除及肝细胞再生等生物过程有关，慢性感染期的各种炎症反应等可能引起细胞在遗传或表观遗传学水平发生变化进而引起肝癌。

PHC 是指原发于肝细胞或肝内胆管上皮细胞的恶性肿瘤，根据病理组织学可分为肝细胞癌、肝内胆管细胞癌（intrahepatic cholangiocarcinoma，ICC）及混合细胞癌三类。其中，肝细胞癌最常见，因其发病率高、恶性程度高、死亡率高、血管侵袭性强等原因，已成为生命科学领域内主要世界问题之一，严重威胁人类生命健康。原发性肝癌在全球癌症发病率中居第六位，也是导致癌症死亡的第二大病因，男性多于女性（世界上男性发生率第五位，女性第九位）。我国 PHC 发生率占世界的 55% 以上，目前是我国第四位常见恶性肿瘤及第二位肿瘤致死病因，仅次于肺癌[6]，据统计，每年有 42.21 万患者死于肝癌。在我国，肝癌的高危人群主要包括感染病毒性肝炎［乙型肝炎病毒和（或）丙型肝炎病毒等］人群，长期酗酒、吸烟、非酒精性脂肪性肝炎、食用被黄曲霉毒素污染食物的人群，各种原因引起的肝硬化患者，以及有肝癌家族史等人群，尤其是年龄 40 岁以上的男性风险更大。流行病学研究显示，亚洲（除日本外）和非洲地区 PHC 主要由 HBV 引起，约占 70%；而欧美地区和日本主要由 HCV 引起，10%～20% PHC 由酒精因素引起。对于原发性肝癌的治疗，目前，认为具有治愈性治疗效果的三种方法是肝切除术、肝脏移植和射频消融术。肝切除术为目前治疗 PHC 最有效的方法，也是临床应用最广泛的根治性措施。由于肝癌起病隐匿，大多数患者在确诊时已错过手术或治疗最佳时机，能获得手术切除机会的患者仅有 20%～30%[7]。因此，对肝癌高危人群进行筛查，早期发现，早期诊断、早期治疗小肝癌，是提高肝癌疗效的关键，影像学检查和血清分子诊断标志物是当前肝癌早期筛查的主要手段。影像学检查主要包括 B 超、CT、磁共振等，通过直观肝脏占位性病变判断肝癌，近年来，分子诊断标志物的检测在原发性肝癌的筛查、早期诊断、预后判断、复发检测等方面发挥着重要作用[5]。

2. 淋巴瘤

肝炎病毒与淋巴瘤有关报道极少，主要与 HCV 有关，HCV 感染增加了恶性淋巴瘤（malignant lymphomas）和混合型冷球蛋白血症（mixed cryoglobulinemia，MC）等疾病的发生。HCV 为嗜肝细胞病毒，可引起肝脏损伤，此外还具有嗜淋巴细胞的特性；HCV 可直接感染 B 淋巴细胞，促进 B 淋巴细胞增殖，其可能的机制包括通过 HCV E2 糖蛋白直接作用于 B 淋巴细胞表面的 CD81 分子，或者直接结合并激活 HCV 特异性 B 淋巴细胞受体[8]。通过特定基因易位、B 淋巴细胞活化因子的刺激及其他作用等机制，引起凋亡表型的损失，从而导致 MC 患者进展为低分化非霍奇金淋巴瘤。约 65% 的 HCV 相关非霍奇金淋巴瘤累及结节外的组织，特别是涎腺和肝脏。HCV 在 B 淋巴细胞内持续感染和复制可导致异常克隆的发生和选择，最终引起淋巴增生紊乱性疾病，使感染者发生淋巴瘤的危险性增高。由于 HCV 感染者肝内淋巴滤泡是 B 淋巴细胞克隆增生的主要场所，因此，原发肝脏的非霍奇金淋巴瘤较多见，主要为 B-NHL，常见的类型是边缘带淋巴瘤尤其是脾边缘带淋巴瘤、弥漫大 B 细胞淋巴瘤和淋巴浆细胞病等，滤泡型淋巴瘤少见。

另有研究发现，HPgV 与非霍奇金淋巴瘤也可能存在关联，如非霍奇金淋巴瘤患者群体中的 HPgV 感染率普遍高于健康人。Krajden 等对加拿大人进行的一次大规模病例对照研究中，HPgV 在非霍奇金淋巴瘤患者中的感染率高达 4.5%，而对照组仅为 1.8%[9]。在另外一组巢式病例对照研究中，发现大量非霍奇金淋巴瘤发病之前存在 HPgV 感染，而 E2 抗体产生导致病毒清除后就不会引起非霍奇金淋巴瘤[10]。由于样本量的限制和缺少可信对照，对 HPgV 与非霍奇金淋巴瘤之间的关系还存在巨大分歧。

二、HBV 感染及相关肿瘤

（一）HBV 概述

HBV 感染呈世界性流行，但不同地区 HBV 感染的流行强度差异很大。据 WHO 报道，全球约有 2.4 亿慢性 HBV 感染者，非洲地区和西太平洋地区占 68%[11]。全球每年约有 88.7 万人死于 HBV 感染相关疾病，其中肝硬化和原发性肝细胞癌死亡分别占 52% 和 38%。东南亚和西太平洋地区一般人群的 HBV 流行率分别为 2%（3900 万例）和 6.2%（1.15 亿例）。亚洲 HBV 地方性流行程度各不相同，多数亚洲地区为中至高流行区，少数为低流行区。HBV 经母婴、血液和性接触传播。在我国以母婴传播为主，占 30%～50%[12]，多发生在围生期，通过 HBV 阳性母亲的血液和体液传播。母亲的 HBV-DNA 水平与新生儿感染 HBV 风险密切相关：HBeAg 阳性、HBV-DNA 高水平母亲的新生儿更易发生母婴传播[13]。成人主要经血液和性接触传播；注射毒品史、应用免疫抑制剂治疗的患者，既往输血史、接受血液透析的患者，HCV 感染者，HIV 感染者，HBsAg 阳性者的家庭成员，接触血液或体液职业的卫生保健人员和公共安全工作人，因犯以及未接种乙型肝炎疫苗的糖尿病患者等均有较高的 HBV 感染风险；与 HBV 感染者发生无防护的性接触，特别是有多个性伴侣者、男男同性恋者，其感染 HBV 的危险性也较高；另外，HBV 也可经破损的皮肤或黏膜传播，如修足、文身、扎耳环孔、医务人员工作中的意外暴露、共用剃须刀和牙具等。由于对献血员实施严格的 HBsAg 和 HBV-DNA 筛查，采取安全注射措施，现经输血或血液制品传播已较少发生。HBV 不经呼吸道和消化道传播，因此，日常学习、工作或生活接触，如在同一办公室工作（包括共用计算机等）、握手、拥抱、同住一宿舍、同一餐厅用餐和共用厕所等无血液暴露的接触，不会传染 HBV。流行病学和实验研究未发现 HBV 能经吸血昆虫（蚊和臭虫等）传播。

（二）HBV 基因结构及功能

HBV 是肝炎病毒家族的成员之一，是目前所知能感染人类的最小病毒之一，属嗜肝 DNA 病毒，含 3.2 kb 松弛环状 DNA 基因组，为部分双链的小环形 DNA。HBV 基因组含 4 个重叠的读码框，分别为 C、P、S、X，它们编码 7 种蛋白质，包括 HBsAg、HBcAg、HBeAg、乙型肝炎病毒复制所必需的聚合酶（pol）和转录激活因子 HBx 蛋白。在病毒的整个生命周期中，HBsAg 发挥重要作用，主要包括五个方面：①附着作用，外膜蛋白暴露于病毒表面，介导病毒与肝细胞接触，对种系及组织特异性也具有决定作用；②外膜组装，主蛋白可与宿主的脂质进行装配，从而包裹形成病毒颗粒；③调节 HBcAg 转移，HBV 的核心主要分布在细胞核中，而外膜蛋白多在核周围，大蛋白在外膜与核壳共表达时可降低核心蛋白的细胞核内数量，从而改变其亚细胞分布；④免疫作用，经外膜蛋白携带的 B、T 细胞表位可分别为机体提供体液及细胞免疫的免疫原性；⑤增强病毒基因表达和复制，HBV 的传染性既与病毒颗粒的数量有关，也与不含核酸的外膜颗粒数量有关。

转录与复制过程：HBV 颗粒进入机体细胞后，首先脱去核壳和外膜，DNA 在肝细胞质内因核衣壳裂解变为松弛环状 DNA，将正链延长，并将各链缺口闭合后变为共价闭合环状 DNA（cccDNA），最终成为 DNA 转录的模板。启动复制周期后，前基因组 RNA 由 cccDNA 转录，随后被反转录为负链基因，然后合成正链基因。一旦模板复制扩增成功，便开始装配外膜及核壳，并开始独立成熟的向细胞外分泌，产生新的病毒，开始新一轮的感染[14]。

（三）HBV血清标志物及意义

HBV侵入人体后可发生一系列抗原抗体反应，并产生一系列血清标志物。常见的血清标志物主要包括HBsAg、乙型肝炎病毒表面抗体（抗-HBs）、HBeAg、乙型肝炎病毒e抗体（抗-HBe）、乙型肝炎病毒核心抗体（抗-HBc）、HBV-DNA等。不同血清标志物的水平及组合对反映机体的感染状态、对疫苗及抗病毒治疗的反应等方面均具有重要的作用，通常采用的检测方法为多聚核苷酸链式反应。标志物的临床意义见表4-6-2。

表4-6-2   HBV相关血清标志物及其临床意义

血清标志物	临床意义
HBsAg	现症感染的标志，急性感染的早期和慢性感染阶段均会持续阳性
抗-HBs	保护性抗体，急性感染者恢复后或健康人群接种HepB后可阳性
HBeAg	在免疫耐受期或免疫清除期均可阳性，通常与高水平的DNA病毒载量有关
抗-HBe	一般在DNA水平较低的低复制期阳性，DNA水平较高时的抗-HBe阳性提示病毒变异
抗-HBc IgM	急性感染的标志，通常出现于HBsAg消失和抗-HBs出现的窗口期，但在慢性乙肝急性发作患者中也可出现，既往或现症感染的标志，在慢性感染者抗-HBc IgG的出现与HBsAg有关
抗-HBc IgG	既往或现症感染的标志，在慢性感染者抗-HBc IgG的出现与HBsAg有关，在急性感染恢复后抗-HBc IgG的出现与抗-HBs有关，单项抗-HBc IgG阳性提示可能为隐匿性感染

（四）HBV的致癌机制

有关HBV与原发性肝癌发病的相关机制研究很多，但至今没有统一的结论。肝癌的主要分子机制是肿瘤抑制基因、致癌基因的变异以及基因的不稳性，在多数情况下与慢性肝病相关的肝细胞再生和有丝分裂的活性增强有关。目前已知HBV至少通过以下两种机制致癌。

1. HBV通过整合作用致癌

HBV-DNA整合进入肝细胞基因组，在病毒感染的早期就有可能发生，HBV整合的概率和复杂性随着疾病的不断进展而增加。有学者[15]总结国内现有的HBV基因整合，研究后认为HBV-DNA的整合是慢性乙型肝炎转化到肝癌过程中的一个早期事件，可能是在肝细胞染色体上诱发癌变的相关因素。总结现有的HBV基因整合致癌的机制基本为三大类：①整合可致宿主细胞基因组的不稳定性增加；②影响宿主基因的功能，如癌基因的过度表达或抑癌基因的失活等，如果病毒基因整合到宿主抑癌基因区，则会使抑癌基因失活；③整合可致新的具有致癌作用的病毒-宿主基因的融合蛋白形成。

2. HBx致癌

HBx是一种由 HBV X 基因编码的具有多种调控功能的病毒蛋白质，在HBV的慢性感染过程中，HBV X 基因经常整合到宿主的基因组中，在许多HBV相关性肝癌中HBx的表达非常明显。HBx在肝癌形成中的作用非常复杂，目前国内外研究的热点主要集中在其对信号转导通路的调节、促细胞凋亡、调控细胞周期、黏附分子调节等方面。

（五）HBV感染相关肿瘤

1. HBV相关肝细胞肝癌

1）肝细胞肝癌临床病理概述

肝细胞肝癌（hepatic cell carcinoma，HCC）占原发性肝癌的75%～85%，在全球最常见的癌症中居第四位，癌症相关性死亡中居第二位，仅次于肺癌[16]。HCC通常亦称为原发性肝癌或肝癌，好发于30～60岁，男性多见。导致HCC的危险因素很多，包括HBV、HCV，酒精中毒、肝硬化和代谢性疾病等。50%～90% 的肝细胞癌合并肝硬化，30%～50% 肝硬化并发肝细胞癌。目前，国际上 HCC 的大体分型无统一标准，我国肝癌病理研究协作组于 1979 年制订，1991 年《中国常见恶性肿瘤诊治规范》中国分型中将肝癌分为 5 个类型：①弥漫型：癌结节弥漫分布全肝；②小癌型：单个癌结节直径≤3 cm 或相邻 2 个癌结节直径之和≤3 cm；③结节型：癌结节直径为 3～5 cm；④块状型：瘤体直径为 5～10 cm；⑤巨块型：瘤体直径＞10 cm。影像学上又可归为 4 种类型：①弥漫型：癌结节弥漫分布于全肝；②小癌型：单个癌结节直径≤3 cm 或相邻 2 个癌结节直径之和≤3 cm；③结节型：肿瘤最大直径为 3～5 cm；④块状型：肿瘤最大直径≥5 cm，相当于病理上的块状型和巨块型。

2）HCC 血清学分子标志物

血清甲胎蛋白（alpha-fetoprotein，AFP）是诊断肝癌常用的重要指标。诊断标准：AFP≥400 μg/L，排除慢性或活动性肝炎、肝硬化、睾丸或卵巢胚胎源性肿瘤以及怀孕等，即可提示肝癌高度存在。AFP 低度升高者，作动态观察并与肝功能变化对比分析，有助于诊断。约 30% 的肝癌患者 AFP 水平正常，检测 AFP 异质体，有助于提高诊断率。其他常用的肝癌诊断分子标志物：包括 α-L- 岩藻苷酶、异常凝血酶原以及基因突变检测等也在研究和临床应用中[17]。

3）临床表现

早期临床表现主要有腹痛、腹胀、乏力和食欲缺乏等慢性基础肝病的相关症状；中晚期临床表现有肝区疼痛、肝大、黄疸；全身性表现包括进行性消瘦、发热、恶病质等，以及肝硬化征象，如脾大、腹水、食管胃底静脉曲张等。并发症主要有肝性昏迷、上消化道出血、癌肿破裂出血及继发感染；晚期出现黄疸。

4）肿瘤分期

AJCC 与 UICC 根据解剖学的肿瘤（T）、区域淋巴结（N）、远处转移（M）为基础，制定最新版癌症分期（2018 年第 8 版），见表 4-6-3～表 4-6-6。

表 4-6-3　原发瘤（T）的分期

T 分类	T 标准
T_x	原发瘤无法评估
T_0	原发瘤无明显证据
T_1	单发肿瘤直径≤2 cm，或单发肿瘤直径＞2 cm 且没有血管侵犯
T_{1a}	单发肿瘤直径≤2 cm
T_{1b}	单发肿瘤直径＞2 cm 且没有血管侵犯
T_2	单发肿瘤直径＞2 cm 且伴有血管侵犯，或多发肿瘤，最大直径不超过 5 cm
T_3	多发肿瘤，肿瘤最大直径＞5 cm
T_4	无论肿瘤数目和肿瘤大小，只要有门静脉或肝静脉主要分支的血管侵犯；或肿瘤直接侵犯胆囊或者腹膜以外的其他脏器

表 4-6-4　区域淋巴结（N）定义

N 分类	N 标准
N_x	区域淋巴结无法评估
N_0	没有区域淋巴结转移
N_1	伴有区域淋巴结转移

表 4-6-5　远处转移（M）定义

M 分类	M 标准
M_0	没有远处转移
M_1	伴有远处转移

表 4-6-6　AJCC 肝癌分期（第 8 版）

分期	T	N	M
ⅠA	T_{1a}	N_0	M_0
ⅠB	T_{1b}	N_0	M_0
Ⅱ	T_2	N_0	M_0

分期	T	N	M
ⅢA	T_3	N_0	M_0
ⅢB	T_4	N_0	M_0
ⅣA	任何 T	N_1	M_0
ⅣB	任何 T	任何 N	M_1

5）影像学表现

（1）超声

超声是临床上最常用的肝脏影像学检查方法，主要用于诊断中晚期肝癌，准确率达 70%～82%，对于早期小肝癌不敏感。

超声表现：①巨块型肝癌表现为巨大片状高回声区；②结节型肝癌表现为较周围回声低的大小不等圆形回声减弱区；③弥漫型肝癌表现为散在分布的较高回声区；④彩色多普勒显示病变内高流速血流，这是由于肝癌主要由肝动脉供血所致，被认为是恶性肿瘤的重要征象，见表 4-6-1。

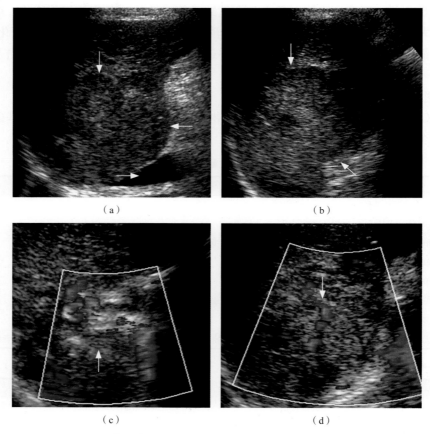

（a） （b）

（c） （d）

图 4-6-1　HCC 合并门静脉内血栓形成

患者，女，62 岁，右上腹疼痛，乙肝肝硬化病史。（a）（b）灰度超声检查示肝右叶后段等回声团块影，边界不清；（c）（d）彩色多普勒显示肿块内部血流，门静脉内未见血流，管腔扩张，提示门静脉内血栓形成。

（2）CT

常规采用 CT 平扫和增强扫描，其检出和诊断小肝癌能力总体略逊于 MRI。目前常应用于肝癌临床诊断及肝癌局部治疗的疗效评价，对经肝动脉化疗栓塞后碘油沉积观察有优势。同时可评价肺和骨等其他脏器转移，并可借助 CT 三维重建技术测量肿瘤体积，临床应用广泛。

CT 平扫：①巨块型和结节型肝癌表现为单发或多发、圆类、类圆形或不规则稍低密度肿块，呈膨胀性生长，若边缘有假包膜则肿块边缘清楚；②巨块型肝癌可中央坏死或出血，有时肿块周围出现小结节灶，称为子灶；③弥漫型肝癌呈弥漫分布低密度结节改变，边界不清；④小肝癌表现为肝内类圆形结节（＜3 cm），多为低密度，少数呈等密度或高密度。

CT 增强扫描：典型"快进快出"强化表现：①由于肿瘤由肝动脉供血，动脉期出现明显斑片状、结节状早期强化，部分内可见肝动脉分支；②门脉期：门静脉和肝实质明显强化，而肿瘤因无门静脉供血则强化程度下降；③平衡期：肝实质继续保持较高程度强化，肿瘤强化程度下降呈相对低密度表现；④若肿瘤形成假包膜，则呈延时强化。

其他 CT 表现：①门静脉、肝静脉及下腔静脉受侵或癌栓形成，静脉血管内出现充盈缺损；②胆道系统受侵，引起胆管扩张；③肝门区或腹主动脉旁、腔静脉旁淋巴结肿大，强化不均匀，提示淋巴结转移；④肺、肾上腺、骨骼等转移为肝癌晚期重要征象，见图 4-6-2。

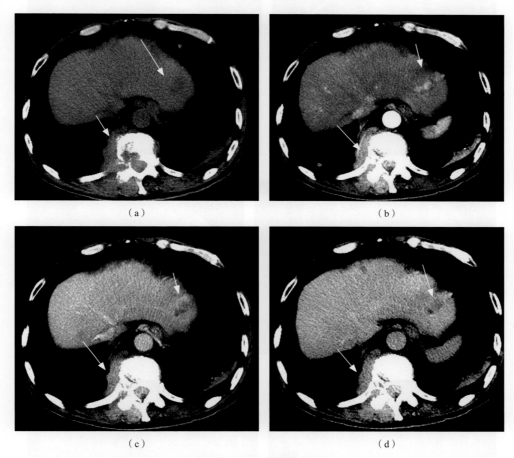

（a）　　　　　　　　　　　　　　　　（b）

（c）　　　　　　　　　　　　　　　　（d）

图 4-6-2　HCC 伴椎体转移

患者，男，58 岁，体检时发现肝左叶肿块，乙型肝炎病史。（a）CT 平扫示肝左叶稍低密度肿块（箭头）；（b）～（d）增强扫描动脉期示病变内明显结节状强化，强化程度高于肝实质，门脉期及平衡期强化程度明显减低，呈"快进快出"表现；并见椎体骨质破坏，局部肿块形成（箭头）。

（3）MRI

常规采用平扫和增强扫描方式，常用对比剂 Gd-DTPA，优点是无辐射，具有形态结合功能（包括扩散加权成像、灌注加权成像和波谱分析）综合成像技术能力，成为临床肝癌检出、诊断和疗效评价的常用影像技术。若结合肝细胞特异性对比剂（Gd-EOB-DTPA）使用，可提高≤1.0 cm 肝癌的检出率和对肝癌诊断及鉴别诊断的准确性。

MRI 平扫：①表现与 CT 相似，巨块型和结节型表现为单发或多发、圆形、类圆形或不规则形肿块，T_1WI 上表现稍低或等信号，肿瘤出血或脂肪变性表现为高信号，T_1WI 反相位脂肪变性为低信号、出血仍为高信号，坏死囊变表现低信号；小肝癌表现为肝内直径 3 cm 以下类圆形结节；② T_2WI 肿瘤呈稍高信号，坏死囊变表现为更高信号；DWI 呈扩散受限高信号，均匀或不均匀，ADC 值减低；③肿瘤边缘假包膜呈 T_1WI 等信号，T_2WI 稍低信号，肿块边缘清楚；④弥漫型结节呈广泛分布，境界不清，见图 4-6-3。

MRI 对比增强：与 CT 相同呈"快进快出"强化表现：①动脉早期肿瘤即出现明显斑片状、结节状强化高信号，部分内见肝动脉分支；②门脉期肿瘤强化程度下降，低于周围明显强化肝实质；③平衡期肝实质继续保持较高程度强化高信号，肿瘤强化程度继续下降。若肿瘤有假包膜，则呈延时强化表现。其他表现同 CT。

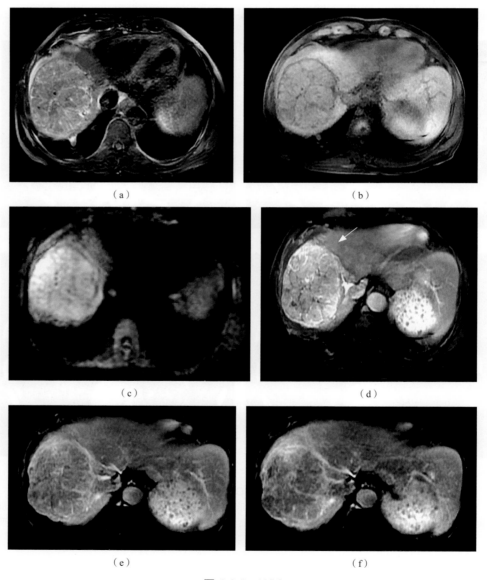

(a)　　　　　　　　　　　　(b)

(c)　　　　　　　　　　　　(d)

(e)　　　　　　　　　　　　(f)

图 4-6-3　HCC

患者，男，67 岁，无明显诱因右上腹痛，乙型肝炎病史。（a）～（c）MRI 平扫显示肝右叶肿块，T_2WI 呈稍高信号，边缘见低信号包膜，T_1WI 呈等信号，DWI 呈高信号；（d）～（f）增强扫描动脉早期病变呈明显强化高信号，门脉期及平衡期强化程度明显减低，呈"速升速降"改变，边缘可见包膜结构，呈延时强化。

（4）PET/CT

近年来，PET/CT 在肿瘤应用日益广泛，结合功能显像及解剖显像，可以从分子水平反映人体组织的生理、病理、生化及代谢情况，对肿瘤的全身侵袭情况及生物学行为进行评估。PET/CT 全身显像的优势在于：①对肿瘤进行分期及再分期，通过一次检查能够全面评价淋巴结及远处器官的转移，以及复杂部位的复发转移灶；②疗效评价，靶向药物治疗后，评价肿瘤的活性；③指导放疗生物靶区的勾画、穿刺活检部位；④评价肿瘤的恶性程度和预后。见图4-6-4、图4-6-5。

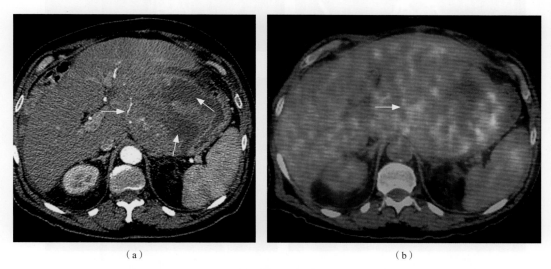

（a） （b）

图 4-6-4 HCC

患者，男，60 岁，右上腹疼痛伴体重下降，乙型肝炎病史。（a）横断位 CT 显示肝左叶不均匀强化肿块，其内见低密度坏死区，并可见肝动脉小分支；（b）融合 ^{18}F-FDG PET/CT 显示肝左叶轻度代谢升高伴中央坏死肿块。

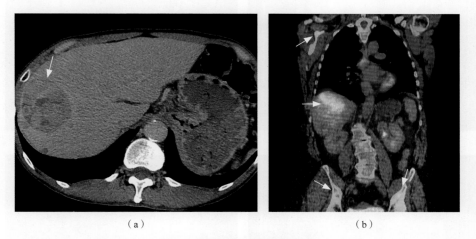

（a） （b）

图 4-6-5 HCC 伴多发骨转移

患者，女，54 岁，慢性乙型肝炎病史，甲胎蛋白升高。（a）横断位 CT 显示肝右叶上段密度不均匀肿块；（b）冠状位融合 ^{18}F-FDG PET/CT 显示肝右叶高代谢肿块，肩胛骨及双侧髂骨高代谢转移灶（箭头）。

6）肝硬化结节

HCC 发生之前存在从再生结节（regenerative nodule，RN）、低级别不典型增生结节（LGDN）、高级别不典型增生结节（HGDN）到 HCC 病变逐渐演化过程，这些结节有不同的组织学特征。其中不典型增生是 HCC 的癌前病变，MRI 检查是区分这些结节的较敏感的方法，有助于癌前病变的识别，见图 4-6-6。

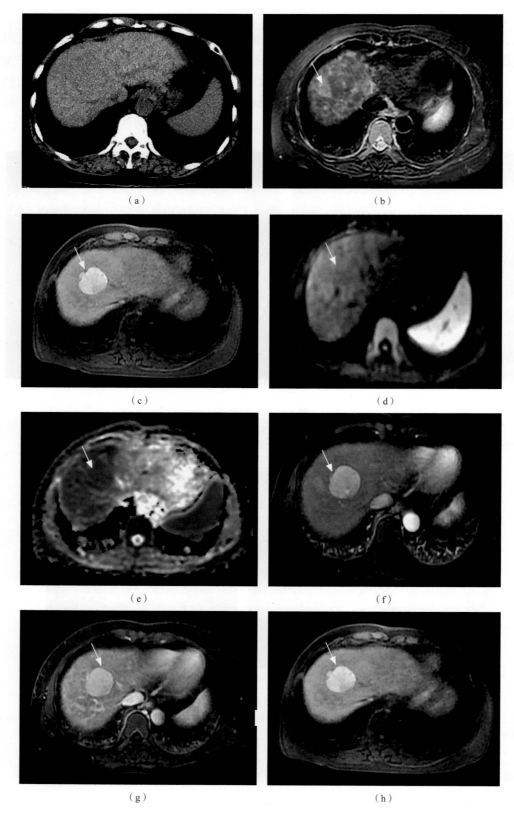

（a）　　　　　　　　　　　　（b）

（c）　　　　　　　　　　　　（d）

（e）　　　　　　　　　　　　（f）

（g）　　　　　　　　　　　　（h）

图 4-6-6　肝脏不典型增生结节

患者，女，52 岁，无明显诱因出现恶心、呕吐，乙型肝炎病史，CEA 5.57 ng/mL，AFP 13.37 ng/mL，CA199 46.37 U/mL。（a）CT 平扫示病变呈等密度；（b）～（e）MRI 平扫示肝右叶可见一结节影，T_1WI（c）呈高信号，T_2WI（b）呈稍低信号，DWI 呈等信号，ADC 图稍低信号；（f）～（h）增强扫描动脉期及门脉期强化不明显，平衡期似呈轻度强化。

（1）RN 影像学表现

CT 平扫多数 RN 呈等密度，含铁和（或）糖原的 RN 可呈略高密度，其周围的纤维间隔呈条状或点状低密度影。RN 主要为门静脉供血，CT 增强：动脉期强化不明显，门静脉期强化程度与肝实质相仿。如果 RN 周围纤维间隔比较明显，由于纤维组织的强化，在门静脉期可衬托 RN 为略低密度。

MRI 平扫，T_2WI RN 多呈低信号，T_1WI 呈等、高或低信号，DWI 呈等信号。RN 在 T_1WI 高信号特征可能与脂肪、蛋白或铜沉积有关，而在 T_2WI 呈低信号可能与含铁血黄素沉着、铁质沉积或周围纤维包膜形成有关。部分 RN 在 T_1WI 呈低信号，也可能与铁质沉积有关，而 RN 在 T_2WI 极少呈现为高信号。RN 增强：动脉期强化不明显，门静脉期强化程度与肝实质相仿，在周边纤维分隔强化衬托下，平衡期 RN 呈等或稍低信号。通常 RN 病灶内的肝细胞功能正常，因此在肝细胞特异性对比剂增强扫描肝胆期图像上 RN 多呈等信号，但有少数 RN 只能摄取、不能分泌对比剂，因而在肝胆特异期可呈高信号。

（2）DN 影像学表现

CT 平扫：DN 呈等密度；含铁质较多的 DN 平扫可显示为高密度，含脂质较多者平扫则呈低密度。大多数 DN 的动脉供血与其邻近肝实质相仿，而其门静脉供血可能略有减少。因此，在动态增强 CT 的各期，DN 均与周围肝组织呈等密度，或动脉期呈等密度，而门静脉期及平衡期仅呈现为略低密度。有时 DN 周围的纤维间隔较厚，则在动脉期增强后，可由强化的纤维间隔衬托出密度相对较低 DN。部分强化结节还可表现为较大低密度结节中有较小的强化结节，称为"结节中结节"，可能为 HGDN 中含有癌灶的表现。

MR 表现多样，信号强度与 RN 和高分化的 HCC 有重叠。T_2WI，LGDN 表现为低信号，HGDN 轻度高信号。T_1WI，LGDN 与 HGDN 的信号相似，表现为低、中、高不同信号，T_1WI 对于鉴别两者没有帮助。由于铁质沉积，部分 DN 在 T_1WI 和 T_2WI 上均呈低信号。大部分 DN 在 DWI 呈等信号，少部分 HGDN 在 DWI 呈稍高信号。大多数 LGDN 主要由门静脉供血，因此，在动态增强扫描，动脉晚期图像上 LGDN 常无明显强化或仅轻微强化，在门静脉期或平衡期图像上可呈等或稍低信号，而在肝胆特异期可呈等信号。有 20%～30% HGDN 出现动脉供血增多，在动态增强动脉晚期表现为轻度、中度，甚至明显强化，而门静脉期或平衡期则表现为相对等或低信号，在肝胆特异期表现为相对低信号。

7）肝癌鉴别诊断

（1）肝血管瘤（图 4-6-7）

① 超声典型表现为高回声占位，边界清楚，伴后方轻度回声增强效应，较大血管瘤（>5 cm）表现为内部高低混杂回声。

② CT 平扫表现为肝内类圆形稍低密度，边界清楚；较大病灶见中央低密度坏死区；CT 增强扫描：动脉期病变边缘显著均匀强化或呈结节状强化，随时间延长，增强范围向病变中央推进；延迟期病变呈等密度或略高密度；根据其特征性"早出晚归"表现，诊断正确率达 90% 以上。

③ MRI 平扫表现为 T_1WI 低或等信号，T_2WI 为高信号，边缘锐利，T_2WI 信号比肝癌高，比囊肿低；增强扫描表现同 CT 增强。

（2）炎性肌成纤维细胞瘤（图 4-6-8）

炎性肌成纤维细胞瘤，又称"炎性假瘤"：是以纤维结缔组织增生伴大量慢性炎性细胞浸润形成界线清楚的局灶性病变，可单发，也可多发，边界清楚或不清楚，形态多样化。

① CT：平扫多呈不均匀低密度（病理对照显示低密度区域为慢性炎细胞浸润，等或高密度区域为纤维组织增生）；增强扫描动脉期无强化，门脉期病变无强化、不均匀强化或周边环形强化、均匀强化，平衡期病变强化一般呈从外向内弥散趋势，病变范围缩小，最后仍达不到等密度；增强后病变相

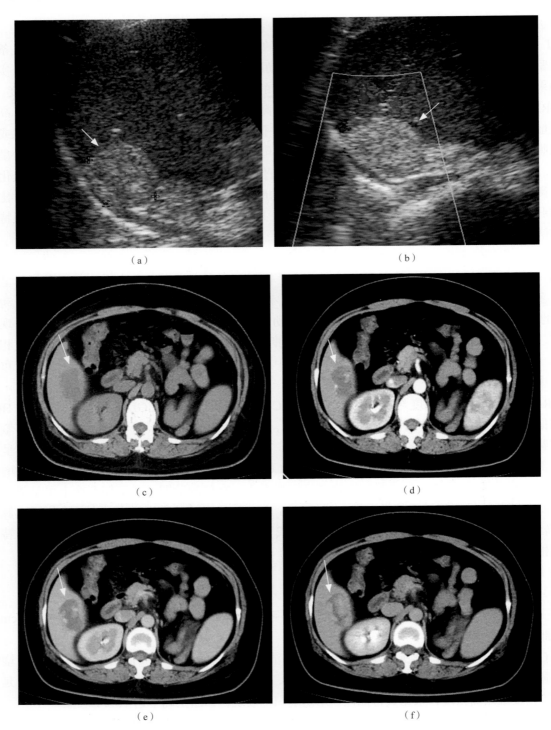

（a）　　　　　　　　　　　　（b）

（c）　　　　　　　　　　　　（d）

（e）　　　　　　　　　　　　（f）

图 4-6-7　肝血管瘤

患者，女，48 岁，体检发现肝脏占位。（a）灰度超声检查显示肝右叶均一高回声；（b）彩色多普勒超声显示外周血管；（c）CT 平扫示肝右叶稍低密度，边界尚清；（d）～（f）增强扫描显示病变呈典型"渐进性"强化。

对缩小对炎性假瘤有诊断意义。

②MRI：平扫 T_1WI 表现为低、等信号，T_2WI 为等或稍高信号；DWI 呈等、稍高信号，少许为低信号；增强扫描表现同 CT 增强。

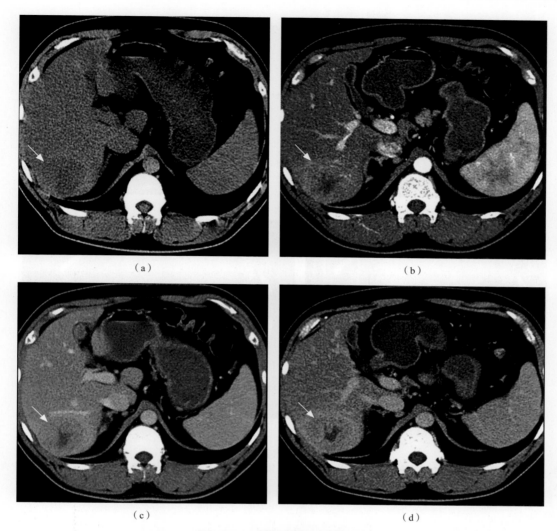

图 4-6-8　炎性肌成纤维细胞瘤

患者，女，42岁，体重减轻，低热。（a）CT平扫示肝 S6 稍低密度影，密度欠均匀；（b）～（d）增强扫描示病变边缘呈轻度强化，增强后病变相对缩小，其内见无强化低密度区。

（3）转移瘤

　　肝脏是肿瘤最常见转移部位之一，常见原发肿瘤来自为结肠、胃、胰腺、乳腺和肺。大多数转移瘤为多发，77% 涉及两叶，只有 10% 病例是孤立的；大多数转移瘤为乏血供肿瘤。

　　①超声：显示转移瘤为低回声，等回声或强回声，"靶征"或"牛眼征"是转移瘤特征表现。

　　②CT：表现为肝内多发或单发低密度病灶，边界清楚或不清，可有出血、坏死、钙化；增强扫描典型表现为动脉期病灶中心为低密度灶，边缘呈环形强化，最外缘密度又低于正常肝，呈"牛眼征"，少数血供丰富肿瘤动脉期显著强化，密度高于正常肝，延迟扫描为低密度灶，见图 4-6-9。

　　③MRI：表现为 T_1WI 稍低信号，T_2WI 稍高信号，并可见"环靶征"（肿瘤中心 T_1WI 低信号，T_2WI 高信号）及"晕征"（T_2WI 瘤周呈高信号环，与肿瘤周边水肿或丰富血供相关）。增强扫描表现同 CT 增强。

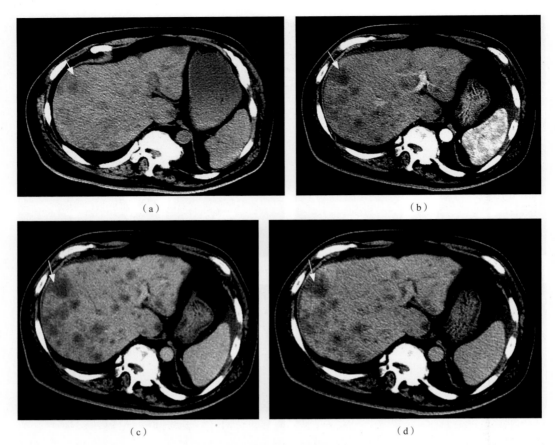

（a）   （b）

（c）   （d）

图 4-6-9　肝内多发转移瘤

患者，男，62 岁，胰腺癌病史。（a）CT 平扫示肝内多发类圆形低密度，边界不清；（b）～（d）增强扫描示病变呈边缘轻度强化，中央见无强化坏死区，呈"牛眼征"。

（4）肝腺瘤

好发于中青年女性，与口服避孕药和性激素治疗关系密切，一般临床无症状，多于体检发现，病灶易出血，部分病变内可见脂肪。80% 单发，20% 多发。

①CT：平扫呈等或稍低密度肿块，边缘光整，呈圆形；增强扫描表现为以肝动脉供血为主的肿瘤强化特点，动脉期病变明显强化，门静脉期密度下降，呈等密度或略低密度，平衡期病变逐渐变为低密度。

②MRI 平扫显示 T_1WI 稍低信号，T_2WI 稍高信号，但信号变化多样，常无特异性；动态增强扫描强化方式同 CT，见图 4-6-10。

（5）肝脓肿

常见细菌性肝脓肿和阿米巴性肝脓肿，可单发或多发，脓肿中心为脓液或坏死组织，周围为纤维组织包裹和炎细胞浸润。症状主要为发热、肝大及肝区疼痛。

①CT：平扫表现为肝内圆形或类圆形低密度，边界清楚或不清楚，中央为脓腔（CT 值高于水肿低于肝），周围为脓肿壁（CT 值低于肝高于脓腔）；增强扫描脓肿壁环形明显强化，脓腔及周围水肿带无强化，脓腔内气体是诊断脓肿有力证据。

②MRI：脓腔典型表现为 T_1WI 低信号，T_2WI 高信号，DWI 显示扩散受限，脓肿壁信号稍低于脓腔高于正常肝；增强扫描强化方式同 CT，见图 4-6-11、图 4-6-12。

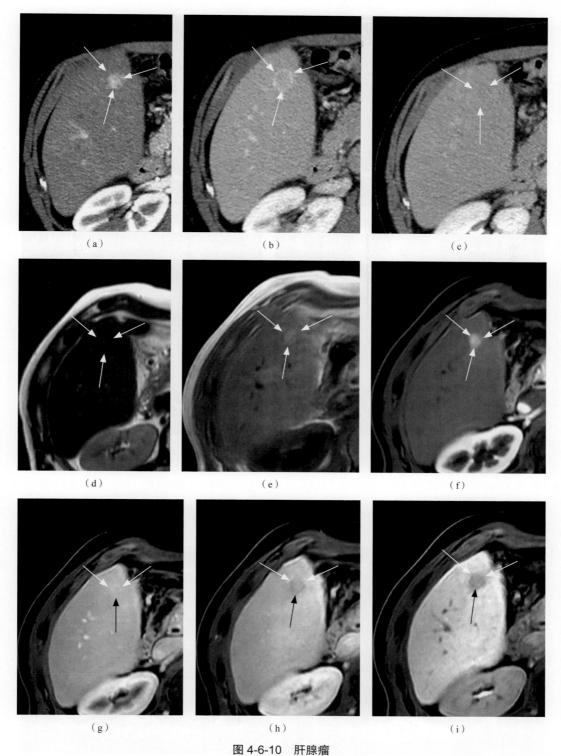

图 4-6-10　肝腺瘤

患者，女，35 岁，腹部不适。（a）～（c）CT 增强扫描示动脉期明显强化结节，门脉期及平衡期强化程度明显减低；MRI 平扫显示 T$_2$WI（d）稍高信号影、T$_1$WI 稍高（e）。（f）～（i）增强扫描强化方式同 CT。

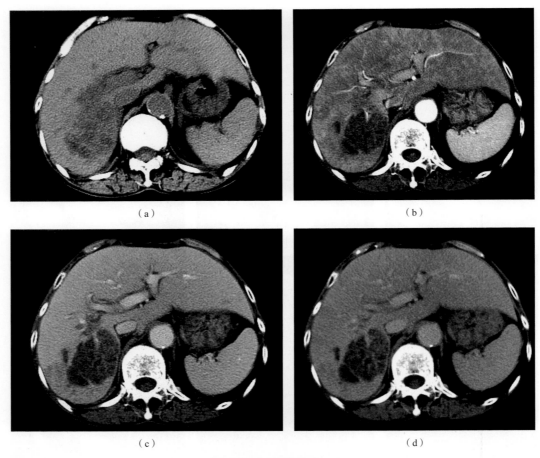

（a）   （b）

（c）   （d）

图 4-6-11   肝脓肿（一）

患者，女，74 岁，间断性头痛、头晕，伴发热，体温最高至 39.1℃。（a）CT 平扫示肝右叶低密度团块；（b）～（d）增强扫描示病变呈边缘强化，其内多发分隔，分隔呈明显强化。

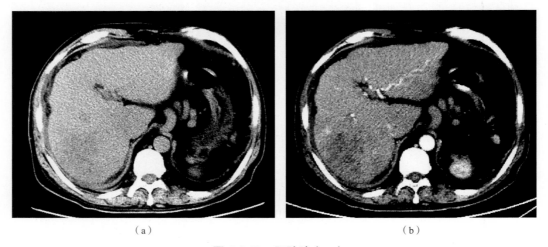

（a）   （b）

图 4-6-12   肝脓肿（二）

患者，男，55 岁，进行性腹痛，伴发热，体温最高 38.9℃。（a）CT 平扫显示肝右叶低密度病变，边界不清；（b）～（d）增强扫描呈轻度强化，呈筛网状改变；（e）（f）MRI 平扫显示肝右叶团块状 T_1WI（f）低、T_2WI（e）高信号影，其内多发小囊腔；（g）（h）DWI 呈高信号，ADC 图低信号；（i）～（k）增强扫描显示其内分隔呈明显渐进性强化。治疗后复查：（l）～（p）抗感染治疗后病变明显缩小，T_2WI 信号减低，强化程度减低。

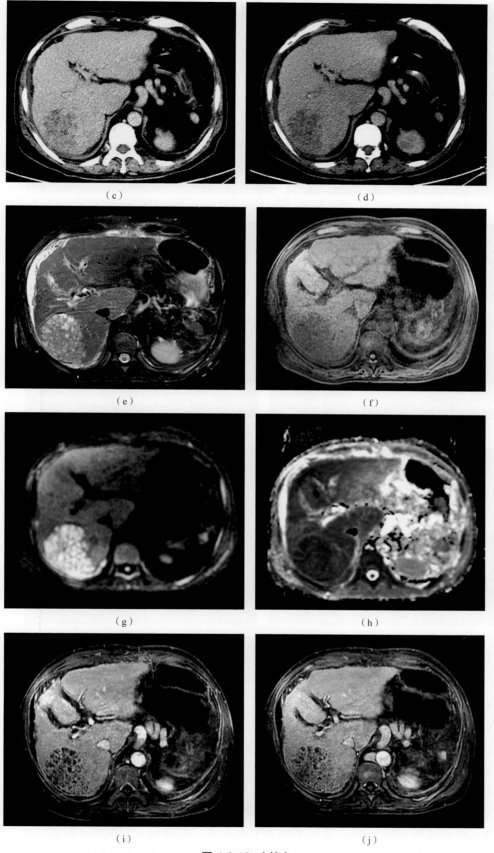

图 4-6-12 （续）

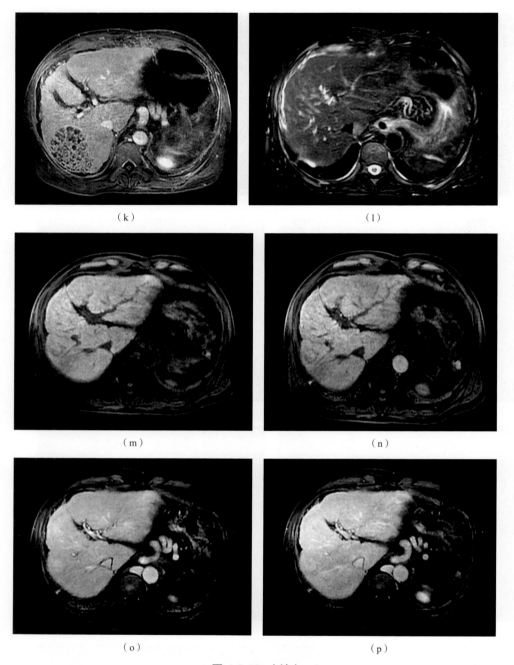

图 4-6-12 （续）

2．ICC

1）ICC 临床病理概述

ICC 是除肝细胞癌外肝脏第二常见原发恶性肿瘤，胆管癌病因尚不清楚，早期学者认为，ICC 的发生与肝内胆管上皮的局部炎症有关，其常见发病原因有：原发性硬化性胆管炎、长期的肝内胆管结石、复发性化脓性胆管炎、肝管寄生虫感染、病毒性肝炎、胆管腺瘤、胆管内翻乳头状瘤、卡罗利（Caroli）病、二氧化钍暴露、吸烟及慢性伤寒携带者等，但是任何一种危险因素均未被大量病例所证实。国内外学者通过对 1991～2012 年外文期刊中有关 ICC 危险因素的文章进行统计分析发现，HBV 感染为 ICC 的危险因素。至此，HBV 作为 ICC 发生的一个危险因素逐渐为人们接受，但 HBV 感染致

ICC 发生、发展的具体机制目前仍未明确。

日本肝癌研究组根据解剖位置将 ICC 分为 3 种类型，分别为肿块型、管周浸润型和管内生长型。肿块型及管周浸润型 ICC 常见的病理组织学类型为低分化管状腺癌，含有丰富纤维基质；管内生长型 ICC 常见病理类型为乳头状腺癌。ICC 以肿块型多见，常发生于肝左叶，易侵犯胆管壁并沿胆管壁弥漫性生长，当侵犯肝门区胆管时，常引起梗阻性黄疸；管周浸润型 ICC，常沿胆管壁生长，引起胆管壁向心性增厚呈细长针管状改变，受侵犯的胆管局部狭窄，近段胆管扩张，由于病变早期即出现梗阻性黄疸，患者就诊时肿瘤一般较小；管内生长型 ICC 的特征为胆管腔内各个部位均可发生的乳头状肿瘤伴胆管梗阻或胆管扩张，肿块通常较小，常沿胆管黏膜表面蔓延形成多个瘤状小结节，肿瘤组织可分泌大量黏稠的黏液，胆汁流出受阻引起胆管扩张。

治疗 ICC 的首选方式为手术切除，目的是切除肿瘤和恢复胆管的通畅；ICC 早期进行根治性切除 5 年存活率可达 34%[18]，2 年生存率达 40%～70%，姑息性治疗的平均生存期超过 1 年，5 年总生存率仍较低。随着影像技术的飞速发展，使 ICC 早期诊断、评估病变范围、早期完整切除肿瘤成为可能。

2）临床表现

多数 ICC 患者发病年龄 60 岁以后，临床症状因发生部位不同而异，早中期大多患者症状不明显，仅少数患者会表现乏力、食欲缺乏、消化不良、腹部隐痛、肝区叩击痛等临床症状，难以诊断，晚期可出现恶病质、肝大、体重下降、梗阻性黄疸等。由于 ICC 临床症状不明显，发现时肿瘤体积多较大，患者已经进入中晚期，肿瘤侵犯肝门部胆管或远处转移。实验室检查 AFP 检查为阴性，CA19-9 常为阳性。

3）肿瘤分期

AJCC 与 UICC 根据解剖学的肿瘤（T）、区域淋巴结（N）、远处转移（M）为基础，制定最新版癌症分期（2018 年第 8 版）如表 4-6-7～表 4-6-10。

表 4-6-7　原发瘤（T）的分期

T 分类	T 标准	T 分类	T 标准
Tis	原位癌	T_2	肿瘤浸润血管，或多发病灶，伴或不伴有血管浸润
T_{1a}	单发肿瘤≤5 cm 无血管浸润	T_3	穿透腹膜，未侵及局部肝外结构
T_{1b}	单发肿瘤>5 cm 且没有血管浸润	T_4	直接侵及肝外结构

表 4-6-8　区域淋巴结（N）定义

N 分类	N 标准
N_x	区域淋巴结无法评估
N_0	没有区域淋巴结转移
N_1	伴有区域淋巴结转移

表 4-6-9　远处转移（M）定义

M 分类	M 标准
M_0	没有远处转移
M_1	伴有远处转移

表 4-6-10　AJCC 肝内胆管癌分期（第 8 版）

分期	T	N	M
0	Tis	N_0	M_0
Ⅰ A	T_{1a}	N_0	M_0
Ⅰ B	T_{1b}	N_0	M_0
Ⅱ	T_2	N_0	M_0
Ⅲ A	T_3	N_0	M_0
Ⅲ B	T_4	N_0	M_0
Ⅳ A	任何 T	N_1	M_0
Ⅳ B	任何 T	任何 N	M_1

4）影像表现

（1）超声

由于 ICC 多使远端小肝管扩张，声像图显示肝内局部区域的肝管内径不规则增宽。内部为实质性低回声。ICC 常在其周围环形或不规则的液性暗区，均为阻塞远端小肝管中的胆汁淤积。目前超声造影（contrast-enhanced ultrasonography，CEUS）广泛应用于临床，可动态反映病灶内部的血流灌注情况，典型表现为"快进快退"，动脉期病灶呈周边环状增强或整体明显强化，门脉期病灶内强化减低，对胆管癌具有较好的诊断价值。

（2）CT

CT 平扫表现为低密度肿块，一般密度较均匀，边缘不光整。CT 增强：动脉期肿瘤周围呈轻度环状强化，门静脉期肿瘤边缘显示为低密度环，中心呈渐进性强化，随着时间的延长多数肿瘤强化程度逐渐增加，见图 4-6-13。

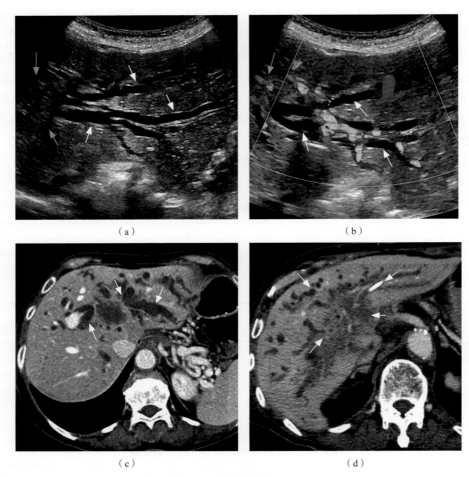

（a）   （b）

（c）   （d）

图 4-6-13　肝内胆管细胞癌（一）

患者，男，69 岁，无痛性黄疸，乙型肝炎病史。（a）（b）灰阶超声及彩色多普勒超声显示肝内胆管汇合处的等回声肿块伴肝内胆管明显扩张；（c）（d）CT 增强扫描显示肝内低强化肿块影伴肝内胆管扩张。

病变附近肝叶萎缩及包膜皱缩是 ICC 一种少见，但具特征性的影像表现。因肿块位于肝脏边缘，呈浸润性生长，内部含有大量纤维组织，对肝包膜存在牵拉作用，形成典型的"肝包膜皱缩"征象。ICC 的强化特征是由于肿瘤外周由大量肿瘤细胞及少量纤维细胞组成，血供较丰富，因而动脉期边缘强化；肿瘤中央由较少肿瘤细胞及较多纤维组织构成，对比剂在血管与纤维间质之间扩散慢，再从纤维基质经血管清除也慢，因而出现延迟强化。

（3）MRI

由于 MRI 具有组织分辨率高、多方位成像、磁共振血管成像等优点，在显示肿瘤大小和边界、胆管及血管受累程度、淋巴结转移等方面更具优势。

平扫：ICC 在 T_1WI 呈低信号，T_2WI 为高信号，其内条片状、星芒状低信号区具一定特征性。

MRI 动态增强：病灶周边条带状强化，动脉期病灶内网格状、索条状或羽毛状强化，而延迟后渐进性、向心性强化是 ICC 特征性表现。肿块中央或周围肝实质常发现不同程度的胆管扩张，T_2WI 显示更清楚。T_2WI 在检出肝内小卫星灶方面优于增强 CT[19]，见图 4-6-14。

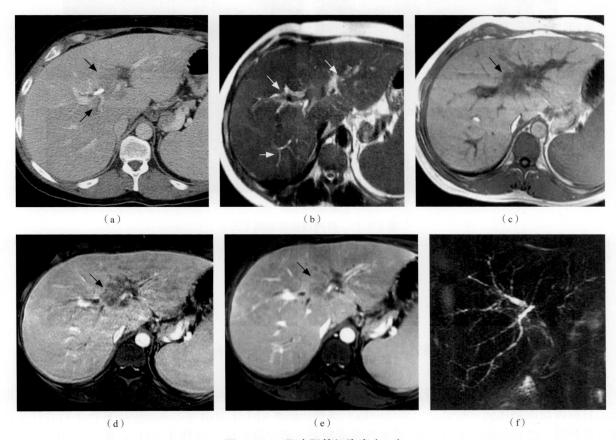

（a）　　　　　　　　（b）　　　　　　　　（c）

（d）　　　　　　　　（e）　　　　　　　　（f）

图 4-6-14　肝内胆管细胞癌（二）

患者，男，39 岁，乙型肝炎及硬化性胆管炎病史。（a）CT 显示肝内胆管轻度、不规则扩张，左右主干汇合处低强化肿块影；（b）T_2WI 显示门静脉水肿，肝内胆管扩张；（c）～（f）T_1WI 平扫及增强扫描显示肿块呈轻度渐进性强化，MRCP 显示肝内胆管不规则扩张。

MRCP 重建观察胆管的全貌较好，但难以显示胆管内的细微结构改变，需要结合常规 MRI 扫描技术。DWI 有助于肝局灶性病变的检出，DWI 及其 ADC 值在肝脏常见病变的早期诊断和鉴别诊断方面均有较高的敏感性。胆管癌组的 ADC 值明显低于肝良性病变组，与肝恶性病变比较无明显差异[20]。

（4）PET/CT

PET/CT 显像即可反映肿瘤的形态学改变，又可反映肿瘤的代谢学特征，^{18}F-FDG PET/CT 显像已广泛应用于多种疾病诊断、分期、评价疗效及检测预后等。ICC 中葡萄糖转运蛋白 -1 明显高表达，理论上，ICC^{18}F-FDG 摄取明显增高。但目前关于 ^{18}F-FDG PET/CT 在 ICC 诊断价值研究较少，报道例数有限，缺乏统一的 SUV 诊断界值。有学者[21]的研究表明，SUV>4.05 是鉴别 ICC 与其他病灶较好的诊断界值。实际工作中，中晚期 ICC 显像效果良好，对肿瘤病变的侵犯范围、肝实质的侵犯和区域淋巴结的转移显示较好，表现为病变高度亲和 ^{18}F-FDG，多数情况下肿瘤中心缺乏血供出现坏死。其放射性分布呈现不规则环状浓聚，特别是在瘤体边缘环快速生长带的摄取更强。对肿块型 ICC 病灶，^{18}F-FDG PET/CT 显像检出率较高，而对管周浸润型 ICC 病灶，^{18}F-FDG PET/CT 显像准确率有限，主要是因为肿瘤沿肝内胆管结构平行生长，生长方式和细胞代谢类似于印戒细胞癌。早期 ICC 肿瘤体积较小，不易被检出。

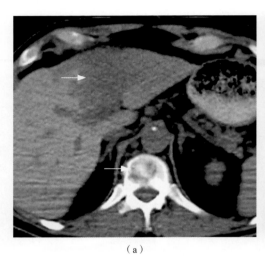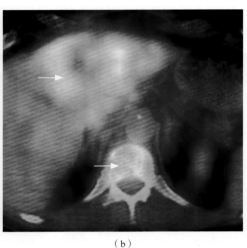

（a）　　　　　　　　　　　　　　　　　　　（b）

图 4-6-15　肝内胆管细胞癌（三）

患者，男，72 岁，无痛性黄疸，进行性消瘦，乙型肝炎病史。（a）横断位 CT 显示肝左叶低密度肿块，密度均匀，边界尚清，椎体内溶骨性骨质破坏；（b）融合 ^{18}F-FDG PET/CT 显示肝左叶病变和椎体转移性病变的高代谢活性。

5）鉴别诊断

同肝细胞癌。

3. 混合性肝细胞 - 胆管细胞癌型（combined hepatocellular-cholangiocarcinoma，CHC）

1）CHC 临床病理概述

CHC 临床罕见，仅占原发性肝癌的 0.4%～14.2%[22]。尽管人们对于 CHC 的研究已长达半个多世纪，对该肿瘤的临床病理特征、发病危险因素及预后因素仍不十分清晰。其危险因素在东西方存在差异，在我国，已知危险因素与 HBV 及男性性别相关。部分研究称，与 HCC 和 ICC 相比，CHC 的预后差，且侵袭性强，推测与淋巴结受累相关。CHC 具有异质性及重叠的 HCC 和 ICC 的特点，肿瘤影像学特征与其内主要组织学成分相关。在组织标本中，由于取样误差（如仅取样 CHC 内的单独 HCC 或 ICC 区域）常导致术前诊断错误。因此，大多数 CHC 病例最初被误诊为 HCC 或 ICC，只有在手术切除标本后才能得到正确的诊断。CHC 目前发病机制不明，推测可能产生的原因如下：① HCC 和 ICC 分别独立产生；② HCC 首先出现并转化为 ICC，反之亦然；③ 肝脏祖细胞发生恶性转化，分别分化为 HCC 和 ICC。文献中对 CHC 有多种分类。阿伦（Allen）和莉萨（Lisa）在 1949 年首次对 CHC 进行了组织学分类。包括 3 种亚型，A 型：分离的 HCC 和 ICC 结节；B 型：邻近的 HCC 和 ICC 结节，但随着生长有可能混杂；C 型：单独的包块，同时包括了 HCC 和 ICC 成分。古德曼（Goodman）等在 1985 年提出了另一种分类，也包括三种亚型：1 型：分离的 HCC 和 ICC 结节；2 型：移行性肿瘤，具有两种成分紧密混合的过渡区；3 型：纤维板层肿瘤，可产生黏蛋白。根据 WHO 2010 年发布的肿瘤分类指南，CHC 的定义为：在同一个肝脏的同一个实体肿瘤中，同时存在肝细胞癌及胆管细胞癌，也就是说，现在认为的 CHC，只包括 Allen 和 Lisa 的 C 型和 Goodman 等的 2 型，WHO 将 CHC 分为经典型、干细胞特征型两大类，后者又细分为典型、中间细胞型及细胆管细胞型三类。

2）临床表现

CHC 临床症状无特异性，术前鉴别困难。多表现为肝区疼痛，消瘦、乏力、腹胀等消化道症状，随病情进展，患者会出现贫血、黄疸、皮下出血、恶病质等表现。实验室检查缺乏特异性，AFP 水平升高与 HCC 相关，而 CA19-9 水平升高与 ICC 相关。如果肿瘤表现出 HCC 的特征性影像学表现，但 CA19-9 水平升高，或肿瘤具有特征性 ICC 影像学表现，且 AFP 水平升高，或两种血清标志物均升高，则应考虑进行活检。

3）肿瘤分期

CHC 缺少自己独立的预测预后分期系统，在第 7 版 AJCC TNM 分期系统中，混合型肝癌被归入胆管细胞癌，但目前少有关于该系统是否有优势的报道。

4）影像表现

（1）超声检查

大部分 CHC 为低回声，随肿瘤体积增大，低回声逐渐变为等回声或高回声，若肿瘤发生非液化性坏死，纤维化或出血，则表现为高回声。少数 CHC 一开始便为高回声，随体积增大仍为高回声。

（2）CT 及 MRI

CT 及 MRI 影像学特征方面，HCC 在增强 CT 和 MRI 上的特征性表现为动脉期弥漫性强化、门脉期和平衡期强化程度明显减低及假包膜强化。ICC 增强 CT 及 MRI 特征性影像表现为动脉期边缘强化，平衡期中央强化，胆道系统扩张，包膜回缩。CHC 可不同程度显示这些影像学特征，由于两种肿瘤构成比例及分化程度都可能存在差异性，从而导致影像学检查表现不典型，见图 4-6-16。部分学者建议，可根据异质或重叠的影像学特征从肿瘤不同区域进行组织活检以减少取样偏差。

4. 同时性肝细胞癌和肝内胆管癌双原发癌（sdpHCC-ICC）

1）sdpHCC-ICC 临床病理概述

sdpHCC-ICC 是肝癌的一种罕见特殊类型，其定义为 HCC 和 ICC 同时发生，但两种肿瘤成分之间没有互相浸润，无移行过渡，实质是一种"碰撞肿瘤"。目前，发病机制不明，之前报道中，一般将 sdpHCC-ICC 纳入为混合型肝癌。2004 年 WHO 对混合型肝癌进行了重新分类，将同时发生于肝的独立 HCC 和 ICC 称为双原发癌，排除于混合型肝癌之外。sdpHCC-ICC 的发病率较 CHC 更低。有报道

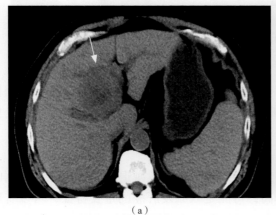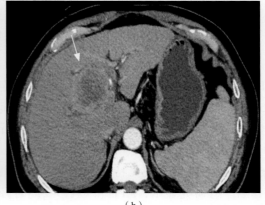

（a）　　　　　　　　　　　　　（b）

图 4-6-16　混合型肝癌

患者，男，64 岁，AFP 升高 4 天，乙型肝炎病史。（a）CT 平扫显示肝左内叶圆形低密度灶，边界不清；（b）（c）增强扫描动脉期病灶呈轻度环形强化，门脉期持续强化，边缘强化稍明显，病灶左侧肝左叶内可见胆管轻度扩张；（d）～（f）MRI 平扫显示肝左内叶肿块，T_1WI 为低信号，T_2WI 为高 / 稍高 / 低混杂信号，DWI 为高信号；（g）（h）动态增强扫描显示病变呈渐进性环形强化，内见斑点片状不均匀强化，肝内胆管轻度扩张。

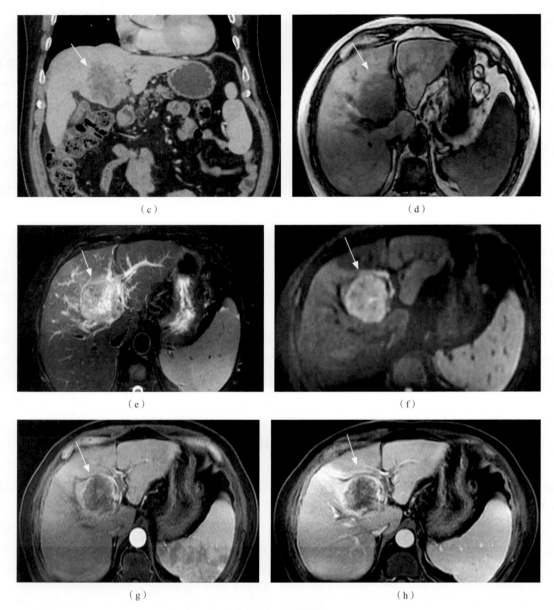

图 4-6-16 （续）

称，sdpHCC-ICC 仅占肝癌的 0.25%。美国国立癌症研究所"监测、流行病学和结果数据库"统计显示，
sdpHCC-ICC 的发病率远低于 0.8%。部分回顾性研究报道称[23]，sdpHCC-ICC 与 HBV 感染及男性相
关，少数患者合并胆道疾病，如胆管炎、胆道结石等。

　　2）临床表现

　　sdpHCC-ICC 临床表现无特异性，仅有少数患者会出现乏力、食欲减退等不适，无法根据临床表
现明确诊断。有研究显示，AFP 和 CA19-9 同时升高，可能是双原发肝癌的重要特征，可以有助于提
示临床医生双原发肝癌的可能性。术后病理学检查为 sdpHCC-ICC 明确诊断的依据，HCC 和 ICC 成分
分别位于不同的肿瘤病灶，互相独立，镜下形态不同并联合免疫组织化学后较易于区分。根据病理学
免疫组织化学检查的共识，Hep Par-1 和 GPC-3 是 HCC 的可靠标志物，而 CK19 及 CK7 是区分 ICC 和
HCC 有价值的标志物。

3）影像学表现

sdpHCC-ICC 为肝脏内同时出现单纯的 HCC 和 ICC 病灶，因此，两者应分别表现为 HCC 及 ICC 影像征象。另外，胆管细胞癌肝左叶多见，经淋巴结转移率高，易合并肝门 / 腹膜后淋巴结转移。因此，对于具有 AFP 及 CA19-9 同时升高、腹腔淋巴结转移等表现的患者，应警惕双原发肝癌的可能，需结合多种影像学检查手段以提高对 sdpHCC-ICC 的术前诊断。

三、HCV 的致癌作用及相关肿瘤

（一）HCV 概述

HCV 是由美国科学家迈克尔·霍顿（Michael Houghton）于 1989 年首次提出，隶属于黄病毒科肝炎病毒属，是有包膜的球形单正链 RNA 病毒，也是引起人类肝病的重要致病因子。丙型肝炎呈全球性流行，据 WHO 估计，2015 年全球有 7100 万人患慢性 HCV 感染，39.9 万人死于 HCV 感染引起的肝硬化或肝细胞癌[24]。我国一般人群 HCV 感染者约 560 万，如加上高危人群和高发地区的 HCV 感染者，估计约 1000 万例[22]。HCV 多呈隐匿性感染，多数人感染后并不知情，主要传播途径包括：①经输血和血制品、单采血浆回输血细胞传播；②经破损的皮肤和黏膜传播；③经性接触传播，其中最常见为血液传播。

目前，尚无有效的预防性丙型肝炎疫苗可供使用，主要采取以下措施预防：①筛查及管理；②严格筛选献血员；③预防医源性及破损皮肤黏膜传播；④预防性接触传播；⑤预防母婴传播；⑥积极治疗和管理感染者。不同性别、年龄、种族人群均对 HCV 易感，而且感染后 80% 转为慢性感染，如果不进行及时的抗病毒治疗，有相当比例的患者可引起肝炎、肝脂肪变性、肝硬化及肝癌等肝脏疾病，并与糖尿病、淋巴瘤等肝外疾病高度相关。暴露于 HCV 后 1～3 周，在外周血可检测到 HCV-RNA；急性 HCV 感染者出现临床症状时，仅 50%～70% 抗 HCV 阳性，3 个月后约 90% 患者抗 HCV 阳转；最高约 45% 的急性 HCV 感染者可自发清除病毒，多数发生于出现症状后的 12 周内。病毒血症持续 6 个月仍未清除者为慢性 HCV 感染，急性丙型肝炎慢性化率为 55%～85%。

由于 RNA 聚合酶在指导 HCV 基因组复制过程中缺乏校对机制，导致 HCV 基因组的高度异质性，因而，HCV 在感染者体内以准种或类似株形式存在。根据基因组的异质性，HCV 被分为 7 个不同基因型，每个基因型又包含数 10 个不同的亚型。我国以 1b 和 2a 型为主，其中以 1b 型为主，约占 56.8%；其次为 2 型和 3 型，基因 4 型和 5 型非常少见，6 型相对较少。但珠三角和西南地区则以 3 型和 6 型更为常见。在西部和南部地区，基因 1 型比例低于全国平均比例，西部地区基因 2 型和 3 型比例高于全国平均比例，在基因 3 型中，基因 3b 亚型流行率超过基因 3a 亚型。混合基因型少见（约 2.1%），多为基因 1 型混合 2 型[25]。

（二）HCV 的致癌机制

1. HCV 致癌与氧化应激反应

HCV 感染时中性粒细胞和巨噬细胞通过还原型辅酶Ⅱ（nicotinamide adenine dinucleotide phosphate，NADPH）氧化和黄嘌呤磷酸化酶的共同作用产生活性氧自由基（reactive oxygen species，ROS），在 HCV 病毒蛋白作用下，细胞会出现脂肪变性、胰岛素抵抗及一些炎性细胞因子数量上的增加，与 ROS 一起加重氧化应激反应。HCV 病毒蛋白中的核心（core）蛋白在诱导肝癌发生过程中起了决定性作用，该蛋白上调肝细胞内 ROS 水平，这可能就是 core 蛋白通过氧化应激诱导肝癌发生的机制之一[26]。

2. HCV 致癌与肝硬化及脂肪变性

肝细胞脂肪变性发生率为 30%～70%，是慢性 HCV 感染的常见组织学表现之一。已有研究结果显示[27]，脂肪变性可使慢性 HCV 感染的肝纤维化进程加快，更易引起持续性病毒应答。发现基因 3a 型 HCV 病毒核心蛋白可以和感染细胞里脂肪滴表面紧密结合。但另有研究结果[28]显示肝脂肪变性程度与感染 HCV 病毒载量无明显相关性，肝细胞脂肪变性影响慢性丙型肝炎肝纤维化和炎症活动的原因可能与肝细胞内脂肪过度堆积诱发氧化应激，进一步引起促纤维化因子和炎症因子释放，加重肝内坏死性炎症，诱导细胞外基质沉积，促进肝纤维化的发生，连锁反应导致慢性丙型肝炎的病情进展加快。

3. HCV 致癌与胰岛素抵抗

在病毒直接作用下，50%～80% 慢性 HCV 感染患者存在胰岛素抵抗（insulin resistance，IR）。慢性 HCV 感染所致的 IR 发生与下列因子 / 受体有关：胰岛素受体底物、蛋白酶体激活亚单位 3、蛋白磷酸酶 2A、细胞因子信号抑制因子、过氧化物酶体增殖物激活受体及腺苷单磷酸活化的蛋白激酶。HCV 相关胰岛素抵抗发生的原因还可能与肝脏铁负荷过载诱发氧化应激有关，最近研究表明，铁调节分子受 HCV 感染调控[29]。氧化应激、胰岛素抵抗、脂肪变性之间的关系错综复杂，三者之间可能是相互促进的关系。研究显示，在感染非基因 3 型慢性丙肝患者中，氧化应激、胰岛素抵抗促使脂肪变性，脂肪变性则反过来加剧胰岛素抵抗和氧化应激，从而加速肝纤维化进而转化为肝癌。

（三）HCV 相关肿瘤

1. 原发性肝癌

原发性肝癌是目前我国第 4 位常见恶性肿瘤及第 2 位肿瘤致死病因，严重威胁我国人民的生命和健康。与 HBV 类似，HCV 易导致 HCC，也与患者的性别、年龄、遗传因素、病毒基因型及公共感染等有关，特别是基因型与病毒的慢性感染率以及病毒对肝脏的病理学改变有着很大的关联，如 HCV 1b 型和 3a 型的慢性化率以及导致肝硬化和 HCC 的风险因素要比其他的基因型要大得多。HCV 导致 HCC 的分子机制通常包括炎症反应、氧化应激、内质网应激和直接致癌等。一般而言，预先存在的肝硬化是 HCV 患者发展到 HCC 的重要风险因子。

2. 淋巴瘤

HCV 感染增加恶性淋巴瘤和混合型冷球蛋白血症等疾病的发生。HCV 为嗜肝细胞病毒，可引起肝脏损伤，此外，还具有嗜淋巴细胞的特性，多项研究已经证实 HCV 感染与 B 细胞性非霍奇金淋巴瘤（B cell non-Hodgkin lymphoma，B-NHL）的发病相关，尤其是与边缘区淋巴瘤（marginal zone lymphoma，MZL）和弥漫大 B 细胞淋巴瘤（diffuse large B cell lymphoma，DLBCL）的发病密切相关[30]。

HCV 在 B 淋巴细胞内持续感染和复制可导致异常克隆的发生和选择，最终引起淋巴增生紊乱性疾病，使感染者发生淋巴瘤的危险性增高。由于 HCV 感染者肝内淋巴滤泡是 B 淋巴细胞克隆增生的主要场所，因此原发肝脏的 NHL 较多见，主要为 B-NHL，常见的类型是边缘带淋巴瘤，尤其是脾 MZL 和 DLBCL[31]。

（四）HCV 感染相关原发性肝癌

原发性肝癌我国目前最常见的恶性肿瘤之一，一般认为是由于肝脏外界环境中的各种有害因素（主要是化学致癌物）和体内某些致癌物的长期作用，使肝细胞或胆管细胞等发生过度增生，导致正常结构遭受破坏而形成的一种恶性肿瘤。原发性肝癌主要包括 HCC、ICC 和 HCC-ICC 混合型三种不同病理学类型，三者在发病机制、生物学行为、组织学形态、治疗方法及预后等方面差异较大，其中 HCC

占 85%～90%[32]。

1. 原发性肝癌临床病理

原发性肝癌是与慢性肝炎病毒感染密切相关的恶性肿瘤，主要的致病机制与病毒持续感染所引起的炎症反应、感染细胞的免疫清除及肝细胞再生等生物过程有关。慢性感染期的各种炎症反应等可能引起细胞在遗传或表观遗传学水平发生变化进而引起肝癌。在免疫应答方面，HCV 主要诱发Ⅰ型或Ⅲ型干扰素有关的炎症反应，参与抗病毒天然免疫的淋巴细胞亚型主要有 NK 细胞、CD8$^+$和 CD4$^+$、T 淋巴细胞等[33]。

肝细胞癌有多个病理分型版本，目前仍沿用 Eggel 分型，即结节型、巨块型和弥漫型。其中，①结节型：癌结节可以是单个或多个，大小不等，分布在肝左、右叶，每个癌结节直径＜5 cm；②巨块型：癌组织呈大块状，可以是单个巨块，直径在 5 cm 以上，也可由许多密集的结节融合而成，常侵犯门静脉形成癌栓，病灶周围常有小的散在结节，称子灶，最多见，占 31%～78%；③弥漫型：此型最少见，占 1.5%～10.0%，整个肝脏有弥漫分布的小结节。

肝细胞癌的诊断参照 WHO 2019 版，重点描述以下内容：①肝细胞癌的分化程度可采用 WHO 2019 版的三级分级法（表 4-6-11），或国际上常用的埃德蒙森 - 斯坦纳（Edmondson-Steiner）四级（Ⅰ～Ⅳ）分级法（表 4-6-12）；②肝细胞癌的组织学形态，常见有细梁型、粗梁型、假腺管型和团片型等；③肝细胞癌的特殊类型，包括脂肪变型、透明细胞型、巨梁团块型、硬化型、嫌色细胞型、纤维板层型、富于中性粒细胞型、富于淋巴细胞型；④肿瘤坏死、淋巴细胞浸润及间质纤维化的范围和程度；⑤肝细胞癌生长方式，包括癌周浸润、包膜侵犯或突破、微血管侵犯和卫星结节等；⑥周围肝组织慢性肝病评估，肝细胞癌常伴随不同程度的慢性病毒性肝炎或肝硬化，推荐采用较为简便的朔伊尔（Scheuer）评分系统和中国慢性病毒性肝炎组织学分级和分期标准[34]。

表 4-6-11　肝细胞癌 WHO 分级系统（2019 消化系统肿瘤 WHO 分类标准）

分级	整体印象	标准
高分化	肿瘤细胞轻度异型，类似成熟肝细胞；需鉴别肝腺瘤或高度异型增生结节	胞质：丰富嗜伊红胞质至中等量嗜碱性胞质 胞核：轻度核异型
中分化	HE 切片中可以明确诊断为恶性肿瘤，而且形态学强烈提示肝细胞分化	胞质：丰富嗜伊红胞质至中等量嗜碱性胞质 胞核：中等核异型，也可以偶尔出现多核瘤细胞
低分化	HE 切片中可以明确诊断为恶性肿瘤，形态学多样，类似低分化癌	胞质：中等至少量胞质，通常为嗜碱性 胞核：显著核异型，可见间变性巨细胞

表 4-6-12　肝细胞癌 Edmondson-Steiner 分级

分级	镜下描述
Ⅰ级	分化良好，核 / 质比接近正常，瘤细胞体积小，排列成细梁状
Ⅱ级	细胞体积和核 / 质比较Ⅰ级增大，核染色加深，有异型性改变，胞质呈嗜酸性颗粒状，可有假腺样结构
Ⅲ级	分化较差，细胞体积和核 / 质比较Ⅱ级增大，细胞异型性明显，核染色深，核分裂多见
Ⅳ级	分化最差，胞质少，核深染，细胞形状极不规则，黏附性差，排列松散，无梁状结构

原发性肝癌临床表现、肿瘤分期及影像表现同 HBV 所致肝癌，在此不再赘述。

典型病例的影像学表现见图 4-16-17～图 4-16-21。

2. 数字减影血管造影（digital subtraction angiography，DSA）

DSA 是一种有创性检查，多主张采用经选择性或超选择性肝动脉进行 DSA 检查。DSA 检查可显示肝肿瘤血管及肝肿瘤染色，还可明确显示肝肿瘤数目、大小及其血供情况。DSA 检查能够为血管解剖变异、肝肿瘤与重要血管解剖关系，以及门静脉浸润提供准确客观的信息，对于判断手术切除的可能性、彻底性以及制订合理的治疗方案有重要价值。

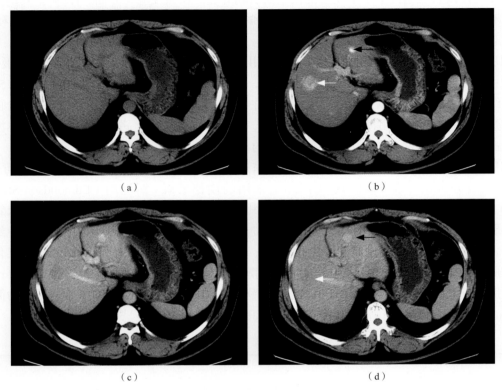

(a)　　　　　　　　　　　　　　(b)

(c)　　　　　　　　　　　　　　(d)

图 4-6-17　肝细胞癌（一）

患者，男，41 岁，丙型病毒性肝炎。（a）CT 平扫示肝 S8 等 / 稍低密度结节影，边界欠清；（b）动脉期肝 S8 病变中度强化（白箭头），肝左外叶血管瘤明显强化（黑箭头）；（c）门脉期肝 S8 病变内对比剂消退呈相对稍低密度（符合"快进快出"表现）；（d）平衡期病变呈相对稍低密度（白箭头），肝左外叶血管瘤仍呈高密度（黑箭头）。

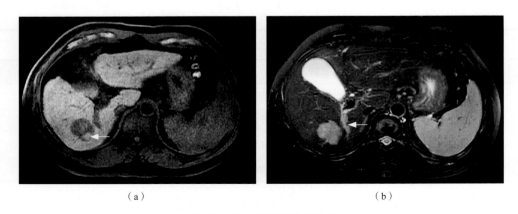

(a)　　　　　　　　　　　　　　(b)

图 4-6-18　肝细胞癌（二）

患者，男，63 岁，丙型病毒性肝炎。MRI：（a）T₁WI 示肝 S6 病灶部呈等 / 稍高信号影，病变局部呈等 / 稍高信号（箭头）；（b）T₂WI 示肝内病变及门脉右后支癌栓（箭头）呈稍高信号；（c）DWI 示肝内病灶及门脉癌栓呈高信号；（d）动脉期病灶及门脉右后支癌栓明显强化；（e）平衡期病灶内对比剂消退，呈低信号，门脉癌栓呈低信号充盈缺损影；（f）病理证实肝细胞癌，中分化，伴门脉癌栓。

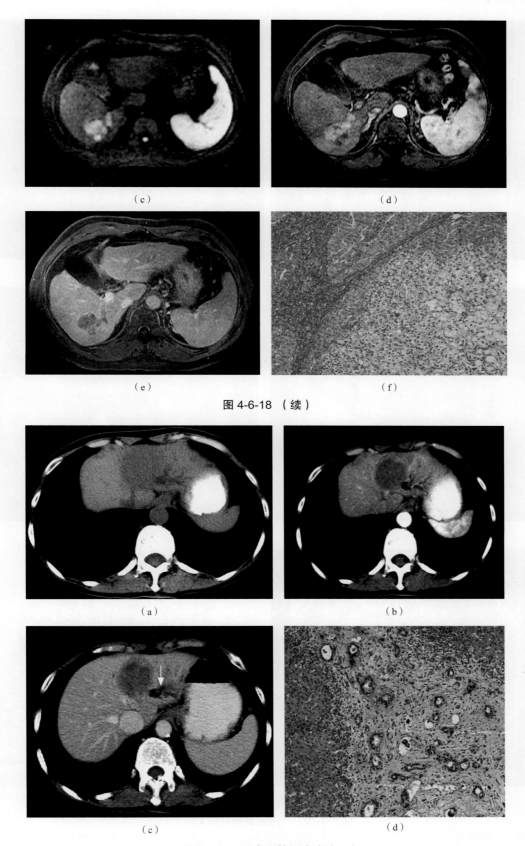

（c）　　　　　　　　　　　　　　　（d）

图 4-6-18 （续）

（a）　　　　　　　　　　　　　　　（b）

（c）　　　　　　　　　　　　　　　（d）

图 4-6-19　肝内胆管细胞癌（一）

患者，男，42 岁，丙型病毒性肝炎。（a）CT 平扫示肝左外叶团块状稍低密度影，边界尚清；（b）动脉期病灶周边呈环形轻度强化，邻近肝实质见斑片状强化；（c）平衡期显示病灶内强化范围进一步增大，病变周边胆管扩张（箭头）；（d）病理示肝内胆管细胞癌，中分化。

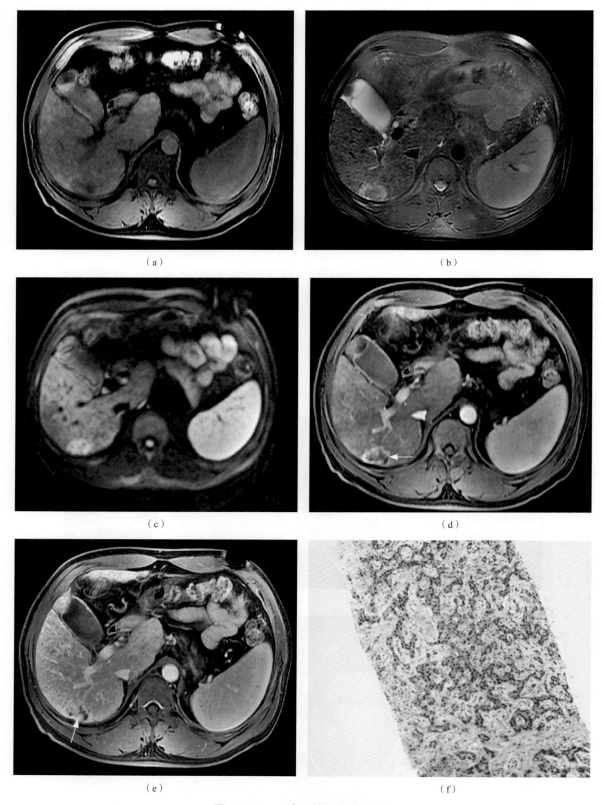

（a）   （b）

（c）   （d）

（e）   （f）

图 4-6-20　肝内胆管细胞癌（二）

患者，男，46 岁，丙型病毒性肝炎。（a）T₁WI 示肝右后叶稍低信号结节影，病变周边呈环状稍高信号；（b）T₂WI 示病变呈稍高信号影，病变边缘呈环状更高信号；（c）DWI 病灶呈高信号，病变内散在点线状低信号；（d）动脉期病变边缘呈花环状强化（箭头），病变内呈点线状不均匀强化；（e）平衡期病变强化范围进一步增大，其内见索条状强化，邻近肝被膜凹陷（箭头）；（f）病理示肝内胆管细胞癌，中分化。

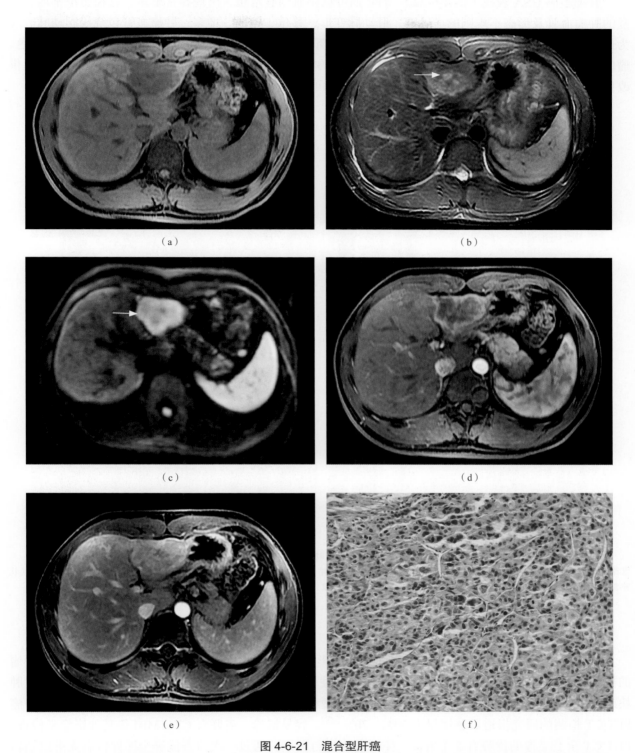

（a）　　　　　　　　　　　　　　　　（b）

（c）　　　　　　　　　　　　　　　　（d）

（e）　　　　　　　　　　　　　　　　（f）

图 4-6-21　混合型肝癌

患者，男，24 岁，丙型病毒性肝炎。MRI（a）T₁WI 示肝左外叶病灶呈团块状低信号，形态不规则；（b）T₂WI 示病灶呈稍高信号，边缘呈不规则环形高信号，病变内见小片状高信号（箭头）；（c）DWI 示病变呈高信号，周边呈环状更高信号（箭头）；（d）动态增强扫描动脉期病变呈不均匀强化，周边强化明显；（e）门脉期病变强化范围进一步增加；（f）病理示 HCC-ICC 混合型，中分化。

肝细胞癌 DSA 表现（图 4-6-22）：动脉期可见供血动脉增粗，出现异常增多、管径粗细不均、紊乱的肿瘤血管及形态不规则的血管湖；肝动脉变形、移位、扭曲、增多；肿瘤血管包绕浸润动脉表现为血管僵硬、狭窄和闭塞；如有动静脉瘘，动脉期可见门静脉或肝静脉显影。实质期可见肿瘤染色，瘤内毛细血管充盈增多，常是直径＜3 cm 的肿瘤的唯一表现，坏死区为充盈缺损，少数肝癌呈乏血供改变，实质期表现为充盈缺损，伴门脉癌栓门静脉可见充盈缺损。

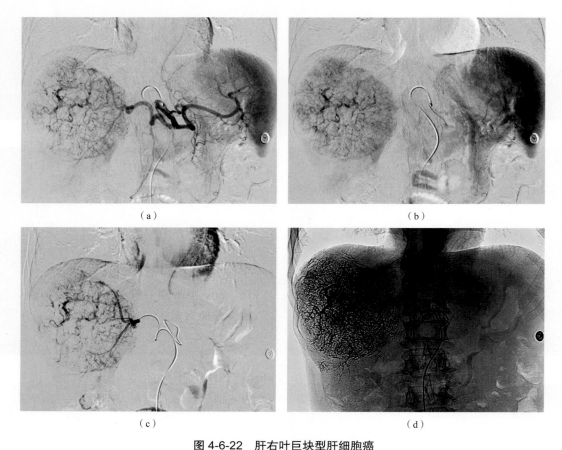

（a） （b）

（c） （d）

图 4-6-22　肝右叶巨块型肝细胞癌

患者，男，65 岁，丙型病毒性肝炎。（a）肝右动脉远端分支可见大量增粗迂曲肿瘤血管影，呈"抱球征"；（b）实质期可见肝右叶巨大团块状肿瘤染色；（c）将微导管超选择性插管于肝右动脉肿瘤供血动脉处；（d）注入超液态碘化油栓塞后显示碘油沉积良好。

3. PET/CT

氟 -18- 脱氧葡萄糖（^{18}F-FDG）PET/CT 代谢影像作为一种非常成功的影像模式，对于某些肿瘤的检测、分级具有较高的敏感性及特异性。原发性肝癌在 PET/CT 图像中可显示为肝实质中低密度肿块或结节，相应部位的代谢与病灶大小、病理类型和分化程度具有密切关系。然而，对于原发性肝癌 PET/CT 检测的研究报道敏感性仅为 50%～70%[35]，容易漏诊，需联合 CT、MRI 等其他影像学检查。PET/CT 全身显像的优势有 5 个方面：①对肿瘤进行分期，通过一次检查能够全面评价有无淋巴结转移及远处器官的转移；②再分期，因 PET/CT 功能影像不受解剖结构的影响，可准确显示解剖结构发生变化后或者解剖结构复杂部位的复发转移灶；③疗效评价，对于抑制肿瘤活性的靶向药物，疗效评价更加敏感、准确；④指导放疗生物靶区的勾画、确定穿刺活检部位；⑤评价肿瘤的恶性程度和预后。见图 4-6-23、图 4-6-24。

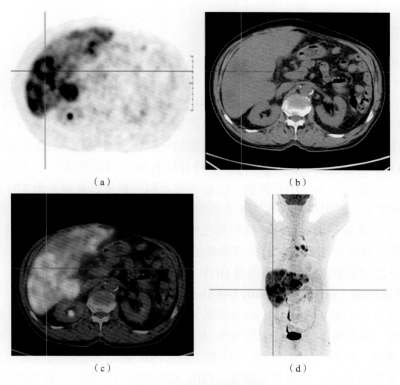

（a）　　　　　　　　　　　（b）

（c）　　　　　　　　　　　（d）

图 4-6-23　肝内胆管细胞癌

患者，男，73 岁，丙型病毒性肝炎。（a）～（d）分别为横断位 PET 图、横断位 CT 图、横断位融合图及全身 MIP 图，显示肝内多发不均匀低密度，放射性摄取增高，$SUV_{max}=13.65$，MIP 另见纵隔内淋巴结及部分椎体代谢增高。

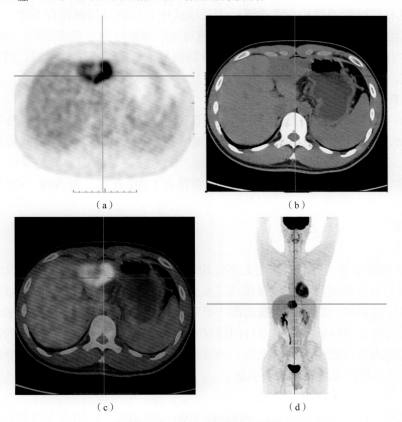

（a）　　　　　　　　　　　（b）

（c）　　　　　　　　　　　（d）

图 4-6-24　HCC-ICC 混合型肝癌

患者，男，24 岁，丙型病毒性肝炎。（a）～（d）分别为横断位 PET 图、横断位 CT 图、横断位融合图及全身 MIP 图，显示肝左外叶不均匀低密度，放射性摄取增高，$SUV_{max}=11.97$。

（五）HCV 感染相关淋巴瘤

1. HCV 感染相关淋巴瘤

HCV 作为一种外来的抗原，持续激活 B 淋巴细胞可导致 B 细胞淋巴增殖性疾病，包括混合性冷球蛋白血症（mixed cryoglobulinemia，MC）和淋巴瘤。HCV 感染与淋巴瘤的发生存在潜在联系，HCV 感染可增加成熟 B-NHL 发生率，而与惰性淋巴瘤之间的相关性差异无统计学意义[36]。HCV 可直接感染 B 淋巴细胞，促进 B 淋巴细胞增殖，其可能的机制包括通过 HCV E2 糖蛋白直接作用于 B 淋巴细胞表面的 CD81 分子或直接结合并激活 HCV 特异性 B 淋巴细胞受体[37]。通过特定基因易位、B 淋巴细胞活化因子的刺激及其他作用等机制，引起凋亡表型的损失，从而导致 MC 患者进展为低分化 NHL，约 65% 的 HCV 相关 NHL 累及结节外的组织，特别是涎腺和肝脏。最常见的 MC 相关性 NHL 主要亚型包括弥漫性大 B 细胞淋巴瘤、边缘带淋巴瘤和淋巴浆细胞病等，滤泡型淋巴瘤少见。部分研究[38]发现低度恶性的 B 淋巴细胞淋巴瘤在抗病毒治疗清除 HCV 后可缓解。因此，对于低分化 NHL，黏膜相关淋巴组织淋巴瘤和脾淋巴瘤应当筛查 HCV 感染，进而行抗病毒治疗。

2. 原发性肝脏淋巴瘤（primary hepatic lymphoma，PHL）临床病理

PHL 定义为发生在肝的结外淋巴瘤，极为罕见，在结外淋巴瘤中所占的比例约为 0.4%，约占所有类型 NHL 的 0.016%。原发性肝脏淋巴瘤约 90% 为 B 细胞淋巴瘤，5%～10% 为 T 细胞淋巴瘤。病因尚不明确，有研究表明，PHL 与 HCV 存在一定相关性。PHL 是起源于肝内库普弗细胞和恶性转化的淋巴细胞，有别于常见的全身淋巴瘤累及肝脏。PHL 大致可分为三型：①单发结节 / 肿块型；②多发结节型，特点是肝内多发大小不等结节；③弥漫型或肝大型，特点是病变无明确边界，无明确的结节或肿块[39]。镜下可见瘤细胞呈结节状或弥漫性生长两种模式。在结节状生长模式中，瘤细胞呈破坏性生长，瘤组织内没有门脉管道结构。在弥漫性生长模式中，肝脏结构被保存下来，且可见瘤细胞浸润门脉结构，也可以沿着肝窦状隙扩展生长。HE 染色可见瘤细胞呈圆形或类圆形，细胞质较丰富，核大不规则，核膜清楚并红染，异型明显，病理性核分裂明显，肝窦可有明显浸润，周围肝组织汇管区内也可见瘤细胞浸润。免疫组织化学染色无特异性。

3. PHL 临床表现

PHL 临床症状主要由肝浸润引起，病变局限于肝内，早期无淋巴结、脾、外周血、骨髓及其他器官受累。PHL 缺乏特异性的临床症状，最常出现的是发热、体重下降、夜间盗汗等症状，其他症状有右上腹疼痛、心前区疼痛、腹胀、恶心、呕吐、无力或皮肤瘙痒，无特异性不适；部分患者可能仅仅表现为腹痛、黄疸和肝大。血清学检查中常伴有 LDH 升高，而 AFP、CEA 等肿瘤标志物多为阴性。

4. 影像学表现

1）CT

CT 平扫表现为稍低密度，肿瘤内密度大多较均匀，合并出血、坏死、钙化等较少见，见图 4-6-25。PHL 为乏血供肿瘤，动脉期病灶无明显强化或轻度强化，门静脉期及平衡期轻度强化或边缘强化，门静脉期病灶轮廓显示最清楚。肝脏淋巴瘤起源于肝脏间质，因而肿瘤内常残存正常血管穿行，即血管漂浮征，如门静脉与病灶紧贴或穿行，穿行门静脉无受侵，这一征象对于淋巴瘤的诊断尤为重要。肝脏淋巴瘤患者肝实质内可有灌注不均匀改变，动脉期呈斑点状或斑片状强化，门静脉期及平衡期扫描异常强化消失，可能是淋巴瘤继发脉管炎引起。

2）MRI

T_1WI 呈稍低信号，T_2WI 呈稍高信号，少许病灶 T_1WI 呈等信号，T_2WI 呈等或稍低信号，见图 4-6-26。肝脏淋巴瘤坏死少见，坏死区常位于病灶中央，呈裂隙状，坏死区较小（与病灶大小不成比例），明

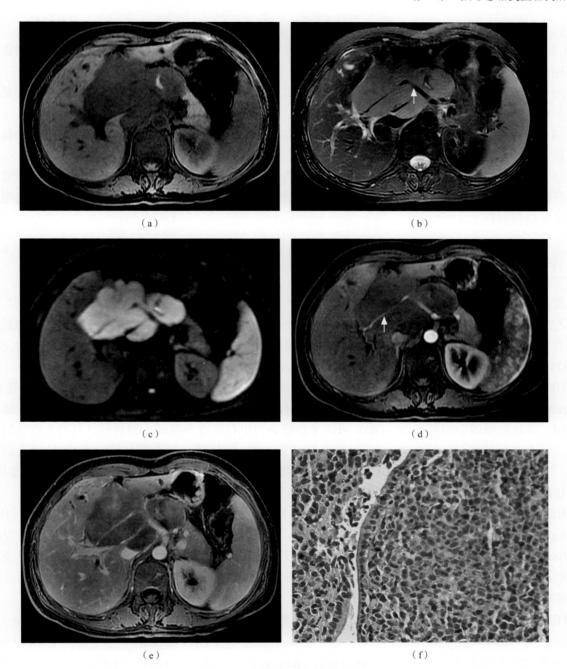

图 4-6-25 原发性肝脏淋巴瘤

患者，男，36 岁，丙型病毒性肝炎。MRI：（a）T$_1$WI 示肝左叶病灶呈均匀低信号影，边界清晰；（b）T$_2$WI 示病变呈稍高信号影，信号较均匀，病灶内可见流空血管影（箭头）；（c）DWI 示病变呈明显高信号；（d）动态增强扫描动脉期病变轻度强化，周边肝实质见斑片状强化，病变内见血管穿行（血管漂浮征）（箭头）；（e）平衡期病变轻度强化，呈稍低信号，病变周边胆管轻度扩张；（f）病理示肝脏弥漫性大 B 细胞淋巴瘤。

显小于相似大小恶性肿瘤的坏死区。可见血管漂浮征。PHL 是乏血供肿瘤，强化方式同 CT 表现。

3）PET/CT

PHL 的 ^{18}F-FDG PET/CT 多表现为 FDG 高摄取，摄取程度高于原发性肝癌。

4）鉴别诊断

（1）肝癌：多有肝炎或肝硬化病史，AFP 升高，平扫呈低密度，动态增强扫描呈"快进快出"强化形式。

（2）肝脓肿：常伴有高热、血中性粒细胞升高等感染症状，平扫呈低密度，边缘模糊，增强呈环形强化，周围可见低密度水肿。

（3）肝转移瘤：常伴有原发肿瘤病史，常为多发，大小不一，分布较散在，边缘模糊，可见"牛眼征"或"靶征"，增强扫描环形强化。

（4）肝腺瘤：良性肿瘤，病灶边缘清晰，肿瘤易出血、坏死及脂肪变，增强因富含血供动脉期强化明显，门静脉期及平衡期呈稍高及等信号，常可见包膜强化。

（5）肝局灶性结节增生：是肝脏良性肿瘤样病变，由结节状排列的正常的肝细胞、增生胆管、血管、纤维间隔及浸润的炎性细胞组成，增强动脉期病灶强化明显，其内瘢痕组织不强化，延迟期中心瘢痕可见延迟强化。

四、HDV 感染相关肿瘤

据报道，全球有 4 亿人为 HBV 携带者，其中 1500 万～2000 万人为 HBV 和 HDV 共感染[40]。我国是乙型病毒性肝炎高发的国家之一，HBsAg 携带者超过 1 亿。HBV 慢性感染是肝硬化肝细胞癌发生的重要原因，现已证明丁型病毒性肝炎存在及复制依赖于 HBV，而且与单独的 HBV 感染相比，HBV 和 HDV 共同感染会导致肝硬化的速度加快，及引发暴发性肝炎和肝细胞癌的发生[41]。

HDV 属于沙粒病毒科的 δ 病毒属，是一种缺陷的单链嗜肝 RNA 病毒，1977 年由里泽托（Rizzetto）等发现[42]。HDV 在血液中被 HBsAG 包被，只有在 HBV 或其他嗜肝性 DNA 病毒辅佐下才复制、表达抗原或引起肝损伤。HDV 可以单独感染，也存在着和丙肝、酒精肝、自身免疫性肝病合并感染情况。研究已证实，HDV 感染可抑制机体内 HBV 的复制，但临床上却加剧 HBV 感染后疾病恶化[43]。有研究发现，同时患 HBV 和 HDV，可能进一步加重患者的病情，最终可发展成重型肝炎、肝硬化以及慢性活动性肝炎，严重威胁患者生命安全[44]。

HDV 的传染源是急性或慢性丁型肝炎患者和 HDV 携带者。由于 HDV 的复制传播依赖于 HBV，HBsAg 携带者是 HDV 的保毒宿主和主要传染源，所以，HDV 在某地区的分布与当地乙型肝炎患者和 HBsAg 携带者分布情况有关。HDV 传播具有 3 种途径[45]：①血液传播：输血或血制品以及使用污染的注射器或针刺等，皮肤的开放性伤口的污染和吸血昆虫叮咬也会传播；②母婴垂直传播；③性接触传播。

HDV 有 3 种感染模式，即 HDV 与 HBV 的重叠感染（super-infection）、HBV/HDV 同时感染（CO-infection）及 HBV 非依赖的 HDV 感染。重叠感染是指在慢性 HBV 感染的基础上合并有 HDV 感染，这种方式会使大部分患者（80%）发展为慢性 HDV 感染。一旦感染 HDV，通常会加剧现有的肝病，所以若乙肝患者病情反复或症状加重时，要考虑是否有 HDV 与 HBV 重叠感染的可能，并建议患者进行 HDV 感染标志物的检测。重叠感染易发展为慢性肝炎，常导致病情恶化，常在两年内形成肝硬化或肝衰竭，目前尚无有效或最佳的治疗。同时感染是指 HBV 和 HDV 同时发生。临床主要表现为急性感染，通常病情较轻，恢复较快，由于体内有两种病毒复制，因此，可能出现丙氨酸转氨酶双峰型上升。同时感染为自限性肝炎。无论急性感染还是慢性感染，少数患者可发展为重型肝炎，也可表现为无症状携带。关于 HBV 非依赖 HDV 感染的最初报道发生在肝移植术后，是患者在未感染 HBV 时已感染了 HDV，此时 HDV 可存在于肝细胞内，可经免疫组织化学方法检测到。但只有在感染 HBV 后，HDV 才可形成完整病毒颗粒并入血形成 HDV 病毒血症[46-47]。

机体感染 HDV 后，一般经过 7～10 天的潜伏期，血清中可检测出特异性 HDV-Ag 和 HDV-IgM 抗体，其浓度逐渐升高。随后开始出现 HDV-IgG 抗体。两种感染方式的抗体规律不一致。同时感染时

HDV-IgM 和 HDV-IgG 存在的时间短，重叠感染的 HDV-IgM 可持续存在，HDV-IgG 存在的时间也长。

　　HDV-Ag 是诊断 HDV 早期感染的指标，是 HDV 特异免疫反应的基础，其在机体感染后 1～21 天内血清中即可查出，表示体内有 HDV 复制，其传染性及其滴度成正比。血清中 HDV-Ag 在重型肝炎检出率高于急性肝炎，慢性活动性肝炎及肝炎后肝硬化高于慢性迁延性肝炎及无症状的 HBsAg 携带者。在 HDV 感染过程中成功的抗病毒治疗是血清中 HDV-Ag 被清除。

　　HDV-IgM 是鉴别 HDV 同时感染和重叠感染的关键指标，并且在两种感染方式中具有不同的血清学反应。同时感染 HDV-IgM 产生早，持续时间短（10～21 天）呈一过性反应。抗体反应的滴度也低；HDV 重叠感染尤其是慢性 HDV 感染，HDV-IgM 不仅出现早且长期高水平存在（4 个月至 9 年），故 HDV-IgM 的监测与肝内 HDV-Ag 及血清 HDV-RNA 有明显的相关性，反映病毒在体内活跃复制。

　　HDV-IgG 是诊断 HDV 感染的重要血清标志物，高滴度 HDV-IgG 反映病毒活跃复制。发生 HDV 感染时，HDV-IgG 产生早，持续时间长，不具备有清除 HDV-Ag 的性质，也不能预防 HDV 再感染，而是表示 HDV 在肝内仍持续复制。HDV-IgG 与肝细胞受损及肝脏的炎症活动有密切关系。HDV-IgG 在不同类型的乙型肝炎中检出率不同，呈现慢性活动性肝炎、肝硬化高于慢性迁延型肝炎及急性肝炎的分布。HDV-IgG 滴度的动态观察对 HDV 感染的预后判断有重要价值。在 HDV 自限性感染，HDV-IgG 反应滴度低且持续时间短，在转氨酶恢复正常后几周，HDV-IgG 便转阴；在慢性 HDV 感染中，随病情进展 HDV-IgG 滴度升高；在急性 HDV 感染中，HDV-IgG 由低滴度转向高滴度并持续存在，标志着慢性 HDV 感染的开始；无症状的 HBsAg 携带者长期存在高滴度 HDV-IgG，预示有慢性肝病的存在。而低滴度的 HDV-IgG 表明为远期感染或不伴有肝脏病变的炎症活动。

　　以往，临床上主要通过接种乙型肝炎疫苗来控制丁型肝炎的发生，在短期内有一定效果，但最新统计数据表明，丁型肝炎的发病率不但没有得到有效的控制，而且部分地区发病率呈上升趋势[48]。但提高 HBV 疫苗的接种率，还是预防丁型肝炎有效的措施。此外，加强血液和血液制品的管理、防止医源性感染，以及提高卫生宣传教育的力度，增加民众的自我保护意识等措施也是非常必要的。

　　目前还没有直接抗 HDV 的明确有效的临床治疗药物，这主要是由于 HDV 不编码有活性的酶，与其他病毒相比该病毒的复制完全依赖于宿主细胞。对于急性丁型肝炎，目前没有特殊的有效治疗方案。患者管理依赖于监测和一般支持治疗。若患者的病情向急性重型肝炎发展，则需要考虑肝脏移植。对于慢性丁型肝炎，目前 IFN-α 仍是唯一推荐的药物。临床干扰素治疗 HDV 的效果和复发率表明干扰素治疗的效果也不是很理想[49]，长期的干扰素治疗仍存在争议[50]。

参 考 文 献

[1] GEORGE S L, VARMA Z D, STAPLETON J T. GB virus C replicates in primary T and B lymphocytes [J]. J Infect Dis, 2006, 193 (3): 451-454.

[2] 易永祥. 乙型肝炎病毒的分子流行病学研究进展 [J]. 新发传染病电子杂志, 2020, 5 (1): 1-7.

[3] PASCARELLA S, NEGRO F. Hepatitis D virus: an update [J]. Liver Int, 2011, 31 (1): 7-21.

[4] MASON W S, GILL U S, LITWIN S, et al. HBV DNA integration and clonal hepatocyte expansion in chronic hepatitis B patients considered immune tolerant [J]. Gastroenterology, 2016, 151 (5): 986-998.

[5] 闫玮, 田亚平. 原发性肝癌分子诊断标志物的研究进展 [J]. 军医进修学院学报, 2010, 31 (3): 292-293.

[6] CHEN W, ZHENG R, BAADE P D, et al. Cancer statistics in China, 2015 [J]. CA: A Cancer Journal for Clinicians, 2016, 66 (2): 115-132.

[7] 史俊英, 王晔, 陈文, 等. GeXP 多重分析技术检测肝癌组织长链非编码 RNA 表达的实验研究 [J]. 分子诊断与治疗杂志, 2018, 10 (1): 9-16.

[8] SANTER D M, MA M M, HOCKMAN D, et al. Enhanced activation of memory, but not naïve, B cells in chronic hepatitis

C virus-infected patients with cryoglobulinemia and advanced liver fibrosis [J]. PLoS One, 2013, 8 (6): e68308.

[9] KRAJDEN M, YU A, BRAYBROOK H, et al. GBV C/hepatitis G virus infection and non-Hodgkin lymphoma: a case control study [J]. Int J Cancer, 2010, 126 (12): 2885-2892.

[10] CHANG C M, STAPLETON J T, KLINZMAN D, et al. GBV-C infection and risk of NHL among U.S. adults [J]. Cancer Res, 2014, 74 (19): 5553-5560.

[11] TU T, BÜHLER S, BARTENSCHLAGER R. Chronic viral hepatitis and its association with liver cancer [J]. Biol Chem, 2017, 398 (8): 817-837.

[12] XU Y, LIU H, WANG Y, et al. The next step in controlling HBV in China: focus on preventing perinatal transmission of the virus [J]. The BMJ, 2013, 347 (7918): 7.

[13] 立新, 白淑芬, 和沁园, 等. 乙型肝炎病毒母婴 "零传播" 策略分析 [J]. 新发传染病电子杂志, 2020, 5 (1): 25-27.

[14] 田晓晨, 闻玉梅. 剖析乙肝病毒的包膜——乙肝表面抗原的生物学功能及其致病机制 [J]. 自然杂志, 2010, 32 (6): 8-12.

[15] 张婷, 许强, 杨紫伟, 等. 原发性肝细胞癌中乙型肝炎病毒基因整合的突变分析 [J]. 首都医科大学学报, 2011, 32 (3): 313.

[16] BRAY F, FERLAY J, SOERJOMATARAM I, et al. Global cancer statistics 2018: globocan estimates of incidence and mortality worldwide for 36 cancers in 185 countries [J]. CA: a cancer journal for clinicians, 2018, 68 (6): 393-424.

[17] 邬宇美, 骆子义, 黄华. 原发性肝癌中 KRAS 及 BRAF 基因突变检测及临床意义分析 [J]. 新发传染病电子杂志, 2018, 3 (1): 37-40.

[18] CHEN X P, LAU W Y, HUANG Z Y, et al. Extent of liver resection for hilar cholangiocarcinoma [J]. Br J Surg, 2009, 96 (10): 1167-1175.

[19] HWANG J, KIM Y K, MIN J H, et al. Capsule, septum, and T2 hyperintense foci for differentiation between large hepatocellular carcinoma ($\geqslant$5 cm) and intrahepatic cholangiocarcinoma on gadoxetic acid MRI [J]. Eur Radiol, 2017, 27 (11): 4581-4590.

[20] 施少华, 陈庆东, 陈哲, 等. 磁共振扩散加权成像在胆管癌及肝占位性病变鉴别诊断中的应用价值 [J]. 医学影像学杂志, 2014 (8): 1330-1333.

[21] 张建, 吴仪仪, 左长京, 等. ^{18}F-FDG PET/CT 对肝内胆管癌的诊断价值研究 [J]. 影像诊断与介入放射学, 2016, 25 (2): 161-166.

[22] CHU K J, LU C D, DONG H, et al. Hepatitis B virus-related combined hepatocellular-cholangiocarcinoma: clinicopathological and prognostic analysis of 390 cases [J]. Eur J Gastroenterol Hepatol, 2014, 26 (2): 192-199.

[23] 吴秋吉, 熊茉莉, 王新源, 等. 同时性肝细胞癌和肝内胆管癌双原发癌临床病例分析 [J]. 华西医学, 2019, 34 (3): 94-99.

[24] WHO. Guidelines for the care and treatment of persons diagnosed with chronic hepatitis C virus infection [DB/OL]. Geneva: World Health Organization, 2018.

[25] Chinese Society of Hepatology. Chinese society of infectious diseases, Chinese medical association [J]. Zhonghua Gan Zang Bing Za Zhi, 2019, 27 (12): 962-979.

[26] CARDIN R, PICIOCCHI M, SINIGAGLIA A, et al. Oxidative DNA damage correlates with cell immortalization and mir-92 expression in hepatocellular carcinoma [J]. BMC Cancer, 2012, 12 (1): 177.

[27] GAIA S, CARENZI S, BARILLI A L, et al. Reliability of transient elastography for the detection of fibrosis in non-alcoholic fatty liver disease and chronic viral hepatitis [J]. Hepatol, 2011, 54 (1): 64-71.

[28] ZITZER H, HEILEK G, TRUCHON K, et al. Second-generation cobas ampli Prep/Cobas taqman HCV quantitative test for viral load monitoring: a novel dual-probe assay design [J]. J Clin Microbiol, 2013, 51 (2): 571-577.

[29] BARTOLOMEI G, CEVIK RE, MARCELLO A. Modulation of hepatitis C virus replication by iron and hepcidin in Huh7 hepatocytes [J]. J Gen Virol, 2011, 92 (9): 2072-2081.

[30] ARCAINI L, MERLI M, VOLPETTI S, et al. Indolent B-cell lymphomas associated with HCV infection: clinical and virological features and role of antiviral therapy [J]. Clin Dev Immunol, 2012 (2012): 638185.

[31] LIBRA M, POLESEL J, RUSSO A E, et al. Extrahepatic disorders of HCV infection: a distinct entity of B-cell neoplasia [J]. Int J Oncol, 2010, 36 (6): 1331-1340.

[32] 中华人民共和国国家卫生健康委员会医政医管局. 原发性肝癌诊疗规范 (2019 年版) [J]. 中华肝脏病杂志, 2020, 28 (2): 112-128.

［33］秦健, 李文静, 冯勇, 等. 乙型肝炎、丙型肝炎病毒相关性肝癌基因差异表达的生物信息学分析 [J]. 武汉大学学报, 2017, 38 (4): 604-609.

［34］LÄSSER C. Exosomes in diagnostic and therapeutic applications: biomarker, vaccine and RNA interference delivery vehicle [J]. Expert Opin Biol Ther, 2015 , 15 (1): 103-117.

［35］YAMAMOTO Y, NISHIYAMA Y, KAMEYAMA R, et al. Detection of hepatocellular carcinoma using 11C-choline PET: comparison with 18F-FDG PET [J]. Journal of Nuclear Medicine, 2008, 49 (8): 1245-1248.

［36］LEE Y J, LEE J M, LEE J S, et al. Hepatocellular carcinoma: diagnostic performance of multidetector CT and MR imaging-a systematic review and meta-analysis [J]. Radiology, 2015, 275 (1): 97-109.

［37］SANTER D M, MA M, HOCKMAN D, et al. Enhanced activation of memory, but not naïve, B cells in chronic hepatitis C virus-infected patients with cryoglobulinemia and advanced liver fibrosis [J]. PLoS One, 2013, 8 (6): e68308.

［38］OMATA M, KANDA T, WEI L, et al. APASL consensus statements and recommendation on treatment of hepatitis C [J]. Hepatol Int, 2016, 10 (5): 702-726.

［39］卢亦波, 农恒荣. 艾滋病相关性肝脏淋巴瘤影像学研究新进展 [J]. 新发传染病电子杂志, 2017, 2 (1): 53-55.

［40］HEIDRICH B, MANNS M P, WEDEMEYER H. Treatment options for hepatitis delta virus infection [J]. Curr Infect Dis Rep, 2013, 15 (1): 31-38.

［41］CUNHA C, TAVANEZ J P, GUDIMA S. Hepatitis delta virus: a fascinating and neglected pathogen [J]. World J Virol, 2015, 4 (4): 313-322.

［42］RIZZETTO M, CANESE M G, ARICÒ S, et al. Immunofluorescence detection of new antigen-antibody system (delta/anti-delta) associated to hepatitis B virus in liver and in serum of HBsAg carriers [J]. Gut, 1977, 18 (12): 997-1003.

［43］HUGHES S A, WEDEMEYER H, HARRISON P M. Hepatitis delta virus [J]. Lancet, 2011, 378 (9785): 73-85.

［44］BRUNET L, MOODIE EE, YOUNG J, et al. Progression of liver fibrosis and modern combination antiretroviral therapy regimens in HIV-hepatitis C-coinfected persons [J]. Clin Infect Dis, 2016, 62 (2): 242-249.

［45］ALFAIATE D, DÉNY P, DURANTEL D. Hepatitis delta virus: from biological and medical aspects to current and investigational therapeutic options [J]. Antiviral Res, 2015, 122: 112-129.

［46］RIZZETTO M, CIANCIO A. Epidemiology of hepatitis D [J]. Semin Liver Dis, 2012, 32 (3): 211-219.

［47］SHEN L, GU Y, SUN L, et al. Development of a hepatitis delta virus antibody assay for study of the prevalence of HDV among individuals infected with hepatitis B virus in China [J]. J Med Virol, 2012, 84 (3): 445-449.

［48］郭长峰, 陈艳清, 周海东, 等. 乙型肝炎肝硬化代偿期患者外周血小板计数和病毒血清标志物变化及与肝纤维化程度的线性关系 [J]. 肝脏, 2017, 22 (2): 125-128, 1008-1704.

［49］HEIDRICH B, YURDAYDIN C, KABAÇAM G, et al. Late HDV RNA relapse after peginterferon alpha-based therapy of chronic hepatitis delta [J]. Hepatology, 2014, 60 (1): 87-97.

［50］VISCO-COMANDINI U, LAPA D, TAIBI C, et al. No impact of interleukin-28B polymorphisms on spontaneous or drug-induced hepatitis delta virus clearance [J]. Dig Liver Dis, 2014, 46 (4): 348-352.

（王亚丽　陈玉敬　蔡剑鸣　李瑞利　任洪伟　袁　虹　邱国庆）

第七节　人类免疫缺陷病毒感染相关肿瘤

一、人类免疫缺陷病毒感染与肿瘤

（一）人类免疫缺陷病毒感染概述

获得性免疫缺陷综合征（acquired immunodeficiency syndrome，AIDS）即艾滋病是由人类免疫缺陷病毒（human immunodeficiency virus，HIV）感染所导致的人体免疫缺陷病。CD4$^+$T 细胞数量的减少和细胞功能异常是 HIV 感染所致免疫缺陷的主要原因，HIV 本身具有直接或间接的细胞杀伤作用，但还有多种因素可导致 CD4$^+$T 细胞的损伤以及引起机体整体的免疫功能缺陷。

HIV 感染靶细胞后，在细胞内复制，未整合到宿主细胞核染色质上的病毒 DNA 积累在胞质中，具有抑制细胞蛋白质合成的作用，且大量增殖的 HIV 以芽生方式释放，造成细胞膜微孔，使细胞膜通透性增加，最终导致细胞损伤破坏。HIV 的包膜糖蛋白 gp160 或 gp120 与靶细胞表面 CD4 分子结合，形成 gp160-CD4 或 gp120-CD4 复合物，此复合物沿胞膜内侧沉积，干扰了细胞代谢，也可致细胞受损。此外，HIV 可破坏能分泌促进 T 细胞成熟相关因子的细胞，使 CD4$^+$T 细胞不能分化成熟[1]。

被 HIV 感染的 CD4$^+$T 细胞表面有 HIV 包膜糖蛋白 gp120 表达，gp120 可以与未感染的 CD4$^+$T 细胞表面 CD4 分子结合，形成融合多核巨细胞，使细胞膜通透性发生改变，引起细胞溶解和破坏。被 HIV 感染的 CD4$^+$T 细胞表面抗原性会发生改变，引起自身免疫，通过调理吞噬作用损伤 CD4$^+$T 细胞[2]。此外，被 HIV 感染的 CD4$^+$T 细胞表面表达 gp120 位点处吸附着特异抗体，通过抗体依赖细胞介导的细胞毒作用（antibody dependent cell mediated cytotoxicity，ADCC），使 CD4$^+$T 细胞成为靶细胞，受 NK 细胞攻击而损伤。

除 CD4$^+$T 细胞外，HIV 的感染也会影响其他免疫细胞。单核巨噬细胞表面也有 CD4 分子，可被 HIV 感染，但感染率较低，受感染的单核巨噬细胞免疫功能下降，导致机体对抗 HIV 及其他病原体感染的能力减弱[3]。同时，CD4$^+$T 细胞功能缺陷也与单核巨噬细胞功能损害有关[4]。HIV 感染者的 NK 细胞数量是正常的，但功能存在缺陷，表现在 NK 细胞对靶细胞传递的触发机制存在缺陷[5]。朗格汉斯细胞和树突状细胞会在 HIV 感染后表现为抗原递呈能力下降[6]。

综上所述，HIV 入侵人体后，首先与 CD4$^+$T 细胞结合，引起 CD4$^+$T 细胞功能损伤及数量减少，使细胞因子产生功能、单核巨噬细胞功能、B 细胞对各种抗原产生抗体的功能均受到影响，最后细胞免疫与体液免疫系统完全破坏，导致细菌、病毒、真菌等各种机会感染和肿瘤发生。

（二）AIDS 与肿瘤

艾滋病与肿瘤密切相关，这是因为 HIV 导致机体免疫细胞功能严重缺陷和免疫紊乱，体内 CD4$^+$T 细胞数量明显减少，使 HIV 感染者显著增加罹患恶性肿瘤的风险[7-9]。目前在艾滋病的治疗上已经取得了显著的进展，但是恶性肿瘤仍然是艾滋病患者的主要死亡原因之一[10-13]。艾滋病相关恶性肿瘤包括艾滋病定义恶性肿瘤（AIDS-defining cancer，ADC）和非艾滋病定义恶性肿瘤（non AIDS-defining cancer，NADC）两大类。卡波西肉瘤、非霍奇金淋巴瘤、鳞状细胞癌、霍奇金淋巴瘤、浆细胞瘤，以及发生于儿童的平滑肌肉瘤是 HIV/AIDS 患者经常发生的肿瘤。欧美国家卡波西肉瘤、恶性淋巴瘤和子宫颈癌约占艾滋病合并肿瘤的 50%。故 1993 年美国疾病预防控制中心根据艾滋病患者的肿瘤发生率，将 KS、NHL 及侵入性宫颈癌（invasive cervical cancer，ICC）命名为艾滋病定义恶性肿瘤（AIDS-defining cancer，ADC）。非艾滋病定义恶性肿瘤包括肝癌、霍奇金淋巴瘤、肛门癌、肺癌、皮肤癌、结肠直肠癌等。

自 1996 年高效抗反转录病毒治疗法（highly active antiretroviral therapy，HAART）应用后，KS 和 NHL 发病率也有所下降，但是 NADC 的发病率有所上升并成为 HIV/AIDS 患者死亡的重要原因。与普通人群相比，HIV 感染者中肿瘤的发病率仍然高得多，其他肿瘤的数据尚不清楚[14-15]。

二、AIDS 相关肿瘤的发病机制

人体免疫系统通过清除或抑制致癌病毒感染，以及肿瘤免疫监视系统的保护作用而预防癌症[16]。因此，人体感染 HIV 后导致的 CD4$^+$T 细胞数量的减少及细胞免疫功能的下降，使得某些特定肿瘤类型患病的风险增加，尤其是淋巴瘤或其他由病毒引起的肿瘤[17]。

　　HIV 合并肿瘤主要原因除了严重的免疫功能缺陷外，病毒感染也发挥着重要的作用，HIV 导致的免疫缺陷使人体对人疱疹病毒、巨细胞病毒及人乳头瘤病毒等易感性增加，促进恶性肿瘤的发生，肿瘤则进一步加剧机体免疫功能失调，形成恶性循环，导致艾滋病和肿瘤的双重失控，严重影响预后，人类疱疹病毒 8（HHV-8）是卡波西肉瘤相关的疱疹病毒，由于 HIV 病毒常与 HHV-8 存在共同感染。虽然 HIV 感染并不能直接导致卡波西肉瘤，但在免疫抑制下，HHV-8、HIV、炎症因子和血管生成因子相互作用，增加发病率并加速病程进展，促进卡波西肉瘤的形成。HIV 病毒中 TAT 蛋白可通过诱导某些细胞因子加速 HIV 复制，从而促进卡波西肉瘤的生长、浸润及血管生成。

　　约有一半的艾滋病相关淋巴瘤与 EBV 和 HHV-8 感染密切相关[18]，B 细胞的单克隆扩增和 EBV 的感染在免疫功能缺陷下加剧艾滋病相关性淋巴瘤的发生，而且 EBV 与艾滋病相关性淋巴瘤的分期和免疫功能的缺陷严重程度密切相关，EBV 的滴度可作为评价疗效的指标[19]。

　　HPV 是引起宫颈癌和癌前病变的主要原因，HPV DNA 与宫颈细胞里的 DNA 相结合，导致细胞变异、无限分裂形成肿瘤。HPV 和 HIV 双重感染使细胞免疫和体液免疫功能进一步下降，导致 HPV 清除能力降低，HPV 持续感染导致宫颈上皮癌前病变的发病显著升高，最终导致侵袭性宫颈癌的发生和迅速进展。

　　HIV 合并肿瘤发病还可能与感染、家族易感性、化学因素、物理因素及生活方式等有关。

三、ADC 的发生情况与特点

　　ADC 包括 KS、NHL 和 ICC。在美国，1991～1995 年即 HAART 应用之前，与普通人群相比，感染 HIV 的人群患 KS 的风险升高了 2800 倍，NHL 升高了 10 倍，宫颈癌升高了 3 倍[20]。

（一）KS

　　KS 是一种具有侵袭性的恶性肿瘤，以梭形细胞增生和血管瘤样结构为特征，是第一个被发现与艾滋病相关的恶性肿瘤，也是艾滋病患者中最常见的恶性肿瘤之一[21]。目前认为 KS 与病毒感染有关。HHV-8 被证实与 KS 相关，可编码许多致癌基因，参与异常的细胞增殖，抗凋亡，血管生成和细胞因子激活等[22]。

1. 艾滋病相关性 KS 临床表现

　　常见于同性恋男性、双性恋男性以及双性恋中男性的女性性伴侣。艾滋病相关的 KS 通常发生在 20～55 岁的人群中，可见于 HIV 感染的各个阶段，临床表现多样，可累及皮肤、口腔黏膜、淋巴结或内脏器官。30% 患者以皮损首发，典型皮损特征为褐色或紫红色的斑疹、斑块、结节，大小为数毫米至数厘米不等，可以单独或融合。不同于经典型 KS，其可广泛累及躯干、面部、四肢。治疗后，皮损处可出现持续性色素沉着。艾滋病相关 KS 患者口腔黏膜常受累，通常在牙龈、硬腭、口咽、牙槽黏膜和舌背。广泛的口腔病变通常与面部水肿有关。胃肠道及肺亦常受累。部分患者 KS 仅累及胃肠道而无皮肤表现。KS 累及肺部的患者通常合并晚期 HIV。临床可表现为呼吸短促、咳嗽、咯血，最后可能发生呼吸衰竭。肺出血为最常见的死因。

2. 艾滋病相关性 KS 影像学表现

　　肺部是 KS 侵犯除皮肤黏膜外最常见的脏器[23]，文献报道发生率达 79.2%[24]，包括线性和结节性浸润[25]，这可能与肺血管丰富有很大关系。影像学表现为大小不等结节影及肿块（图 4-7-1），随着疾病的进展，出现炎症、水肿，甚至累及胸膜出现胸腔积液；结节的边缘开始变得不光整，典型者形如星星，部分也可以是肺血管的点状扩张。KS 侵犯肺泡可出现磨玻璃影，范围更广时出现斑片影，其内出现空气支气管征。若合并有结节的进展，结节影逐渐增大，部分可表现为块状改变，结节周围渗出，

即典型的 "火焰征" [26-27]。因此在胸部 CT 中见到的不同表现,包括光整的结节、不光整的结节并斑片影、磨玻璃影,或单纯只有斑片影,小叶间隔增厚、支气管血管束增粗,应该是 KS 在发展到不同阶段的影像变化;且随着疾病的发展,病灶都会呈多形性。HR CT 检查及三维冠状位伪彩重建,大小不等的结节影大部分与肺血管相连,出现类似的 "挂果征",这一征象可能是肺 KS 的特征性表现,基于这一征象可以鉴别血液传播或支气管播散的肺内其他结节病灶。

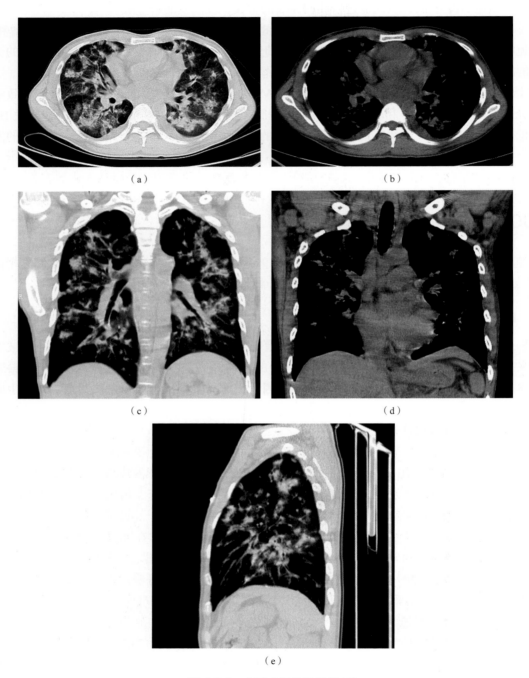

（a）   （b）

（c）   （d）

（e）

图 4-7-1 艾滋病相关性肺部 KS

患者,男,40 岁,反复咳嗽、咳痰 5 月余,再发加重伴胸闷 2 天。口咽部、双足、阴茎见紫红色结节,最大者约为 0.5 cm×1.0 cm,无瘙痒及痛感。CD4⁺T 淋巴细胞 13 个 /μL。(a)~(e) 胸部 CT 平扫示两肺弥漫分布斑片及结节状影,密度欠均,边缘模糊,沿支气管血管束分布趋势,呈 "火焰征"。支气管通畅。双侧少量胸腔积液,双侧腋窝淋巴结肿大。

3. 艾滋病相关性肝脏 KS

艾滋病相关性肝脏 KS 是艾滋病最常见的肝恶性肿瘤和致死原因[22]，KS 在肝脏侵犯与肺部相似，通常分为结节和线性两种浸润方式。结节型 CT 表现为肝门区及沿血管分布多发大小不等低密度结节影，增强扫描动脉期病灶轻中度强化，门脉期及平衡期病灶密度逐渐减低，低于肝实质密度，见图 4-7-2（a）~（d）。KS 进展到一定程度合并线性浸润，结节形态不规则，失去结节形态，动脉期强化看不到完整或明确的结节或肿块，同时血管也会受侵，表现为肝内血管影不规则扩大。单纯线性侵犯者仅表现为肝脏肿大。CT 增强扫描，典型的 KS 动脉期呈环形强化，类似"牛眼征"，门脉期及平衡期强化减退，病灶显示明显减少，减少的病灶几乎与肝脏密度一致。肝门区及腹腔内可见多发淋巴结肿大，强化较均匀，未见低密度改变。MRI 更能清楚显示病灶，表现为多发结节或斑片状 T_1WI 低信号、T_2WI 高信号，脂肪抑制 T_2WI 信号未见减低仍为高信号，增强扫描动脉期呈中度强化，门脉期及平衡期强化减退，强化程度等或稍低于肝实质，病灶显示明显减少，见图 4-7-2（e）~（k）。T_2WI 沿门脉周围浸润的高信号，呈葡萄串状，较具特征性[15]。可见肝内胆管不规则扩张。KS 侵犯淋巴结引起淋巴结肿大，CT 平扫密度均匀，液化坏死少见。

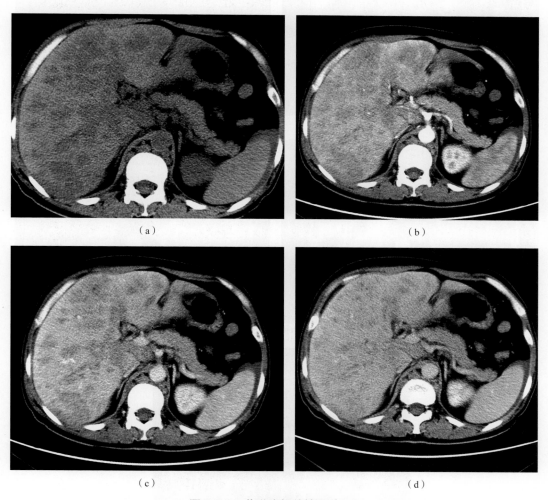

（a）　　　　　　　　　　　　　　　　　　　（b）

（c）　　　　　　　　　　　　　　　　　　　（d）

图 4-7-2　艾滋病相关性肝脏 KS

（a）腹部 CT 平扫横断位示肝脏多发结节及斑片状低密度影，边界不清；（b）腹部 CT 增强动脉期见病灶呈轻 - 中度强化；（c）门脉期病灶强化减退，稍低于肝实质密度；（d）平衡期病灶强化进一步减退；（e）（f）腹部 MRI 轴面 T_1WI 及横断位脂肪抑制 T_1WI 示肝脏多发斑片状低信号，边界不清；（g）横断位 FSE T_2WI 示病灶呈高信号；（h）DWI（b=800）病灶呈高信号；（i）增强 T_1WI 动脉期示病灶中度强化呈高信号；（j）门脉期病灶强化逐渐减退，呈稍高信号；（k）平衡期强化进一步减退，呈等 / 稍高信号。

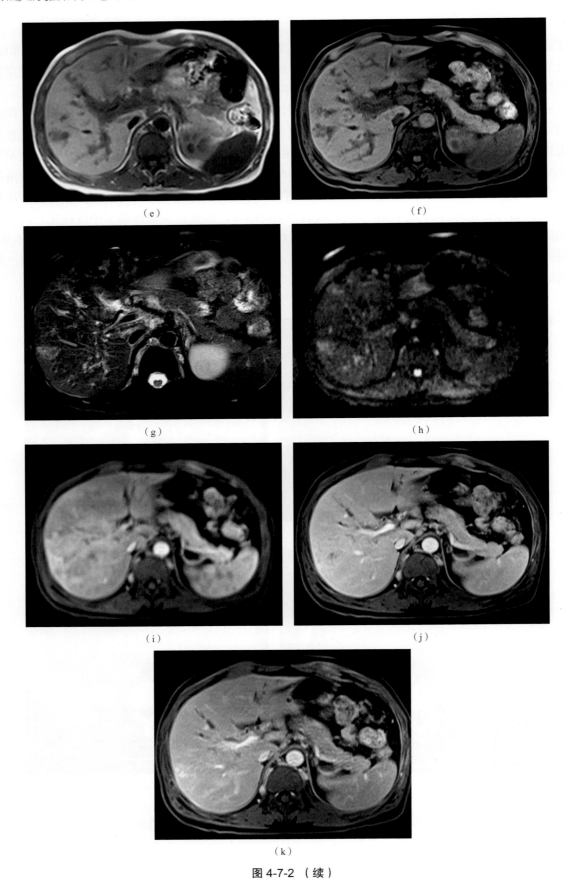

（e）

（f）

（g）

（h）

（i）

（j）

（k）

图 4-7-2 （续）

（二）NHL

1. 定义与临床表现

NHL 是起源于淋巴造血系统的恶性肿瘤。95% 以上的 NHL 来源于 B 细胞。根据 WHO 定义，艾滋病相关性 NHL 主要有 DLBCL、BL、浆母细胞性淋巴瘤（plasmablastic lymphoma，PL）、免疫母细胞性淋巴瘤（immunoblastic lymphadenopathy，IBL）、外周 T 细胞淋巴瘤（peripheral T-cell lymphomas，PTCL）、原发性渗出性淋巴瘤（primary effusion lymphoma，PEL）和多型性 B 细胞淋巴瘤（polymorphism B-cell lymphoma，PBL）7 种亚型，其中以 DLBCL、BL 最为多见。

HIV 感染者 NHL 发病风险约为普通人群的 100 倍以上，其发病率仅次于 KS。一项北美研究表明，在联合抗反转录病毒治疗普及后，HIV 感染者发生 NHL 的概率为 4%[15]。

本病临床表现多种多样，可发生于身体任何部位，约 95% 发生于外周淋巴组织，最常见的临床症状是局部和全身淋巴结进行性肿大，表现为坚硬、固定、无痛性肿块。伴有 AIDS 的 NHL 患者常有淋巴结外受侵的表现，可累及头、胃肠道、肝脏等。

2. 影像学表现

全身广泛淋巴结肿大是艾滋病相关性淋巴瘤（acquired immune deficiency syndrome-related lymphoma，ARL）主要影像表现之一，肿大淋巴结大小不等、边界较清、密度均匀、轻 - 中度均匀强化，部分淋巴结融合呈块状，出现坏死及出血可表现为密度不均。肿大的淋巴结常堆积融合成团块状，中央区常发生局部缺血坏死，因此病灶多数密度不均匀，呈轻中度不均匀强化，这可能与 ARL 具有较高侵袭性以及生长速度过快有关。淋巴瘤的同一解剖分区内或相邻解剖分区内淋巴结常融合成较大肿块，边缘常呈分叶状。浅表部位如颈部、腋窝、腹股沟等淋巴结肿大明显，通常直径＞3 cm。艾滋病相关腹部淋巴瘤中，淋巴结内病变是其最常见者，腹腔成对器官的淋巴管注入腰淋巴结，位于腹膜后壁，沿腹主动脉和下腔静脉分布走行，因此，表现为沿大血管周围多发肿大的淋巴结，病灶常发生融合，也可以是较大的软组织肿块影，见图 4-7-3、图 4-7-4。腹膜后多发肿大的淋巴结融合后可包绕腹主动脉、下腔静脉、髂静脉等，形成血管"包埋征"，包绕的血管可离开原来的位置而似漂浮状，形成"漂浮征"，血管多不受侵犯是其重要特点。由于肿瘤的恶性程度高，倍增时间短，肿块或肿大淋巴结因供血不足可出现中央坏死。结外病变的发生率较高，腹腔各脏器均可受累。

不同部位的 ARL 影像表现各不相同，累及肝脏多表现为肝内单发、多发或弥漫性类圆形病变，肝门部病灶沿肝门汇管区淋巴管匍匐状浸润，但门静脉及胆系未见侵犯受压征象；累及胃肠多表现为管壁弥漫性或节段性增厚，也可表现为局限性的结节状或类圆形肿物，一般很少发生管腔狭窄，肠梗阻征象也少见；累及胰腺表现为多发肿块，但胰管大多不存在明显扩张改变；累及肾脏多表现为弥漫性肿大，但结构轮廓相对正常，常合并肾周侵犯，腹膜后肿大融合的淋巴结包绕肾脏血管并侵犯肾门，肾血管受包绕和推移，但肾血管的狭窄、闭塞和血栓形成相对少见，形成血管"漂浮征"，是淋巴瘤的一个特殊征象，肿大的淋巴结侵犯肾脏收集系统，压迫输尿管造成肾盂轻度积水，呈"夹心面包"状；累及肾上腺多表现为单侧或双侧肾上腺肿块，常合并邻近组织侵犯；累及膀胱表现为膀胱壁不规则增厚，伴软组织肿块；累及子宫表现为子宫体积明显不规则增大，伴软组织肿块，瘤体内呈发生坏死；累及前列腺表现为体积增大；累及睾丸表现单侧或双侧睾丸局部或弥漫性肿大，伴鞘膜积液少见，常无坏死密度和囊变表现。淋巴瘤结外病变起源于脏器的间质，跨越或沿脏器解剖结构生长，因此，肿瘤内常见原有解剖结构残存，周围侵犯程度相对较轻，这一点可与其他恶性肿瘤相鉴别。

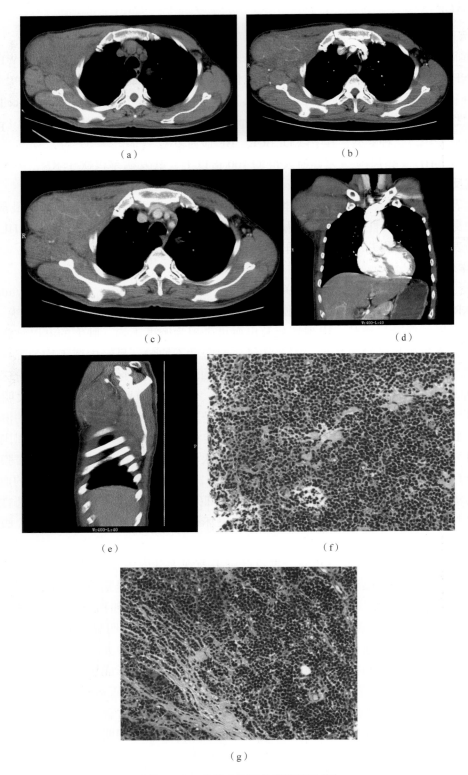

图 4-7-3　艾滋病相关性腋窝淋巴瘤

（a）CT 平扫横断位示右侧腋窝巨大肿块，大小约为 5.6 cm×10.5 cm×8.8 cm，密度均匀，边缘欠清楚；（b）增强扫描，动脉期病灶轻度均匀强化，肿块内见血管影穿行；（c）增强扫描静脉期，病灶持续强化；（d）（e）冠状面和矢状面增强示病灶均匀强化，边缘欠清楚；（f）（g）病理：弥漫大 B 细胞淋巴瘤（GCB 亚型）。

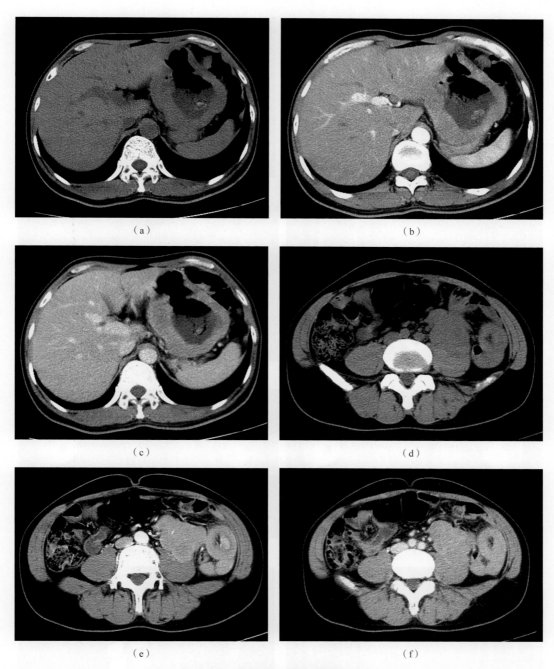

(a)   (b)

(c)   (d)

(e)   (f)

图 4-7-4 艾滋病相关性腹盆部淋巴瘤

患者，男，44 岁，发现左侧睾丸肿物半年，质地较硬，无疼痛，无发热。CD4$^+$T 淋巴细胞 56 个 /μL。（a）～（c）CT 平扫及增强示胃壁不均匀增厚，增强扫描动脉期均匀中度增强，静脉期强化减弱；（d）～（f）CT 平扫及增强示左下腹不规则软组织密度肿块，大小约为 4.1 cm×6.3 cm×6.1 cm，边缘清楚，增强扫描动脉期病灶明显均匀强化，静脉期强化减退，与周围软组织分界不清。降结肠环形增厚，未见梗阻，增强动脉期明显均匀强化，静脉期强化减退；（g）～（i）CT 平扫及增强示盆腔巨大不规则软组织密度肿块，密度不均，边缘欠清，增强扫描动脉期病灶明显不均匀强化，内见裂隙状低密度影，病灶呈分叶状突入膀胱，与膀胱壁分界不清；（j）～（l）CT 平扫及增强示左侧睾丸增大，大小约为 6.3 cm×5.4 cm×6.9 cm，密度不均，增强扫描动脉期病灶中度不均匀强化，内见血管穿行；（m）（n）CT 冠状面及矢状面，所见同前；（o）（p）病理：非霍奇金弥漫大 B 细胞淋巴瘤（non-GCB 亚型）。

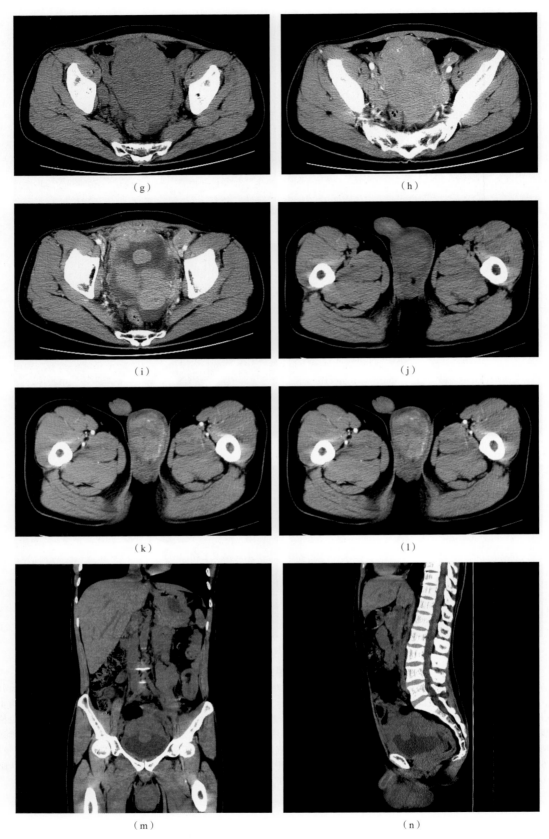

（g）

（h）

（i）

（j）

（k）

（l）

（m）

（n）

图 4-7-4 （续）

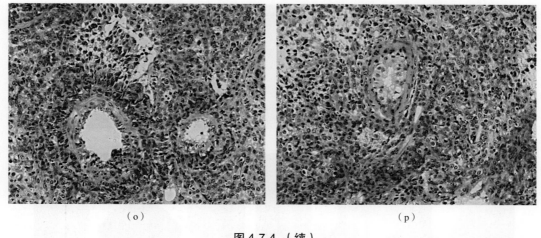

（o）　　　　　　　　　　　　　　　　（p）

图 4-7-4　（续）

（三）ICC

1. 概述

宫颈癌是女性常见疾病之一，感染 HIV 的妇女患宫颈癌的风险更高。大部分 ICC 与 HPV 感染相关，其中高危型 HPV-16、HPV-18 型最常见。感染 HIV 的女性患宫颈癌风险增加，可能与 HPV 的性传播率增高和预防性筛查开展不全面有关，研究表明宫颈癌的风险随着 CD4+T 淋巴细胞数的下降而增高[28]。

临床症状主要为阴道出血和白带增多。淋巴结转移最为常见，少数可发生血行转移。宫颈涂片细胞学检查是目前发现早期宫颈癌的主要检查手段，宫颈活组织病理检查是确诊宫颈癌的金标准。一项研究结果表明，在女性 HIV 感染者中需要警惕 HPV 感染，尤其是 HPV-16、HPV-18 和 HPV45[29]。

2. 影像学表现

（1）CT：早期的宫颈癌在 CT 上可无异常改变，CT 平扫对宫颈癌的诊断意义不大，应注射对比剂后多期增强扫描。宫颈癌的 CT 表现：宫颈增大，直径＞3.5 cm，轮廓不规则、双侧不对称，增强扫描动脉期病灶不均匀明显强化，强化程度高于正常宫颈组织，静脉期强化较前稍减退，与正常宫颈组织相比呈等或低密度改变，病灶内出现坏死则见不规则形低密度无强化区。肿瘤侵犯宫外组织时，子宫外缘毛糙、不规则，宫旁脂肪间隙则出现索条影或不规则形软组织密度影[30]，若输尿管下段出现梗阻则警惕输尿管受侵可能。膀胱或直肠受侵时，可见直肠或膀胱壁呈锯齿状增厚或肿块向膀胱或直肠腔内突出，宫颈与直肠、膀胱之间的脂肪间隙消失。盆腔淋巴结＞1.5 cm 和腹主动脉旁淋巴结＞1.0 cm 提示淋巴结转移，若淋巴结边缘模糊，中央见低密度坏死区为更可靠的淋巴结转移证据。CT 还可发现其他脏器的转移。

（2）MRI：MRI 常规序列对评价宫颈癌的分子生物学特征、预测盆腔淋巴结转移等方面具有潜在的应用价值[31]。MRI 平扫主要表现为宫颈增大，可见菜花状、结节状突起，T2WI 上肿瘤呈稍高信号，与低信号的宫颈组织和高信号的脂肪组织有着良好的对比，肿瘤内的坏死 T1WI 呈低信号，T2WI 呈高信号，增强扫描肿瘤实质明显强化。肿瘤组织细胞增大，细胞含量增加，细胞外容积减少，限制了水分子的扩散运动，细胞含量增加是恶性肿瘤弥散信号增加的主要原因，宫颈癌在 DWI 上呈高信号，ADC 图呈低信号，与宫颈组织在信号差上较为明显[32]，见图 4-7-5。

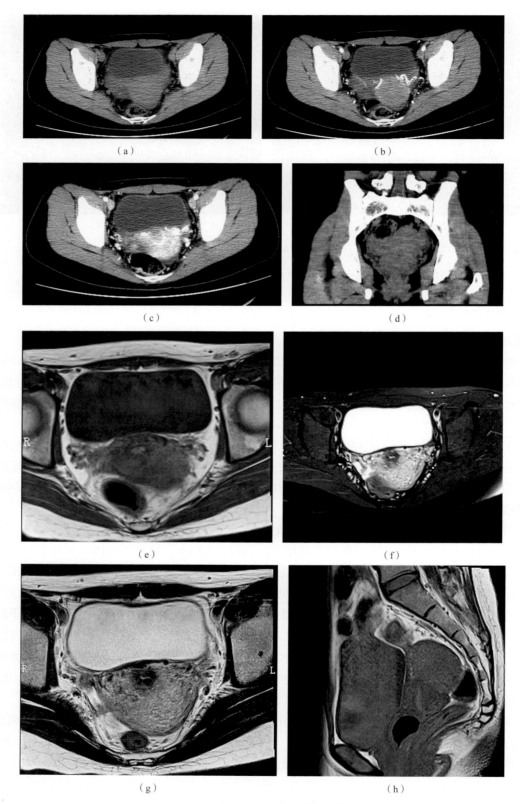

图 4-7-5　艾滋病相关性宫颈癌

HIV 患者，女，32 岁，性生活出血 1 年余，分泌物带血丝，偶有分泌物异味。孕 3 胎产 0 胎，人工流产 3 次。有多性伴侣史。CD4$^+$ 337 个 / μL。（a）～（d）CT 示宫颈部不规则增大，密度不均，边缘模糊，增强扫描动脉期病灶呈不均匀中度强化，静脉期强化略减退；（e）～（n）MRI 示子宫颈后壁不规则增厚，呈小斑片状 T$_1$WI 等、T$_2$WI 稍高信号改变，DWI（b=800）示病灶呈稍高信号改变，ADC 图呈等低信号，增强扫描动脉期不均匀强化，静脉期及延迟期强化略减退。

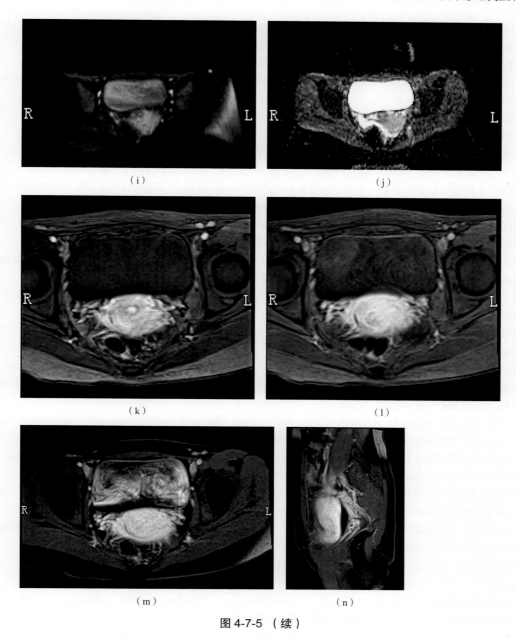

图 4-7-5 （续）

参 考 文 献

［1］ ROSENBERG Z F, FAUCI A S. Immunopathogenic mechanisms of HIV infection [J]. Immunol Today, 1990, 11 (5): 176-180.

［2］ 冯树异. 医学微生物学 [M]. 北京: 中国协和医科大学出版社, 1992.

［3］ 程违, 李春德. 免疫生理学 [M]. 上海: 上海科技出版社, 1993.

［4］ 张亮林. 通过补体受体介导促 HIV 感染 [J]. 国外医学·免疫学分册, 1994, 17 (6): 292-296.

［5］ SIRIANNI M C, SODDU S, MALORNI W, et al. Mechanism of defective natural killer cell activity in patients with AIDS is associated with defective distribution of tubulin [J]. The Journal of Immunology, 1988, 140 (8): 2565-2568.

［6］ FOX C H, TENNER-RACZ K, RACZ P, et al. Lymphoid germinal centers are reservoirs of human immunodeficiency virus type 1 RNA [J]. J Infect Dis, 1991, 164 (6): 1051-1057.

［7］ SHIELS M S, COLE S R, KIRK G D, et al. A meta-analysis of the incidence of non-AIDS cancers in HIV-infected individuals [J]. J Acquir Immune Defic Syndr, 2009, 52 (5): 611-622.

［8］ 甘清鑫, 刘晋新. 艾滋病合并恶性肿瘤 [J]. 新发传染病电子杂志, 2016, 1 (1): 53-55.

［9］ SHIELS M S, ENGELS E A. Evolving epidemiology of HIV-associated malignancies [J]. Curr Opin HIV AIDS, 2017, 12 (1): 6-11.

［10］ SHIELS M S, PFEIFFER R M, GAIL M H, et al. Cancer burden in the HIV infected population in the United States [J]. J Natl Cancer Inst, 2011, 103 (9): 753-762.

［11］ 马彩华, 吕玮. HIV 感染合并肺部结节影疑似肺癌一例报道并文献复习 [J]. 新发传染病电子杂志, 2019, 4 (2): 108-111.

［12］ SMITH C J, RYOM L, WEBER R, et al. Trends in underlying causes of death in people with HIV from 1999 to 2011 (D: A: D) : a multicohort collaboration [J]. Lancet, 2014, 384 (9939): 241-248.

［13］ MARIN B, THIEBAUT R, BUCHER H C, et al. Non-AIDS-defining deaths and immunodeficiency in the era of combination antiretroviral therapy [J]. AIDS, 2009, 23 (13): 1743-1753.

［14］ ROBBINS H A, SHIELS M S, PFEIFFER R M, et al. Epidemiologic contributions to recent cancer trends among HIV-infected people in the United States [J]. AIDS, 2014, 28 (6): 881-890.

［15］ SILVERBERG M J, LAU B, ACHENBACH C J, et al. Cumulative incidence of cancer among persons with HIV in North America: a cohort study [J]. Ann Intern Med, 2015, 163 (7): 507-518.

［16］ VESELY M D, KERSHAW M H, SCHREIBER R D, et al. Natural innate and adaptive immunity to cancer [J]. Annu Rev Immunol, 2011, 29: 235-271.

［17］ MORGAN G J, LINET M S, RABKIN C S. Cancer epidemiology and prevention [M]. Oxford: Oxford University Press, 2006.

［18］ CARBONE A, CESARMAN E, SPINA M, et al. HIV-associated lymphomas and gamma-herpesviruses [J]. Bllod, 2009, 113 (6): 1213-1224.

［19］ TANAKA P Y, OHSHIMA K, MATSUOKA M, et al. Epstein-Barr viral load is associated to response in AIDS-related lymphomas [J]. Indian Journal of Hematology and Blood Transfusion, 2014, 30 (3): 191-194.

［20］ ENGELS E A, BIGGAR R J, HALL H I, et al. Cancer risk in people infected with human immunodeficiency virus in the United States [J]. Int J Cancer, 2008, 123 (1): 187-194.

［21］ GBABE O F, OKWUNDU C I, DEDICOAT M, et al. Treatment of severe or progressive Kaposi's sarcoma in HIV-infected adults [J]. Cochrane Database Syst Rev, 2014, 8 (9): CD003256.

［22］ BHUTANI M, POLIZZOTTO M N, ULDRICK T S, et al.Kaposi sarcoma-associated herpesvirus-associated malignancies: epidemiology, pathogensis, and advances in treatment [J]. Semin Oncol, 2015, 42 (2): 223-246.

［23］ 卢亦波, 施裕新, 刘晋新, 等. 艾滋病合并卡波西肉瘤多脏器组织侵犯的影像学分析 [J]. 新发传染病电子杂志, 2020, 5 (1): 8-15.

［24］ SIVIT C J, SCHWARTZ A M, ROCKOFF S D. Kaposi's sarcoma of the lung in AIDS: radiologic-pathologic analysis [J]. Ajr American Journal of Roentgenology, 1987, 148 (1): 25-28.

［25］ MONTANER A, SODHI S, PECE E A, et al. The Kaposi's sarcoma-associated herpesvirus G protein-coupled receptor promotes endothelial cell survival through the activation of Akt/protein kinase B [J]. Cancer Res, 2001, 61 (6): 2641-2648.

［26］ ZIBRAK J D, SILVESTRI R C, COSTELLO P, et al. Bronchoscopic and radiologic features of Kaposi's sarcoma involving the respiratory system [J]. Chest, 1986, 90 (4): 476-479.

［27］ 李宏军. 实用传染病影像学 [M]. 北京: 人民卫生出版社, 2014.

［28］ STRICKLER H D, BURK R D, FAZZARI M, et al. Natural history and possible reactivation of human papillomavirus in human immunodeficiency virus-positive women [J]. J Natl Cancer Inst, 2005, 97 (8): 577-586.

［29］ CLIFFORD G M, TULLY S, FRANCESCHI S. Carcinogenicity of human papillomavirus (HPV) types in HIV-positive women: a meta-analysis from HPV infection to cervical cancer [J]. Clin Infect Dis, 2017, 64 (9): 1228-1235.

［30］ 史东立, 李莉, 宋文艳, 等. 艾滋病相关肿瘤的影像诊断 [J]. 放射学实践, 2015, 30 (9): 896-900.

［31］ 杨易. 影像组学在宫颈癌异质性分析中的研究进展 [J]. 放射学实践, 2020, 35 (4): 564-568.

［32］ 杨蔚, 强金伟, 田海萍, 等. DWI 评估宫颈鳞状细胞癌增殖和侵袭性 [J]. 中国医学影像技术, 2018, 34 (5): 709-714.

（卢亦波　廖美焱　王彬宸　郑广平）

第八节 其他病毒感染相关肿瘤

一、HCMV 感染炎症相关肿瘤

（一）HCMV 概述

HCMV 属疱疹病毒 β 亚科，是人类疱疹病毒组中最大的一种病毒，基因结构为双链线状 DNA，全长约 235 kb。HCMV 基因组主要包括即刻早期（immediate-early，IE）、早期（early，E）和晚期（late，L）基因，可表达超过 200 种基因产物。病毒复制早期，IE 基因编码的相对分子质量为 72 的 IE1 蛋白（IE-72）、相对分子质量为 86 的 IE2（IE-86）蛋白参与宿主细胞基因转录，干扰细胞周期和生长调控，也是病毒核酸复制和其他基因表达所必需的。HCMV 在人群中存在普遍感染，成人中 HCMV 感染率可达 50%～90%，并与经济发展和地理位置有关[1]。20 世纪 70 年代，弗雷德·拉普（Fred Rapp）研究小组报道了 HCMV 在体外转化正常人胚胎细胞的作用。近 30 年来，病毒 DNA、mRNA 检测的大量报道和（或）肿瘤组织中的抗原以及血清 - 流行病学证据表明 HCMV 与包括结肠癌，恶性神经胶质瘤在内的几种恶性肿瘤的病因有关。

（二）HCMV 的致癌作用

1. HCMV 对细胞周期的影响

HCMV 编码的调节蛋白诱导正常细胞周期停滞并阻止细胞 DNA 复制，但能使病毒 DNA 复制，保持活性状态。在 HCMV 感染的细胞中，细胞周期蛋白 D1 和 A 的表达受到抑制，HCMV 调节蛋白，如 IE1 和 IE2，与 pRb 蛋白家族（retinoblastoma protein family）相互作用并减弱其活性，促进细胞进入细胞周期的 S 期。HCMV UL97 基因编码的相应蛋白具有细胞周期蛋白依赖的激酶活性，可导致 pRb 的磷酸化和失活。IE2 蛋白可能通过激活 p53 第 15 位丝氨酸的磷酸化致 p53 蓄积和激活，最终诱导细胞周期停滞。其他 HCMV 病毒调节蛋白如 pUL69 与 HCMV 诱导的细胞周期停滞相关。病毒调节蛋白的功能通过影响细胞周期而调控肿瘤细胞可能取决于肿瘤细胞的内部环境。在表达野生型 p53 的正常成纤维细胞中，HCMV 早期蛋白 1-72（IE1-72）不能使细胞脱离静止状态，而 IE1-72 可以诱导 S 期（DNA 合成期）并延迟 p53 缺陷细胞的细胞周期。在 p53 信号被破坏的 T89G 胶质母细胞瘤细胞中，持续的 HCMV 感染不会诱导细胞周期停滞，病毒抗原阳性细胞继续分裂。

2. HCMV 与肿瘤细胞的凋亡

抗凋亡是癌细胞的共同特征，并且与相关肿瘤化学耐药的机制有关。在 HCMV 感染的人成纤维细胞（human fibroblast，HF）再次感染后，HCMV IE1 和 IE2 蛋白可阻断腺病毒 E1A 蛋白诱导的凋亡。在宫颈癌 HeLa 细胞中，HCMV IE1 和 IE2 蛋白也可抑制腺病毒 E1A 蛋白或 TNF-α 诱导的凋亡，但不抑制紫外线的照射。IE1 和 IE2 蛋白的抗细胞凋亡作用可能与 p53 相关。此外，HCMV 蛋白通过影响 HCMV UL36-UL38 基因编码的不同转录物而直接抗凋亡。近年来，HCMV 感染被证明可以通过诱导包括 AKT，Bcl-2 和 ΔNp73α 在内的细胞蛋白来保护肿瘤细胞免于凋亡。HCMV 与其细胞受体（如整合素）的结合，通过磷脂酰肌醇 3- 激酶（phosphatidylinositol 3 kinase，PI_3K）途径启动 AKT 的激活。在包括 U87 胶质瘤细胞在内的不同细胞类型中，HCMV 糖蛋白 B 已显示与血小板衍生的生长因子受体（platelet-derived growth factor receptors，PDGF-R，PDGFR）结合并通过 PI_3K 途径启动了 AKT 的激活。这些复杂的事件可能导致基因转录，从而改变肿瘤细胞的凋亡和其他恶性特性，更好地了解 HCMV 感染对肿瘤细胞凋亡的影响，可以进一步完善癌症的治疗方式。

3. HCMV与肿瘤细胞的侵袭、迁移和黏附

癌细胞的侵袭，迁移和对内皮的黏附在转移形成过程中起着重要的作用，HCMV感染可导致肿瘤细胞的侵袭、迁移和黏附能力增强。HCMV持续感染神经母细胞瘤细胞，可激活肿瘤细胞表面B1a5整联蛋白，导致完整的内皮细胞破裂，使肿瘤细胞容易迁移。同时，HCMV感染后，p73表达受抑制，导致神经细胞黏附分子（neuronal cell adhesion molecule，NCAM；CD56）转录的启动减少，NCAM表达下调，肿瘤细胞的黏附和对内皮细胞的侵袭能力增强，而肿瘤细胞相互之间的黏附性减少，这可能是转移形成的关键[2]。HCMV感染通过提高整联蛋白连锁的激酶水平及FAK的第397位酪氨酸磷酸化水平，增强β_1整联蛋白，上调人前列腺癌细胞或恶性胶质瘤细胞对内皮细胞和细胞外基质蛋白的黏附功能。此外，US28蛋白是一种由HCMV编码的G蛋白偶联趋化因子受体，US28的表达可促进动脉平滑肌细胞通过趋化因子和趋化性迁移。而且，由研究证明US28介导的非受体蛋白酪氨酸激酶Src和FAK信号通路是平滑肌细胞迁移所必需的。

4. HCMV与肿瘤血管生成

肿瘤血管募集贯穿整个肿瘤发生和发展过程。US28是一种由HCMV编码的趋化因子受体，US28通过上调血管内皮生长因子的表达、增强细胞生长和细胞周期进程来诱导促血管生成和转化表型，表达US28的细胞注射入裸鼠后会促进肿瘤发生。HCMV IE1蛋白可协同细胞内转录因子NF-κB和活化蛋白1（activator protein 1，AP-1）激活白细胞介素8（interleukin 8，IL-8）启动子，诱导IL-8表达，刺激血管生成。此外，HCVM通过结合β_1和β_3整联蛋白及表皮生长因子受体并激活相关信号传导，诱导血管生成。

5. HCMV与肿瘤细胞的免疫逃逸

HCMV感染还与肿瘤细胞免疫逃逸有关。由HCMV基因编码的Us2、Us3、Us6和Us11蛋白可减少细胞表面表达主要组织相容性复合物（major histocompatibility complex，MHC）Ⅰ类和Ⅱ类分子，帮助受感染的细胞逃避适应性免疫应答。HCMV编码的UL16蛋白下调MHCⅠ类相关分子B、细胞表面UL16结合蛋白1和2。HCMV MicroRNA下调自然杀伤（natural killer，NK）细胞表面MHCⅠ类相关分子B的表达。MHCⅠ类相关分子B和UL16结合蛋白都是NK细胞的活化型受体NKG2D的细胞内配体，NKG2D在NK细胞和$CD8^+$细胞内表达。HCMV编码的其他蛋白如MHCⅠ类同系物UL18和UL40，可触发NK细胞抑制性CD94/NKG2A受体，抑制NK细胞清除被感染的细胞。此外，HCMV可通过刺激细胞免疫抑制因子-转化生长因子β1（transforming growth factorβ1，TGF-β1）的产生和激活来影响受感染的细胞、外周组织或机体的免疫应答，促进病毒复制，干扰宿主对肿瘤细胞的免疫应答。

（三）HCMV相关肿瘤

1. 脑胶质瘤

恶性神经胶质瘤主要起源于星形胶质细胞瘤，其特征是DNA不稳定，细胞增殖，血管生成和显微浸润程度增加，其中最恶性的形式是多形性胶质母细胞瘤（glioblastoma multiforme，GBM）。HCMV，是一种可营养神经胶质细胞的β疱疹病毒，持续感染50%～90%的成年人。HCMV可以在炎症和免疫抑制的条件下被重新激活，并且，HCMV基因产物可以使参与肿瘤发生的多种细胞通路的调节。Cobbs等首次发现，HCMV感染在人恶性神经胶质瘤中占很高比例。此后，进一步研究表明，HCMV感染可能通过免疫抑制、破坏肿瘤抑制因子的产生，促进细胞的增殖和慢性炎症的发生等方面参与胶质瘤的形成。例如，胶质瘤中可有HCMV蛋白高表达，HCMV基因产物可启动NF-κB、信号转导和转录激活因子3（signal transducer and activator of transcription，STAT3）等致癌通路，HCMV

感染胶质细胞后还可通过免疫逃逸、促血管生成、炎症反应等逃避机体的防御机制。50%~100% 的胶质母细胞瘤中可观察到 IE1、pp65 等 HCMV 相关蛋白的表达，IE1 和 pp65 阳性的胶质母细胞中可检测到 HCMV 核酸。近年来，尽管在 GBM 细胞中存在 HCMV 的报道存在相互矛盾，但多组研究表明，在神经胶质瘤组织样本中检测到的病毒颗粒水平与肿瘤侵袭性之间存在正相关，并且临床预后较差[3]。目前有确凿的证据表明，HCMV 通过病毒的细胞外和免疫调节作用，可促进胶质母细胞瘤恶性表型的表达；另外，HCMV 作为抗 GBM 免疫疗法靶点具有可适用性，抗病毒药如西多福韦，已经成为 GBM 治疗的新途径。

2. 乳腺癌

乳腺癌是全世界女性中最常见的癌症。15%~20% 的乳腺癌属于三阴性乳腺癌（triple negative breast cancer，TNBC）亚型，即癌组织中雌激素受体（estrogen receptor，ER）、孕激素受体（progesterone receptor，PR）和人表皮生长因子受体2（human epidermal growth factor receptor 2，HER2）均为阴性。尽管在乳腺肿瘤中发现了几种病毒的 DNA 和基因产物，但没有一种经典的癌病毒确定与乳腺癌的发生有关。最近的证据表明，人巨细胞病毒基因产物存在于 90% 以上的早期乳腺癌和乳腺癌转移灶中[2]。此外，一些近期发表的临床研究报告了 HCMV 基因产物在 TNBC 中显著存在，但在邻近正常的组织中未发现病毒[4]。由于缺乏直接的证据证明 HCMV 引起的致癌转化，因此，关于 HCMV 是否在癌症中起作用的讨论变得更加激烈，以往研究乳腺癌或其他癌症中 HCMV 存在的研究结果亦不一致[3]。但有研究者[5]发表的一项研究为此提供了证据，HCMV 通过激活参与致癌作用的关键分子，可实现原代人乳腺上皮细胞（primary human mammary epithelial cell，HMEC）的体外转化。当将 HCMV 转化的 HME 细胞注射到 NOD/SCID Gamma（NSG）小鼠中时，转化的细胞可表达 HCMV 长非编码 RNA4.9（long non-coding RNA，lncRNA4.9）基因组序列，导致 TNBC 快速生长。此外，在乳腺癌患者的肿瘤活检中，用聚合酶链反应（polymerase chain reaction，PCR）定量技术，可检测到 *lncRNA4.9* 基因组序列。在动物模型和人类中，部分研究者认为 HCMV 活性与乳腺癌表型和预后有关，病毒活性越高，乳腺癌侵袭性越高，预后越差[6]。

3. 前列腺癌

HCMV 具有多种致癌特性，HCMV 基因表达可促进突变、细胞周期进程、血管生成和细胞侵袭细胞中的免疫逃避。尽管 20 世纪 70 年代，几项研究试图确定 HCMV 与前列腺癌之间的联系，但没有确定确切的因果关系。2003 年，Samanta M 等用免疫组化、原位杂交、PCR 等技术对随机挑选的 22 例前列腺上皮肿瘤和前列腺癌组织进行 HCMV 核酸和蛋白产物的测定，结果发现 22 例前列腺癌组织中均能检测到 HCMV 核酸和（或）蛋白产物的表达，首次为 HCMV 感染与前列腺癌的相关提供了证据。

4. 肠癌

2002 年，Harkins 等检测 15 例结肠腺癌组织、毗邻及远离肿瘤的正常组织，其免疫组化结果发现，结肠腺癌组织中 HCMV 即刻早期蛋白 1-72（IE1-72）的抗原检出率为 80%，而同一患者肿瘤毗邻的正常结肠黏膜的 HCMV IE1-72 抗原检测却为阴性，与此同时，肿瘤组织中巨细胞病毒 pp65 抗原的检出率更是高达 92%，表明 HCMV 感染与结肠癌的发生、发展具有相关性。2012 年，Chen 等用 PCR 技术检测结直肠癌组织及癌旁正常组织中 HCMV-DNA 的表达情况，研究发现，163 例结直肠癌组织中 HCMV 阳性率为 42.3%，而与肿瘤毗邻的正常组织中阳性率为 8.6%，两者具有统计学意义；同时用原位杂交技术也同样检测到，相对于正常组织，结直肠癌组织中 HCMV 表达有更高的阳性率。2014 年，有研究者进一步总结了 HCMV 与大肠癌之间的关系，并提出有关 HCMV 研究和抗癌治疗的未来观点，例如，需要一项随机对照试验来阐明抗病毒治疗是否对在肿瘤中检测到 HCMV 感染的大肠癌患者有益等，而此类研究的结果可能为一部分大肠癌的发病机制提供新的见解，并有望带来新的癌症治疗策略。

5. 肺癌

支气管肺癌是一种恶性程度较高的原发性肺部肿瘤，占肺癌的绝大多数，预后极差。尽管吸烟被认为是肺癌发生的最重要的危险因素，但多数吸烟者未患肺癌，关于支气管肺癌的流行病学部分尚未解决。另一方面，约 15% 的不吸烟者患上了支气管肺癌，提示其他危险因素（如致癌病毒）可能与肺癌的发生发展有关。Giuliani 等用 PCR 技术对 78 例肺癌组织进行病毒基因检测，发现 18 例肺癌组织中出现了 HCMV 基因的扩增片段，阳性率为 23%。而在正常肺组织中却未检测出 HCMV 基因组的存在，为 HCMV 感染与肺癌的关系提供了理论依据。

二、HHV-8 感染与肿瘤

（一）HHV-8 概述

HHV-8 是有包膜、带有一个 20 面体衣壳的线状、双链 DNA 病毒，属于 γ- 疱疹病毒亚科，具有嗜淋巴细胞性致癌性，基因组约 170 kb。1994 年在携带 HIV 的 KS 患者的肉瘤渗出液中被首次发现和鉴定。

HHV-8 以裂解期和潜伏期两种形式存在于 B 淋巴细胞、单核细胞、内皮细胞和上皮细胞等细胞内，其基因组编码多种与细胞蛋白同源的蛋白，可干扰细胞增殖和凋亡，引起细胞转化和永生化，形成肿瘤，是几种内皮细胞和 B 细胞起源的恶性肿瘤的病原，被国际癌症研究机构列为 I 类致癌物。

HHV-8 地区分布差异非常大，撒哈拉以南非洲地区的人群中感染率最高，在意大利等地中海周边的人群中感染率较高，在北美、北欧人群中感染较为少见。中国大陆新疆地区最高，广东省最低。HHV-8 在 HIV 合并 KS 的高危人群、同性恋、血友病患者、器官移植患者及儿童中的发病率较高。此外，在低流行率国家，HHV-8 的危险因素与 HIV、HBV、HCV 的危险因素重叠；HHV-8 还与种族、年龄、性别有一定的相关性。

HHV-8 可出现在血液（48%）、唾液（35%）、精液（15%）和移植器官中，这些体液之间相互交叉，HHV-8 能无症状地从口咽部释出，所以很难区分 HHV-8 确切的传播途径。在不同地区及人群中传播方式不同，可能与遗传背景及生活方式有关。在低流行率国家或地区，HHV-8 以性传播为主，特别是在男男同性恋中。在高流行率国家或地区，HHV-8 主要通过非性方式传播，唾液是主要的传播方式[7]。

（二）HHV-8 的致癌作用

1. HHV-8 基因组和蛋白质组

HHV-8 直径为 150～200 nm，内部核心含有大量双链 DNA 基因组，基因组为长 160～170 kb，由中间单一区域和两端重复区域构成。HHV-8 包含至少 90 个开放阅读框（open reading frame，ORF），68 个保守基因被注以前缀 "ORF"，沿基因组从左到右连续编号。HHV-8 特有的基因标注一个前缀 K，从基因组的左侧开始按顺序排列，共 15 个，即 *K1*～*K15*。*K1* 和 *K15* 基因位于 HHV-8 基因组两端，可能是重要的致病因子或者是宿主免疫系统的靶目标[8]。基于 *K1* 序列分析，HHV-8 分为 7 个分子亚型（A、B、C、D、E、F、Z），基于 *K15* 序列分析，分为 P、M、N 亚型。基因分型从核酸水平反映了 HHV-8 序列间的差异，揭示了不同基因型毒株间的突变、复制、临床表现的不同。

K1 基因位于 HHV-8 基因组最左端，可编码一种高度可变的由 289 个氨基酸组成的早期裂解期跨

膜糖蛋白，该糖蛋白由带有末端信号肽的胞质区、具有两个可变区的免疫球蛋白样区、跨膜区及 C-末端胞质区组成，即分为胞外区、跨膜区和胞内区，胞外区是 B 细胞抗原受体样结构，胞内区包含一种免疫球蛋白受体酪氨酸依赖性激活基序（ITAM），ITAM 能够加倍细胞信号对配体 - 受体相互作用及多种细胞内信号的反应，从而使细胞发生增生、分化和死亡，*K1* 基因通过 ITAM 激活 NF-κB、PI3K/AKT 信号通路抑制细胞凋亡、促进增殖，进一步诱导血管内皮生长因子的表达，促进肿瘤的发生发展。

K15 基因是位于 HHV-8 基因组右边末端的开放阅读框基因组，由 8 个外显子组成，能够诱导多种细胞因子和炎症趋化因子的表达。*K15* 编码的跨膜糖蛋白，能够与抗凋亡蛋白结合，参与抗凋亡机制。*K15* 能够与细胞蛋白，肿瘤坏死因子受体相关因子（TRAF）和 Src 激酶相互作用，激活 AP-1，NF-κB，MAPKs c-jun-N- 末端激酶和细胞外信号调节激酶。

HHV-8 具有一些与 IL-8 受体、B 细胞淋巴瘤 -2（*Bcl-2*，一种原癌基因）及细胞周期 D 等同源的基因，它们均具致癌潜能，能使宿主正常细胞癌化。

2. HHV-8 致癌分子机制

HHV-8 导致肿瘤发生的确切机制还不清楚，与实现免疫逃避、细胞转化和增殖有关。特定的免疫缺陷状态时机体的抗 HHV-8 免疫反应降低，导致感染及相关疾病，HHV-8 也可针对获得性免疫防止其进行有效的免疫清除。

HHV-8 多通过与细胞表面几种不同受体结合而侵入细胞，可进入树突状细胞、巨噬细胞、内皮细胞及 B 细胞等，在感染的细胞中，HHV-8 分为潜伏期和裂解期两个阶段。感染初期，病毒进入细胞引发宿主细胞较激烈的免疫反应，病毒进入潜伏期以降低宿主的免疫反应。HHV-8 可编码多种参与细胞周期调控、细胞凋亡和细胞因子调节的特异性蛋白，并在细胞内复制并影响其功能，如抑制抑癌基因表达，异常激活癌基因，干扰细胞生长分化相关信号如 NF-κB、TRAF 等，影响细胞生长周期调控功能，诱导细胞恶性转化。溶解期基因组复制对于病毒的侵染和扩散十分重要，而促血管生成基因及促炎症基因的表达产物可以促使宿主细胞增殖[9]。

HHV-8 拥有一些作用于宿主获得性免疫和先天性免疫的蛋白质，实现免疫逃避。如 HHV-8 的 vIRF1 分子能够抑制干扰素相关的转录，来防止激活细胞的抗病毒状态；ORF45 蛋白与细胞 IRF7 结合并使之失活，以阻止干扰素的活化，特别是在病毒感染的开始阶段；Virf2 和 LANA2 蛋白同样阻止干扰素的活化，MIR1 和 MIR2 蛋白则下调 γ- 干扰素的表达。HHV-8 还可以先天性免疫系统中的其他组成部分为攻击目标，如 ORF K1 蛋白拥有功能性免疫受体的酪氨酸活化基序，可模拟一个激活的 B 细胞受体，同时下调宿主细胞的 B 细胞受体，以保证受感染的 B 细胞存活。HHV-8 的 G 蛋白偶联受体可以激活 Wnt/β-catenin 信号，Wnt/β-catenin 信号通路在血管生成和肿瘤发生中起重要作用，是诱导恶性肿瘤发生的可能机制之一。HHV-8 侵入 B 细胞后可对促进肿瘤形成的细胞因子及炎症趋化因子产生多重诱导作用，可诱导感染内皮细胞发生不典型增生。HHV-8 可直接编码一种白细胞介素类似物（vIL-6），在病毒复制时表达。虽然 vIL-6 在氨基酸水平与 IL-6 的同源性仅 25%，但其可诱导免疫细胞 IL-6 的表达失调，并且在体外培养中可诱导骨髓瘤细胞增殖，可抑制宿主促凋亡组织蛋白酶 D，因此有助于维持原发性渗出性淋巴瘤的肿瘤细胞活性。这些研究显示，HHV-8 可以在宿主细胞内创造一个适合自己增殖的微环境，在长期潜伏感染的过程中通过多种途径刺激宿主细胞增殖、分化并转化为恶性肿瘤[3, 10]。

（三）HHV-8 相关肿瘤

HHV-8 与内皮细胞来源的 KS、B 细胞来源的原发性渗出性淋巴瘤（primary effusion lymphoma，PEL）、多中心卡斯尔曼（Castleman）病（MCD）的发生有关。

1. KS

KS 是一种少见的软组织恶性多发性色素性血管肉瘤，是 HIV 阳性患者中最常见的肿瘤。临床上 KS 分为四型：经典型 KS、流行型 / 艾滋病相关型 KS（AIDS-KS）、地方 / 非洲型 KS、免疫抑制 / 器官移植相关型 KS。不同类型的 KS 均表现为 HHV-8 阳性，在组织学上很难区分，只能通过临床、流行病学特征加以区别。典型的 KS 好发于老年男性，以地中海、东欧和中东地区的男性较多见，表现为无痛性肿瘤。通过原位杂交技术可在 KS 的各种类型的所有肿瘤梭形细胞中测得 HHV-8 DNA，储存在大多数 KS 细胞内的病毒都呈潜伏状态，不产生感染性病毒子代，只有少数病毒处于活性状态。只有少部分 KS 梭形细胞会经历整个裂解性复制并释放出感染性病毒。这一小部分裂解性细胞通过旁分泌机制或作为持续生产病毒的储存库，可造成 KS 的病理性改变。

KS 好发于皮肤，也通常最早出现在皮肤，皮损可发生于身体的任何部位，常见部位有头部、颈部、躯干或四肢。皮肤损害最初呈现为擦伤样改变或褪色的斑块，并逐渐演变为结节、红斑，后期可出现溃疡，特别是在四肢、脸部和生殖器，可以播散至黏膜表层、淋巴样组织和内脏器官，尤其在免疫缺陷患者中多见。部分患者皮损伴毛细血管扩张和肿胀，常发展为肿瘤性水肿。部分病灶表现为口腔黏膜病变，为无症状性单个或多个红色、棕色斑块或者肿块，最常见于上腭，其次为牙龈。AIDS 相关型 KS 经常累及内脏各器官，但常没有症状，内脏受累好发的部位依次为淋巴结、肺、胃肠道，肝脏、脾脏也有广泛播散的病例。

影像学对 AIDS 相关型 KS 的诊断有重要价值。累及肺部患者，KS 倾向在支气管周围和血管周围间隙生长，影像表现有特征性，胸部 CT 显示小叶间隔增厚，沿增粗的支气管血管周围分布的多发结节灶，结节大小较均匀，边界欠清，周围可见磨玻璃影，密度较均匀。部分患者表现为肺炎样渗出，可融合实变，多双肺对称。病灶可累及胸膜，伴胸腔积液、心包积液，可伴有纵隔、肺门、腋窝肿大淋巴结，部分患者累及肋骨。累及肝脏，表现为沿肝脏血管走行分布的结节、肿块，平扫为略低密度，增强后动脉期边缘轻度强化，门脉期及延迟扫描病灶较平扫缩小，腹部伴肿大淋巴结。

2. PEL

PEL 是非霍奇金淋巴瘤，为 B 细胞淋巴瘤的一个亚型，与 HHV-8 感染有关，几乎所有病例 HHV-8 均为阳性，大多数 PEL 发生在免疫功能缺陷患者，特别是艾滋病患者中，多数病例可合并 EBV 感染。好发于胸腔、腹腔、心包腔，常常只累及一个体腔，也可发生于胃肠道、软组织及其他淋巴结外的部位。通常表现为肿瘤沿质膜表面扩散，引起体腔浆液渗出而无肿块，其中胸膜腔是最常好发部位，常抽取积液离心涂片发现肿瘤细胞而确诊。

PEL 临床特征性表现为顽固性胸腔积液、腹水，CT、MRI 扫描可显示胸腔、腹腔积液，无确切软组织肿块，腹腔积液患者 CT 增强可显示肠系膜、网膜、腹膜强化，核素检查显示放射性浓聚，但无软组织肿块及肿大淋巴结[3]。

3. 巨大淋巴结增生症

巨大淋巴结增生症也称为血管滤泡性淋巴样组织增生，是一种罕见的、非肿瘤性的、伴血清 IL-6 水平升高的淋巴增生性疾病。巨大淋巴结增生症病理上可分为 3 个亚型：透明 - 血管型、浆细胞型和混合型。HHV-8 与巨大淋巴结增生症的所有亚型都有关联。临床上，巨大淋巴结增生症可分为单中心型、多中心型，大多数巨大淋巴结增生症为透明 - 血管型，常为单中心型，表现为单个淋巴结过度生长，多为体检或偶然发现，手术切除可治愈。浆细胞型表现为出现大量浆细胞，常为多中心型，发病年龄较单中心型大，中位年龄约 50 岁，常为多部位淋巴结肿大，患者常有发热、乏力、消瘦、肝脾大等，可伴有肾功能不全、胸腔积液、肺水肿、内分泌失调等，治疗效果差，以放化疗、免疫抑制为主，易复发或进展为淋巴瘤、KS 等[11]。

巨大淋巴结增生症可发生于淋巴结存在的任何部位，不同病理类型影像学表现不同（图 4-8-1）。

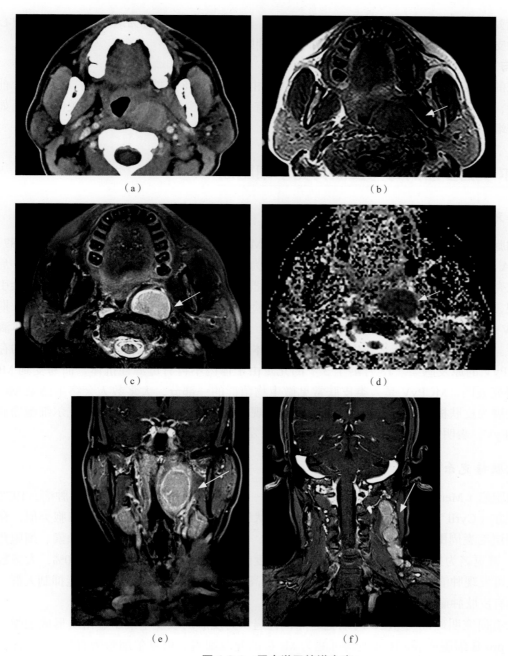

图 4-8-1 巨大淋巴结增生症

患者，男，44 岁，颈部、咽部不适半年余，B 超发现左侧颈部多发肿大淋巴结，CT、MRI 显示左侧咽后肿大淋巴结（箭头），左侧颈部多发增大淋巴结 [（f）箭头]；（a）CT 增强示左咽后肿大淋巴结密度均匀，轻度强化；MRI：（b）T₁WI 肿块呈均匀低信号；（c）T₂WI 病灶呈均匀高信号；（d）ADC 图示病灶呈低信号；（e）MRI 冠状位增强扫描，肿块轻-中度强化，包膜明显强化；（f）冠状位 T₁WI 增强显示左颈部多发肿大淋巴结。手术后病理证实左咽后巨大淋巴结增生症，左颈部部分肿大淋巴结为巨大淋巴结增生症，部分为淋巴结慢性炎症。

透明血管型，多为单中心型，好发于纵隔，为圆形、类圆形孤立肿块，直径达 5～7 cm，边界清楚，密度均匀，多为等密度或稍低密度，极少伴出血、坏死或囊变，部分有钙化，为斑点状、分支状钙化，增强后显著强化，并有延迟强化。MRI 表现为 T₁WI 低、等信号，T₂WI 等、高信号，明显强化。多中心型，常累及多部位、多组淋巴结，表现为多部位、多发淋巴结增大，通常较单发型小，密度或信号均匀，边界清楚，无融合，轻 - 中度强化，延迟强化。累及肺部 CT 表现为磨玻璃样、小叶中心性分布的小结节、支气管血管束增厚、小叶间隔增厚，可伴肺气囊[12]。

4. 其他与 HHV-8 相关性疾病

随着研究的进展，发现越来越多的疾病与 HHV-8 相关，HHV-8 可能与部分肺癌、膀胱癌、前列腺癌的发生有关，也可能和精神分裂症的发病有关，还有一些较为少见的与 HHV-8 相关的疾病，如移植术后的骨髓衰竭。

三、梅克尔细胞多瘤病毒与皮肤梅克尔细胞癌

（一）梅克尔细胞多瘤病毒

梅克尔细胞多瘤病毒（Merkel cell polyomavirus，MCPyV）属于多瘤病毒科，具有一个 5387 bp 的环状双链 DNA 组[13]。16 病毒带有两个转录单元，分为前区和后区，前区可产生 4 种 mRNA，后区编码两个病毒衣壳蛋白，VP1 和 VP2。MCPyV 在普通人群的皮肤中普遍存在，其原发感染并不会引起明显的临床表现，而且可以在大多数健康人群的血清中检测到 VP1 抗体，表明存在 MCPyV 的长期慢性感染。MCPyV 抗体滴度检测在新生儿期就可呈阳性，但婴儿生长到 16 月龄时，MCPyV 抗体滴度逐渐降低至阴性。母源性抗体可能是新生儿 MCPyV 抗体滴度检测呈阳性的原因，母源性抗体的存在可能会预防 MCPyV 的原发感染。18 月龄至 5 岁的儿童由于体内不再有母源性抗体，而易受到 MCPyV 感染。这些研究表明，MCPyV 是人类皮肤常见微生物菌群的一部分，大多数人会终生感染 MCPyV，但极少数会发展为皮肤梅克尔细胞癌，并且有研究发现与皮肤鳞状细胞癌相关的梅克尔细胞癌病例中并未发现 MCPyV，表明它在这些并发病的肿瘤中并未发挥作用。

（二）皮肤梅克尔细胞癌

梅克尔细胞癌（Merkel cell carcinoma，MCC）是一种罕见的恶性皮肤神经内分泌肿瘤，1972 年由西里尔·托克尔（Cyril Toker）首次描述为皮肤小梁状癌。由于肿瘤细胞与梅克尔细胞类似，存在于皮肤表皮基底层毛囊周围，并且具有神经内分泌特征，可以表达嗜铬粒蛋白 A、突触素、细胞角蛋白 20 等标志物，被更名为梅克尔细胞癌。MCC 具有高度的侵袭性，患者死亡率超过 30%，大多数患者首次就诊时就可发现肿瘤细胞的淋巴结转移。MCC 的高危人群包括老年人、免疫功能抑制人群、血液病患者和其他有皮肤肿瘤病史的患者。

目前尚没有研究明确证明 MCC 的细胞起源，普遍认为皮肤的表皮干细胞、角质形成细胞、皮肤成纤维细胞、pro-B 细胞或 pre-B 细胞均可能为 MCC 的起源细胞。梅克尔细胞为有丝分裂后的细胞，不再进行细胞分裂，不太可能成为 MCC 的起源细胞。皮肤真皮区域的成纤维细胞、pro-B 细胞、pre-B 细胞由于不会接触到足够的紫外线，因此可能不是紫外线相关性 MCC 的起源细胞。

在发病率方面，除瑞典以外的北欧国家 MCC 的发病率自 1995 年以来一直保持在 0.13/10 万左右，而瑞典和美国在 2005 年以后 MCC 发病率持续上升，有学者认为病理学免疫组化方法的改进、MCPyV 致癌的发现以及对 MCC 认识的提高导致了 MCC 检出率的上升。2009 年美国 MCC 的发病率为 0.6/10 万，2011 年美国为 0.79/10 万[14]，而瑞典为 0.3/10 万[15]。

（三）MCPyV 致皮肤 MCC 机制

MCPyV 是皮肤微生物群常见的组成部分，然而尚没有研究表明 MCPyV 通过感染哪种细胞导致 MCC。在紫外线暴露较低的地区，大多数 MCC 患者 MCPyV 检测为阳性，而在紫外线暴露较高的国

家中，MCPyV 与 MCC 的相关性较低。

在 MCPyV 相关性 MCC 病例中，MCPyV 通过基因组的整合以及小 T 抗原（small T antigen，ST）和大 T 抗原（large T antigen，LT）的表达来干扰信号通路的传导。其中 ST 在基因的转化过程中发挥主要作用，而 LT 与维持基因致癌表型高度相关。ST 可以促使基因表达发生变化，其中包括促糖酵解基因的诱导，在成纤维细胞中诱导有氧糖酵解过程，加速糖酵解速率[16]。生长迅速的恶性肿瘤细胞的糖酵解速率通常比其正常来源组织细胞的糖酵解速率高 200 倍，糖酵解速率的提高可能促进了 MCC 的产生。LT 突变会扰乱具有抑癌作用的 RB1 信号通路传导，抑制 E2F 家族转录因子的能力，最终导致基因组的突变、扩增、缺失和易位而产生 MCC。

并且在大多数 MCPyV 相关性 MCC 患者中，可以观察到 ST 和 LT 诱导产生的 CD8$^+$T 细胞介导的细胞免疫反应[17]。有研究者认为，CD8$^+$T 细胞的肿瘤内浸润与改善预后有关。但在 MCC 中，实性肿瘤内 CD8$^+$T 细胞浸润很少，仅在不到 20% 的肿瘤中观察到 CD8$^+$T 细胞。MCPyV 相关性 MCC 肿瘤细胞可能通过 CD8$^+$T 细胞浸润的缺乏来免疫逃逸，进而促进 MCC 肿瘤细胞的增殖。

（四）皮肤 MCC 临床表现

MCC 多见于老年白人男性，表现为一种在皮肤或皮下快速增长的孤立性肿瘤，最常见于头颈部、四肢等会暴露在阳光下的区域。肿瘤呈无痛性的紫红色结节，质硬，表面光滑、发亮、无蒂，直径以 1～3 cm 多见，最大可达 4 cm 以上。少数肿瘤会发生溃疡，易被误诊为囊肿、炎症等良性病变或鳞状细胞癌、淋巴瘤等恶性病变。生物学行为具有局部侵袭性，可转移至局部淋巴结，少数病例会发生远处转移。MCC 所致的淋巴结肿大多发生在颈部，尤其是腮腺区域，其次是腋窝、纵隔、腹膜后和腹股沟区。远处转移包括局部和腹膜后淋巴结、肝、骨、脑和肺等，有时可累及胸壁或腹壁，并可侵犯肌肉、骨骼。对 AJCC 数据库中 9000 多名 MCC 患者的数据进行分析发现，患者的中位年龄为 76 岁，88% 患者年龄＞60 岁。澳大利亚的一项统计数据表明 MCC 的 5 年生存率约为 40%。

（五）皮肤 MCC 临床和病理分期

MCC 通常首先转移至淋巴结，因此，前哨淋巴结活检是进行分期的关键。2018 年 AJCC 发布的 MCC 分期（第 8 版）将其分为 4 期：0 期（原位癌）、Ⅰ 期（≤2 cm 的局部病变）、Ⅱ 期（＞2 cm 的局部病变）、Ⅲ 期（发生淋巴结转移）、Ⅳ 期（发生远处转移）（表 4-8-1）。

表 4-8-1　AJCC 皮肤 MCC 分期（第 8 版）

分期	原发肿瘤	淋巴结转移	远处转移
0	局限在表皮内	无区域淋巴结转移	无远处转移
Ⅰ	肿瘤最大直径≤2 cm	临床和病理检查呈阴性	无远处转移
Ⅱ A	肿瘤最大直径＞2 cm	临床和病理检查呈阴性	无远处转移
Ⅱ B	肿瘤侵犯骨骼，肌肉，筋膜或软骨	临床和病理检查呈阴性	无远处转移
Ⅲ A	任何大小或深度的肿瘤	临床或病理检查检查呈阳性	无远处转移
	未检测到明显肿瘤	临床检查呈阳性并经病理检查证实	无远处转移
Ⅲ B	任何大小或深度的肿瘤	临床检查呈阳性并经病理检查证实	无远处转移
Ⅳ	任何大小或深度的肿瘤	有或无区域淋巴结转移	临床或病理检查证实肿瘤远处转移

（六）MCC 的影像学表现

1. ¹⁸F-FDG PET/CT

MCC 是一种代谢活跃的高侵袭性肿瘤，肿瘤细胞较正常细胞糖酵解增加，在 ^{18}F-FDG PET/CT 显像中表现为 ^{18}F-FDG 高摄取，在评估 MCC 患者淋巴结受累方面 ^{18}F-FDG PET/CT 较 CT 更为敏感。在一项包含 92 例病例的回顾性研究中，^{18}F-FDG PET/CT 对 MCC 转移病灶的敏感性为 90%，特异性为 98%，为 MCC 的分期提供了有力的参考，但由于脑组织的背景生理代谢率高而限制了 ^{18}F-FDG 对 MCC 脑转移病灶的检出。并且在某些情况下，^{18}F-FDG 摄取的增高并不是特异性的，除肿瘤细胞外，炎症或感染导致的细胞代谢增高也可在图像中表现为 ^{18}F-FDG 高摄取。

2. CT

由于 CT 具有良好的空间分辨率，可清晰显示淋巴结、皮下脂肪和腹腔脏器等，有学者认为，CT 是对 MCC 患者进行快速分期的可靠影像学检查方法。国外的一项研究显示在评估 MCC 淋巴结受累及远处转移方面，CT 诊断的特异性为 96.2%，敏感性为 89.1%。CT 图像中原发性 MCC 表现为皮下的卵圆形团块，密度较肌肉稍高，由于肿瘤淋巴管浸润引起组织充血、水肿，病灶周围脂肪呈网絮状改变。CT 增强检查 MCC 转移病灶表现为富血供的环形强化。

3. MRI

国内外仅有少数报道描述了 MRI 在 MCC 患者诊断中的应用，MCC 病灶一般呈不均匀 T_1WI 低、T_2WI 高信号，肿瘤较大时中心可出现坏死、出血，在 T_2WI 上呈高信号。Colgan 对 7 例先行 MRI，然后进行淋巴结病理学检测的 MCC 患者进行了研究，发现 MRI 的阳性预测值为 0%，阴性预测值为 67%。虽然 MRI 在评价 MCC 患者淋巴结转移方面不具优势，但与 CT 成像相比，MRI 可以更好地显示肌肉内和筋膜周围的肿瘤，并且 MRI 在评估 MCC 侵犯中枢神经系统和骨髓方面具有一定的价值。

（七）鉴别诊断

1. 淋巴瘤

淋巴瘤源于淋巴组织 T 细胞或 B 细胞，病理上根据有无 R-S 细胞分为霍奇金淋巴瘤和非霍奇金淋巴瘤，可侵犯全身所有脏器。临床症状以浅表淋巴结肿大和发热为主，经放疗后肿瘤可短时间内缩小或完全消退。发生于皮肤、肌肉组织的淋巴瘤较为少见，其中以非霍奇金淋巴瘤居多，多起源于深部肌肉，肿瘤常沿肌间隙及神经血管束侵袭，可侵犯至皮下。肿瘤形态常不规则，边界不清，肿瘤内常有残存的肌纤维、肌腱、脂肪等。CT 可显示病灶处的肌肉弥漫性增大，密度较为均匀，与邻近的正常肌肉相仿。MRI 可较好地显示瘤周水肿，与邻近肌肉相比，瘤体信号较为均匀，T_1WI 为等或稍高、稍低信号，T_2WI 为稍高信号，并且信号强度低于大多数软组织恶性肿瘤，有研究统计了 69 例淋巴瘤累及颈部淋巴结患者，测得淋巴瘤实质区 ADC 值约为 $(0.64 \pm 0.13) \times 10^{-3}$ mm^2/s，当淋巴结实质区的 ADC 值 $\leq 0.77 \times 10^{-3}$ mm^2/s 时，诊断为淋巴瘤的敏感度和特异度分别为 83% 和 89%。与大多数结外淋巴瘤不同，原发性皮肤、肌肉淋巴瘤血供丰富，增强后呈明显强化，并且强化信号均匀弥漫。

2. 皮肤鳞状细胞癌

皮肤鳞状细胞癌又名表皮样癌，为起源于表皮或附属器角质形成细胞的一种低至中度恶性肿瘤，血供丰富，生物学行为具有侵袭性。多见于 50 岁以上中老年患者，51～60 岁为发病高峰，61～70 岁为次高峰。多表现为突出皮肤的结节，溃疡常见，囊变、坏死少见。少数病例肿瘤位置较深，可向深部组织侵犯。HPV 感染和紫外线照射损伤被认为是主要诱因。CT 平扫肿块常与邻近肌肉呈等密度，边界不易区分，增强后病灶强化程度高于肌肉。典型的 MR 表现为平扫 T_1WI 呈等或稍低信号、脂肪抑制 T_2WI 呈中等偏高信号，DWI 呈高信号，增强后中、重度强化，平均 ADC 值为（0.75 ± 0.14）$\times 10^{-3}$ mm^2/s。肿块可呈匍匐状侵犯邻近皮肤或筋膜，病灶由粗到细形成"鼠尾"样改变。

3. 黑色素瘤

皮肤黑色素瘤好发于白种人，澳大利亚昆士兰州为高发地区，发病中位年龄为 45～50 岁，多发于下肢、外阴及肛周，病因与紫外线照射、黑色素病变、遗传等因素有关。恶性黑色素瘤主要通过淋巴转移，颈部、腋下及腹股沟区淋巴结转移多见[18]。由于黑色素可缩短 T_1、T_2 时间，黑色素瘤典型的 MRI 表现为 T_1WI 高信号、T_2WI 低信号，增强后呈环状或不均匀强化，平均 ADC 值为（0.54 ± 0.12）$\times 10^{-3}$ mm^2/s[19]。

四、人类嗜 T 淋巴细胞病毒

（一）HTLV 相关成人 T 细胞白血病 / 淋巴瘤

人类嗜 T 淋巴细胞病毒（human T-lymph tropic virus，HTLV）是第一个分离得到的反转录病毒，隶属于反转录病毒科 RNA 肿瘤病毒亚科，HTLV 基因组全长约 9.1 kb。全球约 1000 万人感染了该病毒，大部分人群感染后呈隐性携带状态，只有少部分患者最终出现疾病。HTLV 可分为 Ⅰ、Ⅱ、Ⅲ、Ⅳ型。HTLV-Ⅰ 和 HTLV-Ⅱ 是灵长类 T 淋巴细胞病毒家族的两个成员，前者又称为人 T 细胞白血病病毒 1 型，可通过感染 $CD4^+$ 淋巴细胞，引起淋巴细胞恶性增殖，导致成人 T 细胞白血病 / 淋巴瘤（adult T cell leukemia/lymphoma，ATLL）。

HTLV-Ⅰ 感染主要分布于日本南部、加勒比海、非洲中西部等地区。其传播方式有：母婴传播、性传播和血液传播（包括输血和共用针头）三种。母婴传播主要以哺乳的方式进行，感染母亲通过乳汁中整合有 HTLV-Ⅰ 的淋巴细胞将病毒传给婴儿。性传播是 HTLV-Ⅰ 自然传播的另一途径，主要由男性传给女性。静脉药物使用者通过共用污染的针头而相互传播 HTLV-Ⅰ。输血是 HTLV-Ⅰ 传播的有效途径，主要通过血细胞制品传播[20]。

（二）HTLV 相关成人 T 细胞白血病 / 淋巴瘤临床病理

ATLL 具有广泛的形态学谱系，如多形性小细胞型、多形性中 - 大细胞型和间变型。大多数患者表现为淋巴结受累，淋巴结结构通常弥漫性破坏。一些病例呈白血病侵犯模式时，淋巴窦保留或扩张，窦内可见肿瘤细胞。尽管有时可见一些嗜酸性粒细胞，但背景中炎性细胞的数量比较稀少。典型的肿瘤细胞呈中等大到较大，具有明显的多形性，核不规则、扭曲或折叠，染色质粗块状，核仁明显，可见特征性分叶状核的"花细胞"，夹杂不同比例转化的大细胞，散在伴扭曲或脑回样核的巨细胞。罕见病例可由多形性小淋巴细胞或具有间变的形态学特征细胞组成。皮肤侵犯时，真皮浅层常有不典型淋巴细胞浸润，伴亲表皮现象，常见波特里耶（Pautrier）微脓肿。外周血中肿瘤细胞常呈明显的多叶状。骨髓受累通常不明显，可含有斑片状不典型淋巴细胞浸润，可见溶骨性病变，骨骼重建及破骨细胞增多。肿瘤细胞表达 T 细胞相关抗原 CD3、CD2、CD5，但通常不表达 CD7。大多数病例为 CD4 阳性、CD8 阴性，少数病例 CD4 阴性、CD8 阳性，或者 CD4 阳性、CD8 阳性。几乎所有病例均强表达 CD25。转化的大细胞可表达 CD30，但不表达 ALK 和细胞毒性分子。此外，瘤细胞常表达 FOXP3，但通常只是少数细胞阳性。外周血及组织中特征性的"花细胞"以及肿瘤细胞联合表达 CD3、CD4 和 CD25 高度提示为 ATLL[20]。

（三）HTLV 相关成人 T 细胞白血病 / 淋巴瘤临床表现

ATLL 是系统性疾病。该病只发生于成年人，尤其是 50～60 岁的中老年人，患者本身的免疫缺陷和病毒基因的特殊整合是其致病的关键因素[21]。大多数患者表现为广泛的淋巴结、结外器官（包括皮肤、肺、肝、脾、胃肠道和中枢神经系统）和外周血累及。皮肤是最常见的结外受累部位（＞50%），皮肤病变临床表现多样，可表现为脱屑性皮疹、斑块或结节，大结节可发生溃疡。广泛的皮肤病变，与侵袭性更强有关。日本淋巴瘤协作组将 ATLL 分为急性型、淋巴瘤样型、慢性型和焖燃型四个临床亚型。最常见的类型是以白血病期为特征的急性型，表现为系统性疾病，常伴白细胞计数显著升高、皮疹和全身淋巴结大、肝脾大、乳酸脱氢酶升高，伴或不伴溶骨性病变的高钙血症也很常见。淋巴瘤样型表现为淋巴结明显肿大，不伴有外周血的累及，高钙血症少见。疾病进展过程中可发展为外周血侵犯，类似急性型。淋巴瘤样型多见于西方国家。

该病的预后较差，中位生存期只有 2～6 个月。不过一般感染 HTLV-Ⅰ 的人群，只有 2%～5% 的患者最终发展成为 ATLL[20]。

（四）影像学表现

成人 T 细胞白血病 / 淋巴瘤的 CT 和 MRI 国内还没有见到报道，国外有一些病例报道[21-24]，CT 和 MRI 表现没有明显特异性。累及头颈部及颅内可呈多发病灶，弥漫型生长或形成肿块。目前 CT 和 MRI 报道的部位涉及下颌区、鼻腔、咀嚼肌、腮腺、颅内基底核、丘脑、侧脑室额角白质区、鞍旁及鞍上区、额叶、眼眶内球后、下肢皮肤等。

1. MRI

MRI 可见弥漫性软组织增生或肿块影，单发或多发，有时肿块边界清，MRI T_1WI 表现为低信号或稍高信号，T_2WI 呈等信号或高信号，T_1WI 增强扫描表现为明显强化，均匀或不均匀。位于颅内者，可伴有明显的水肿及占位效应，脑室脑沟受压，有时伴有出血；位于球后者，可向前累及结膜。

2. CT

CT 平扫可表现为颅内等密度肿块影。位于子宫者，可见子宫壁均匀增厚。增强扫描呈现不均匀强化，邻近骨质未见明显破坏。

3. PET/CT

关于 HTLV 相关的 ATLL 目前有一例 PET/CT 报道。病变呈多发，可见双侧眼眶软组织肿块影，PET 表现为中等到明显摄取，同时左下肢皮肤软组织增厚，PET 表现为中等摄取。

4. 鉴别诊断

（1）脑胶质瘤：单发较多发更多见，CT 平扫呈低密度或等密度灶，可伴有囊变、坏死、钙化、出血等，增强扫描轻度强化或环状 / 花环状强化。MRI T_1WI 呈稍低信号，T_2WI 呈不均匀稍高信号，增强扫描表现多样，恶性程度较低者，可有轻度强化，胶质母细胞瘤可见明显强化，呈环状。

（2）头颈部炎症性肿块：CT 平扫多呈低密度影，边界欠清，密度欠均匀，增强扫描可有强化，MRI T_1WI 呈低信号，T_2WI 呈不均匀高信号。

五、JC 病毒感染与结直肠癌

（一）JC 病毒感染与结直肠癌概述

结直肠癌（colorectal cancer，CRC）是女性第二位常见的肿瘤，男性第三位常见的肿瘤，每年在世界范围内有 100 万新病例，超过 50 万人死于这种恶性疾病[25]，但其病因目前尚不完全清楚。研究表明 CRC 是环境因素与遗传因素综合作用的结果。结直肠癌与某些遗传基因突变有很强的相关性，但是只有 3%～5% 的结直肠癌是由这些已知的突变引起的。吸烟、高度酒精摄入、低蔬菜摄入、肥胖和缺乏运动与结直肠癌风险增加相关；绝经后激素使用、非类固醇抗炎药物使用和高钙摄入与其风险降低相关。

近年来，感染性疾病作为人类癌症的重要致病因素正在获得越来越多的关注，近 1/5 的人类癌症与细菌、病毒等传染源有关，尤其是在胃肠道。有研究报道表明，JC 病毒（Jamestown Canyon virus，JCV）与某些人类肿瘤有关，在结直肠癌、胃癌、食管癌、肺癌、前列腺癌及脑肿瘤中检测到 JCV-DNA 序列[26]。有几项研究已经证明 JCV 存在于结肠和直肠的正常组织和肿瘤组织中。

人类感染 JCV 非常常见，影响世界 80% 的人口，但不同人种 JCV 的感染率是有差异的。JCV 的传播途径尚不清楚，部分研究表明可能与粪—口途径传播有关。因此，不同地理区域生活习惯的差异可能是导致不同人种 JCV 感染差异的因素。原发性感染一般发生在儿童早期。病毒潜伏在肾脏和淋巴组织，绝大多数没有症状。然而，严重的免疫抑制，如移植患者和晚期 HIV 患者，可触发病毒的重新激活，导致一种严重的脱髓鞘疾病，称为进行性多灶性白质脑病（progressive multifocal leukoencephalopathy，PML）。

JCV 感染是 CRC 的一个潜在危险因素，全球范围内 JCV-DNA 的检出率为 0～96%[27]，可能与实验室间分析灵敏度的差异、实验室可能的污染以及患者群体中 JCV 感染率和（或）可能参与 JCV 相关致癌的辅助因子的差异等因素有关。尽管证明肿瘤中存在病毒是描述 JCV 在结直肠癌发生中作用的一个重要步骤，但还需要更多的证据来确定其因果关系。

结直肠癌约占全世界每年诊断癌症和癌症相关死亡的 10%。女性的发病率和死亡率比男性低约 25%。这些比率在地理上也有所不同，发达国家比率最高。随着发展中国家的不断进步，预计到 2035 年，全世界 CRC 的发病率将增加到 250 万例[28]。而高度发达国家有稳定和下降的趋势。这主要归因于全国范围内的筛查计划和结肠镜检查的普遍增加，生活方式和饮食的改变也可能有关。SEER（surveillance，epidemiology，and end results program）的最新数据显示，从 2000～2013 年，CRC 发病率每年持续增长 1.6%（其中远端癌症每年增长 1.7%，近端癌症每年增长 0.2%）[29]。相比之下，50 岁以下结直肠癌患者的发病率上升令人担忧，尤其是直肠癌和左侧结肠癌。在过去几十年中，随着 50 岁以上人群患 CRC 的比例稳步下降，50 岁以下的人患 CRC 的比例一直在上升[30]。尽管可能与基因、生活方式、肥胖和环境因素有某种关联，但确切原因还不完全清楚。多个观察研究表明，CRC 的诊断和预后方面存在种族差异[31]。种族差异可能是多因素的，是社会经济、饮食、环境和生物因素综合作用的结果[32]。

（二）CRC 临床表现

CRC 的发病年龄以 40～50 岁最多。据报道，30 岁以下的青年结直肠癌患者并不少见，且男性患者较多。结直肠癌一般起病隐匿，早期一般仅有粪便隐血阳性，最早出现的症状为排便习惯与粪便性状的改变，血便为最突出的表现。早期亦可出现腹痛，以右腹钝痛居多，或同时涉及右上腹、中上腹。中晚期可出现腹部肿块，多数直肠癌患者直肠指检可发现质地较硬的直肠肿块，表面呈结节状，有肠腔狭窄，指检后指套上有血性黏液。因此对于直肠癌患者直肠指检尤为重要。晚期患者有进行性消瘦、恶病质、腹水等。

（三）肿瘤分期

准确的肿瘤临床分期是指导治疗、判断预后以及学术交流的基础。2016 年 10 月 6 日 AJCC 结直肠癌分期（第 8 版）在美国芝加哥发布，并于 2018 年 1 月 1 日起在全球启用，见表 4-8-2。

表 4-8-2　AJCC 结直肠癌分期（第 8 版）

分期	具体描述
T	原发肿瘤
T_x	原发肿瘤不能评价
T_0	无原发肿瘤存在证据
Tis	原位癌，黏膜内癌（侵犯固有层，未穿透黏膜肌层）
T_1	肿瘤侵及黏膜下层
T_2	肿瘤侵及固有肌层
T_3	肿瘤穿透固有肌层，至浆膜下
T_4	
T_{4a}	肿瘤穿透脏腹膜（包括通过肿瘤的肠穿孔和通过内脏腹膜表面的炎症区域的连续性侵入）
T_{4b}	肿瘤直接侵入或者黏附于邻近器官和结构
N	区域淋巴结
N_x	区域淋巴结不能评价
N_0	无区域淋巴结转移
N_1	1～3 个区域淋巴结转移（转移灶≥0.2 mm），或者任何数量的癌结节存在且所有可识别的淋巴结均阴性
N_{1a}	1 个区域淋巴结阳性
N_{1b}	2～3 个区域淋巴结阳性
N_{1c}	无区域淋巴结阳性，但是在浆膜下、肠系膜或者无腹膜覆盖的结直肠周围组织中发现癌结节
N_2	≥4 个区域淋巴结转移
N_{2a}	4～6 个区域淋巴结转移
N_{2b}	7 个以上区域淋巴结转移
N_3	单侧或双侧颈部淋巴结转移，转移灶最大直径＞6 cm，和（或）侵犯超过环状软骨下缘
M	远处转移
M_0	无远处转移（影像学证实的）
M_1	
M_{1a}	有 1 个位置或 1 个器官转移，无腹膜转移
M_{1b}	有 2 个或更多的位点 / 器官转移，无腹膜转移
M_{1c}	有腹膜转移，伴 / 不伴其他器官转移

分期	T	N	M
0	Tis	N_0	M_0
I	T_1、T_2	N_0	M_0
IIA	T_3	N_0	M_0
IIB	T_4	N_0	M_0
IIC	T_{4b}	N_0	M_0
IIIA	$T_{1\sim2}$	N_1/N_{1c}	M_0
IIIA	T_1	N_{2a}	M_0
IIIB	$T_3\sim T_{4a}$	N_1/N_{1c}	M_0
IIIB	$T_{2\sim3}$	N_{2a}	M_0
IIIB	$T_{1\sim2}$	N_{2b}	M_0
IIIC	T_{4a}	N_{2a}	M_0
IIIC	$T_3\sim T_{4a}$	N_{2b}	M_0
IIIC	T_{4b}	$N_{1\sim2}$	M_0
IVA	AnyT	任何 N	M_{1a}
IVB	AnyT	任何 N	M_{1b}
IVC	AnyT	任何 N	M_{1c}

（四）影像学表现

影像学方法主要用于结直肠癌精确的局部和远处分期。钡剂灌肠、气钡双重造影是比较常用且有效的 X 线检查方法。中国结直肠癌诊疗规范（2017 年版）[33] 推荐气钡双重 X 线造影作为筛查及诊断结直肠癌的方法，但不能用于结直肠癌分期。疑有结肠或直肠梗阻的患者应当谨慎选择。近年来 CT 检查的应用对于结直肠癌的累及程度、小而隐蔽病灶的发现、肿瘤与周围组织的关系、有无局部淋巴结其远处脏器转移及肿瘤分期等有较高的价值。CT 结肠成像是诊断结直肠癌的一种辅助成像方法，尤其对于结肠镜检查不完全或不充分的患者，且可观察结肠癌完全性梗阻时阻塞近端肠腔的情况。MRI 较多的应用于直肠癌的局部区域分期，并指导进一步的治疗。MRI 对盆腔的检查较为全面，可以从不同方位较好地显示直肠癌的范围，观察肿瘤对黏膜和黏膜下层的侵犯状况，DWI 检查还有助于进一步明确肿瘤范围及评估其分化程度。PET/CT 成像越来越多地应用于结直肠癌，但其在晚期病例的分期和疾病负担评估中的确切作用仍存在争议。

1. X 线

X 线造影是结直肠病变的影像诊断中最常用、简单而有效的检查方法之一。不同类型结直肠癌的 X 线造影表现存在差异（图 4-8-2）。

（1）增生型：圆形或类圆形肠腔内充盈缺损，直径 2 cm 左右，病灶表面光滑或凹陷，若病灶侵及黏膜下，肠壁有僵硬感，局部结肠袋消失，肿瘤较大时可有钡剂通过困难。

（2）浸润型：肿瘤沿肠壁浸润，肠壁不规则环形狭窄，常累及一小段肠管，病灶与正常肠管分界清晰。

（3）溃疡型：可见腔内龛影，形状不规则，黏膜皱襞破坏中断或消失。

2. CT

结直肠癌的 CT 表现主要为腔内偏心性不规则软组织密度肿块，边界清楚或模糊，肿块较大时中心可见低密度囊变或坏死区。肠壁可呈环形或半环形增厚，肠腔可呈环形或不对称性狭窄，肿瘤浸润广泛时，肠壁僵硬，肠腔严重狭窄，肠壁浆膜面毛糙，直肠周围脂肪密度增高（见图 4-8-3）。增强 CT 检查病灶呈延迟强化。另外，CT 可显示淋巴结及远处器官的转移征象。结直肠癌的 CT 分期如下：①Ⅰ期：肠腔内息肉样肿块，无肠壁增厚；②Ⅱ期：肠壁增厚超过 1 cm，无周围组织浸润；③Ⅲ期：局部周围组织侵犯；④Ⅳ期：侵犯周围组织和邻近器官，伴或不伴远处转移。

能谱分析是目前 CT 发展中的新技术和新趋势；双能量成像能体现出组织化学成分的不同形式的组织特性图像，使得含碘物质的组织分辨率得以明显提高，双源 CT 能谱曲线为结直肠癌的诊断又提供了一种新的定性、定量分析手段，在评估结直肠癌的术前分期方面有重要的临床价值。

3. MRI

《中国结直肠癌诊疗规范（2017 年版）》推荐 MRI 作为

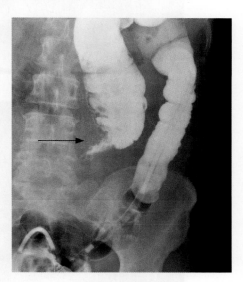

图 4-8-2　横结肠癌

患者，女，43 岁，大便次数增多 3 个月。JCV 阳性。X 线造影显示横结肠管腔狭窄，管壁僵硬，局部黏膜破坏、中断，对比剂通过受阻。

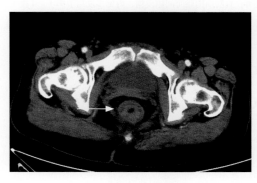

图 4-8-3　直肠癌

患者，女，53 岁，大便带血伴大便次数增多 2 个月。JCV 阳性。CT 检查显示直肠管壁环形增厚，继发管腔狭窄，直肠系膜筋膜见多发软组织结节。

直肠癌常规检查项目。肿瘤在 T_1WI 上呈低信号，T_2WI 上呈不均匀高信号。增强 MR 毛细血管期和延迟期病灶明显强化。MRI 能清楚显示直肠系膜和直肠系膜筋膜结构。指南中提到，对于局部进展期直肠癌患者，需在新辅助治疗前后分别行基线 MRI 检查，以评价新辅助治疗的效果（图 4-8-4）。如无禁忌，建议直肠癌行 MRI 扫描前肌注山莨菪碱抑制肠蠕动；建议行非脂肪抑制、小视野轴位高分辨 T_2WI 扫描；推荐行 DWI，尤其是新辅助治疗后的直肠癌患者；对于有 MRI 禁忌证的患者，可行 CT 增强扫描。

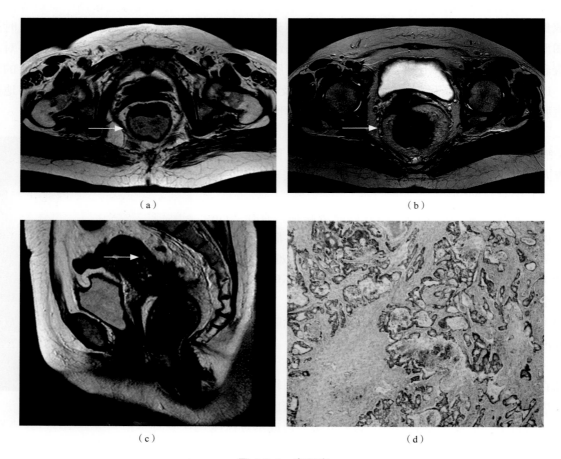

（a）　　　　　　　　　　　　　　　（b）

（c）　　　　　　　　　　　　　　　（d）

图 4-8-4　直肠癌

患者，女，53 岁，大便带血伴大便次数增多 2 个月。JCV 阳性。（a）～（c）MRI T_1WI、T_2WI 及 T_2WI 矢状位图显示直肠中上段、乙状结肠远端管壁环形增厚，继发管腔狭窄，肿瘤侵犯肌层，并突破肌层，局部与子宫左后缘分界欠清；直肠周围脂肪间隙模糊，内见多发结节影（＞4 枚），边缘欠光整，信号不均匀。（d）病理图片证实结直肠癌。

（五）鉴别诊断

良性肿瘤及息肉：充盈缺损一般较为光滑，黏膜连续，无破坏中断，管壁不僵硬。增殖型回盲部结核：一般回肠末端与盲肠同时受累，盲肠挛缩向上征象，可资鉴别。

六、多种病毒感染的肿瘤

病毒感染是癌症的主要诱因之一，全世界大约 12% 的癌症病例由病毒感染诱发[34]。致癌病毒包括各种 DNA 与 RNA 病毒，并且癌细胞内的病毒感染不是相互排斥的，有大量研究表明感染了两种或多种不同类型的病毒比感染了单一病毒的患者罹患癌症的风险显著增加。

（一）BKPyV、EBV 及 HPV 共同感染的肿瘤

1. BKPyV、EBV 及 HPV 共同感染概述

人多瘤病毒 BK（human polyoma BK virus，BKPyV）属于多瘤病毒科，与人类肿瘤的发生、发展相关，在致癌因素分级中被列为ⅡB组，即可能对人类致癌[35]。据统计儿童期约 90% 的人可能已经感染了 BKPyV，并在许多类型的肿瘤中检测到了 BKPyV DNA，由于经常可在唾液中检测到 BKPyV DNA，许多学者推测唾液腺中可能存在 BKPyV 感染。

HPV 与 EBV 感染是国际癌症研究机构确定的重要致癌因素，并且认为在人类头颈部区域肿瘤的发生中发挥重要作用。一项针对 146 例头颈部肿瘤的研究发现 56.2% 的患者中存在至少两种病毒的感染，并且 BKPyV、EBV 及 HPV 合并感染的比例为 20.7%[36]，与单独的病毒感染相比，三种病毒合并感染的肿瘤患病率更高，并且合并感染患者的肿瘤大小与淋巴结受累情况存在显著相关性。

2. BKPyV、EBV 及 HPV 共同感染致癌机制

与感染因子相关的恶性肿瘤与病毒的长期慢性感染存在关联，患者在感染了一种病毒后，其他病毒的二次感染可能在肿瘤的发生、发展中起到重要辅助因子的作用。BKPyV 具有嗜口腔性，可通过唾液酸及神经节苷脂 GD1b 和 Gt1b 与细胞受体结合，BKPyV DNA 可能会整合到宿主基因组中，其非编码控制区为高突变区，可调节宿主细胞的亲和性[37]。

由 Makielski 等进行的研究指出[38]，在口腔中感染 HPV 可能会增加上皮细胞支持 EBV 生命周期的能力，进而可能会增加 EBV 介导的肿瘤发生概率，并且有研究发现 EBV 感染可能会延迟上皮细胞的分化并增强 HPV-16 表达 E6 和 E7 上皮细胞侵袭性癌基因的能力。然而 EBV 丧失后，上皮细胞仍存在延迟分化和侵袭性，这表明 EBV 感染可能会导致表观遗传重编程。

EBV 可表达产生潜伏膜蛋白 1（latent membrane protein 1，LMP-1）及潜伏膜蛋白 2（latent membrane protein 2，LMP-2），BKPyV 表达产生大肿瘤抗原（large tumour antigen，LTag），这些癌基因蛋白可产生协同作用，导致口腔上皮癌变。Toll 样受体（Toll-like receptor，TLR）在感应病原体感染的早期免疫应答中起到关键作用，LTag 与 LMP-1 可降低 TLR 的表达，削弱人体免疫机制对异常细胞的清除。

3. BKPyV、EBV 及 HPV 共同感染的肿瘤

有研究表明，BKPyV、EBV 及 HPV 合并感染在口腔癌、口咽癌及喉癌的发生中发挥了重要作用，与单一病毒感染相比，三种病毒合并感染患者中低分化肿瘤（G_3）的患病率更高，分别是单纯 BKPyV 感染和 EBV 感染的 4 倍（OR＝4.5，P＝0.0427）及 10 倍（OR＝10.5，P＝0.0010），表明肿瘤的组织学分级与病毒感染的类型间存在关联，并且病毒合并感染患者的肿瘤 $T_{3\sim4}$ 和 $N_{3\sim4}$ 分期比例更高。但是目前尚不清楚启动上皮细胞癌变的是哪一种病毒感染，有学者认为 HPV 和 EBV 合并感染在启动上皮细胞的肿瘤转化中起重要作用，而不是与单独的 HPV 感染相关，BKPyV 则起到辅助肿瘤发展的作用。

4. BKPyV、EBV 及 HPV 共同感染致口咽癌影像学表现

口咽癌以鳞状细胞癌多见，是较为常见的头颈部恶性肿瘤，易侵犯邻近组织，沿血管、肌间隙扩散，MRI 常表现为肌间隙内的脂肪界面消失，正常结构被异常信号替代，病灶边缘不清，T_1WI 呈等信号，常与周围组织难以区分。T_2WI 呈高信号，信号不均匀提示病灶存在液化坏死。肿瘤一般首先转移至颈深上淋巴结和二腹肌淋巴结，然后沿颈静脉淋巴结链扩散，MRI 表现为淋巴结肿大，信号不均，增强扫描呈不均匀强化，周围脂肪带消失。口咽癌一般对放化疗较为敏感，一般认为 T_2WI 信号强度降幅越大，病灶显示范围越小，疗效越好。

PET/CT 可反映组织代谢水平，在区分高代谢的肿瘤组织与低代谢水平的正常组织时具有较高的灵敏性，被广泛应用于口咽癌放疗计划病灶定位与靶区勾画中，并且大量研究显示，PET/CT 对治疗后残存肿瘤及淋巴结敏感度优于 MRI。

（二）HPV 与 EBV 共同感染的肿瘤

1. HPV 与 EBV 共同感染概述

HPV 与 EBV 是两种较为常见的 DNA 致癌病毒，约 38% 的癌症与其相关，并且值得注意的是，大量报道指出在鼻咽癌、宫颈癌、乳腺癌及前列腺癌等癌症患者中常可检测到 EBV 与 HPV 并存，尤其是在发展中国家，共同感染的发生频率更高。一项研究表明，34.1% 的口腔鳞状细胞癌患者、10% 的鼻咽癌患者存在 EBV 与 HPV 的合并感染，可见 HPV 与 EBV 之间存在相互作用，在启动正常细胞向肿瘤的转化中发挥了重要的作用。

2. HPV 与 EBV 共同感染致癌机制

一些体外研究表明，HPV 与 EBV 的合并感染可能对彼此的生命周期产生影响，Guidry 和 Scott 在研究中发现 HPV 与 EBV 合并感染可通过增强病毒复制以及延长 HPV 癌基因表达来增加病毒感染的持续性，使病毒共同感染的细胞具有更高的致癌潜力[39]。HPV 的致癌特性取决于 E6 和 E7 癌蛋白的表达，HPV E6 和 E7 蛋白促进细胞内抗凋亡信号的上调，避免正常细胞的程序性细胞死亡，细胞存活率的提高可导致 DNA 损伤的积累和复制过程中突变的产生。EBV 的致癌潜力与潜伏基因 LMP1、LMP2 的表达有关，异位 LMP1 或 LMP2 的表达已显示可增加细胞侵袭性[40]，这些研究表明在 HPV 与 EBV 共同感染中，HPV 主要导致原发肿瘤的产生，EBV 则对肿瘤转移与侵袭产生影响。

3. HPV 与 EBV 共同感染的肿瘤

（1）HPV 与 EBV 共同感染致鼻咽癌

鼻咽癌是中国南方及东南亚地区常见的肿瘤，EBV 感染被认为是鼻咽癌发病的主要因素，但在许多鼻咽癌患者肿瘤活检中测得 HPV-DNA 的含量很高，有学者认为 HPV 作为鼻咽癌发病的辅助因子，在上皮细胞的转化中发挥作用。一项国内的研究显示，华南地区鼻咽癌患者中 HPV 与 EBV 共同感染的发生率为 47.7%，并且认为 EBV 感染可促进 HPV 感染。与华南地区相比，美国某些地区的鼻咽癌患者中 HPV 与 EBV 共同感染较为少见。HPV 阳性和 EBV 阳性的鼻咽癌患者总生存期相近，而 HPV 阳性、EBV 阴性的鼻咽癌患者总生存期较短，这也支持了 HPV 在鼻咽癌发生、发展中发挥了重要作用。目前，在鼻咽癌患者中尚不清楚是 HPV 与 EBV 哪种病毒造成了合并感染者的首次感染，并且遗传易感性因素与 HBV 和 EBV 合并感染之间的关联仍不清楚。

鼻咽癌最常见的原发部位为咽隐窝，其次为鼻咽顶后壁和侧壁，主要表现为鼻咽壁增厚，局部形成软组织肿块，咽隐窝变窄、消失。CT 可见邻近骨质破坏，呈斑片状低密度影。MRI 表现为鼻咽部周围信号异常，邻近骨质受侵犯呈 T_1WI 低信号，增强后强化方式与原发灶相同。颈部淋巴结肿大是其常见症状之一，约 80% 的患者表现为双侧颈部淋巴结肿大，增强扫描后常表现为环形强化，病灶中央坏死[41]。

（2）HPV 与 EBV 共同感染致宫颈癌

宫颈癌是女性最常见的恶性肿瘤之一，已有大量研究表明 HPV 与宫颈癌之间有密切的关联[42]，几乎 100% 的宫颈癌病例中都发现了 HPV 感染，但是大多数 HPV 感染的女性并没有发展为宫颈癌患者，这表明有其他因素可能与宫颈癌的发生有关。

有研究发现一些高危型 HPV 感染相关性宫颈癌患者中存在 EBV 感染，EBV 可以使细胞携带 C3 受体，更易接受其他致癌因素的刺激，许多宫颈癌患者的病理活检中都发现了 C3 受体，这表明 EBV 在宫颈癌的发展中也起到了一定的作用。在宫颈癌中，合并感染率在鳞状细胞癌中最高（67%），而在正常宫颈组织中最低（7%）。正常宫颈和鳞状细胞癌之间的 EBV 感染率有显著差异，HPV 与 EBV 在宫颈中的共同感染可能促进宫颈癌的发生、进展，并成为宫颈癌患者预后不良的标志。

MRI 软组织分辨率高，在宫颈癌分期、治疗后评估等方面具有优势，宫颈癌 MRI 常表现为 T_1WI 等信号、T_2WI 稍高信号，ADC 值较正常组织偏低，接受放化疗治疗后逐渐升高。T_1WI 在判断宫旁浸润和出血等方面具有优势，T_2WI 在判断宫颈癌分期时更为重要。PET/CT 对判断淋巴结是否转移的敏感度较高，在诊断早期宫颈癌原发灶及晚期宫颈癌分期、预后评估等方面具有优势。

（3）HPV 与 EBV 共同感染致乳腺癌

乳腺癌的发病受多种因素影响，如年龄、激素、饮酒、饮食、家族史、感染等。有学者在乳腺组织中发现了 EBV 的存在，并且发现 HPV 可使乳腺上皮细胞永生化，表示 HBV 与 EBV 是乳腺癌的致癌病毒。在一些乳腺癌患者中可以鉴定出 HPV-16 基因型，并且 HPV 的 DNA 已整合到宿主基因组中。有研究发现乳腺癌患者中 HBV 与 EBV 的合并感染率要显著高于乳腺正常的女性，年轻女性患者中 HPV 的感染率要高于老年患者，这一发现支持了乳腺癌中 HBV 与 EBV 的存在与患者就诊时的年龄有关，并且可能与乳腺癌等级升高有关。

EBV 是霍奇金淋巴瘤的主要病因，霍奇金淋巴瘤的发生率与乳腺癌之间存在着显著的相关性，这表明 EBV 可能是某些乳腺癌的致病因素。一些 EBV 阳性癌细胞具有与里 - 施（Reed-Sternberg）细胞相同的组织学特征，这表明 EBV 阳性淋巴细胞浸润乳腺组织并将 EBV 传播至乳腺上皮细胞。

上述发现提供了 EBV 与 HPV 感染在乳腺癌中发挥作用的证据，但由于乳腺癌患者中 EBV 与 HPV 合并感染率相对较低，因此尚不能确定 EBV 与 HPV 的共同感染是否是乳腺癌的直接病因。

乳腺 MR 检查肿瘤检出率高，对致密型乳腺及植入假体后的乳腺肿瘤的检出较乳腺钼靶及 CT 具有优势。大多数乳腺癌形态不规则，边缘呈"蟹足"或"星芒"状改变，常可见毛刺，MRI T_1WI 呈等或低信号，T_2WI 呈高、等或稍低信号，DWI 呈高信号。动态增强时，肿块型乳腺癌常呈不均匀强化，肿块边缘及分隔不规则强化，常呈流出型曲线。

参 考 文 献

［1］ 杨林, 吴诗品. 先天性人巨细胞病毒感染的防治进展 [J]. 新发传染病电子杂志, 2020, 5 (2): 131-135.

［2］ EL SHAZLY D F, BAHNASSEY A, OMAR O S, et al. Detection of human cytomegalovirus in malignant and benign breast tumors in egyptian women [J]. Clin Breast Cancer, 2018, 18 (4): 629-642.

［3］ WU W, LIU J, HONG W. Human herpes virus 8-unrelated primary effusion lymphoma-like lymphoma diagnosed by fluorodeoxyglucose positron emission tomography/computer tomography and laparoscopy [J]. Oncol Lett, 2014, 7 (2): 433-434.

［4］ CUI J, WANG Q, WANG H B, et al. Protein and DNA evidences of HCMV infection in primary breast cancer tissues and metastatic sentinel lymph nodes [J]. Cancer Biomark, 2018, 21 (4): 769-780.

［5］ NAUCLÉR C S, GEISLER J, VETVIK K. The emerging role of human cytomegalovirus infection in human carcinogenesis: a review of current evidence and potential therapeutic implications [J]. Oncotarget, 2019, 10 (42): 4333-4347.

［6］ KUMAR A, TRIPATHY M K, PASQUEREAU S, et al. The human cytomegalovirus strain DB activates oncogenic pathways in mammary epithelial cells [J]. EBioMedicine, 2018, 30: 167-183.

［7］ 林红, 王静, 刘衍春. 人类疱疹病毒 8 型传播途径的研究进展 [J]. 中国预防医学杂志, 2014, 15 (5): 313-316.

［8］ 张玉便, 陈雪, 刘红星. 人类疱疹病毒 8 型相关疾病及致病机制研究进展 [J]. 中华临床医师杂志, 2016, 10 (14): 2180-2181.

［9］ ROHNER E, WYSS N, HEG Z, et al. HIV and human herpesvirus 8 coinfection across the globe: systematic review and meta-analysis [J]. Int J Cancer, 2016, 138 (1): 45-54.

［10］ SCHULZ T F, CESARMAN E. Kaposi sarcoma-associated herpesvirus: mechanisms of oncogenesis [J]. Curr Opin Virol, 2015, 14: 116-128.

［11］ ZHAO S, WAN Y, HUANG Z, et al. Imaging and clinical features of castleman disease [J]. Cancer Imaging, 2019, 19 (1): 53.

［12］ KLIGERMAN S J, AUERBACH A, FRANKS T J, et al. Castleman disease of the thorax: clinical, radiologic, and pathologic correlation: from the radiologic pathology archives [J]. Radiographics, 2016, 36 (5): 1309-1332.

［13］ GHEIT T, DUTTA S, OLIVER J, et al. Isolation and characterization of a novel putative human polyomavirus [J]. Virology, 2017, 506: 45-54.

［14］ ZAAR O, GILLSTEDT M, LINDELÖF B, et al. Merkel cell carcinoma incidence is increasing in Sweden [J]. J Eur Acad Dermatol Venereol, 2016, 30 (10): 1708-1713.

［15］ BERRIOS C, PADI M, KEIBLER M A, et al. Merkel cell polyomavirus small T antigen promotes pro-glycolytic metabolic perturbations required for transformation [J]. PLoS Pathog, 2016, 12 (11): e1006020.

［16］ PAULSON K G, IYER J G, TEGEDER A R, et al. Transcriptome-wide studies of merkel cell carcinoma and validation of intratumoral CD8[+] lymphocyte invasion as an independent predictor of survival [J]. J Clin Oncol, 2011, 29 (12): 1539-1546.

［17］ SCHADENDORF D, LEBBÉ C, ZUR HAUSEN A, et al. Merkel cell carcinoma: epidemiology, prognosis, therapy and unmet medical needs [J]. Eur J Cancer, 2017, 71: 53-69.

［18］ 韩方征. 皮肤恶性黑色素瘤的临床病理特征和鉴别诊断 [J]. 中外女性健康研究, 2017 (10): 6, 20.

［19］ 张敏, 穆晓楠, 马伟元, 等. 山东省皮肤恶性黑色素瘤患者的临床特征与预后危险因素分析 (附 61 例报告) [J]. 山东大学学报 (医学版), 2015, 53 (11): 80-84.

［20］ 陈燕坪, 吴正军, 刘伟, 等. 成人 T 细胞白血病 / 淋巴瘤临床病理学特征 [J]. 中华病理学杂志, 2019, 48 (1): 11-16.

［21］ OHSHIMA K, MIYOSHI H, YAMADA K. The microenvironment and immune status of peripheral T-cell lymphoma: focusing on AITL and ATLL [J]. Rinsho Ketsueki, 2018, 59 (5): 574-587.

［22］ WIENS A L, HAGEN M C, BONNIN J M, et al. T-cell lymphoblastic lymphoma/leukemia presenting as a pituitary mass lesion: a case report and review of the literature [J]. Neuropathology, 2012, 32 (6): 668-674.

［23］ MAZZEI M A, BETTINI G, POZZESSERE C, et al. A solitary uterine relapse in T-cell acute lymphoblastic leukaemia: CT features and pathologic correlation [J]. J Biol Regul Homeost Agents, 2016, 30 (3): 871-875.

［24］ HOTTA M, MINAMIMOTO R. Orbital adult T-cell leukemia/lymphoma with skin involvement demonstrated on FDG PET/CT [J]. Clin Nucl Med, 2019, 44 (12): 993-994.

［25］ PARKIN D M, BRAY F, FERLAY J, et al. Global cancer statistics, 2002 [J]. CA Cancer J Clin, 2005, 55 (2): 74-108.

［26］ 孟轶婷, 万义增, 杨京京, 等. JC 病毒与人结直肠癌关系的研究进展 [J]. 国际病毒学杂志, 2008, 15 (6): 189-192.

［27］ LAGHI L, RANDOLPH A E, CHAUHAN D P, et al. JC virus DNA is present in the mucosa of the human colonand in colorectal cancers [J]. Proc Natl Acad Sci USA, 1999, 96 (13): 7484-7489.

［28］ BRAY F, FERLAY J, SOERJOMATARAM I, et al. Global cancer statistics 2018: globocan estimates of incidence and mortality worldwide for 36 cancers in 185 countries [J]. CA Cancer J Clin, 2018, 68 (6): 394-424.

［29］ CUEVA M, CUEVA K, DIGNAN M, et al. Evaluating arts-based cancer education using an internet survey among Alaska community health workers [J]. Cancer Educ, 2014, 29 (3): 529-535.

［30］ SIEGEL R L, FEDEWA S A, ANDERSON W F, et al. Colorectal cancer incidence patterns in the United States, 2013 [J]. Nat Cancer Inst, 2017, 109 (8): 322.

［31］ YOU Y N, XING Y, FEIG B W, et al. Young-onset colorectal cancer: is it time to pay attention? [J] Arch Intern Med, 2012, 172 (3): 287-289.

［32］ ASHKTORAB H, KUPFER S S, BRIM H, et al. Racial disparity in gastrointestinal cancer risk [J]. Gastroenterology, 2017, 153 (4): 910-923.

［33］ 中华人民共和国卫生和计划生育委员会医政医管局, 中华医学会肿瘤学分会. 中国结直肠癌诊疗规范 (2017 年版) [J]. 中华外科杂志, 2018, 56 (4): 241-258.

［34］ SCHILLER J T, LOWY D R. Virus infection and human cancer: an overview [J]. Recent Results Cancer Res, 2014, 193: 1-10.

［35］ IARC Working Group on the Evaluation of Carcinogenic Risks to Humans. Malaria and some polyomaviruses (SV40, BK, JC, and merkel cell viruses) [J]. IARC Monogr Eval Carcinog Risks Hum, 2014, 104: 9-350.

［36］ DROP B, STRYCHARZ-DUDZIAK M, KLISZCZEWSKA E, et al. Coinfection with Epstein-Barr virus (EBV), human papilloma virus (HPV) and polyoma BK virus (BKPyV) in laryngeal, oropharyngeal and oral cavity cancer [J]. Int J Mol Sci, 2017, 18 (12): 2752.

［37］ BURGER-CALDERON R, MADDEN V, HALLETT R A, et al. Replication of oral BK virus in human salivary gland cells [J]. J Virol, 2014, 88 (1): 559-573.

［38］ MAKIELSKI K R, LEE D, LORENZ L D, et al. Human papillomavirus promotes Epstein-Barr virus maintenance and lytic reactivation in immortalized oral keratinocytes [J]. Virology, 2016, 495: 52-62.

［39］ GUIDRY J T, SCOTT R S. The interaction between human papillomavirus and other viruses [J]. Virus Res, 2017, 231: 139-147.

［40］ EDWARDS R H, DEKROON R, RAAB-TRAUB N. Alterations in cellular expression in EBV infected epithelial cell lines and tumors [J]. PLoS Pathog, 2019, 15 (10): e1008071.

［41］ 张志平, 刘晋新, 官宛华, 等. 艾滋病合并鼻咽癌影像学表现及临床病理分析 (附 12 例报告) [J]. 医学影像学杂志, 2018, 28 (4): 561-565.

［42］ ARBYN M, SNIJDERS P J, MEIJER C J, et al. Which high-risk HPV assays fulfil criteria for use in primary cervical cancer screening? [J]. Clin Microbiol Infect, 2015, 21 (9): 817-826.

（段　斐　唐作华　刘俊华　郭林英　王宇喆　李德春　张　婕）

第五章　寄生虫感染炎症相关肿瘤

第一节　寄生虫感染炎症致癌机制

一、寄生虫感染概述

寄生虫感染是严重危害人类健康的疾病之一，2014～2016 年我国 31 个省共调查 617 441 人，检测出寄生虫感染者 20 351 例，检出率为 3.3%，查出寄生虫 34 种。重点寄生虫感染明显呈区域性分布，其中华支睾吸虫主要集中在东北和华南区域，带状绦虫主要分布在西藏，肠道原虫则呈西部省份局部地区集中的特点[1]。

寄生虫感染不仅能导致感染性疾病引发人类免疫系统紊乱，并且在肿瘤的发生、发展中具有重要作用，自 1898 年国外首先报道血吸虫病与直肠癌高度相关以来，关于寄生虫并发癌症的研究也屡见报道。《2018 年全球癌症统计》报道 2018 年全球新增癌症病例约 1810 万例，相关死亡病例约 960 万例[2]，其中肝癌、胃癌、结直肠癌和食管癌等常见的癌症类型均与寄生虫感染存在关联。

国际癌症研究中心（International Agency for Research on Cancer，IARC）在 2008～2009 年召开会议，来自肿瘤研究各个领域的专家将 11 种与癌症相关的病原体感染归为 I 类致癌物，其中包括 3 种寄生虫感染：血吸虫感染、华支睾吸虫感染和麝后睾吸虫感染，并且认为疟原虫、克氏锥虫、弓形虫等寄生虫对癌症存在促进或抑制的作用[3-4]。目前学术界认为寄生虫感染致癌的主要机制包括慢性炎症导致宿主免疫系统的调节失衡、细胞内通讯的抑制、细胞增殖 - 抗增殖途径的破坏、基因组不稳定性和恶性干细胞的产生等。

二、血吸虫感染炎症致癌机制

1. 日本血吸虫感染炎症致癌机制

日本血吸虫成虫寄生在人体肠系膜静脉内，虫卵可随肠系膜静脉系统沉积在人体肝脏和胃肠道内，导致肝组织纤维化和肠黏膜坏死脱落。有证据表明，日本血吸虫感染与大肠癌和肝癌的发生相关，日本血吸虫被 IARC 归为 II B 类致癌生物，即日本血吸虫感染可能引起人类致癌[5]。与非日本血吸虫感染性直肠癌相比，日本血吸虫感染炎症诱发的血吸虫性直肠癌病例中精氨酸错义突变发生率更高，其衍生物可能参与宿主基因组不稳定性的诱导[6]。日本血吸虫感染期间引起宿主的慢性炎症导致包括 *p53* 与 *Rb* 基因突变、NF-κB 的错误调节、Jak/Stat 信号通路的激活等，可能会引起体细胞突变或致癌基因的激活[7]。血吸虫分泌的炎性代谢物和衍生物可能会诱导宿主微环境中产生氧化应激等代谢反应，这些代谢反应会破坏宿主上皮细胞染色体 DNA。并且在血吸虫寄生期间，宿主伤口的物理损伤与修复过程也会增加细胞的转化和增殖，这一过程也与 DNA 损伤相关[8]。

2. 埃及血吸虫感染炎症致癌机制

埃及血吸虫成虫寄生在人体膀胱静脉中，虫卵可沉积在膀胱壁内，导致膀胱黏膜产生肉芽肿及纤维化等病理过程。已有大量研究表明埃及血吸虫感染与膀胱癌的发生密切相关，被 IARC 列为 Ⅰ 类致癌生物。流行病学研究发现在埃及血吸虫病流行地区，膀胱癌以鳞状细胞癌为主，该类患者的肿瘤组织中埃及血吸虫虫卵检测大部分呈阳性[9]。埃及血吸虫代谢产物和虫卵会对宿主产生的慢性炎性刺激，是诱导膀胱癌变的重要因素[10]。被埃及血吸虫感染的小鼠模型显示埃及血吸虫虫卵可导致小鼠膀胱上皮细胞产生非典型增生，该病理表现被认为是膀胱癌的癌前病变[11]。虫体及虫卵引起的膀胱上皮细胞损伤、慢性炎症过程和氧化应激反应在膀胱癌的发生中发挥了重要作用。埃及血吸虫虫卵引起的慢性炎症反应会诱导膀胱壁纤维化，导致膀胱上皮细胞增殖、增生和化生，最终癌变。对埃及血吸虫感染阳性膀胱癌患者的尿液进行液相色谱 - 质谱分析发现，该类患者尿液中雌激素代谢产物和鸟嘌呤衍生物的氧化产物含量明显升高，这些物质含量的升高也被认为是膀胱癌重要的诱导因素[12]。脱氧鸟苷是 DNA 损伤后产生的重要产物，脱氧鸟苷含量升高表明埃及血吸虫感染炎症引起的氧化应激过程导致了宿主大量的 DNA 损伤。另外，$p53$、RB、$EGRF$ 及 $ERBB2$ 等基因突变也在膀胱癌的发生中发挥了重要作用[13]。

3. 曼氏血吸虫感染炎症致癌机制

曼氏血吸虫寄生史与日本血吸虫类似，流行病学研究表明曼氏血吸虫感染与肝癌、结肠癌、前列腺癌、膀胱癌等肿瘤的发生相关。曼氏血吸虫感染导致的慢性炎症可产生独特的抗体来调节免疫应答，特别是在人体肠道寄生期间，通过抑制细胞介导的免疫应答反应导致人体肝脾大，引起癌变。并且曼氏血吸虫虫卵抗原可有效地修饰 T 辅助细胞亚群，导致体细胞突变[14]。曼氏血吸虫感染性肠炎与多中心结直肠癌的早期发作相关，该类患者中肿瘤蛋白 53 表达的改变表明曼氏血吸虫感染可通过靶向基因的突变或激活来诱导癌变，其中包括 $p53$、$Bcl-2$ 和 $C-Myc$ 等多种癌基因。

三、华支睾吸虫及麝后睾吸虫感染炎症的致癌机制

1. 华支睾吸虫感染炎症的致癌机制

华支睾吸虫在人体胆管内寄生，被 IARC 列为 Ⅰ 类高风险致癌生物，可通过虫体对胆道系统长期的慢性炎症刺激、寄生虫代谢产物和物理损伤等方式诱发胆管癌。感染华支睾吸虫后，长期的慢性炎症刺激可引起胆管上皮细胞损伤、增生并形成鳞状上皮化生和黏液腺增生，进而导致肝脏纤维化[15]。国外的一项随机病例对照研究表明，华支睾吸虫感染与发生胆管癌风险的增加显著相关（OR＝7.3，95%CI＝3.96～13.3）[16]。虫体对胆管上皮的炎性刺激可诱导强烈的 Th2 相关炎症，华支睾吸虫的炎性分泌物能促进胆管癌细胞的聚集并促使癌细胞侵入邻近的细胞外基质[17]。这些炎性物质还可诱导胆管上皮细胞产生及表达多种脂质与过氧化物，如 4- 羟基 -2- 壬烯醛、环氧合酶 -2、5- 脂氧合酶、脱氧鸟苷和炎性细胞因子（TNF-α、ILβ-1 和 IL-6）等，这些物质的产生表明华支睾吸虫的分泌物具有强免疫原性，可诱导强烈的代谢性氧化应激反应，这些因素在华支睾吸虫感染诱导胆管癌的产生中发挥了重要作用[18]。

2. 麝后睾吸虫感染炎症的致癌机制

麝后睾吸虫寄生史与华支睾吸虫类似，东南亚地区麝后睾吸虫的高度流行与胆管癌的高发病率相关[19]，被 IARC 列为 Ⅰ 类高风险致癌生物。麝后睾吸虫虫体可刺激宿主产生炎性细胞因子，诱导细胞增殖和 IL-6 高表达，IL-6 水平的增高增加了致癌风险[20]。虫体导致的慢性炎症可引起 PI3K/AKT 和 Wnt/β-catenin 信号通路上调，这些信号通路与肿瘤的发生密切相关。蛋白质组学研究发现，在麝后睾吸虫感染期，14-3-3eta 蛋白的表达被上调，14-3-3eta 蛋白调控机制的紊乱被认为是肿瘤发

生的重要因素。在基因组水平上，麝后睾吸虫感染炎症可以诱导抑癌基因 *SMAD4* 与 *p53* 突变，直接影响相关的细胞信号传导途径，参与肿瘤的发生[21]。并且有研究发现宿主感染麝后睾吸虫后胆道中幽门螺杆菌的感染也明显增加，这种共同感染加剧了胆汁微环境中的炎性反应，增加了胆道肿瘤的发生率[22]。

四、疟原虫感染炎症的致癌机制

1. 疟原虫感染炎症致癌机制

疟原虫本身未被归类为致癌生物，但南非地区的地方性 Brukitt 淋巴瘤与恶性疟原虫的流行高度相关[23]。大量的流行病学研究表明，宿主遗传因素和 EBV、恶性疟原虫、HIV 等感染在 Brukitt 淋巴瘤的发生中发挥协同作用，并且恶性疟原虫感染与 B 细胞的相互作用被认为是淋巴瘤发生的关键因素。感染了恶性疟原虫的红细胞（infected red cells，iRBC）通过恶性疟原虫毒性蛋白直接黏附并激活被 EBV 感染的 B 细胞，导致 B 细胞快速增殖并削弱了其在疟疾中的免疫作用，并且恶性疟原虫虫体对宿主的炎性刺激会诱导 B 细胞表达不同的活化分子并使其分化为浆细胞，增加了 IgM 抗体和细胞因子的分泌。B 细胞在淋巴结生发中心的高表达激活了诱导型胞甘脱氨酶（activation-induced cytidine deaminase，AID），AID 有助于激活致癌基因，诱导免疫球蛋白基因和致癌基因 *c-Myc* DAN 链断裂，使 *c-Myc* 和 *IgH* 易位，这些因素导致基因组不稳定，最终使 B 细胞发生癌变[24]。AID 在恶性疟原虫感染相关性淋巴瘤的发生中发挥了核心作用，恶性疟原虫感染通过激活生发中心 B 细胞中 AID 的高表达来改变淋巴瘤表型，使其趋向成熟。

2. 克氏锥虫感染炎症致癌机制

有病例报道指出克氏锥虫感染可能与胃肠道和妇科肿瘤的发生相关，主要致癌机制为克氏锥虫感染导致的慢性炎症可能诱导宿主体细胞突变和基因组不稳定从而致癌。有研究发现约 60% 克氏锥虫感染患者的 7、11 和 17 号染色体为非整倍性，约 54.5% 患者的抑癌基因 *p53* 缺失，这些因素导致了肿瘤的发生[25]。也有学者认为克氏锥虫感染导致的慢性炎症刺激可能会引起胃食管反流症，增加食管肿瘤发生的概率。

参 考 文 献

［1］陈颖丹, 周长海, 朱慧慧, 等. 2015 年全国人体重点寄生虫病现状调查分析 [J]. 中国寄生虫学与寄生虫病杂志, 2020, 38 (1): 5-16.

［2］BRAY F, FERLAY J, SOERJOMATARAM I, et al. Global cancer statistics 2018: globocan estimates of incidence and mortality worldwide for 36 cancers in 185 countries [J]. CA Cancer J Clin, 2018, 68 (6): 394-424.

［3］IARC Working Group on the Evaluation of Carcinogenic Risks to Humans. A review of human carcinogens [J]. IARC Monogr Eval Carcinog Risks Hum, 2012, 100 (Pt B): 1-441.

［4］BOUVARD V, BAAN R, STRAIF K, et al. A review of human carcinogens: biological agents [J]. Lancet Oncol, 2009, 10 (4): 321-322.

［5］王小溪, 何兴, 潘卫庆. 寄生虫感染与癌症 [J]. 中国热带医学, 2019, 19 (4): 392-395.

［6］VAN TONG H, BRINDLEY P J, MEYER C G, et al. Parasite infection, carcinogenesis and human malignancy [J]. EBio Medicine, 2017, 15: 12-23.

［7］BRINDLEY P J, DA COSTA J M, SRIPA B. Why does infection with some helminths cause cancer? [J]. Trends Cancer, 2015, 1 (3): 174-182.

［8］CHEN M G. Assessment of morbidity due to *Schistosoma japonicum* infection in China [J]. Infect Dis Poverty, 2014, 3 (1): 6.

［9］HONEYCUTT J, HAMMAM O, FU C L, et al. Controversies and challenges in research on urogenital schistosomiasis-associated bladder cancer [J]. Trends Parasitol, 2014, 30 (7): 324-332.

［10］ FU C L, ODEGAARD J I, HERBERT D R, et al. A novel mouse model of Schistosoma haematobium egg-induced immunopathology [J]. PLoS Pathog, 2012, 8 (3): e1002605.

［11］ GOUVEIA M J, SANTOS J, BRINDLEY P J, et al. Estrogen-like metabolites and DNA-adducts in urogenital schistosomiasis-associated bladder cancer [J]. Cancer Lett, 2015, 359 (2): 226-232.

［12］ ABD EL-AAL A A, BAYOUMY I R, BASYONI M M, et al. Genomic instability in complicated and uncomplicated Egyptian schistosomiasis haematobium patients [J]. Mol Cytogenet, 2015, 8 (1): 1.

［13］ VENNERVALD B J, POLMAN K. Helminths and malignancy [J]. Parasite Immunol, 2009, 31 (11): 686-696.

［14］ RODERFELD M, PADEM S, LICHTENBERGER J, et al. Schistosoma mansoni egg-secreted antigens activate hepatocellular carcinoma-associated transcription factors c-jun and STAT3 in hamster and human hepatocytes [J]. Hepatology, 2020, 72 (2): 626-641.

［15］ 刘红山, 廖锦元. 华支睾吸虫病的影像学研究进展 [J]. 新发传染病电子杂志, 2017, 2 (2): 108-111.

［16］ WON J, JU J W, KIM S M, et al. Clonorchis sinensis infestation promotes three-dimensional aggregation and invasion of cholangiocarcinoma cells [J]. PLoS One, 2014, 9 (10): e110705.

［17］ MAENG S, LEE H W, BASHIR Q, et al. Oxidative stress-mediated mouse liver lesions caused by clonorchis sinensis infection [J]. Int J Parasitol, 2016, 46 (3): 195-204.

［18］ KHUNTIKEO N, LOILOME W, THINKHAMROP B, et al. A comprehensive public health conceptual framework and strategy to effectively combat cholangiocarcinoma in thailand [J]. PLoS Negl Trop Dis, 2016, 10 (1): e4293.

［19］ OGORODOVA L M, FEDOROVA O S, SRIPA B, et al. Opisthorchiasis: an overlooked danger [J]. PLoS Negl Trop Dis, 2015, 9 (4): e3563.

［20］ JUSAKUL A, KONGPETCH S, TEH B T. Genetics of opisthorchis viverrini-related cholangiocarcinoma [J]. Curr Opin Gastroenterol, 2015, 31 (3): 258-263.

［21］ BOONYANUGOMOL W, CHOMVARIN C, SRIPA B, et al. *Helicobacter pylori* in Thai patients with cholangiocarcinoma and its association with biliary inflammation and proliferation [J]. HPB (Oxford), 2012, 14 (3): 177-184.

［22］ E-M MOLYNEUX, ROCHFORD R, GRIFFIN B, et al. Burkitt's lymphoma [J]. Lancet, 2012, 379 (9822): 1234-1244.

［23］ 张文萍, 张仲明, 张秋萍, 等. EBV 感染与外周血异型淋巴细胞的关系 [J]. 中国热带医学, 2015, 15 (8): 981-983.

［24］ WILMORE J R, ASITO A S, WEI C, et al. AID expression in peripheral blood of children living in a malaria holoendemic region is associated with changes in B cell subsets and Epstein-Barr virus [J]. Int J Cancer, 2015, 136 (6): 1371-1380.

［25］ ROBBIANI D F, DEROUBAIX S, FELDHAHN N, et al. Plasmodium infection promotes genomic instability and AID-dependent B cell lymphoma [J]. Cell, 2015, 162 (4): 727-737.

（王宇喆　唐作华）

第二节　血吸虫感染炎症相关肿瘤

一、日本血吸虫感染炎症相关肿瘤

（一）日本血吸虫感染炎症相关肿瘤流行病学

日本血吸虫病是一种在东南亚地区相当普遍的传染病, 它影响到全球 2 亿多人, 7 亿多人生活在有利于日本血吸虫传播的环境下[1]。截至 2017 年年底, 中国共有 12 个日本血吸虫病流行省（自治区、直辖市）、450 个日本血吸虫病流行县（市、区）, 患者数约为 37 601 例。研究表明, 在流行地区日本血吸虫感染可能与膀胱癌、胃癌、肝癌和结直肠癌几种人类恶性肿瘤的发生有关[2]。然而, 虽然有研究显示, 日本血吸虫病可促进肿瘤发生发展, 但也有学者质疑日本血吸虫病和肿瘤之间是否存在关联。目前日本血吸虫感染仅与结直肠癌之间联系的结论较为明确。

结直肠癌是世界上第三大最常见的癌症和第四大癌症死亡原因，占新诊断癌症病例总数的近10%，占癌症死亡总数的 8.5%。在我国东部省份，日本血吸虫病流行分布与结直肠癌分布、发病率和死亡率之间存在很强的相关性[3]。研究显示，即使在调整饮食因素后，日本血吸虫病和结直肠癌的死亡率也有显著的相关性[4]。一项病例对照研究表明，日本血吸虫感染的患者患结直肠癌的风险增加，OR 为 4.5。而非日本血吸虫感染的人群中，患结直肠癌的风险没有显著增加[4]。此外，患结直肠癌的相对风险随着接触日本血吸虫感染的持续时间而增加[5]。一项病例对照研究结果显示，慢性日本血吸虫病患者患结直肠癌的风险是没有感染血吸虫患者的 3 倍以上。此外，有研究报道，24% 的结直肠癌病例归因于长期的日本血吸虫感染[6]。

（二）日本血吸虫感染炎症相关性结直肠癌临床概述

有研究在对 1898～1974 年间的文献回顾中，对 276 例日本血吸虫病与结直肠癌的病例进行了分析。结果表明，日本血吸虫感染炎症相关性结直肠癌（*Schistosoma japonicum* associated colorectal cancer，SACC）与普通结直肠癌在年龄范围、性别比和组织病理学表现上存在显著差异[7]。Chen 等在他们对 90 例 SACC 的研究中报道了类似的发现，并提出日本血吸虫结肠炎在其晚期阶段是一种癌前病变，常导致结直肠癌[8]。

在世界范围内，散发性结直肠癌的发病率高峰发生在 60～70 岁人群，只有 2%～8% 的结直肠癌病例发生在 40 岁以下的人群。相反，可能是由于儿童早期环境暴露于日本血吸虫感染的环境，SACC 明显发生在年龄较小的日本血吸虫感染人群，其结直肠癌最大发生年龄比普通结直肠癌人群早6～16 岁，超过半数的 SACC 患者在确诊时年龄小于 40 岁[9]。在 SACC 患者中，男性和女性比例为（1.4～3.0）：1，高于非 SACC。该结果可以归因于这样一个事实，即男性在农业活动期间更容易通过接触感染尾蚴的水，而感染日本血吸虫。

（三）日本血吸虫感染炎症相关性结直肠癌病理和分子机制

日本血吸虫感染炎症主要是由于宿主对沉积虫卵的反应，这些虫卵通常成簇的聚集在结直肠肠壁中，并在结肠直肠黏膜和黏膜下层引起严重的局灶性炎症反应，导致炎性细胞浸润、微小的黏膜溃疡、微脓肿和肉芽肿形成。虫卵产生持续的刺激，最终导致纤维化、黏膜增生、息肉和假性息肉等疾病的发生[10]。Chen 等研究了日本血吸虫性结肠炎向癌症发展的转变，他们对 289 例 SACC 患者的结肠标本进行研究，发现肿瘤附近的肠黏膜存在慢性的炎性溃疡，与日本血吸虫引起的肠黏膜病变存在密切的相似性。通过对上述两者病变的比较，他们提出假性息肉、多发肠黏膜溃疡和异位增生的黏膜下腺，属于 SACC 的癌前病变[11]。一般情况下，SACC 发生在有日本血吸虫病病史 10 年或 10 年以上合并结直肠日本血吸虫病的患者中。结直肠日本血吸虫病患者的结直肠癌患病率在 6.3%～37.1%，主要是腺癌，并处于不同的分化阶段。其中 70%～80% 的 SACC 位于直肠与乙状结肠交接处，高于报告的无血吸虫病的直肠癌的发病部位（40%～65%）[7]。

SACC 的确切致病机制不明。目前对日本血吸虫病在结直肠肿瘤发生中可能的作用有以下几种解释：存在内源性致癌物，慢性免疫调节导致免疫监视受损，其他感染因素的共同作用，以及存在血吸虫毒素[12]。血吸虫相关性结直肠癌的分子特征在一定程度上不同于结肠炎所致的癌症，这意味着除了炎症以外的因素参与了致癌过程。虽然这些因素可能相互作用，最终导致癌变，慢性炎症起着核心作用。日本血吸虫抗原引起的慢性炎症反应提供了必要的增殖刺激，以促进癌症的发生发展[11]。然而，上皮细胞过渡增殖并不足以引起癌症，炎症细胞在日本血吸虫感染过程中产生的活性氧和活性氮和促炎性细胞因子，会导致基因组的不稳定性和癌基因 / 抑癌基因失调，最终导致肿瘤的发生。另一个可能在 SACC 发生中起主要作用的因素是肠道细菌感染的存在。临床和实验研究结果显示，肠杆菌科的各种菌株都与日本血吸虫感染有关，日本血吸虫感染通过诱导免疫抑制而使细菌具有生存优势。其中一些细菌通过多种途径促进结直肠癌的发生，如活性氧中间体的产生、T 细胞功能失调等[13]。日本血吸虫可溶性虫卵抗原可能存在直接致突变作用。研究发现日本血吸虫可溶性虫卵抗原具有微弱但显著的促进肿瘤的活性作用[14]。另有研究显示，NO，TGF-β R Ⅱ 和胰岛素样生长因子Ⅱ型受体（IGF-ⅡR）与 p53、Bcl-2 和 C-Myc 等基因突变在 SACC 的发生中起到一定的作用[15]。

（四）结直肠癌分期

准确的肿瘤临床分期是指导治疗、判断预后以及学术交流的基础。2017 年 12 月 18 日，在成都召开的"第 14 届全国大肠癌学术会议"上，经 4 轮闭门会议深入讨论，多次函审广泛征求意见，在 2015 年中国结直肠癌诊疗规范的基础上做出修订，发布了《中国结直肠癌诊疗规范（2017 版）》，新的中国结直肠癌分期与 AJCC 分期（第 8 版）基本保持一致，见表 5-2-1。

表 5-2-1　《中国结直肠癌诊疗规范（2017 版）》/AJCC 结直肠癌分期（第 8 版）

分期		具体描述
T		原发肿瘤
	T_x	原发肿瘤无法评价
	T_0	无原发肿瘤证据
	Tis	原位癌：黏膜内癌（侵犯固有层，未浸透黏膜肌层）
	T_1	肿瘤侵犯黏膜下层（浸透黏膜肌层，但未侵入固有肌层）
	T_2	肿瘤侵犯固有肌层
	T_3	肿瘤穿透固有肌层未穿透腹膜脏层到达结直肠旁组织
	T_4	肿瘤侵犯腹膜脏层或侵犯或粘连于邻近器官或结构
	T_{4a}	肿瘤穿透腹膜脏层（包括大体肠管通过肿瘤穿孔和肿瘤通过炎性区域连续浸润腹膜脏层表面）
	T_{4b}	肿瘤直接侵犯或粘连于其他器官或结构
N		区域淋巴结
	N_x	区域淋巴结无法评价
	N_0	无区域淋巴结转移
	N_1	1～3 枚区域淋巴结转移（淋巴结内肿瘤最大直径≥0.2 mm），或存在任何数量的肿瘤结节并且所有可辨识的淋巴结无转移
	N_{1a}	1 枚区域淋巴结转移
	N_{1b}	2～3 枚区域淋巴结转移
	N_{1c}	无区域淋巴结转移，但有肿瘤结节存在于浆膜下、肠系膜或无腹膜覆盖的结肠旁，或直肠旁及直肠系膜组织
	N_2	4 枚以上区域淋巴结转移
	N_{2a}	4～6 枚区域淋巴结转移
	N_{2b}	7 枚及以上区域淋巴结转移
M		远处转移
	M_0	无远处转移
	M_1	转移至一个或更多远处部位或器官，或腹膜转移被证实
	M_{1a}	转移至一个部位或器官，无腹膜转移
	M_{1b}	转移至两个或更多部位或器官，无腹膜转移
	M_{1c}	仅转移至腹膜表面或伴其他部位或器官的转移

（五）影像学表现

《中国结直肠癌诊疗规范（2017 版）》推荐 MRI 作为直肠癌常规检查项目。对于局部进展期直肠癌患者，需在新辅助治疗前后分别行基线 MRI 检查，以评价新辅助治疗的效果。如无禁忌，建议直肠癌行 MRI 扫描前肌注山莨菪碱抑制肠蠕动；建议行非脂肪抑制、小视野轴位高分辨 T_2WI 扫描；推荐行磁共振弥散加权成像扫描，尤其是新辅助治疗后的直肠癌患者；对于有 MRI 禁忌证的患者，可行 CT 增强扫描。推荐气钡双重 X 线造影作为筛查及诊断结直肠癌的方法，但不能用于结直肠癌分期。疑有结肠或直肠梗阻的患者应当谨慎选择。推荐直肠腔内超声用于早期直肠癌（T_2 期及以下）分期。推荐行胸部＋全腹＋盆腔 CT 增强扫描，用于以下几个方面：①进行结肠癌 TNM 分期；②随访中筛查结直肠癌吻合口复发及远处转移；③判断结肠癌原发灶及转移瘤新辅助治疗、转化治疗、姑息治疗的效果；④阐明钡剂灌肠或内镜发现的肠壁内和外在性压迫性病变的内部结构，明确其性质；⑤有 MRI 禁忌证的直肠癌患者；但 CT 评价直肠系膜筋膜的价值有限，尤其是低位直肠癌。不推荐常规使用 PET/CT，但对于病情复杂、常规检查无法明确诊断的患者可作为有效的辅助检查手段，术前检查提示为Ⅲ期以上的结直肠癌，推荐使用。不推荐排泄性尿路造影作为术前常规检查，仅适用于肿瘤较大，且可能侵及尿路的患者[16]。

1. CT

日本血吸虫卵可导致黏膜异常增殖和肠壁纤维化，日本血吸虫相关性结直肠癌在 CT 上表现为肠壁广泛均匀增厚（0.3～1.2 cm），这是长期虫卵沉积引起的慢性炎症改变的反应。CT 上肠壁可见线状和电车状钙化，钙化为 2～18 mm 厚，边缘清晰，并可见肠壁全层钙化，病理示肠壁黏膜下层、壁内和壁下有大量钙化的血吸虫卵。部分患者可见局灶性结节性增厚伴钙化，病理表现为纤维性肉芽肿。部分患者可见明显的肠壁增厚，周围组织因急性感染而发生渗出性改变，可能与急性感染有关，增强后肠壁呈两层强化，外层为充血水肿的肠壁，可伴有出血代表，内层为炎性水肿的肠黏膜，CT 可显示腹部淋巴结转移见图 5-2-1[17]。

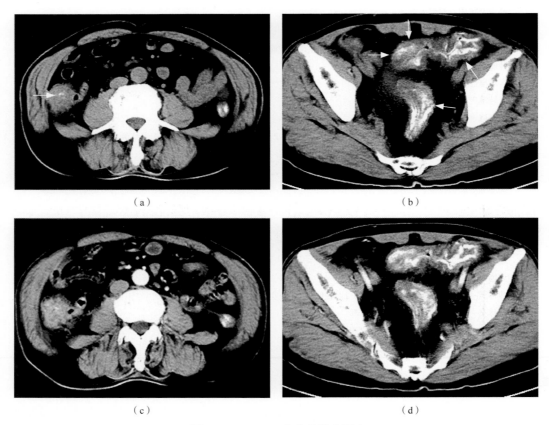

(a)　　　　　　　　　　　　　　　　　　(b)

(c)　　　　　　　　　　　　　　　　　　(d)

图 5-2-1　SACC 多节段结直肠癌

（a）（b）CT 平扫显示近段升结肠壁和直肠肠壁不规则增厚，肿瘤内可见点状、线性和片状钙化，肿瘤边缘模糊，升结肠壁浆膜面模糊（白箭头）；（c）～（f）CT 增强延迟期显示肿瘤的病灶呈明显强化；（g）病理示结直肠腺癌，肿瘤旁可见钙化的日本血吸虫虫卵（黑箭头）HE 染色 ×100；（h）病理示结直肠腺癌伴不典型增生和钙化，肿瘤旁可见钙化的日本血吸虫虫卵（黑箭头）HE 染色 ×100[19]。

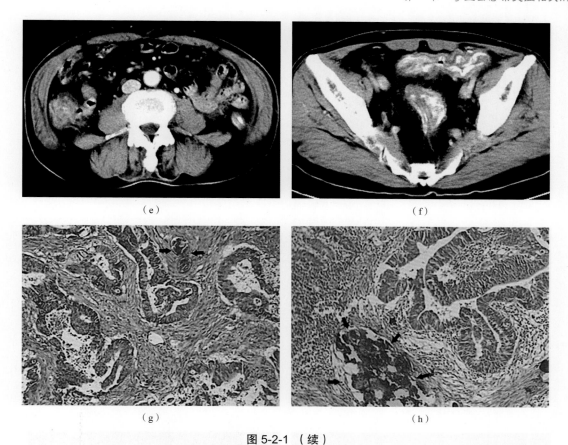

（e）　　　　　　　　　　　　　　　（f）

（g）　　　　　　　　　　　　　　　（h）

图 5-2-1 （续）

2. MRI

SACC 在结直肠 MRI 上表现为肠壁不规则增厚，范围广泛。肿瘤呈突出、菜花样或不规则形状。T_2WI 显示肿瘤附近结直肠肠周脂肪间隙不清，浆膜表面粗糙。CT 平扫可显示肠壁存在线性、斑点和小片状钙化，在 MRI 各序列上表现为低信号，对标本的病理研究显示为沉积的虫卵。SACC 在增强早期强化明显，提示这些 SACC 具有丰富的血液供应。在增厚的肠壁或肿瘤内可见片状低密度病变，增强后更明显，提示坏死或液化改变。MRI 可显示腹部淋巴结转移，见图 5-2-2。

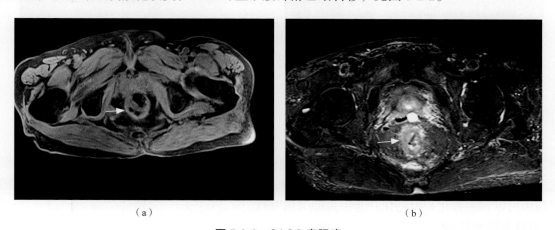

（a）　　　　　　　　　　　　　　　（b）

图 5-2-2　SACC 直肠癌

MRI：（a）T_1WI 显示直肠肠壁不规则增厚，内见点状低信号；（b）T_2WI 显示直肿瘤呈稍高信号，内见点状低信号；（c）（d）DWI 显示肿瘤呈稍高信号，ADC 图上肿瘤呈低信号；（e）（f）增强后肿瘤可见明显强化，T_1WI 所见点状低信号处无明显强化；（g）同一患者 CT 平扫示直肠肠壁不规则增厚，肿瘤内部可见点状高密度，为钙化的日本血吸虫虫卵；（h）肠镜示距肛门 5 cm 处，菜花状肿块突向肠腔内，表面糜烂坏死（白箭头）。

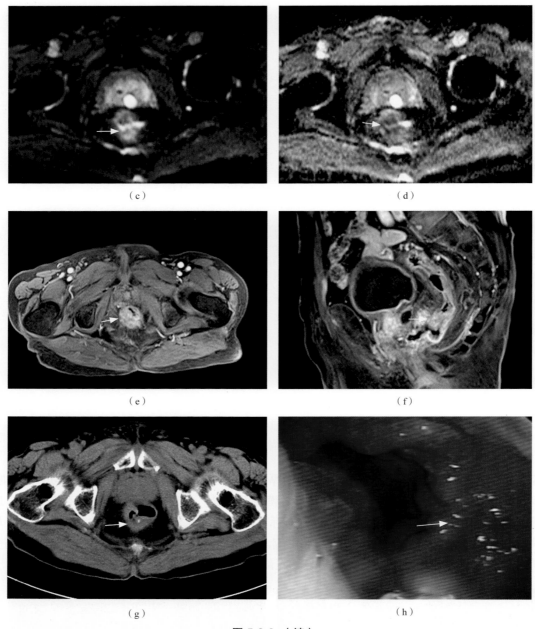

图 5-2-2 （续）

（六）鉴别诊断

1. 原发性结直肠癌

原发性结直肠癌（非 SACC 相关性结肠癌）患者没有血吸虫感染史或肠道钙化性虫卵沉积的表现。大多数原发性结直肠癌在 CT 图像上是孤立的，只有极少数肿瘤呈多节段发生。原发性黏液腺癌型结直肠癌可以看到钙化，但钙化并非由虫卵沉积所致。

2. 慢性血吸虫肠病

慢性肠血吸虫病患者肠壁均匀增厚，肠壁呈线性或电车状钙化，边缘清晰。而 SACC 患者肠壁不规则增厚，伴有肿块形成，肿瘤可见不同形态的钙化，大部分边缘不清楚，增强后肿瘤呈明显强化，以资鉴别。

二、埃及血吸虫感染炎症相关膀胱癌

（一）埃及血吸虫病概述

血吸虫病是常见的地方性疾病之一，咳嗽、胸痛、痰中带血、发热等均属于该病的典型症状，血吸虫病不仅病程长，且反复发作[18]。血吸虫病早期症状表现不明显，需要借助血清学指标进行诊断，根据当前临床研究，血吸虫病感染早期通过 CAg、CAb 检测具有明显诊断优势。可明确不同血吸虫病流行区人群循环抗原和抗体检测结果，进而为血吸虫病的诊治提供依据。

寄生人体的血吸虫主要有埃及血吸虫、日本血吸虫、曼氏血吸虫、间插血吸虫和湄公血吸虫，我国仅流行日本血吸虫病[18]。但随着我国与非洲国家的合作进一步加深，埃及血吸虫病病例数逐年增长。截至 2017 年，我国共报告了 384 例境外血吸虫病病例，其中 292 例（占 76.04%）为埃及血吸虫病病例[19]。

埃及血吸虫病（*Schistosomiasis haematobia*）是由埃及血吸虫寄生在膀胱静脉和盆腔静脉丛所引起的，是唯一感染泌尿生殖系统的血吸虫。临床上有终末血尿、膀胱刺激、尿路梗阻等症状，多在感染后 3 个月内出现。人是主要的传染源，传播途径是人尿、粪中的虫卵污染水源，接触疫水后传播。早期症状是无痛性的终末血尿，持续数月或者数年，以后逐渐出现尿频、尿急等症状，继而可出现排尿困难[20]。埃及血吸虫感染与膀胱鳞状细胞癌的发生关系密切[21-22]，因此，WHO 国际癌症研究机构（International Agency for Research on Cancer，IACR）将其定为 Ⅰ 级生物致癌物（有充分的证据证明对人类有致癌作用）[23]。膀胱三角区肌肉如因虫卵肉芽肿损害导致纤维化，使整个膀胱呈挛缩状态而致输尿管口梗阻，并引起肾积水。膀胱镜检查可见膀胱壁上有大量的虫卵、肉芽肿产生的瘀斑、黏膜增生性炎症。男性患者可并发前列腺炎，精液中可找到虫卵，而检查前列腺质地较硬，易误诊为前列腺癌。

（二）埃及血吸虫感染炎症相关膀胱癌的致病机制

埃及血吸虫成虫主要寄生于膀胱静脉丛、直肠小静脉丛，产生的虫卵破入膀胱，随尿液排出，大部分虫卵沉积在膀胱、输尿管口，逐渐死亡、钙化，造成实质性组织损伤，并诱导免疫反应，形成肉芽肿炎症和纤维化改变，最终导致血尿、尿贫、排尿困难、肾积水，严重者可发生肾衰竭。通常于膀胱三角区和基底部形成黏膜下肉芽肿，导致炎性斑块和血尿，严重时可能会形成密集的钙化，钙化的程度和虫卵沉积的数量大致相关。

严重的纤维化累及输尿管远端，导致其轮廓参差不齐，内部呈串珠状，弹性减弱，随着病情进展，导致输尿管狭窄。慢性的尿路刺激引发膀胱黏膜内的炎症反应，引起膀胱壁的鳞状上皮化生，可发展为膀胱鳞状细胞癌，尤其以膀胱颈和膀胱三角区为著[24]。慢性血吸虫流行地区，膀胱鳞状细胞癌患者的年龄普遍偏小，男性发病率是女性的 5 倍。血吸虫合并膀胱鳞状细胞癌的总体预后较差，2/3 的肿瘤分化不良，可能是因为膀胱癌的症状与先前尿路血吸虫的症状相似[25]。

肾脏不是埃及血吸虫的主要靶点，当发生输尿管梗阻和膀胱输尿管返流时，肾脏可能受到影响。在埃及血吸虫的流行地区，在尸检中发现前列腺和精囊的血吸虫感染率高达 58%[26]。

（三）埃及血吸虫感染炎症相关膀胱癌的临床表现

埃及血吸虫病急性期表现常不明显，随着感染的发生及血吸虫开始产卵，症状逐渐显现，血尿是泌尿生殖系统血吸虫病的第一个症状，通常在感染后 10～12 周出现[27]。65% 的病例有输尿管受累[28]，壁内段最常受累。随着病情的进展，可演变为膀胱及输尿管纤维化及钙化，导致肾盂及输尿管积水及合并细菌感染，严重者可并发膀胱癌。在埃及血吸虫病严重流行区，膀胱癌发病率显著高于非流行区。血吸虫相关膀胱癌多见于 50 岁以下患者，男性居多，男性∶女性＝6∶1。鳞状细胞癌是主要的细胞类型，占 59%～81%[29]。

（四）埃及血吸虫感染炎症相关膀胱癌的影像学表现

在全面的临床病史询问、体检和膀胱镜检查的基础上，B 超和 CT 被用来诊断埃及血吸虫感染及引起的一系列病理变化。B 超是膀胱肿瘤的首选检查方法，该检查能准确判断膀胱肿瘤的位置、大小、形态、数目及大致分期；CT 和 MRI 检查是膀胱肿瘤重要像检查手段和诊断依据，能显示膀胱壁及肿瘤周围组织、器官的情况，并观察有无盆腔及腹膜后淋巴结转移等，对临床分期及治疗方案的选择具有重要的指导意义。对于有埃及血吸虫病史的患者，目前尚无明确的影像学随访方案。如果目的是诊断早期输尿管受累，可以在最初几年进行一年 2 次的超声检查，如果在随访期间出现血尿或下尿路症状，膀胱镜检查可帮助排除膀胱鳞状细胞癌。

1. B 超

50 多年来，超声一直是评估血吸虫感染的关键方法[30]。超声检查能提供血吸虫感染病理变化的直接图像，因为无创、无辐射、价格相对较低且操作相对简单，受到人们的广泛接受及应用。超声能显示膀胱壁不均匀增厚和膀胱钙化。当输尿管受累时，还可以表现为上游输尿管积水、扩张。重复的超声检查可以检测血吸虫的治疗效果，还可以用来长期随访排除膀胱的恶行肿瘤。

2. 排泄性尿路造影

排尿膀胱尿道造影是检测膀胱输尿管反流、局灶性膀胱壁增厚、尿路大息肉样病变、输尿管积水和肾积水的首选检查方法[31]。尿路造影最早可见的改变是输尿管远端持续充盈，其次是输尿管远端扩张。早期输尿管扩张是由输尿管功能障碍引起的，通常是单侧的，从轻到重不等。在晚期，组织愈合引起的输尿管纤维化可导致输尿管狭窄。80% 以上的早期输尿管狭窄累及输尿管的壁内段；第二个最常见的位置是输尿管开口上方 2～5 cm。随着纤维化的进展，整个输尿管都可能受累，并伴有多处狭窄。

3. CT

在埃及血吸虫病的早期阶段，可以观察到细小的输尿管钙化，晚期输尿管全程都钙化。膀胱壁不规则增厚和钙化，钙化可环绕膀胱或仅影响膀胱的一部分，钙化可能在一侧比另一侧更明显，或在基底部更明显。本病具有诊断意义的钙化形态为：膀胱壁环状、弧线状钙化，即蛋壳样钙化[8]。膀胱鳞状细胞癌的影像表现没有特异性，表现为膀胱壁单个结节状肿块影，也可呈弥漫性或局限性膀胱壁增厚，增强扫描可见强化。

4. MRI

MRI 是评估尿路形态特征的首选方法，但对输尿管和膀胱的钙化不敏感。当合并膀胱癌时，MRI 能更加准确的检出膀胱壁的浸润深度，是否存在壁外侵犯和淋巴结转移的情况。

（五）鉴别诊断

（1）结核性膀胱炎：膀胱壁不规则增厚伴钙化，膀胱挛缩，可同时累积肾及输尿管。多有肺结核等病史。

（2）嗜酸性膀胱炎：临床表现为血尿、尿急尿频、尿痛和排尿困难。输尿管多发狭窄与扩张呈不规则串珠样，输尿管僵硬、缩短，肾盂扩张积水。CT 表现为膀胱壁局限性或弥漫性不均匀增厚，增强扫描呈渐进性强化。弧形或蛋壳样钙化少见。

（3）腺性膀胱炎（cystitis glandular，CG）：表现为尿频、尿急、尿痛等尿路刺激症状，伴肉眼或镜下血尿，女性多见。这为良性的膀胱黏膜上皮反应性化生及增生性疾病，表现为膀胱壁结节型和弥漫型增厚，亦可出现蛋壳样钙化，影像表现与膀胱癌类似，尤其是不典型腺性膀胱炎与膀胱癌的鉴别诊断非常困难。CT 平扫表现为膀胱壁局限性不规则增厚，或呈结节灶、扁丘状突向腔内的软组织密度影，可有囊性改变。病变广泛者可见膀胱壁弥漫性增厚，膀胱略缩小，增强扫描病变无或仅有轻度强化。MRI T$_1$WI 病变为等信号或低信号，MRI T$_2$WI 病变为稍高信号，部分可见囊变，增强扫描示病变轻度强化。

参 考 文 献

［1］ GRYSEELS B, POLMAN K, CLERINX J, et al. Human schistosomiasis [J]. LANCET, 2006; 368 (9541): 1106-1118.

［2］ YOSRY A. Schistosomiasis and neoplasia [J]. Contrib Microbiol, 2006, 13: 81-100.

［3］ XU Z, SU D L. *Schistosoma japonicum* and colorectal cancer: an epidemiological study in the People's Republic of China [J]. Int J Cancer, 1984, 34 (3): 315-318.

［4］ GUO W, ZHENG W, LI J Y, et al. Correlations of colon cancer mortality with dietary factors, serum markers, and schistosomiasis in China [J]. Nutr Cancer, 1993, 20 (1): 13-20.

［5］ MAYER D A, FRIED B. The role of helminth infections in carcinogenesis [J]. Adv Parasitol, 2007, 65: 239-296.

［6］ QIU D C, HUBBARD A E, ZHONG B, et al. A matched, case-control study of the association between *Schistosoma japonicum* and liver and colon cancers, in rural China [J]. Ann Trop Med Parasitol, 2005, 99 (1): 47-52.

［7］ SHINDO K. Significance of *Schistosomiasis japonica* in the development of cancer of the large intestine: report of a case and review of the literature [J]. Dis Colon Rectum, 1976, 19 (5): 460-469.

［8］ CHEN M C, HU J C, CHANG P Y, et al. Pathogenesis of carcinoma of the colon and rectum in *Schistosomiasis japonica*: a study on 90 cases [J]. Chin Med J, 1965, 84 (8): 513-525.

［9］ WANG M, WU Q B, HE W B, et al. Clinicopathological characteristics and prognosis of schistosomal colorectal cancer [J]. Colorectal Dis, 2016, 18 (10): 1005-1009.

［10］ WILLINGHAM A R, HURST M, BOGH H O, et al. *Schistosoma japonicum* in the pig: the host-parasite relationship as influenced by the intensity and duration of experimental infection [J]. Am J Trop Med Hyg, 1998, 58 (2): 248-256.

［11］ CHEN M CC, CHI YUAN C, PEI YU C, et al. Evolution of colorectal cancer in *Schistsosomiasis*: transitional mucosal changes adjacent to large intestinal carcinoma in colectomy specimens [J]. Cancer-am Cancer Soc, 1980, 46 (7): 1661-1675.

［12］ HAMID H. *Schistosoma japonicum*-associated colorectal cancer: a review [J]. Am J Trop Med Hyg, 2019, 100 (3): 501-505.

［13］ TUAZON C U, NASH T, CHEEVER A, et al. Interaction of *Schistosoma japonicum* with Salmonellae and other gram-negative bacteria [J]. J Infect Dis, 1985152 (4): 722-726.

［14］ ISHII A, MATSUOKA H, AJI T, et al. Evaluation of the mutagenicity and the tumor-promoting activity of parasite extracts: *Schistosoma japonicum* and Clonorchis sinensis [J]. Mutat Res, 1989, 224 (2): 229-233.

［15］ ZHANG R, TAKAHASHI S, ORITA S, et al. *p53* gene mutations in rectal cancer associated with *Schistosomiasis japonica* in Chinese patients [J]. Cancer Lett, 1998, 131 (2): 215-221.

［16］ 中华人民共和国卫生和计划生育委员会医政医管局, 中华医学会肿瘤学分会. 中国结直肠癌诊疗规范 (2017 年版) [J]. 中华外科杂志, 2018, 56 (4): 241-258.

［17］ ZHANG W, WANG P J, SHEN X, et al. CT presentations of colorectal cancer with chronic *Schistosomiasis*: a comparative study with pathological findings [J]. Eur J Radiol, 2012, 81 (8): 835-843.

［18］ 诸欣平, 苏川. 人体寄生虫学 [M]. 北京: 人民卫生出版社, 2015.

［19］ 张剑锋, 闻礼永, 许静, 等. 境外血吸虫病输入我国的现状及面临风险 [J]. 中国血吸虫病防治杂志, 2019, 31 (1): 26-32.

［21］ BOTELHO M C, MACHADO J C, DA COSTA J M. *Schistosoma haematobium* and bladder cancer: what lies beneath? [J]. Virulence, 2010, 1 (2): 84-87.

［24］ SHIFF C, VELTRI R, NAPLES J, et al. Ultrasound verification of bladder damage is associated with known biomarkers of bladder cancer in adults chronically infected with *Schistosoma haematobium* in Ghana [J]. Trans R Soc Trop Med Hyg, 2006, 100 (9): 847-854.

［25］ IARC Working Group on the Evaluation of Carcinogenic Risks to Humans. A review of human carcinogens [J]. IARC Monogr Eval Carcinog Risks Hum, 2012, 100 (Pt B): 1-441.

［26］ LEE G, TSIRIOPOULOS I, YAJNIK K, et al. Case report: cystitis glandularis mimics bladder tumour: a case report and diagnostic characteristics [J]. Int Urol Nephrol, 2005, 37 (4): 713-715.

［27］ SHEBEL H M, ELSAYES K M, ABOU E A H M, et al. Genitourinary *Schistosomiasis*: life cycle and radiologic-pathologic findings. [J]. Radiographics, 2012, 32 (4): 1031-1046.

［28］ VILANA R, CORACHÁN M, GASCÓN J, et al. *Schistosomiasis* of the male genital tract: transrectal sonographic findings [J]. J Urol, 1997, 158 (4): 1491-1493.

［29］ JAVIER L, VITAL H, VICTOR D N, et al. Minimmally invasive resolution of a left ureteral stenosis after *Schistosoma haematobium* infection [J]. Urol Case Rep, 2019, 25: 100889.

［30］ TAILLE A, RAVERY V, HOMANN P, et al. Treatment of ureteral stenosis using high pressure dilatation catheters [J]. Prog Urol, 1997, 7 (3): 408-414.

［31］ EL-MAWLA N G, EL-BOLKAINY M N, KHALED H M. Bladder cancer in Africa: update [J]. Semin Oncol, 2001, 28 (2): 174-178.

［32］ OHMAE H, SY O S, CHIGUSA Y, et al. Imaging diagnosis of *Schistosomiasis japonica*-the use in Japan and application for field study in the present endemic area [J]. Parasitol Int, 2003, 52 (4): 385-393.

［33］ HANAFY H M, YOUSSEF T K, SAAD S M. Radiologic aspects of bilharzial (*Schistosomal*) ureter [J]. Urology, 1975, 6 (1): 118-124.

（强金伟　李　瀛　张岩岩　李宏军）

第三节　华支睾吸虫及后睾吸虫感染炎症相关肿瘤

胆系寄生虫感染以蛔虫最多见，其次为华支睾吸虫，其他如肝片吸虫和兰氏贾第鞭毛虫等则较少见。华支睾吸虫病（*Clonorchiasis*）是由华支睾吸虫（*Clonorchis sinenis*）寄生于人体胆道系统所引起的疾病，俗称肝吸虫病[1]。在东亚、东南亚和东欧的部分地区，由华支睾吸虫（*Clonorchis sinensis*）、麝后睾吸虫（*Opisthorchis viverrini*）和猫后睾吸虫（*Opisthorchis felineus*）所引起的人体吸虫病仍然是一个重大的公共卫生问题，特别是对亚洲部分卫生条件相对较差地区人们的身体健康和日常生活造成了严重影响。目前，估计全球有 4500 万人受到这些吸虫的感染，超过 6 亿人处于被感染的风险中。其中，麝后睾吸虫主要分布在东南亚国家，华支睾吸虫则主要分布在中国、韩国和越南的部分地区，全球约有 3500 万人感染该吸虫，1500 万人分布在我国的各个省市（除内蒙古、青海、西藏和新疆外），尤其以南方地区为重。并在过去 10 年中增加了 3 倍；猫后睾吸虫则主要分布在俄罗斯、哈萨克斯坦和乌克兰地区，目前约有 120 万人感染。癌症是一组具有高度遗传异质性的疾病，发病机制复杂，目前尚未完全阐明其发病机制，但很多研究表明，病原体感染是癌症的重要致病因素之一。国际癌症研究中心已经将 11 种病原体列为 I 类致癌生物，其中包括麝后睾吸虫、华支睾吸虫和埃及血吸虫 3 种寄生虫，另外还有多种其他寄生虫也被列为危险致癌生物[2]。本节仅对华支睾吸虫、麝后睾吸虫及猫后睾吸虫与癌症的关系进行详述。

一、华支睾吸虫感染炎症相关肝胆管癌

人类常因食用未经煮熟的含有华支睾吸虫囊蚴的淡水鱼虾而感染。囊蚴在终宿主十二指肠内脱囊

发育成幼虫，并经胆总管循胆道进入肝脏的小胆管内发育成成虫。华支睾吸虫感染人体后，可引起胆道感染、胆石症、肝硬化、肝胆系统恶性肿瘤。2010 年 WHO 将华支睾吸虫病纳入 17 种全球被忽视的热带病之一，目前是我国最严重的食源性寄生虫病[3-4]。左肝管较右肝管粗且与肝总管之夹角较钝，故幼虫易进入左肝管并寄生在此。华支睾吸虫的寄生与胆管癌的发生关系极为密切，已被列为Ⅰ类危险致癌生物。韩国的病例对照显示，感染华支睾吸虫后，患者发生胆管癌的风险增高 7.3 倍[5-6]。实验证据表明，华支睾吸虫的分泌产物能促进胆管癌细胞的增殖和侵袭。虫体对胆管上皮的损伤、长期的免疫病理改变尤其是诱导强烈的 Th2 免疫反应、虫体分泌产物对胆管细胞增殖的影响等因素被认为是华支睾吸虫诱导胆管癌的主要机制[7]（图 5-3-1）。

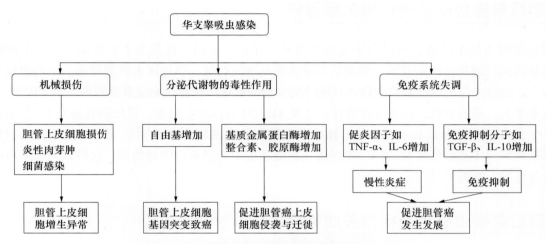

图 5-3-1　华支睾吸虫感染致胆管癌发生发展的机制

有文献报道，华支睾吸虫病引起胆管癌的发生机制有以下几个方面。

（1）机械损伤：囊蚴在十二指肠中脱囊后，经胆胰壶腹部沿胆总管进入肝内胆管，并定居于肝内中、小胆管内。蠕虫在胆管内依靠位于头部及尾部的吸盘进行觅食及活动，可对胆管上皮造成一定程度的机械损伤。长期刺激引起胆管上皮细胞脱落，胆管壁及周围组织淋巴细胞、嗜酸性粒细胞和中性粒细胞浸润，胆管上皮腺瘤样增生，管壁结缔组织增生。胆管上皮反复脱落、修复及炎症刺激导致胆管上皮细胞过度活跃被认为是胆管癌发生的重要环节[8]。

（2）感染相关炎症引起的免疫反应：炎症免疫反应是华支睾吸虫感染时重要的病理改变。华支睾吸虫感染者体液中的亚硝酸盐较未感染者更高，提示华支睾吸虫可增加内源性 NO，产生强致癌物亚硝胺。高浓度 NO、亚硝胺环境使得胆管上皮细胞逐渐恶性转化[9]。Toll 样受体（Toll-like receptor，TLR）在天然免疫及获得性免疫中都发挥着重要作用。有研究表明，华支睾吸虫可诱导小鼠感染区域胆管上皮细胞 TLR-2 及 TLR-4 表达上调，激活 NF-κB 信号通路，进而激活 COX-2 和诱导型一氧化氮合酶（induced nitric oxide synthase，iNOS）的合成，促进局部炎症反应及 NO 的产生，为细胞 DNA 的损伤创造条件[10]。

（3）华支睾吸虫分泌排泄物对宿主细胞的化学刺激：华支睾吸虫在寄生过程中，经体表或泄殖孔将排泄或分泌的代谢产物（excretes/secretes product，ESP）排入周围环境。ESP 由多种不同的蛋白组成，具有免疫原性，可刺激宿主产生炎症免疫反应，促进胆管上皮细胞增殖并抑制细胞凋亡[11]。

此外，ESP 可通过激活多种炎症相关酶，使胆管癌细胞产生更多的自由基，氧化、损害胆管细胞的 DNA，诱导 DNA 突变，并最终引起细胞过度增殖，在这些细胞中均可检测到 mRNA 及前炎症细胞因子（IL-1β、IL-6 及 NF-κB）表达增加，提示 ESP 诱导产生的自由基可能参与 NF-κB 介导的炎症反应[12]。华支睾吸虫颗粒蛋白（CsGRN）在成虫体内大量表达，特别是在吸盘的周围区域可检测到较多的 CsGRN[13]。因此，有理由推测，CsGRN 在华支睾吸虫致胆管癌的发病过程中发挥重要作用。

梁长虹等[14]发现华支睾吸虫病变多位于肝右后叶上段，并且华支睾吸虫病合并周围型胆管癌的肿瘤病灶多发生于肝右叶。有研究发现[15]，华支睾吸虫成虫活动时并无胆管癌发生，多数华支睾吸虫病患者经过抗寄生虫治疗后已无华支睾吸虫病的临床症状。但由于华支睾吸虫卵的沉积以及华支睾吸虫抗体的产生后可继发胆管癌。

总之，感染华支睾吸虫病的患者中胆管细胞癌发病率高于未感染华支睾吸虫的人群组，华支睾吸虫可视为胆管细胞癌的高危因素。

二、麝后睾吸虫感染炎症相关胆管癌

麝后睾吸虫的生活史、致病与华支睾吸虫基本相似，也同时被列为 I 类致癌生物。全球胆管癌发生率最高的区域在泰国东北部，即麝后睾吸虫的高度流行区，该地区人群胆管癌的平均患病率达到 0.32%[16]。虫体来源的雌激素代谢物和鸟嘌呤衍生物的氧化产物被认为是重要的肿瘤诱导因子[17]。在基因组水平上，麝后睾吸虫感染可以诱导 *p53* 及 *SMAD4* 基因发生突变，促使胆管癌发生[18]虫体诱发宿主产生免疫反应后导致 IL-6 高表达，IL-6 可促进胆管癌细胞的增殖[19]。另外，有研究显示麝后睾吸虫感染时同为 I 类致癌生物的幽门螺杆菌在胆道系统中的感染也明显增加，这种共同感染可能增加了胆管肿瘤发生的概率[20]。

三、猫后睾吸虫感染炎症相关胆管癌

猫后睾吸虫的生活史、致病与华支睾吸虫、麝后睾吸虫两种吸虫基本相似。值得注意的是，在猫后睾吸虫的体表或泄殖孔排泄或分泌的代谢产物中存在一种颗粒样蛋白（OvGRN），现已被证实可促进胆管癌细胞增殖，为 ESP 中的一种主要生长因子[21]。猫后睾吸虫与胆管癌发生的关系尚不明确，被列为 III 类致癌生物。研究表明，猫后睾吸虫来源的雌激素代谢物和氧甾醇代谢物与麝后睾吸虫的代谢物相似[22]。此外，动物实验显示，猫后睾吸虫感染的小鼠胆管上皮可出现较低程度的非典型病变[23]。

尽管有大量证据表明，这三种吸虫的感染——特别是麝猫后睾吸虫感染可能会诱发或促进胆管癌的发生，但是引起这种癌症的具体机制仍不清楚。吸虫的机械性刺激、排泄分泌代谢产物的作用以及免疫病理学的变化在很大程度上增加了胆管上皮细胞癌变的概率[24-25]。

四、华支睾吸虫病的影像学诊断

华支睾吸虫感染后，虫体及虫卵引起的胆道损伤为最常见的临床表现。内镜逆行胰胆管造影（endoscopic retrograde cholangiopancreatography，ERCP）对疑难病例或重症患者的诊断和治疗有很大的帮助[26-27]。磁共振胰胆管成像（magnetic resonance cholangiopancreatography，MRCP）和 ERCP 已取代传统的 X 线胆道造影对胆道进行观察。表现为胆总管内细丝状或椭圆形充盈缺损，可见特征性的弥漫性肝内胆管末端囊性扩张，梗阻严重时可出现肝外胆管扩张。较为特征性表现有胆汁内可见较多"荞面样"碎片，多为虫体、虫卵及其分泌物和脱落胆管上皮细胞团块[28-29]。引流胆汁内查到华支睾吸虫或虫卵可确诊本病。

1. 检查方法比较

（1）超声是华支睾吸虫病最简便、经济的检查方法，与 CT 同是我国华支睾吸虫病诊断标准认可的两种影像学检查方法[1]。华支睾吸虫病胆道超声表现分为三型：①胆管壁增厚增强型，超声特点为肝内外胆管壁增厚、回声增强，以肝左叶胆管明显；②胆管扩张型，特点为肝内胆管弥漫性扩张，伴胆管周围回声增强，形成肝脏"雪片样"强回声，内部回声不均匀，扩张胆管内见管状强回声虫体及蠕动为特征性征象；③胆囊病变型，特点为胆囊内类似漂浮结石强回声团块及絮状沉积物，无声影，且在探头加压下病灶有蠕动，胆囊壁可见胆囊炎改变[30-31]。但超声受操作者的技术水平影响较大，组织分辨率相对较差，对微细结构显示欠佳。

（2）CT是目前对华支睾吸虫病最常用、密度分辨率最高的检查方法，对并发症的检出、鉴别诊断都有很重要的作用。华支睾吸虫病的特征性CT表现主要为，肝内胆管的弥漫性均匀性扩张，以肝包膜下末梢胆管扩张为主，可呈小囊状，肝门部胆管扩张相对较轻，肝外胆管一般不扩张，肝内胆管扩张程度以轻、中度扩张为主，且多伴末梢胆管的小囊状扩张，重症患者可见肝内胆管从肝门部向肝包膜方向均匀的扩张，伴或不伴肝外胆管扩张[32-34]。CT的电离损伤、对比剂的毒性限制了它的使用范围，对胆管壁病变显示效果欠佳，不能直接分辨出虫体或虫卵，且CT不能反映华支睾吸虫导致的肝功能损害的程度。

（3）MRI是无创性的检查。华支睾吸虫的MRI影像特征表现与CT相同，但MRI有以下优势：①在显示胆道疾病方面，MRCP为最佳检查方法，无损伤、不用对比剂、无不良反应、成功率高，对末梢胆管显示清晰，结合增强检查对华支睾吸虫所致的胆道壁增厚、炎症、胆道狭窄、胆道肿瘤的诊断准确性最高，并且能显示华支睾吸虫虫体[35]；②运用MRI同反相位成像、DWI、结合ADC值的测定，可分析病灶内物质成分，对华支睾吸虫病及其并发症的鉴别诊断有很大的价值[36-37]；③MRI肝胆特异性对比剂钆塞酸二钠（gaolinium ethoxybenzyldiethylene-triamine pentaacetic acid，Gd-EOB-DTPA）增强对肝细胞肝癌的诊断特异性很高，可用于华支睾吸虫病合并肝胆恶性肿瘤的鉴别诊断[38]。

上述影像学检查方法中，ERCP是诊断华支睾吸虫合并梗阻性黄疸的最好方法，确诊率优于超声和CT，同时可以抽取胆汁查找成虫和虫卵，为该病的确诊提供病原学依据。

2. 华支睾吸虫性胆管癌的影像学表现

华支睾吸虫性胆管癌好发于肝右叶，以肝内结节/肿块型胆管癌多见。典型的CT或MRI表现为，肝内较均匀的低密度（T_1WI低、T_2WI高信号）结节或肿块，边界不清，形态不规则，动态增强扫描边缘不规则强化，随时间延长强化程度增加，强化范围扩大，可合并肝内卫星灶或子灶，可见血管包埋但少有血管内瘤栓，多伴肝门、腹膜后淋巴结转移[39-41]。一般伴有华支睾吸虫病肝内胆管弥漫性、轻中度扩张、肝内胆管结石，可见病变肝叶萎缩、肝包膜皱缩。肿瘤的延迟强化与肿瘤细胞间含有大量的纤维间质有关，纤维间质以肿瘤中央部分布较多，也可见肝门部、肝外胆管，以浸润型胆管癌多见，表现为肿瘤组织沿胆管壁生长，致胆管壁不均匀狭窄，胆管扩张较重。影像学表现为胆管壁弥漫性不规则增厚伴强化，胆管较长节段的不均匀狭窄、胆管壁强化、淋巴结肿大及胆管壁周围组织浸润，高度提示本病[42-43]。

3. 鉴别诊断

胆管癌合并华支睾吸虫病和单纯性胆管癌患者在CT和MRI平扫及增强扫描中的密度、信号及强化特征基本相仿。华支睾吸虫感染主要影响肝内胆管的形态改变。华支睾吸虫性胆管癌的胆管扩张形态表现为肝被膜下末梢胆管小囊状或枯枝状扩张，管壁僵硬，与梗阻型胆管癌胆管软藤状扩张形态有较为明显的差异，当肿瘤病灶较大时，可引起周围胆管扩张的改变。此外，肝外胆总管的中度-重度扩张常与肝内胆管的轻度扩张不成正比。

与华支睾吸虫病相关的胆管癌在影像上有一定的特征性表现，在发病部位及胆管扩张形态方面与单纯性胆管癌比较有一定的差异。在肿瘤病理类型、CT和MRI的密度、信号特点及强化方式上无显著差异。MRCP 可更清晰地显示其胆管扩张的特点，对于诊断华支睾吸虫性胆管扩张具有较强的特征性。

参 考 文 献

［1］ 国家卫生和计划生育委员会. 华支睾吸虫病的诊断标准 (WS309-2009) [J]. 传染病信息报, 2009, 25 (4): 82-84.

［2］ BRINDLEY P J, DA COSTA J M, SRIPA B. Why does infection with some helminths cause cancer? [J]. Trends Cancer, 2015, 1 (3): 174-182.

［3］ 钱门宝, 周晓农, 陈颖丹, 等. 加强中国华支睾吸虫病研究 [J]. 中国寄生虫学与寄生虫病杂志, 2011, 29 (3): 211-214.

［4］ LAI D H, HONG X K, SU B X, et al. Current status of Clonorchis sinensis and clonorchiasis in China [J]. Trans R Soc Trop Med Hyg, 2016, 110 (1): 21-27.

［5］ 方悦怡, 陈颖丹, 黎学铭, 等. 我国华支睾吸虫病流行区感染现状调查 [J]. 中国寄生虫学与寄生虫病杂志, 2008, 26 (2): 99-103.

［6］ LI T, HE S Y, ZHAO H, et al. Major trends in human parasitic diseases in China [J]. Trends Parasitol, 2010, 26 (5): 264-270.

［7］ PAK J H, KIM I K, KIM S M, et al. Induction of cancer-related microRNA expression profiling using excretory-secretory products of Clonorchis sinensis [J]. Parasitol Res, 2014, 113 (12): 4447-4455.

［8］ 刘国兴, 吴秀萍, 王子见, 等. 三种吸虫感染与胆管癌发病关系的研究进展 [J]. 中国寄生虫学与寄生虫病杂志, 2010, 28 (4): 301-305.

［9］ 程艳洁, 姚丽君. 华支睾吸虫与肝 / 胆癌发病机制 [J]. 中国人兽共患病学报, 2010, 26 (3): 275-278.

［10］ YAN C, LI X Y, LI B, et al. Expression of Toll-like receptor (TLR) 2 and TLR4 in the livers of mice infected by Clonorchis sinensis [J]. J Infect Dev Ctries, 2015, 9 (10): 1147-1155.

［11］ KIM Y J, CHOI M H, HONG S T, et al. Resistance of cholangiocarcinoma cells to parthenolide-induced apoptosis by the excretory-secretory products of Clonorchis sinensis [J]. Parasitol Res, 2009, 104 (5): 1011-1116.

［12］ NAM J H, MOON J H, KIM I K, et al. Free radicals enzymatically triggered by Clonorchis sinensis excretory-secretory products cause NF-κB mediated inflammation in human cholangiocarcinoma cells [J]. Int J Parasitol, 2012, 42 (1): 103-113.

［13］ HUANG Y, CHEN W, WANG X, et al. The carcinogenic liver fluke, Clonorchis sinensis: new assembly, reannotation and analysis of the genome and characterization of tissue transcriptomes [J]. PLoS One, 2013, 8 (1): e54732.

［14］ 梁长虹. 肝内周围型胆管癌与肝吸虫病 CT 研究 [J]. 临床医学影像学杂志, 1995, 6 (3): 128-130.

［15］ 沈小斌, 黄永穗. CT 在肝吸虫病临床诊断中的价值分析 [J]. 中华医学研究, 2011, 28 (8): 1562-1564.

［16］ NAKAHARA Y, OONISHI Y, TAKIGUCHI J, et al. Nontuberculous mycobacterial lung disease accompanied by organizing pneumonia [J]. Intern Med, 2015, 54 (8): 945-951.

［17］ CIET P, SERRA G, BERTOLO S, et al. Assessment of CF lung disease using motion corrected propeller MRI: a comparison with CT [J]. Eur Radiol, 2016, 26 (3): 780-787.

［18］ 程睿儇, 吴利先, 王国富. AIDS 合并非结核分枝杆菌肺病的研究进展 [J]. 中国病原生物学杂志, 2018, 13 (6): 671-673, 680.

［19］ 张静波, 褚海青. 非结核分枝杆菌肺病临床特征及其影像学特点 [J]. 中国感染与化疗杂志, 2016, 16 (1): 86-91.

［20］ GONZALEZ-SANTIAGO T M, DRAGE L A. Nontuberculous mycobacteria: skin and soft tissue infections [J]. Dermatol Clin, 2015, 33 (3): 563-577.

［21］ SMOUT M J, LAHA T, MULVENNA J, et al. A granulin-like growth factor secreted by the carcinogenic liver fluke, Opisthorchis viverrini, promotes proliferation of host cells [J]. PLoS Pathog, 2009, 5 (10): e1000611.

［22］ KUVER R. Mechanisms of oxysterol-induced disease: insights from the biliary system [J]. Clin Lipidol, 2012, 7 (5): 537-548.

［23］ MAKSIMOVA G A, PAKHARUKOVA M Y, KASHINA E V, et al. Effect of Opisthorchis felineus infection and dimethylnitrosamine administration on the induction of cholangiocarcinoma in Syrian hamsters [J]. Parasitol Int, 2017, 66 (4): 458-463.

[24] FLAVELL D J. Liver-fluke infection as an aetiological factor in bile duct carcinoma of man [J]. Trans R Soc Trop Med Hyg, 1981, 75 (6): 814-824.

[25] SRIPA B, KAEWKES S, SITHITHAWORN P, et al. Liver fluke induces cholangiocarcinoma [J]. PLoS Med, 2007, 4 (7): 1148-1155.

[26] LIM J H, MAIRIANG E, AHN G H. Biliary parasitic diseases including clonorchiasis, opischorchiasis and fascioliasis [J]. Abdom Imaging, 2008, 33 (2): 157-165.

[27] KOMINAMI Y, AIKATA H, HIRAMATSU K, et al. A case of clonorchiasis complicated with the expansion of liver cyst [J]. Nihon Shokakibyo Gakkai Zasshi, 2013, 110 (3): 456-464.

[28] 方长海, 邓克学. B 超、MSCT 和 MRCP 在胆道疾病中的诊断价值 [J]. 中国医学计算机成像杂志, 2012, 18 (6): 504-509.

[29] 韦柳萍, 覃山羽, 姜海行, 等. 逆行胰胆管造影对华支睾吸虫感染并胆管梗阻患者的诊断及治疗价值 [J]. 广西医学, 2013, 35 (4): 440-442.

[30] FAN M, LU L, SU C, et al. Ultrasonic diagnosis of patients with clonorchiasis and preliminary study of pathogenic mechanism [J]. Asian Pac J Trop Med, 2016, 9 (7): 694-497.

[31] 唐晓辉. 65 例临床疑似华支睾吸虫病的超声诊断分析及评价 [J]. 热带医学杂志, 2013, 13 (8): 989-990.

[32] CHOI D, HONG S T. Imaging diagnosis of clonorchiasis [J]. Korean J Parasitol, 2007, 45 (2): 77-85.

[33] LEE K H, HONG S T, HAN J K, et al. Experimental clonorchiasis in dogs: CT findings before and after treatment [J]. Radiology, 2003, 228 (1): 131-138.

[34] 李莉, 郭少冰, 何卓南. 华支睾吸虫性胆管炎的 CT 表现与误诊分析 [J]. 放射学实践, 2010, 25 (4): 417-419.

[35] JEONG Y Y, KANG H K, KIM J W, et al. MR imaging findings of clonorchiasis [J]. Korean J Radiol, 2004, 5 (1): 25-30.

[36] MACCIONI F, MARTINELLI M, AL ANSARI N, et al. Magnetic resonace cholagiography: past, present and future: a review [J]. European Review for Medical and Pharmacological Sciences, 2010, 14 (8): 721-725.

[37] 李莉, 黎健樟, 向之明, 等. MRI 动态增强结合 MRCP 技术在华支睾吸虫性胆管癌中的诊断价值 [J]. 中国临床医学影像杂志, 2015, 26 (1): 27-30.

[38] 罗宴吉, 董帜, 冯仕庭, 等. 肝细胞特异性 MRI 对比剂 Gd-EOB DTPA 用于肝细胞功能评估的研究进展 [J]. 国际医学放射学杂志, 2012, 35 (5): 443-446.

[39] QIAN M B, UTZINGER J, KEISER J, et al. Clonorchiasis [J]. Lancet, 2016, 387 (10020): 800-810.

[40] SHIN H R, OH J K, LIM M K, et al. Descriptive epidemiology of cholangiocarcinoma and clonorchiasis in Korea [J]. J Korean Med Sci, 2010, 25 (7): 1011-1016.

[41] ZHANG G W, LIN J H, QIAN J P, et al. Identification of risk and prognostic factors for patients with clonorchiasisassociated intrahepatic cholangiocarcinoma [J]. Ann Surg Oncol, 2014, 21 (11): 3628-3637.

[42] 徐世昌, 温志波. 华支睾吸虫病合并胆管癌的影像学分析 [J]. 中国寄生虫学与寄生虫病杂志, 2016, 34 (3): 1-6.

[43] 杨帆, 伍东升, 陈卫霞. 胆管癌的影像学评价现状 [J]. 中国普外基础与临床杂志, 2014, 21 (3): 370-377.

（楼海燕）

第四节　其他寄生虫感染炎症相关肿瘤

一、恶性疟原虫与伯基特淋巴瘤

伯基特（Burkitt）淋巴瘤是一种单克隆 B 细胞淋巴瘤，是非洲撒哈拉以南疟疾流行地区人类生长最快的肿瘤，高发于儿童[1]。Burkitt 淋巴瘤分为地方性 Burkitt 淋巴瘤、散发性 Burkitt 淋巴瘤和免疫缺陷相关性 Burkitt 淋巴瘤。每年的发病率为（40～50）/100 万，在高危地区，地方性 Burkitt 淋巴瘤占所有儿童恶性肿瘤的 1/2，占淋巴瘤确诊病例的 90%[2-3]。

　　传统观点认为疟原虫感染会导致疟疾，严重危害人类健康。随着科学研究的进展，人们逐渐发现疟原虫与肿瘤有着密切的关系。虽然疟疾本身不属于致癌物质，但非洲撒哈拉以南的地方性 Burkitt 淋巴瘤与恶性疟原虫的地方性分布有关[1]。恶性疟原虫疟疾与地方性 Burkitt 淋巴瘤之间的联系是 50 多年前在非洲发现的[4]，大量流行病学、实验和临床研究表明，宿主遗传因素和一些感染，如 EBV、恶性疟原虫和 HIV 对 Burkitt 淋巴瘤的发展具有协同作用[2]。恶性疟原虫与 EBV 的联合感染是地方性 Burkitt 淋巴瘤的主要危险因素。疟疾可能诱发 Burkitt 淋巴瘤的发病机制几十年来一直是个谜，目前，提出的机制是扩张 EBV 感染的 B 细胞群、抑制 EBV 特异性 T 细胞免疫、激活 EBV 和激活诱导胞苷脱氨酶（AID）依赖的基因组易位[1]。疟疾诱导的免疫调节在 EBV 感染淋巴结肿大中起着负面的作用，特别是导致 EBV 感染细胞的病毒载量增加[5]。更重要的是，恶性疟原虫对地方性 Burkitt 淋巴瘤起源的生发中心 B 细胞发挥了多种作用[5]，恶性疟原虫诱导 DNA 突变和双链断裂酶激活诱导的胞苷脱氨酶，这是导致 B 细胞进入生发中心时体细胞过度突变的原因[5]。这种基因组的不稳定性保护 B 细胞，包括感染 EBV 的 B 细胞，使其免于凋亡[4]。

　　目前研究表明，疟疾对肿瘤有着双向调节作用：一方面，疟原虫感染能促进 Burkitt 淋巴瘤的发生发展；另一方面，疟原虫与一些癌症（如胃癌、乳腺癌、肺癌）的死亡率呈负相关[6-7]，即疟原虫具有抑制肿瘤的作用。疟原虫治疗肿瘤及相关机制是目前肿瘤治疗领域的热点，仍需进一步研究。

二、粪类圆线虫与肿瘤

　　粪类圆线虫是世界上最常见的人体胃肠道寄生虫之一，是一种与成人 T 细胞白血病/淋巴瘤（ATLL）相关的寄生虫。T 细胞嗜淋巴病毒 1 型（HTLV-1）有三种可能的传播途径，即性传播、经母乳传播的母婴传播和接触受污染的血液。在日本，这种病毒最常见的是母婴传播。日本冲绳县也是人类 HTLV-1 感染的高发地，属于地方病。HTLV-Ⅰ病毒可诱发 T 细胞白血病，为Ⅰ类致癌生物[8-10]。粪类圆线虫可以刺激 HTLV-Ⅰ病毒的复制，并通过激活 IL-2 通路诱导受感染 T 细胞发生多克隆扩增从而形成肿瘤[11]。另外，有研究报道表明粪类圆线虫感染是胆道癌的危险因素[12]，还可能与胃腺癌和结直肠癌相关[13]。

三、克氏锥虫与肿瘤

　　克氏锥虫感染者通常没有症状，但有 2%～5% 的患者将逐渐进展并出现临床症状，以脏器巨形变为主，如巨食管、巨结肠等。约 30% 的感染者表现为美洲锥虫肿。据 WHO 统计，美洲锥虫肿在 21 个国家流行，约有 800 万人感染。这种疾病被认为是全世界最重要的而被忽视的热带传染病之一，因为它每年造成 15 000 人死亡，70 万人寿命改变[14]。克氏锥虫感染具有促癌和抑癌两方面的作用。一方面，有病例报告指出克氏锥虫病可能引发消化道和妇科肿瘤，该虫可能通过诱导慢性炎症期间的宿主体细胞突变和基因组失衡而导致癌症，然而，具体的分子机制仍未完全阐明[15-17]。另一方面，已有研究证实克氏锥虫可通过多方面的机制拮抗肿瘤形成。有研究表明，使用克氏锥虫抗原进行的疫苗接种可在结肠癌和乳腺癌细胞两种不同的致癌模型中提高肿瘤免疫力，并且阐明了克氏锥虫通过诱导先天性和适应性免疫应答显著抑制癌症的发展[18]。虫体表达的钙网蛋白是一种抗血管生成分子，它能直接与血管内皮细胞相互作用，抑制其增殖、迁移和新生毛细血管的形成，也可直接抑制肿瘤细胞的生长[19,20]。另一种虫体 DNA 错配修复蛋白是克氏锥虫错配修复机制的核心组成部分，它可以使克氏锥虫在感染过程中有效应对氧化应激，由烷化剂和过氧化氢介导的氧化应激可通过破坏 DNA 导致致癌发生。DNA 错配修复蛋白有助于在感染期间保护宿主染色体免受氧化应激损伤，从而抑制肿瘤发展[21]。

参 考 文 献

［1］ VAN TONG H, BRINDLEY P J, MEYER C G, et al. Parasite infection, carcinogenesis and human malignancy [J]. E Bio Medicine, 2017, 15: 12-23.

［2］ MOLYNEUX E M, ROCHFORD R, GRIFFIN B, et al. Burkitt's lymphoma [J]. Lancet, 2012, 379 (9822): 1234-1244 .

［3］ OREM J, MBIDDE E K, LAMBERT B, et al. Burkitt's lymphoma in Africa, a review of the epidemiology and etiology [J]. Afr Health Sci, 2007, 7 (3): 166-175.

［4］ FAURE E. Puzzling and ambivalent roles of malarial infections in cancer development and progression [J]. Parasitology, 2016, 143 (14): 1811-1823.

［5］ TORGBOR C, AWUAH P, DEITSCH K, et al. Amultifactorial role for *P. falciparum* malaria in endemic Burkitt's lymphoma pathogenesis [J]. PLoS Pathog, 2014, 10 (5): e1004170.

［6］ QIN L, CHEN C Z, CHEN L L, et al. Worldwide malaria incidence and cancer mortality are inversely associated [J]. Infect Agents Cancer, 2017, 12 (1): 14.

［7］ LEHRER S. Association between malaria incidence and all cancer mortality in fifty US States and the district of columbia [J]. Anticancer Res, 2010, 30 (4): 1371-1373.

［8］ POIESZ B J, RUSCETTI F W, GAZDAR A F, et al. Detection and isolation of type C retrovirus particles from fresh and cultured lymphocytes of a patient with cutaneous T-cell lymphoma [J]. Proc Natl Acad Sci USA, 1980, 77 (12): 7415-7419.

［9］ YOSHIDA M, MIYOSHI I, HINUMA Y. Isolation and characterization of retrovirus from cell lines of human T-cell leukemia and its implication in the disease [J]. Proc Natl Acad Sci USA, 1982, 79 (6): 2031-2035.

［10］ PROIETTI F A, CARNERIO-PROIETTI A B, CATALAN-SOARES B C, et al. Global epidemiology of HTLV-1 infection and associated diseases [J]. Oncogene, 2005, 24 (39): 6058-6068.

［11］ GABET A S, MORTREUX F, TALARMIN A, et al. High circulating proviral load with oligoclonal expansion of HTLV-1 bearing T cells in HTLV- 1 carriers with strongyloidiasis [J]. Oncogene, 2000, 19 (43): 4954-4960.

［12］ HIRATA T, KISHIMOTO K, KINJO N, et al. Association between *Strongyloides stercoralis* infection and biliary tract cancer [J]. Parasitol Res, 2007, 101 (5): 1345-1348.

［13］ TANAKA T, HIRATA T, PARROTT G, et al. Relationship among *Strongyloides stercoralis* infection, human T-cell lymphotropic virus type 1 infection, and cancer: a 24- year cohort inpatient study in Okinawa, Japan [J]. Am J Trop Med Hyg, 2016, 94 (2): 365-370.

［14］ COURA J R, VINAS P A. Chagas disease: a new worldwide challenge [J]. Nature, 2010, 465 (7301): 6-7.

［15］ MURTA E F, OLIVEIRA G P, PRADO F O, et al. Association of uterine leiomyoma and Chagas' disease [J]. Am J Trop Med Hyg, 2002, 66 (3): 321-324.

［16］ MANOEL-CAETANO F S, BORIM A A, CAETANO A, et al. Cytogenetic alterations in chagasic achalasia compared to esophageal carcinoma [J]. Cancer Genet, 2004, 149 (1): 17-22.

［17］ SM-C DA, SILVEIRA A F, SILVA A E. Gene mutations in esophageal mucosa of chagas disease patients [J]. Anticancer Res, 2009, 29 (4): 1243-1247.

［18］ UBILLOS L, FREIRE T, BERRIEL E, et al. *Trypanosoma cruzi* extracts elicit protective immune response against chemically induced colon and mammary cancers [J]. Int J Cancer, 2016, 138 (7): 1719-1731.

［19］ RAMÍREZ-TOLOZA G, ABELLO P, FERREIRA A. Is the antitumor property of trypanosoma cruzi infection mediated by its calreticulin? [J]. Front Immunol, 2016, 7: 268.

［20］ RAMÍREZ-TOLOZA G, AGUILAR-GUZMÁN L, VALCK C, et al. Is it all that bad when living with an intracellular protozoan? The role of trypanosoma cruzi calreticulin in angiogenesis and tumor growth [J]. Front Oncol, 2015, 4: 382.

［21］ LOPES D D E O, SCHAMBER-REIS B L, REGIS-DA-SILVA C G, et al. Biochemical studies with DNA polymerase beta and DNA polymerase beta- PAK of trypanosoma cruzi suggest the involvement of these proteins in mitochondrial DNA maintenance [J]. DNA Repair (Amst), 2008, 7 (11): 1882-1892.

（李德春）

第五节 寄生虫感染的抗肿瘤作用

一、寄生虫感染抗肿瘤作用的机制

寄生虫是指寄居在别的生物（即宿主）体内或体外的一类生物，它们利用宿主获取维持其生存、发育和繁殖所需要的营养及场所。寄生虫可作为病原体在侵入人体后导致多脏器发生多种不同表现的疾病，并且可能与肿瘤的发生有关。随着研究的不断深入，人们发现寄生虫不仅与肿瘤的发生相关，同时还具有抗肿瘤的作用，其机制可能与以下几个方面有关。

（一）通过调节宿主免疫应答抗肿瘤

1. 影响宿主抗肿瘤细胞免疫反应

（1）自然杀伤细胞（natural killer cell，NK）：NK 细胞的杀伤作用呈非特异性和主要组织相容性复合体（major histocompatibility complex，MHC）限制性，在杀伤肿瘤细胞的过程中无须致敏，是机体发挥抗肿瘤作用的重要免疫应答机制。NK 细胞的杀伤机制主要通过诱导靶细胞凋亡、释放效应细胞因子（穿孔素、颗粒酶、IFN-γ 和 TNF-α），以及抗体介导细胞毒依赖作用（antibody-dependent cell-mediated cytotoxicity，ADCC）等途径杀伤肿瘤细胞[1]。

NK 细胞在抗恶性疟原虫（*Plasmodium falciparum*）感染中具有重要作用[2]，将感染恶性疟原虫的红细胞与 NK 细胞共培养可以明显上调 NK 表面激活标志簇分化抗原（cluster of differentiation，CD）69 和 CD25 的表达，刺激 CD56[bright]NK 产生 IFN-γ、CD56[dim]NK 产生杀伤作用[3]。刚地弓形虫（*Toxoplasma gondii*）分泌排泄抗原和裂解抗原能刺激单核细胞（tryptophan hydroxylase-1，THP-1）高表达 IL-12，低表达 IL-10[4]。IFN-γ 又能激活 NK 和巨噬细胞，使巨噬细胞产生 IL-18。当肿瘤形成时，某些肿瘤细胞 MHC I 类分子表达缺陷或降低，同时可异常表达 MHC I，NK 细胞表面抑制性受体（killer inhibitory receptor，KIR）可识别这种 MHC I 类分子，启动抑制信号，抑制肿瘤浸润 NK 细胞的细胞毒作用。

（2）树突状细胞（dendritic cell，DC）：DC 是机体内重要的抗原递呈细胞，它并不直接杀伤肿瘤细胞，而是通过分泌多种协同刺激因子活化 T 细胞，继而发挥抗肿瘤效应。在缺乏病原的时候，DC 处于休眠状态，当炎症信号、病原相关分子模式（pathogen-associated molecular pattern，PAMP）、吞噬病原体或胞吞、胞饮促炎细胞碎片刺激时，树突状细胞被激活、成熟，表达高浓度的 MHC 和共刺激分子激活淋巴细胞[5]，刺激特异性 T 细胞增殖活化，最后活化的 T 细胞迁移至肿瘤部位并杀死肿瘤细胞[6]，肿瘤细胞常能逃避机体自身的抗肿瘤免疫监视，其原因主要包括肿瘤细胞使 DC 低表达 MHC 和共刺激分子，前者产生的一些抑制免疫的细胞因子，如 IL-10、血管内皮生长因子（vascular endothelial growth factor，VEGF）和转化生长因子 -β（transforming growth factor-β，TGF-β）等，导致 T 细胞激活的双重信号被抑制，限制了 CD8 细胞毒性 T 细胞（cytotoxic T cell，CTL）和 CD4 辅助性 T 细胞的功能。

顶复门原虫表达的前纤维蛋白是 DC 表面 Toll 样受体（Toll-like receptor，TLR）11 和 TLR12 的配体，这些原虫感染可以激活宿主获得性免疫反应[7]。目前，用于抗肿瘤研究的大部分是感染和移行能力较强的原虫，这些原虫可能在感染过程中释放更多的前纤维蛋白。Chen 等[8]将感染约氏疟原虫的小鼠皮下接种肺癌细胞后发现肿瘤引流淋巴结（tumor-draining lymph node，TdLN）中 DC 数量显著增加，DC 表面 CD80 和 CD86 两种共刺激分子表达量增加，TdLN 和脾中 CD8[+]T 细胞表达颗粒酶 B 水平显著增强。

（3）T细胞：在肿瘤免疫中，T细胞介导的免疫应答起重要作用。诱导、激活T细胞介导的抗肿瘤免疫反应，需将肿瘤抗原在胞内加工处理成抗原肽，之后与MHCⅠ分子结合表达于肿瘤细胞表面，从而被CD8⁺T细胞识别；或抗原先从肿瘤细胞脱落，然后由抗原递呈细胞（antigen presenting cell，APC）摄取、加工，再由细胞表面的MHCⅡ类分子递呈给CD4⁺T细胞[9]。T细胞激活后一部分发展成为记忆性T细胞，在抗原再次出现时可迅速发挥免疫功能[10]。

尿嘧啶营养缺陷型刚地弓形虫（*Toxoplasma gondii*）能选择性侵入肿瘤相关抗原提呈细胞，引发CD8⁺T细胞潜在的抗肿瘤免疫应答。当卵巢癌患者感染尿嘧啶营养缺陷型刚地弓形虫后，卵巢癌微环境中受到抑制的CD11c⁺抗原递呈细胞会转变为活化型，增加了T细胞受体协同刺激分子CD80和CD86的表达水平，CD11c⁺抗原提呈细胞重新获得了抗原递呈能力，启动CD8⁺T细胞特异性应答，引起效应T细胞的抗肿瘤免疫应答，进而增强了对卵巢癌细胞的抑制效果[11]。约氏疟原虫感染肺癌荷瘤小鼠后，有1%～2%的小鼠肿瘤消退，50天后检测小鼠免疫功能，发现小鼠脾脏T细胞对肿瘤抗原刺激的增殖能力和IFN-γ表达量与对照组相比显著增强。说明了约氏疟原虫感染能增强记忆性T细胞功能，产生长期、特异性的抗肿瘤免疫反应[8]。

2. 影响宿主抗肿瘤体液免疫反应

肿瘤抗原可以刺激机体免疫系统启动体液免疫应答，产生特异性抗体，协同细胞免疫一起发挥抗肿瘤作用。抗体可通过封闭肿瘤细胞表面某些受体影响肿瘤细胞的生物学行为，部分原虫的感染可以增强肿瘤机体体液免疫[12]。

克氏锥虫抗原与黏液蛋白Ⅱ和Ⅲ间接免疫荧光检测结果显示克氏锥虫抗原与肿瘤抗原有交叉反应，提示克氏锥虫可能与肿瘤有相似抗原；克氏锥虫提取物可以引起对化学诱导产生的结肠癌和乳腺癌的保护性免疫反应，使用克氏锥虫抗原接种疫苗可以提高两种不同的肿瘤发生模型中的肿瘤免疫能力[13]。刚地弓形虫的感染可以提高荷瘤小鼠血清IgG₁和IgG₂ₐ的水平[14]。

（二）寄生虫调节肿瘤细胞的生长、促进肿瘤细胞凋亡

有研究表明，寄生虫感染可阻断肿瘤细胞周期而抑制肿瘤细胞的增殖和生长。杨小军等[15]研究发现，人蛔虫提取物可降低小鼠Lewis肺癌细胞株的有丝分裂指数，影响细胞周期，进而抑制肿瘤细胞增殖。

王学林等[16]研究发现，不同蛋白含量的旋毛虫虫体蛋白均不同程度地抑制了人肝癌细胞系H7402的增殖，而对正常肝细胞HL-7702的增殖抑制差异没有统计学意义。原位末端转移酶标记（terminal deoxynucleotidyl transferase-mediated dUTP-biotin nick end labeling，TUNEL）实验和流式细胞术可观察到旋毛虫虫体蛋白诱导H7402凋亡，细胞周期阻滞于S期，进而出现凋亡，划痕和侵袭的实验还表明旋毛虫虫体蛋白对H7402细胞迁徙能力有抑制作用，对可诱导人肝癌细胞系H7402在S期发生阻滞。肿瘤细胞NF-κB的持续激活可以刺激肿瘤细胞增殖、迁移。环子孢子蛋白（circumsporozoite protein，CSP）是疟原虫子孢子上的主要表面蛋白，也是子孢子疫苗的重要组成部分，恶性疟原虫的CSP能够抑制结肠癌细胞NF-κB的活化，促使肿瘤细胞凋亡，抑制肿瘤细胞增殖[17]。

（三）改善肿瘤微环境

肿瘤与其他组织之间形成屏障，在肿瘤内形成免疫抑制、适宜肿瘤生长的微环境，与肿瘤的发生发展、免疫抑制和炎性反应密切相关。在抗肿瘤免疫启动阶段，肿瘤微环境使肿瘤抗原不能有效刺激先天免疫细胞，缺乏DC递呈抗原，肿瘤细胞或APC表面共刺激分子表达减少；在效应阶段，血管内皮细胞抑制效应细胞趋化因子的产生，活化的T细胞表达共抑制分子受体抑制抗肿瘤免疫反应，减弱

效应 T 细胞功能，在肿瘤局部调节性 T 细胞（regulatory T cells，Treg）和抑制性细胞因子（IL-10 和 TGF-β）比例增加[18]。此外，肿瘤细胞可以分泌 VEGF，使血管内皮细胞形态改变，促进肿瘤血管新生[19]。肿瘤组织中新生血管的生成在肿瘤发生、发展和转移中起着重要作用，新生血管给肿瘤细胞提供氧气和营养，是其生长和转移的条件。

荷瘤小鼠（肉瘤 -180）皮下注射刚地弓形虫裂解物后肿瘤组织中血管内皮细胞标志 CD31 的表达明显降低[20]。克氏锥虫钙网蛋白能与脐静脉内皮细胞结合，抑制内皮细胞迁移、变形和增殖，从而抑制内皮细胞形成毛细血管[21]。在临床上过高热已经应用于多种肿瘤的治疗，但是机体可以通过表达热休克蛋白（heat shock protein，HSP）减弱过高热对肿瘤的影响。原虫感染可以刺激 NK 细胞、T 细胞等免疫细胞分泌 IFN-γ，体外将 IFN-γ 与鳞状上皮癌细胞或肺癌细胞共培养能够抑制 HSP27 的产生，促进过高热（42℃，60 min）和抗肿瘤药物顺铂对肿瘤细胞的抑制作用[22]。

近年来，人们还发现众多药物既可以杀死寄生虫，也有抗肿瘤的效果。如阿维菌素，不仅可以杀死寄生虫，而且可以抑制肿瘤细胞的多药耐药性[23]。此外，研究还发现癌症和寄生虫有一些共同的特性，所以对寄生虫免疫逃避机制的研究有可能对肿瘤免疫逃避机制的认识提供新思路。但以往研究主要局限于动物模型中，缺乏相关的临床实验证据。寄生虫感染在临床上是否具有明确的抗肿瘤效果？在利用寄生虫感染进行抗肿瘤作用的同时，如何规避寄生虫感染引起的机体损害？这些问题都值得我们进一步深入研究。

二、可能具有抗肿瘤作用的寄生虫

随着研究的深入，人们发现机体在感染某些寄生虫后，免疫系统功能得到增强，一些寄生虫除了有致病作用外还可能具有抗肿瘤作用。

（一）旋毛虫

旋毛虫（Trichinella spiralis）是一种重要的人兽共患寄生性线虫，其感染宿主后会引起旋毛虫病，可感染人及 150 多种动物，对人畜的危害很大。其成虫和幼虫分别寄生于同一宿主的小肠和骨骼肌细胞内，幼虫是主要致病阶段。宿主食入含有活幼虫囊包的肉类后，幼虫在小肠内脱囊并发育为成虫。雌性成虫在小肠内产出幼虫，新生幼虫侵入局部淋巴管或小静脉，随淋巴和血流循环到达各组织、器官或体腔，但只有到达骨骼肌的幼虫才能进一步发育。来源于不同阶段的旋毛虫抗原不完全相同，可将其分为排泄 / 分泌（excretory-secretory，ES）抗原、虫体抗原和表面抗原。

国内外研究人员在对旋毛虫的研究中，发现感染旋毛虫能够增强宿主对肿瘤的抵抗力，小鼠感染旋毛虫后，体内的肿瘤生长受到抑制。Wang 等[24]研究发现，ICR 小鼠经口感染旋毛虫 400 条 7 天后，接种小鼠肝肿瘤细胞株 H22、小鼠前胃癌细胞株和小鼠肉瘤细胞株 S180，平均瘤重显著低于未感染旋毛虫的对照组。张媛媛等[25]将不同组小鼠分别感染未处理旋毛虫、^{60}Co 处理和紫外线处理旋毛虫，发现未处理旋毛虫组、^{60}Co 处理组和紫外线处理旋毛虫组小鼠肿瘤体积和重量均显著低于对照组（$P<0.05$）；脾脏 CD3$^+$、CD4$^+$百分率和 CD4$^+$/CD8$^+$、CD4$^+$/CD3$^+$ 的比值显著高于对照组（$P<0.01$ 或 $P<0.05$）。证明它们对 C57BL/6 小鼠体 Hepa1-6 肝癌细胞的生长均有抑制作用，其中以未处理旋毛虫的抑瘤效果最好。

旋毛虫主要影响宿主抗肿瘤细胞免疫作用，通过寄生在宿主小肠上皮细胞内的旋毛虫成虫、新生幼虫和肌幼虫，激活宿主的细胞免疫功能，使免疫活性细胞（包括 CD4$^+$、CD8$^+$细胞等 T 细胞、自然杀伤细胞、巨噬细胞）和细胞因子（如 IL-2、IFN-γ、IL-4、IL-5 和 TNF-β）发挥其功能[26-29]。初步实验还表明，旋毛虫虫体蛋白可通过抑制肿瘤细胞增殖来对抗肿瘤细胞的侵袭[24]。吴涛等[30]对 BALB/

c 小鼠经腹腔和肌内注射旋毛虫不同抗原，3 天后对小鼠荷瘤，30 天后观察小鼠体内肿瘤的大小，检测小鼠机体的免疫状态，结果发现不同旋毛虫抗原对小鼠体内的肿瘤都有一定程度的抑制作用。

（二）疟原虫

疟原虫（*Plasmodium*）种类繁多，其中能感染人体的目前认为有 5 种疟原虫，即间日疟原虫、恶性疟原虫、三日疟原虫、卵形疟原虫和诺氏疟原虫。疟原虫感染机体后主要寄生在宿主的肝脏和红细胞中，致使机体出现寒热交替的症状，是世界上严重危害人类健康的寄生虫之一，导致的疟疾是最为严重的传染病之一。

随着研究的进展，人们发现疟原虫除了导致疟疾外，还与肿瘤有着密切的关系。向荷瘤小鼠体内注射疟原虫后，可从小鼠血浆中提取出显著降低肺癌细胞生长的外泌体，当将分离的外泌体与内皮细胞共同培养时，可观察到内皮细胞中 VEGFR2 的表达和迁移显著降低。与对照组小鼠相比，从感染疟原虫的小鼠血浆中提取的外泌体中检测到高水平的 miRNA 主要在基因组的基因间区域编码，在基因功能调控中有重要作用，可以靶向到相同信号通路中的多种基因，调控宿主的免疫应答反应。内皮细胞中 miRNA 的过表达与 VEGFR2 的表达降低，肿瘤血管的生成得到抑制，致使肺癌细胞的生长得到抑制，荷瘤小鼠生存期得到延长[31]。

利用一系列生物技术对感染疟疾小鼠的 NK 细胞的细胞毒性和细胞因子进行测定，可以证明疟疾感染诱导的抗肿瘤作用为小鼠提供了一个强有力的抗肿瘤先天免疫反应，包括分泌 IFN-γ、TNF-α 和激活 NK 细胞，以及自适应抗肿瘤免疫力增加、肿瘤特异性 T 细胞增殖和细胞溶解的 CD8$^+$ T 细胞的活性增加。用减毒疟原虫感染荷瘤小鼠，可以在小鼠体内检测到强烈的 CD4/CD8$^+$T 淋巴细胞免疫反应[32]。另外，感染寄生虫的荷瘤小鼠产生了长期有效的肿瘤特异性免疫反应[33-35]，降低了肿瘤免疫逃逸的概率。研究结果显示，感染约氏疟原虫黑色素瘤荷瘤小鼠的出瘤时间明显晚于对照组；同时，自瘤体大小可测量，在各测量时间点，感染约氏疟原虫组的小鼠瘤体体积均显著小于对照组瘤体体积，且前者瘤体增长速度亦慢于后者[36]。这表明约氏疟原虫感染可显著抑制小鼠黑色素瘤的生长，具有明显的抑瘤作用，这可能与疟原虫感染后诱发的免疫状态变化有关。此外，文献显示，热疗也是抑制黑色素瘤的有效手段之一[37]。而众所周知，疟原虫感染后可引发以高热为主的疟疾症状，这种高热亦可能发挥热疗的作用，抑制黑色素瘤的生长。

（三）其他可能具有抗肿瘤作用的寄生虫

1. 棘阿米巴

棘阿米巴（*Acanthamoeba*）是一类机会性致病的小型自由生活原生动物，广泛分布于自然界，其生活史包括滋养体和包囊两部分。棘阿米巴中的某些致病性虫株可导致肉芽肿性阿米巴脑炎及棘阿米巴角膜炎。

体外细胞实验表明，病原性棘阿米巴滋养体可对多种正常细胞及肿瘤细胞产生细胞毒性作用，而导致这种细胞毒性作用的机制之一是诱导靶细胞发生程序性细胞死亡即细胞凋亡[38-39]。钱旻等[40]利用棘阿米巴滋养体、培养上清液及其裂解液成功地诱导了数种肿瘤细胞（人红白血病细胞 K562、小鼠黑色素瘤细胞 B16 等）发生不同程度的细胞凋亡。研究发现，棘阿米巴滋养体分泌物在棘阿米巴致靶细胞损伤中起重要的作用，通过对经不同蛋白酶抑制剂作用后的棘阿米巴培养上清液进行实验发现，其所含的丝氨酸蛋白酶类在细胞毒作用中发挥主要作用。

2. 枯氏锥虫

枯氏锥虫（*Trypanosoma cruzi*）又称克氏锥虫、美洲锥虫，属人体粪源性锥虫，是美洲锥虫肿的病原体。

流行病学数据显示枯氏锥虫感染者结肠癌发病率较低，而动物实验也进一步证实感染枯氏锥虫的小鼠可产生针对结肠癌的保护作用。克氏锥虫感染小鼠后，虫体表达的钙网蛋白可直接与肿瘤内皮细胞相互作用，抑制其增殖、迁移和新生毛细血管的形成，也可直接抑制肿瘤细胞的生长[41]。

参 考 文 献

［1］ GUILLEREY C, HUNTINGTON N D, SMYTH M J. Targeting natural killer cells in cancer immunotherapy [J]. Nat Immunol, 2016, 17 (9): 1025-1036.

［2］ HART G T, TRAN TM, THEORELL J, et al. Adaptive NK cells in people exposed to *Plasmodium falciparum* correlate with protection from malaria [J]. J Exp Med, 2019, 216 (6): 1280-1290.

［3］ FORCONI C S, ODUOR C I, OLUOCH P O, et al. A new hope for CD56[neg] CD16[pos] NK cells as unconventional cytotoxic mediators: an adaptation to chronic diseases [J]. Front Cell Infect Microbiol, 2020, 10: 162.

［4］ TENORIO E P, FERNÁNDEZ J, CASTELLANOS C, et al. CD4[+] Foxp3[+] regulatory T cells mediate toxoplasma gondii-induced T-cell suppression through an IL-2-related mechanism but independently of IL-10 [J]. Eur J Immunol, 2011, 41 (12): 3529-3541.

［5］ SCHREIBELT G, TEL J, SLIEPEN K H, et al. Toll-like receptor expression and function in human dendritic cell subsets: implications for dendritic cell-based anti-cancer immunotherapy [J]. Cancer Immunol Immunother, 2010, 59 (10): 1573-1582.

［6］ WU L, ADAMS M, CARTER T, et al. lenalidomide enhances natural killer cell and monocyte-mediated antibody-dependent cellular cytotoxicity of rituximab-treated CD20[+] tumor cells [J]. Clin Cancer Res, 2008, 14 (14): 4650-4657.

［7］ 杨庆利, 申继清. 寄生虫病原相关分子模式的研究进展 [J]. 中国寄生虫学与寄生虫病杂志, 2013, 31 (3): 238-241.

［8］ CHEN L, HE Z, QIN L, et al. Antitumor effect of malaria parasite infection in a murine Lewis lung cancer model through induction of innate and adaptive immunity [J]. PLoS One, 2011, 6 (9): e24407

［9］ YANG J C, ROSENBERG S A. Adoptive T-cell therapy for cancer [J]. Adv Immunol, 2016, 130: 279-294.

［10］ ROSENBERG S A, YANG J C, SHERRY R M, et al. Durable complete responses in heavily pretreated patients with metastatic melanoma using T-cell transfer immunotherapy [J]. Clin Cancer Res, 2011, 17 (13): 4550-4557.

［11］ BAIRD J R, FOX B A, SANDERS K L, et al. Avirulent Toxoplasma gondii generates therapeutic antitumor immunity by reversing immunosuppression in the ovarian cancer microenvironment [J]. Cancer Res, 2013, 73 (13): 3842-3851.

［12］ RUDNICK S I, LOU J, SHALLER C C, et al. Influence of affinity and antigen internalization on the uptake and penetration of Anti-HER2 antibodies in solid tumors [J]. Cancer Res, 2011, 71 (6): 2250-2259.

［13］ UBILLOS L, FREIRE T, BERRIEL E, et al. *Trypanosoma cruzi* extracts elicit protective immune response against chemically induced colon and mammary cancers [J]. Int J Cancer, 2016, 138 (7): 1719-1731.

［14］ CHEN J, HUANG S Y, ZHOU D H, et al. DNA immunization with eukaryotic initiation factor-2α of *Toxoplasma gondii* induces protective immunity against acute and chronic toxoplasmosis in mice [J]. Vaccine, 2013, 31 (52): 6225-6231.

［15］ 杨小军. 人蛔虫提取物抗肿瘤作用及其机制的实验研究 [D]. 南昌: 南昌大学, 2009.

［16］ 王学林, 杨世杰, 吴秀萍, 等. 旋毛虫虫体蛋白对肝癌细胞 H7402 的抑制作用 [J]. 中国肿瘤生物治疗杂志, 2007, 14 (5): 440-444.

［17］ DING Y, HUANG X, LIU T, et al. The Plasmodium circumsporozoite protein, a novel NF-κB inhibitor, suppresses the growth of SW480 [J]. Pathol Oncol Res, 2012, 18 (4): 895-902.

［18］ GAJEWSKI T F, FUERTES M, SPAAPEN R, et al. Molecular profiling to identify relevant immune resistance mechanisms in the tumor microenvironment [J]. Curr Opin Immunol, 2011, 23 (2): 286-292.

［19］ JI R R, CHASALOW S D, WANG L, et al. An immune-active tumor microenvironment favors clinical response to ipilimumab [J]. Cancer Immunol Immunother, 2012, 61 (7): 1019-1031.

［20］ PYO K H, JUNG B K, CHAI J Y, et al. Suppressed CD31 expression in sarcoma-180 tumors after injection with *Toxoplasma gondii* lysate antigen in BALB/c mice [J]. Korean J Parasitol, 2010, 48 (2): 171-174.

［21］ LÓPEZ N C, VALCK C, RAMÍREZ G, et al. Antiangiogenic and antitumor effects of *Trypanosoma cruzi* Calreticulin [J]. PLoS Negl Trop Dis, 2010, 4 (7): e730.

［22］ OBA M, YANO S, SHUTO T, et al. IFN-gamma down-regulates Hsp27 and enhances hyperthermia-induced tumor cell death in vitro and tumor suppression in vivo [J]. Int J Oncol, 2008, 32 (6): 1317-1324.

［23］ 鲍玉杰, 陆建卫, 裴娟萍. 阿维菌素的抗肿瘤及作用机制研究进展 [J]. 科技通报, 2011, 27 (3): 359-365.

［24］ WANG X L, FU B Q, YANG S J, et al. *Trichinella spiralis*-a potential anti-tumor agent [J]. Vet Parasitol, 2009, 159 (3-4): 249-252.

［25］ 张媛媛, 宫鹏涛, 张西臣, 等. 旋毛虫抗 C57BL/6 小鼠体内 Hepa1-6 肝癌细胞作用的研究 [J]. 中国病原生物学杂志, 2009, 4 (1): 24-26.

［26］ LIAO C, CHENG X, LIU M, et al. *Trichinella spiralis* and tumors: cause, coincidence or treatment? [J]. Anticancer Agents Med Chem, 2018, 18 (8): 1091-1099.

［27］ CHENG Y, ZHU X, WANG X, et al. *Trichinella spiralis* infection mitigates collagen-induced arthritis via programmed death 1-mediated immunomodulation [J]. Front Immunol, 2018, 9: 1566.

［28］ SUN X M, GUO K, HAO C Y, et al. *Trichinella spiralis* excretory-secretory products stimulate host regulatory T cell differentiation through activating dendritic cells [J]. Cells, 2019, 8 (11): 1404.

［29］ SA Q, WOODWARD J, SUZUKI Y. IL-2 produced by CD8[+] immune T cells can augment their IFN-γ production independently from their proliferation in the secondary response to an intracellular pathogen [J]. J Immunol, 2013, 190 (5): 2199-2207.

［30］ 吴涛, 张西臣, 李建华, 等. 不同旋毛虫粗抗原对 BALB/c 小鼠体内 SP2/0 肿瘤抑制作用观察 [J]. 中国病原生物学杂志, 2007, 2 (4): 269-272.

［31］ 刘可, 黄海斌, 杨桂连. miRNA 在寄生虫宿主免疫调控中的研究进展 [J]. 中国寄生虫学与寄生虫病杂志, 2018, 36 (4): 405-408.

［32］ YANG Y, LIU Q, LU J, et al. Exosomes from plasmodium-infected hosts inhibit tumor angiogenesis in a murine lewis lung cancer model [J]. Oncogenesis, 2017, 6 (6): e351.

［33］ CHEN L, HE Z, QIN L, et al. Antitumor effect of malaria parasite infection in a murine lewis lung cancer model through induction of innate and adaptive immunity [J]. PLoS One, 2011, 6 (9): 24407.

［34］ 周东. 表达 MAGE-A3 的疟原虫减毒子孢子的构建及诱导抗肺癌免疫的机制研究 [D]. 重庆: 第三军医大学, 2017.

［35］ HART G T, TRAN T M, THEORELL J, et al. Adaptive NK cells in people exposed to *Plasmodium falciparum* correlate with protection from malaria [J]. J Exp Med, 2019, 216 (6): 1280-1290.

［36］ 乔继琛, 张慧, 焦玉萌, 等. 约氏疟原虫感染对小鼠黑色素瘤的抑制作用 [J]. 中国血吸虫病防治杂志, 2017, 29 (3): 315-319.

［37］ 张莹莹, 张威, 耿传营, 等. 不同热剂量局部热疗对小鼠黑色素瘤的疗效及其抗肿瘤免疫激发作用的比较研究 [J]. 中国微创外科杂志, 2009, 9 (3): 250-253.

［38］ GONZÁLEZ-ROBLES A, SALAZAR-VILLATORO L, OMAÑA-MOLINA M, et al. *Acanthamoeba royreba*: morphological features and in vitro cytopathic effect [J]. Exp Parasitol, 2013, 133 (4): 369-375.

［39］ KOT K, ŁANOCHA-ARENDARCZYK N A, KOSIK-BOGACKA D I. Amoebas from the genus *Acanthamoeba* and their pathogenic properties [J]. Ann Parasitol, 2018, 64 (4): 299-308.

［40］ 钱旻, 严正, 章平, 等. 棘阿米巴对黑色素瘤细胞毒性作用初探 [J]. 寄生虫与医学昆虫学报, 2003, 10 (2): 65-69.

［41］ LÓPEZ N C, VALCK C, RAMÍREZ G, et al. Antiangiogenic and antitumor effects of *Trypanosoma cruzi* calreticulin [J]. PLoS Negl Trop Dis, 2010, 4 (7): e730.

（施奕倩　唐作华）

第六章 真菌感染炎症相关肿瘤

第一节 真菌感染炎症相关肿瘤概述

一、概述

真菌感染在肿瘤的发生发展中起着双刃剑的作用。药用真菌含有的多种具有抗癌作用的分子化合物，其产生的多糖、萜类、甾体类、吡喃类等产物可以直接抑制癌瘤的生长，具有调节免疫、抗氧化等多种药理作用，因而具备抗癌活性[1]。非致病性酵母菌作为益生菌家族的成员，抗癌作用已有不同机制被提出。安全的酵母菌可以有效地治疗肠道微生物区系失调。益生菌具有抗炎、抗增殖和抗癌等特性，影响结肠的生理、代谢和免疫动态平衡，有助于癌症的治疗[2]。但也有研究者发现，肠道微环境变化，细菌菌群失调可成为结肠癌和肝癌等恶性肿瘤致癌的辅助因素。微生物组参与了胰腺导管腺癌的发病过程[3]，这其中真菌组在肿瘤发生中的作用并不是很清楚。真菌，尤其是霉菌的代谢产物——真菌毒素，具有遗传毒性、细胞毒性和致癌毒性等多方面毒性作用。其共同毒性在于导致 DNA 损伤和细胞毒性。真菌毒素的致病，时常以地方性发生的形态出现，所以，遇上原因未明的地方性疾病，必须注意到真菌毒素中毒的可能。在特定条件下真菌毒素的超常聚集，有可能获得或找到肿瘤发生发展的途径。本节涉及的致癌真菌的种类及所致癌症包括黄曲霉菌和肝癌、呼吸道多种真菌和肺癌、真菌 *Fox* 家族基因与前列腺癌、肠道真菌和胰腺癌，以及口腔白色念珠菌和口腔癌等。

二、真菌致癌机制

1. 黄曲霉菌和肝癌

黄曲霉毒素 B_1（aflatoxin B_1，AFB_1）是细胞毒性物质，也是致癌物质。饲料中含量达到 5 mg/kg，即可引起大鼠 RNA 和 DNA 合成障碍。黄曲霉毒素的急性中毒，死亡率为 10%～60%（1977 年）。长期慢性的食饵性暴露，可引起肝细胞癌，特别是在合并乙型病毒性肝炎的情况下。流行病学调查及实验室研究结果指出，肝癌的发生与 HBV 感染及 AFB_1 暴露密切相关[4-5]。江苏省启东地区是国内外罕见的肝癌高发区，对当地部分肝癌高危人群进行的 21 年定群纵向观察，进一步证实了 HBV 感染是肝癌发生的主要病因，黄曲霉素暴露在肝癌的发生中具有明显的协同作用。HBV 感染后使肝细胞受到了一定程度的损害，受损的肝细胞改变了 AFB_1 代谢途径或速度，延缓了 AFB_1 在肝内的停留时间，而这种状况又进一步促使肝细胞受损，使肝脏病变进一步发展。亚非的一些国家每年约 25 万人死于肝癌，其原因为摄入了过多的黄曲霉毒素（1.4 mg/d）以及 B 型肝炎的高发病率[6]。

2. 呼吸道真菌与肺癌的研究

有研究显示，与人体共生的真菌种类达 75 种，分布在肠道、口腔、皮肤、阴道以及肺部[7-8]，主要由曲霉属（*Aspergillus*）、假丝酵母属（*Candida*）、马拉色霉属（*Malassezia*）及酵母属（*Saccharomyces*）等组成。研究显示，肺结核分枝杆菌及幽门螺杆菌（*Helicobacter pylori*）感染均能促进肺癌的发生[9-10]。Rybojad 等[11] 从肺癌患者下呼吸道中检测出多种厌氧菌，其中最多的是放线菌属（*Actinomyces*）和消化链球菌属（*Peptostreptococcus*）。Hosgood 等[12] 对长期暴露于油烟的非吸烟女性肺癌患者的呼吸道微生物研究表明，患者和正常对照组口腔中微生物的种类和数量没有明显差异，但是患者痰液中的微生物种类明显多于正常对照组。肺癌与呼吸道微生物组之间关系的研究迄今仍处于起步阶段，但越来越多的研究表明呼吸道中微生物有可能在肺癌的发生发展中起了关键作用（图 6-1-1）。

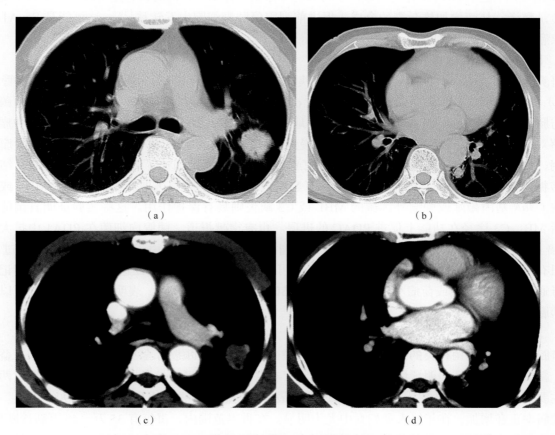

（a）　　　　　　　　　　　　　（b）

（c）　　　　　　　　　　　　　（d）

图 6-1-1　左肺上叶肺腺癌，左肺下叶曲霉菌结节

患者，男，72 岁，吸烟 40 年，COPD 病史 20 余年，因胸片发现肺占位入院。（a）～（d）胸部 CT 平扫及增强扫描显示左肺上叶尖后段周围型肺癌，见短毛刺、偏心空洞 [（a）（c）]，同时显示左肺下叶背段小结节，见空气新月征 [（b）（d）]。手术病理提示左肺上叶肺腺癌，下叶曲霉菌结节。

3. 叉头框家族蛋白（forkhead box proteins，Fox 家族）基因和性激素依赖肿瘤

Fox A 家族广泛存在于真菌和动物体内，由 Fox A1、Fox A2、Fox A3 三个成员组成，其基因的主要特征为拥有一段能编码保守的长度为 110 个氨基酸的 DNA 结构域[13]，结构外观类似于叉头框。Fox A 家族与恶性肿瘤的发生发展关系是近来研究的热点，Fox A 家族作为转录因子，与恶性肿瘤的发生、增殖、浸润及转移密切相关。不同的肿瘤中，Fox A 家族基因的表达及其作用均不相同，在多数肿瘤，如乳腺癌、肝癌、肺癌、甲状腺癌、胃腺癌等恶性肿瘤中，Fox A 与肿瘤的发生发展表现出负相关，显示 Fox A 的表达可以抑制癌症的转移，Fox A 抑制癌症发生发展的机制主要集中在以下两个方面：

① Fox A 调节 E-cadherin 的表达，后者的高表达启动了 EMT，从而抑制肿瘤细胞的浸润和转移[14]。② Fox A 作为转录因子调节 *p21*、*p27*、*p53* 基因表达，实现细胞增殖的调控。而在前列腺癌等恶性肿瘤中，Fox A 促进肿瘤的生长、浸润及转移，Fox A 可以与雄激素受体结合，同时还可以调节雄激素受体基因的转录翻译，从而增加雄激素的合成，促进前列腺癌肿瘤细胞发生转移。乳腺癌患者 Fox A1 抑制肿瘤的发展，而前列腺癌患者 Fox A1 反而会促进肿瘤的发展，其原因可能为 Fox A1 存在组织表达的特异性。Fox A1 在前列腺和乳腺组织分别是通过调控类固醇受体 AR 和 ER 的转录因子发挥作用的，并且当细胞进入不同的增殖分化阶段，Fox A1 的表达量也有很大不同。在乳腺癌初发阶段，Fox A1 表达量并没有发生多大变化，但是到了增殖阶段，Fox A1 表达则明显增加，从而增加 ER（＋）细胞对雌激素的敏感性，控制乳腺癌的进一步发展。而前列腺癌的生长发展都依赖雄激素[15]，前列腺癌早期 Fox A1 出现高表达，Fox A1 作为转录因子可以与雄激素受体结合，同时，它还可以调节雄激素受体基因的转录翻译，从而增加雄激素的合成，促进前列腺癌肿瘤细胞生发转移[16]，这可能是 FoxA1 调节前列腺癌发生发展的机制。

4. 肠道真菌与胰腺癌的关系

研究发现，[3] 真菌可以从肠腔迁移到胰腺。与正常胰腺相比，小鼠和人的胰腺导管腺癌（PDA）中的真菌数量都增加了约 3000 倍。在 α 和 β 多样性指数的基础上，PDA 肿瘤的真菌菌群的组成与肠道或正常胰腺的组成是不同的。具体地说，无论在鼠类还是在人体上，浸润 PDA 肿瘤的真菌群落对马拉色菌有明显的富集作用。在缓慢进展和侵袭性的 PDA 模型中，真菌消融对肿瘤有保护作用，而马拉色菌（不包括念珠菌、酵母菌或曲霉）的再繁殖加速了肿瘤的发生。同时，结合真菌壁多糖激活补体级联的甘露糖结合凝集素（MBL）的连接是肿瘤进展所必需的，而 MBL 或肿瘤细胞内 *C3aR* 基因敲除或肿瘤外区域的 MBL 或 C3 缺失则具有保护作用。这些实验证明真菌能够通过激活 MBL-C3 途径在功能上促进 PDAC 的进展。也有文献报道，胰腺内细菌在 PDA1 中扩大了约 1000 倍。同样发现在人类 PDA 和小鼠模型中肿瘤内真菌显著增加。由于肠道和胰管之间通过 Oddi 括约肌有直接的联系，推测十二指肠腔内的真菌可以进入胰腺。为了验证这一点，用 GFP 标记的酿酒酵母通过口服给对照或荷瘤小鼠灌胃，真菌在 30 min 内迁移到胰腺，表明肠道真菌菌群可以直接影响胰腺微环境。

5. 真菌与口腔癌

口腔受到许多细菌种类的抑制。近年来，口腔微生物群与头颈癌等全身疾病的相互关系日益受到重视。新出现的证据还表明牙周病和口腔癌之间存在联系，原因可能是慢性炎症影响是诱发这两种疾病的主要因素。鳞状细胞癌是口腔及其邻近部位最常见的恶性肿瘤，占所有癌症的 90% 以上。口腔癌的发病率正在增加，在年轻人和妇女中尤为明显。在世界范围内，每年有 35 万～40 万新诊断病例。细菌、病毒和真菌被认为是某些癌症的致病因素。假丝酵母菌感染与癌症关联的病原学证据较少。假丝酵母属（*Candida* spp.）与各种上皮性癌症有关。对念珠菌和致癌关联最敏感的是食管癌和口腔癌。Domingues-Ferreira 等文献[17]提示，慢性念珠菌感染所产生的亚硝胺化合物的参与可能是感染常染色体显性慢性黏膜皮肤念珠菌病患者食管癌的危险因素。白色念珠菌是出现在念珠菌白斑和慢性增生性念珠菌病中最典型的念珠菌种类。Mccullogh 等[18]观察到，在出现口腔鳞癌或白斑的患者中，口腔携带白色念珠菌的程度比没有口腔病理改变的患者更高。

参 考 文 献

［1］ 蔡旭, 黄必胜. 3 种药食用真菌次生代谢产物成分及抗肿瘤活性研究 [D]. 武汉: 湖北中医药大学, 2019.

［2］ SABER A, ALIPOUR B, FAGHFOORI Z, et al. Cellular and molecular effects of yeast probiotics on cancer [J]. Crit Rev

Microbiol, 2017, 43 (1): 96-115.

［3］ AYKUT B, PUSHALKAR S, CHEN R, et al. The fungal mycobiome promotes pancreatic oncogenesis via activation of MBL [J]. Nature, 2019, 574 (7): 264-267.

［4］ PUJOL F H, DEVESA M. Genotypic variability of hepatitis viruses associated wit chronic infection and the development of hepatocellular carcinoma [J]. Clin Gastroenterol, 2005, 39 (7): 611-618.

［5］ 唐耘天, 黄天壬, 王加生. 黄曲霉毒素暴露和谷胱甘肽转移酶基因多态性在原发性肝癌高危人群中的研究 [J]. 广西医科大学学报, 2008, 25 (5): 694-696.

［6］ WILD C P, HUDSON G J, SABNIONI G, et al. Dietary intake of aflatoxins and the level of albumin-bound aflatoxin in periferal blood in the Gambia. [J]. Cancer epidemiol Biomarkers Prev, 1992, 1 (3): 229-234.

［7］ MARSLAND B J, GOLLWITZER E S. Host microorganism interactions in lung disease [J]. Nat Rev Immunol, 2014, 14 (12): 827-835.

［8］ CHARLSON E S, DIAMOND J M, BITTINGER K, et al. Lung enriched organisms and aberrant bacterial and fugal respiratiory microbiotal after lung transplant [J]. Am J Respir critt care med, 2012, 186 (6): 536-545.

［9］ PARK S K, CHO L Y, YANG J J, et al. Lung cancer risk and cigarette smoking, lung tuberculosis according to histologic type and gender in a population based case control study [J]. Lung Cancer, 2010, 68 (1): 20-26.

［10］ DENG B, LI Y, ZHANG Y, et al. *Helicobacter pylori* infection and lung cancer: a review of an emerging hypothesis [J]. Carcinogensis, 2013, 34 (6): 1189-1195.

［11］ RYBOJAD P, LOS R, SAWICKI M, et al. Anaerobic bacteria colonizing the lower airways in lung cancer patients [J]. Folia Histochem Cytobiol, 2011, 49 (2): 263-266.

［12］ HOSGOOD H D, SAPKOTA A R, ROTHMAN N, et al. The potential role of lung microbiota in lung cancer attributed to household coal burning exposures [J]. Environ Mol Mutagen, 2014, 55 (8): 643-651.

［13］ LALMANSINGH A S, KARMAKAR S, JIN Y, et al. Multiple modes of chromatin remodeling by forkhead box proteins [J]. Biochim Biophys Acta, 2012, 1819 (7): 707-715.

［14］ 李正平, 张宇, 罗道蕴, 等. 叉头框转录因子 A2 对肝癌细胞迁移和侵袭能力的影响 [J]. 广西医学, 2015, 37 (6): 755-757.

［15］ 孙忠全, 沈志远. 睾酮与前列腺癌研究进展 [J]. 中华男科学杂志, 2014, 20 (8): 675-678.

［16］ JOZWIK K M, CARROLL J S. Pioneer factors in hormone-dependent cancers [J]. Nat Rev Cancer, 2012, 12 (6): 381-385.

［17］ DOMINGUES-FERREIRA M, GRUMACH A S, DUARTE A J, et al. Esophageal cancer associated with chronic mucocutaneous candidiasis. Could chronic candidiasis lead to esophageal cancer? [J]. Med Mycol, 2009, 47 (2): 201-205.

［18］ MCCULLOGH J S, RATCLIFFE B, MANDIR N, et al. Dietary fibre and intestinal microflora: effects on intestinal morphometry and crypt branching [J]. Gut, 1998, 42 (6): 799-806.

（楼海燕）

第二节　黄曲霉毒素感染炎症与肝癌

　　黄曲霉毒素主要是黄曲霉菌和寄生曲霉菌产毒菌株产生的次生代谢产物，1993 年被 WHO 的癌症研究机构划定为（对人类）Ⅰ类致癌物，是一种强毒性物质。长期大量接触黄曲霉毒素可能会导致肝癌的发生，由于其具有毒性、致畸性、致突变性和高致癌性，可对人类健康构成威胁。

一、黄曲霉毒素的特性

　　黄曲霉毒素有很多种，目前已发现至少 17 种，包括 B_1、B_2、G_1、G_2、M_1、M_2 等。黄曲霉毒素微溶于水，易溶于油脂、氯仿、甲醇等某些有机溶剂，对温度的敏感性差，在 280℃高温下才裂解，所以在通常的烹调条件下不易被破坏，在酸性条件下比较稳定，但在碱性条件下可被破坏而失去毒性，紫外线辐射也容易使其降解而失去毒性。黄曲霉毒素广泛存在于污染的食品中，尤其以霉变的花生、玉米及谷类中含量最多，多见于食品污染严重的热带和亚热带地区，食物在生长过程中或者由于储存不当都会导致黄曲霉毒素侵染。

二、毒性与危害

黄曲霉毒素是天然污染物中毒性最强的一种化学物质，其毒性又因为种类的不同彼此间又有差异，其中 AFB_1 毒性最强，具有强烈的致癌性[1]，主要诱发肝癌。多个国家都曾出现过黄曲霉毒素中毒事件，如我国广东、广西两地花生油黄曲霉毒素超标事件；四川某乳业黄曲霉毒素 M_1 超标事件，印度霉变玉米致人死亡事件和英国伦敦的养殖场火鸡中毒死亡事件等。黄曲霉毒素对肝脏的伤害最大，诱发癌症的概率最高，对脾脏、肾脏等部位也有影响，还可引起动物胆管上皮细胞增生及脾、肾、睾丸、大脑病变等。

三、黄曲霉毒素与肝癌

肝细胞癌是我国最常见的恶性肿瘤，是世界上第六大常见癌症，也是全球癌症相关死亡的第二大原因[2]。中国患者占世界肝癌病例和死亡人数的 50% 以上[3]，黄曲霉毒素是肝癌发生的确定危险因素之一。有研究估计，全球黄曲霉毒素相关肝癌病例的平均比例为 5%～28%[4]。AFB_1 是人类已知的最强的实验性肝癌物质[5]。迄今为止，没有一种动物模型暴露于这种毒素而不致肝癌，其诱导肝癌发生的潜伏期尚不清楚。AFB_1 可通过多种分子机制而诱发肝癌，其暴露程度与 HCC 发病率之间的相互作用是加倍的。

（一）诱发肝癌的机制

黄曲霉毒素的母体分子是无害的，但它会被Ⅰ相酶 CYP_{450} 超家族成员转化为致突变和致癌的亲电子中间体，4 种主要的黄曲霉毒素是毒素 B_1、B_2、G_1 和 G_2。黄曲霉产毒菌株通常只产生毒素 B_1 和 B_2，但寄生曲霉菌株可产生所有的黄曲霉毒素。AFB_1 是在受污染的人类食物中发现的最多的，具有最高的导致肝癌的潜在性风险。黄曲霉毒素代谢的主要部位是肝脏，AFB_1 进入机体主要通过细胞色素氧化酶 CYP_{450} 家族成员代谢产生 AFB$_1$-exo-8, 9- 环氧化物（AFBO）和 AFB$_1$-endo-8, 9- 环氧化物，环氧化物可与 DNA、RNA 和蛋白质形成衍生物，导致细胞遗传特性改变，进而发挥其致癌及致突变效应。AFBO 是介导 AFB_1 诱发肝癌的最主要亲电子化合物，与 DNA 结合形成 AFB$_1$-N^7- 鸟嘌呤（AFB$_1$-N^7-Gua）加合物。AFB$_1$-N^7-Gua 可转化为两种次级形式：一种是无嘌呤位点的加合物；另一种是更稳定的 AFB$_1$- 甲氨基嘧啶（AFB$_1$-formamidopyrimidine，AFB$_1$-FABY）加合物，可引起鸟嘌呤（G）到胸腺嘧啶（T）的突变。这些突变与 DNA 高度反应，随着时间的推移会产生恶性转化的风险。黄曲霉毒素代谢过程中产生的 AFB$_1$-N^7-Gua、无嘌呤位点的加合物和 AFB$_1$-FABY 是 AFB_1 发挥毒性作用的主要形式，AFB_1 可引起 *p53* 肿瘤抑制基因、*ras* 癌基因、*Survivin*、*β-Catenin*、*Bax*、*Bcl-2*、*Fas*、*FasL* 及骨桥蛋白 mRNA 等多种基因突变及蛋白异常表达，研究证实这些基因突变及蛋白表达均可诱导或参与肝癌的发生[6]。

（二）与乙肝病毒的协同作用

AFB_1 和慢性 HBV 感染并存，可增加协同致癌作用的可能性。慢性 HBV 感染和饮食中接触毒素是肿瘤高危区 HCC 的主要原因，也是 HCC 发病率存在显著地理变异的主要原因。慢性 HBV 感染者因食用黄曲霉毒素而患肝癌的风险比 HBV 阴性者高 30 倍[4]。两者协同致癌的原因有多种，慢性肝损伤和再生性增生是肝细胞癌发生的中心环节，AFB_1 诱导的加合物引发的突变可能导致 HBV 感染增加。HBV 感染可直接或间接地导致肝细胞对 AFB_1 的致癌物敏感，HBV 感染引起的肝细胞坏死和增殖增加了 AFB_1 诱发基因突变的可能性，以及含有这些突变的细胞的克隆性扩张[5]。另外，HBVx 蛋白抑制 DNA 损伤的核切割修复，阻碍了 AFB_1-DNA 加合物的去除及类似 DNA 损伤的修复，加速了肝细胞癌变的过程。但目前这两种致癌物之间协同作用的生物学基础尚未完全明确，对慢性 HBV 感染和长期接触 AFB_1 的患者恶性转化风险机制的了解仍远远不够，需要进一步研究。

（三）其他

AFB_1 主要通过食物链接触，但吸入是另一种接触途径。空气中接触 AFB_1 主要是接触黄曲霉毒素污染的粉尘。目前的研究表明，气道接触 AFB_1 可能导致血清 AFB_1 加合物阳性，并与肝癌的危险性相关[7]。

此外，暴露于相同环境的个体并不都患有肝癌，人群对 AFB_1 的致癌反应存在明显的个体差异。这种个体对 AFB_1 易感性的差异主要是由 I 相酶（CYP_{450}）和 II 相酶（GST）及 DNA 修复基因的多态性决定的。

黄曲霉毒素是广泛存在的毒性强的致癌物，对公共健康可造成重大危害，在肝癌高发区，改善粮食存储、控制乙型肝炎、接种乙肝疫苗等是减少黄曲霉毒素对人体损害的有效方法，对预防肝癌有较大意义。

参 考 文 献

[1] 李昆, 姚婷, 宁雪雪, 等. 黄曲霉毒素的研究进展 [J]. 农产品加工, 2017, 6: 61-63.

[2] CHOO S P, TAN W L, GOH B K P, et al. Comparison of hepatocellular carcinoma in Eastern versus Western populations [J]. Cancer, 2016, 122 (22): 3430-3446.

[3] HE X, WU J, HOLTORF A P, et al. Health economic assessment of Gd-EOB-DTPA MRI versus ECCM-MRI and multi-detector CT for diagnosis of hepatocellular carcinoma in China [J]. PLoS One, 2018, 13 (1): e0191095.

[4] SAHA TURNA N, WU F. Risk assessment of aflatoxin-related liver cancer in Bangladesh [J]. Food Addit Contam Part A Chem Anal Control Expo Risk Assess, 2019, 36 (2): 320-326.

[5] KEW M C. Aflatoxins as a cause of hepatocellular carcinoma [J]. J Gastrointestin Liver Dis, 2013, 22 (3): 305-310.

[6] 徐明辉, 秦雪. 黄曲霉毒素致肝癌机制研究进展 [J]. 国际检验医学杂志, 2009, 30 (6): 574-575.

[7] LAI H, MO X, YANG Y, et al. Association between aflatoxin B_1 occupational airway exposure and risk of hepatocellular carcinoma: a case-control study [J]. Tumour Biol, 2014, 35 (10): 9577-9584.

（王　杏）

第三节　恶性肿瘤相关真菌感染

一、恶性肿瘤相关真菌感染概述

真菌种类繁多，有 10 万余种，广泛分布于自然界中，主要存在于土壤、鸟禽及鸽粪中，也可以寄生于人呼吸道内，真菌感染多为机会性感染，当人体抵抗力降低时可侵入体内致病[1]。近年来，由于造血干细胞移植和实体器官移植的广泛开展、高强度免疫抑制药和大剂量化疗药物的应用以及各种导管的体内介入及留置等因素，侵袭性真菌病（invasive fungal disease，IFD）已成为影响恶性肿瘤患者，尤其是恶性血液病患者的预后及生存期的重要因素[2]。

引起侵袭性真菌病的真菌主要包括曲霉属、念珠菌属、隐球菌属和接合菌（主要指毛霉菌）等。具有不同基础疾病的患者免疫缺陷环节不同，导致机体对不同种类的真菌病原体易感，例如，淋巴瘤患者容易出现 T 细胞免疫缺陷；骨髓瘤、急性淋巴细胞白血病患者容易出现 B 细胞免疫缺陷。主要易感真菌依次为隐球菌属、念珠菌属及组织胞质菌属等。而对于粒细胞白血病以及化疗导致的粒细胞缺乏或功能缺陷患者，主要易感菌为曲霉菌属和念珠菌属。近几年，国际上医学真菌研究的热点是"超级真菌"，即耳道念珠菌，这也是国际上医学真菌研究领域的重大课题[3]。

真菌感染以肺部感染最普遍，主要是由于呼吸道与外界直接接触，漂浮于空气的真菌孢子易被吸入体内，直接吸入或定植的真菌易诱变为肺部感染。临床上对于肺部真菌感染的主要诊断方式为真菌培养或病变组织的病理检查，但体液检查往往无明确结果，组织病理学检查有创，因而导致患者诊断延误，错失最佳治疗时机而死亡，治疗不及时的肺真菌感染患者病死率可高达 30%～80%[4-5]。

不同真菌感染造成的病理过程不同，真菌侵入肺组织后会引起肺部的急性炎症，炎性细胞浸润、肺组织坏死、甚至形成脓肿，随后肉芽组织形成，长期迁延不愈者，会引发肺组织局部或广泛纤维化。曲霉菌易侵犯肺血管，导致出血性肺梗死。

二、恶性肿瘤相关真菌感染临床表现

肺真菌的临床表现无特异性，主要表现症状为发热、咳白痰、咳嗽等，但若痰液中混有真菌菌丝，其性状表现为不易咳出的丝状黏痰。此外，尤其是曲霉菌在肺内繁殖可直接穿透血管壁造成患者痰中带血或咯血。少数患者可无症状，为其他原因行胸部 X 线或 CT 检查时偶然发现。抗真菌治疗后病灶可逐渐吸收缩小。在免疫功能低下的患者中，急性肺隐球菌病可以肺外传播，通常以中枢神经系统为主。

三、恶性肿瘤相关真菌感染影像学表现

真菌感染的临床表现无特异性，微生物培养耗时长，因此，影像学检查在真菌病的早期诊断及治疗中起着重要作用。在中国侵袭性真菌感染工作组制定的《血液病 / 恶性肿瘤患者侵袭性真菌病的诊断标准与治疗原则》中提出了"诊断驱动治疗"[6]，即患者在无临床感染症状或出现广谱抗菌药物治疗无效的持续性粒细胞缺乏性发热，合并肺部侵袭性真菌病相关影像学改变和微生物学标志（如 GM/G 试验阳性），且尚未达到确诊或临床诊断侵袭性真菌病时给予的抗真菌治疗。胸部 CT 尤其是高分辨 CT 具有较高的空间分辨率，对肺部病变高度敏感，基本能够反映肺部真菌感染的病理改变，在肺部真菌感染的诊断和治疗随访中具有重要的应用价值。

（一）肺真菌病的常见 CT 征象

肺部真菌感染可在 CT 上表现为多种不同形态病灶，相对于以肺泡实变为主要改变的细菌性肺炎，及以肺间质病变为主要表现的病毒性肺炎而言，真菌性肺炎的影像学表现以结节或肿块影为主要特点。此外，不同类型肺真菌病可伴随相对特征性的 CT 征象，如"晕征""反晕征""霉菌球""空气新月征""楔形实变影"等，对诊断肺部真菌感染有较高的提示意义。

1. 结节与肿块

结节、肿块为肺曲霉病、肺隐球菌病及肺毛霉菌病最常见的 CT 表现[7]（图 6-3-1～图 6-3-4）。结节、肿块可单发或多发，肺曲霉病较肺毛霉菌病更易表现为多发，多发者以双侧分布为主，倾向于肺外周带分布。这种分布特点可能与其病理机制有关，结节的形成机制包括菌丝阻塞不同管径的肺血管而在其周围形成的出血坏死性病灶，或者是在支气管末端形成的肉芽肿性炎症[8]。由于肺外周带的血管及支气管更为细小，更容易受到真菌的堵塞或侵袭，因此，病变更倾向出现于外周带。文献报道肺毛霉菌病的病变直径多大于 30 mm[9]，较肺曲霉菌病与肺隐球菌病病变大，这可能是由于毛霉菌菌丝较曲霉菌菌丝更为粗大且呈分枝状，且更易穿透血管管壁并造成相对较大血管的堵塞，而曲霉菌菌丝更易侵犯相对较小的血管。

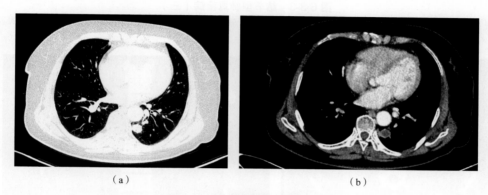

（a）   （b）

图 6-3-1 结节型肺真菌病（一）

患者，女，64 岁，痰中带血。（a）（b）CT 肺窗及增强扫描显示左肺下叶后基底段软组织结节。术后病理为肺组织慢性炎症伴真菌菌团。

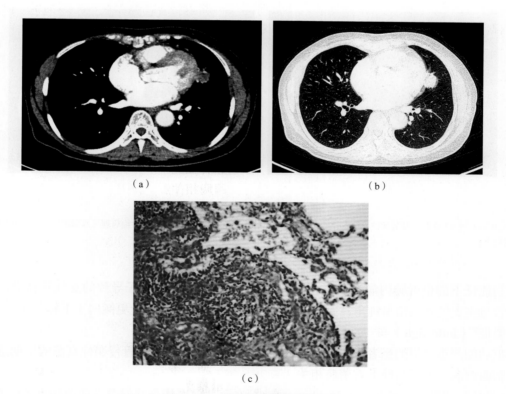

（a）   （b）

（c）

图 6-3-2 结节型肺真菌病（二）

患者，女，54 岁。（a）（b）CT 纵隔窗及肺窗显示左肺上叶软组织结节；（c）术后病理：肺组织慢性炎症伴真菌菌团。

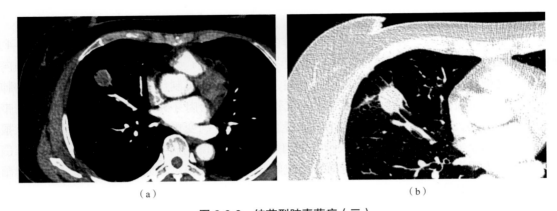

（a）   （b）

图 6-3-3   结节型肺真菌病（三）

患者，女，60 岁。（a）（b）CT 纵隔窗及肺窗显示右肺中叶软组织结节。术后病理：肺组织慢性炎症伴真菌菌团。

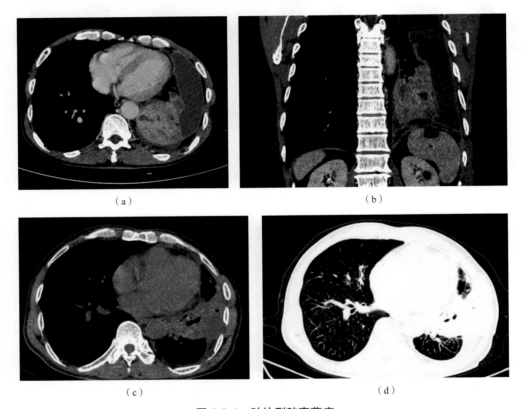

（a）   （b）

（c）   （d）

图 6-3-4   肿块型肺真菌病

患者，男，65 岁。（a）（b）横断位及冠状位 CT 显示左肺下叶软组织肿物，左侧胸腔积液，穿刺活检病理见真菌菌团；（c）（d）伏立康唑抗真菌治疗后病变缩小。

免疫功能低下的患者肺内病变也可表现为实变，多为吸入真菌孢子导致的支气管肺炎，由于双侧下叶支气管与主支气管夹角呈钝角，有利于真菌的通过及播散，使病灶更倾向于下肺分布。

2. "晕征"（halo sign）与"反晕征"（reversed halo sign）

在免疫功能严重受损的患者中，"晕征"与"反晕征"高度提示血管侵袭性真菌的早期感染，前者与侵袭性肺曲菌病、后者与肺毛霉菌病相关。

（1）"晕征"："晕征"最初是由 Kuhlman 等[10] 在急性白血病合并侵袭性曲菌病患者的 CT 中发现的征象，是指肿块或结节周围肺组织出现的片状或环形磨玻璃影，其密度介于结节、肿块与正常肺组织密度之间。"晕征"的形成原因是由于真菌侵犯肺部中小血管，导致局部血液高凝，形成血栓，局部肺组织缺血导致凝固性坏死，形成结节或肿块，结节周围肺组织受真菌侵犯引起肺泡出血，形成影像上所见的磨玻璃影，病理组织学上表现为肺泡出血（图 6-3-5）。Caillot 等[11]发现在恶性血液病、中性粒细胞减少症合并侵袭性曲菌病的患者中，"晕征"在感染后第 0、3、7 和 14 天发生率分别为 96%、68%、22% 和 19%，这表明"晕征"出现的时间窗短暂，在感染后 3 天迅速消退，是侵袭性曲菌病早期的影像学表现，因此，应对可疑真菌感染的高危人群尽早进行肺部 CT 检查。文献报道的恶性血液病患者晕征发生率变化很大，从 25% 到 95% 不等，这可能与各研究纳入的宿主免疫状态或 CT 检查时机不同有关。需要注意的是，"晕征"并非曲霉菌感染的特异性征象，还可见于肿瘤、血管炎和其他炎症性疾病，其"晕征"可由炎症或肿瘤浸润周围肺实质引起的。

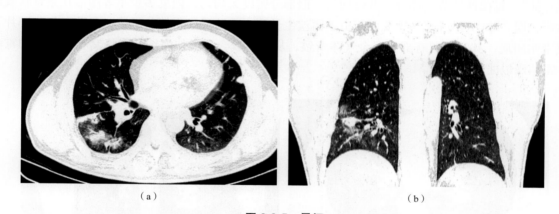

（a）　　　　　　　　　　　　　　　（b）

图 6-3-5　晕征

患者，男，49 岁，咯血。（a）（b）横断位及冠状位 CT 显示右肺下叶多发结节，周围伴"晕征"。穿刺活检病理提示真菌感染。

（2）"反晕征"："反晕征"指由新月形或环形的实变环包围磨玻璃不透光区所形成的圆形区域，类似于"晕征"的负片，故而得名，最初是由 Voloudaki 等[12]于 1996 年在两例隐源性机化性肺炎（cryptogenic organizing pneumonia，COP）患者 CT 上发现并报道的，病灶内磨玻璃中心区域为肺泡间隔炎症，而密度较高的周边区域对应于肉芽肿，此征象曾被认为是诊断 COP 的特异性征象。直到 2005 年，Gasparetto 等[13]在副球菌类真菌病患者中也观察到"反晕征"，随后许多研究也证明了此征象可出现在多种肺部感染性和非感染性疾病中，从而否定了此征象对 COP 的特异性[14-15]。

目前普遍认为，在免疫功能低下的患者中，如严重中性粒细胞减少者，"反晕征"与"晕征"一

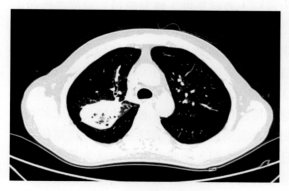

图 6-3-6　"反晕征"

患者，男，36 岁，造血干细胞移植后，长期口服激素及免疫抑制剂。CT 显示一圈实变影围绕着磨玻璃不透明中心，即"反晕征"。痰培养及支气管镜检查，诊断为肺霉菌病。

样，高度提示侵袭性真菌病，与真菌菌丝侵入和阻塞周围肺动脉引起的出血性肺梗死有关，而周围的出血量大于中心的出血量所致[16]（图 6-3-6）。Wahba 等[16]研究显示在免疫功能低下的侵袭性肺真菌病患者中，"反晕征"更易出现在毛霉菌感染的早期，19% 的毛霉菌患者出现此征象，而侵袭性曲菌病及其他真菌感染少见。国内李亚丹等[7]研究显示肺毛霉菌病的反晕轮征发生率为 60.0%，明显高于肺曲霉菌病及肺隐球菌病。Marchiori 等[17]研究发现，"反晕征"的形态学特征及是否伴有胸腔积液有助于鉴别侵袭性真菌病和隐源性机化性肺炎。在侵袭性真菌病患者中，"反晕征"中央网状结构常见（93%），周围实变环较厚（平均 2 cm），

常伴有胸腔积液；而隐源性机化性肺炎患者的"反晕征"无中央网状结构，且周围实变环较薄（平均 0.5 cm），多无胸腔积液。"反晕征"演变尚不清楚，Georgiadou 等[18]发现大部分"反晕征"随后出现空化。

综上所述，"晕征"与"反晕征"可见于多种肺部疾病中，不是真菌感染的特异性 CT 征象，但结合患者免疫状态和其他影像学表现，此两种征象有助于缩小鉴别诊断范围。

3．霉菌球（aspergilloma）与"空气新月征"（air-crescent sign）

霉菌球：真菌菌丝在寄生的空洞或空腔内与坏死的细胞碎片、纤维素、黏液混合所构成霉菌球，CT 上可见"空气新月征""气环征"及"球中含气征"等特异征象。所谓"空气新月征"，即圆形或椭圆形高密度影的霉菌球结节与寄生的空洞或空腔形成新月状间隙（图 6-3-7）。如残存间隙呈环状，则称"气环征"。霉菌球结节大部分密度较均匀，但部分密度欠均匀，内见多少不等的散在条索状或斑点状气体影，即"球中含气征"，此征可能由于菌丝生长到一定阶段尚未能与纤维、黏液、细胞碎片及蛋白混成密实团块，其间尚留有部分残余气体所致，从而形成含有类似海绵状或蜂窝状气体影的霉菌球结节。霉菌球以曲菌球多见。

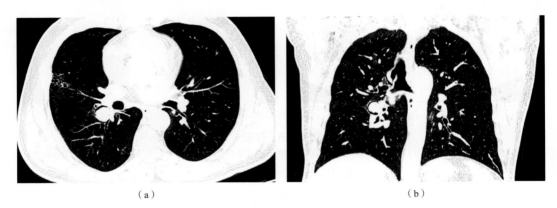

（a）　　　　　　　　　　　　　　（b）

图 6-3-7　空气新月征（一）

患者，男，61 岁。（a）（b）横断位及冠状位 CT 显示右肺下叶近肺门处薄壁空腔伴球形高密度影，内可见"空气新月征"。术后病理为支气管囊状扩张继发真菌感染。

在血管侵袭性曲霉菌病感染的早期阶段可出现"晕征"，而在感染恢复期（治疗后 2～3 周），随着中性粒细胞减少症的缓解，粒细胞功能恢复，坏死的肺组织与相邻的肺实质分离，在不透明区域亦可出现"新月形空气征"。Caillot 等[11]研究发现，在感染开始后的第 3、7 和 14 天，"空气新月征"发生率分别为 8%、28% 和 63%。因此，"空气新月征"的出现标志着感染进入恢复阶段，对侵袭性曲菌病有诊断价值，对治疗影响不大。

"空气新月征"亦非曲菌感染的特异征象，也可见于其他原因，包括其他真菌、肺包虫囊肿、拉斯穆森动脉瘤（Rasmussen aneurysm）、肺癌、转移和畸胎瘤等。患者改变体位时（即仰卧和俯卧之间变化），腔内病变随之移动，这是霉菌球与"空气新月征"其他病因相鉴别的有价值征象（图 6-3-8）。当空腔或空洞足够大而结节附着在壁上不可移动时，霉菌球的可能性较小，应考虑其他情况，尤其是肿瘤性病变（如肺癌和转移灶）和拉斯穆森动脉瘤。增强扫描有鉴别意义，曲菌球不强化，拉斯穆森动脉瘤明显强化，肺癌和转移瘤可见中度强化。此外，如已存在的空洞、空腔壁增厚被认为是曲霉菌定植的早期征象，早于真菌球的出现。因此，鉴别诊断时应结合洞、腔壁的厚度，腔内内容物密度、增强程度和活动性综合考虑，以明确诊断。

4．胸膜下楔形实变影与"血管闭塞征"（the vessel occlusion sign，VOS）

早期侵袭性肺曲菌病影像上还可表现为发生于胸膜下的楔形实变影，其病理基础是由于肺部小血

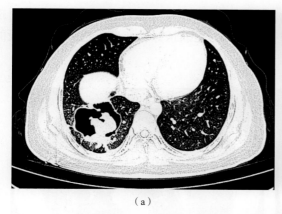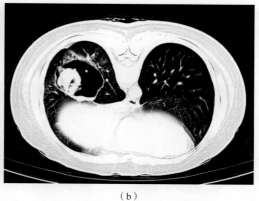

（a）　　　　　　　　　　　　　　　　　　　　（b）

图 6-3-8　空气新月征（二）

患者，女，22 岁，咳嗽、咳痰，偶有痰中带血。（a）仰卧位 CT 显示右肺下叶薄壁囊腔样病变伴形高密度影，内可见"空气新月征"；（b）俯卧位 CT 显示球形影位置发生变化。术后病理：支气管扩张，腔内可见真菌菌团。

管受到真菌侵犯引发血管栓塞或破裂出血导致局部的肺梗死。免疫力低下或受抑制患者肺部同时出现胸膜下楔形实变影及其周围的"晕征"，高度提示真菌感染[19]。

在一项针对 12 名确诊 / 拟诊侵袭性霉菌病患者的试验中，Sonnet 等[20]在 CT 肺动脉造影上评估直径≥10 mm 的肺病灶边缘血管情况，研究发现 CT 肺动脉造影显示的"血管闭塞征"与曲霉属和毛霉属血管侵入性生长导致的血管闭塞一致，认为在免疫功能低下的恶性血液病患者中，"血管闭塞征"是诊断侵袭性霉菌病最有力的影像学征象。Henzler 等[21]研究发现"血管闭塞征"和"晕征"均对免疫功能低下患者的侵袭性肺曲菌病有较高的提示作用，且前者更为敏感和特异，故认为对于可疑侵袭性曲菌病的患者，CT 肺动脉造影检查优于胸部平扫 CT。

不同的真菌感染会产生不同的病理改变，影像征象虽无特异性，但有其常见的影像表现。现将几种临床常见的肺真菌病影像表现分述如下。

（二）几种肺真菌病的影像表现

1. 肺曲霉病

曲霉最常感染人体肺部，致病菌通常为烟曲霉菌，其是空气中最普遍的腐生真菌之一。在自然界曲霉存在于土壤中，在有机碎屑、灰尘、食物、香料和腐烂的植物上生存和生长，人体吸入曲霉孢子，在机体衰弱时引起肺内感染。

肺曲霉菌病可分为五种类型，即曲霉菌瘤、变态反应性支气管肺曲菌病、半侵袭性曲菌病、气道侵袭性曲菌病（急性气管支气管炎、毛细支气管炎、支气管肺炎、阻塞性支气管肺曲菌病）和血管侵袭性曲菌病[22]。肺曲霉菌病也可分为侵袭性肺曲霉病（invasive pulmonary aspergillosis，IPA）和慢性肺曲霉病（chronic pulmonary aspergillosis，CPA），前者常见于同种异体造血干细胞移植、癌症、血液系统疾病和化疗等免疫抑制患者，可侵犯肺动脉导致肺出血和肺梗死，是一种潜在的致命机会性感染，已成为血液恶性肿瘤患者主要的死亡原因，预后较差[23]；后者常见于免疫正常或轻微免疫抑制或因肺部疾病引起肺组织局部免疫缺陷的患者[24]。

侵袭性肺曲霉病较典型的 CT 特征包括肺结节（≥1 cm）、肿块及与之伴随的"晕征"、胸膜下楔形实变影和"空气新月征"。曲霉菌具有极强的穿透血管能力，可直接穿入血管腔，在血管内引起血栓形成，导致出血性肺梗死及周围肺泡内出血，这是在感染急性期 CT 表现为结节、肿块、胸膜下楔形实变影及"晕征"的病理基础。当免疫功能低下的患者肺部结节或实变病灶伴"晕征"时，高度提示肺真菌感染。在治疗后 2～3 周，坏死的肺组织碎片从邻近的肺组织中分离出来，出现"空气新月征"，此征象与中性粒细胞减少症的缓解有关，被认为是病情好转、感染进入恢复阶段的指标（图 6-3-9）。

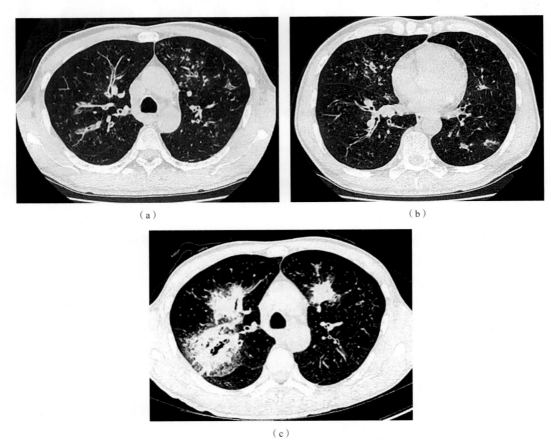

（a）　　　　　　　　　　　　　　　　　（b）

（c）

图 6-3-9　肺曲霉菌感染

患者，男，35 岁。（a）（b）胸部轴位 CT 肺窗显示两肺多发结节伴"晕征"，沿气道分布；（c）10 天后复查 CT 显示两肺病变进展。

2016 年，欧洲呼吸学会（European Respiratory Society，ERS）和欧洲临床微生物学与感染性疾病学会（European Society for Clinical Microbiology and Infectious Diseases，ESCMID）联合制定并发布了首个 CPA 指南[25]，将慢性肺曲霉病分为以下 5 种亚型：①单发曲霉球（simple aspergilloma，SA）多发生于非免疫缺陷宿主。影像学具有特征性，表现为原有慢性空洞内一团球影，可随体位变化而移动，且至少 3 个月内稳定无进展；球形影上部及周围可有环形或新月形透光区，即"空气新月征"。②慢性空洞性肺曲霉病（chronic cavitary pulmonary aspergillosis，CCPA）为 CPA 最常见类型，多发生于非免疫缺陷或轻度免疫缺陷宿主，影像学表现为单发或多发薄壁或厚壁空洞，伴或不伴曲霉球，空洞周围可有浸润影或肺纤维化表现。由于影像学进展十分缓慢，在疾病早期可能会被误诊为肺结核。③慢性纤维化性肺曲霉病（chronic fibrosing pulmonary aspergillosis，CFPA）：部分 CCPA，特别是未经治疗的 CCPA，瘢痕、机化及纤维化随病情和时间进展，最后可形成肺纤维化，若肺纤维化累及 2 个肺叶以上则可称为 CFPA。④亚急性侵袭性 / 慢性坏死性 / 半侵袭性肺曲霉病（subacute invasive/chronic necrotizing/semi-invasive pulmonary aspergillosis，SAIA/CNPA/SIPA）：常见于中度免疫功能低下或慢性消耗性疾病患者。影像学可表现为单侧或双侧肺段实变及结节影，伴或不伴空洞。⑤曲霉结节：影像学表现为单个或多个结节，一般不形成空洞。由于影像学无特异性，曲霉结节易与肺结核、肺癌等疾病混淆，因此，往往需进行活组织检查等有创性检查从组织学上明确诊断。需要注意的是，几种亚型并非独立的疾病，彼此相互之间可有交叉，且随着机体免疫状态的变化及病情的进展可相互转变[26]。

变态反应性支气管肺曲霉菌病（allergic bronchopulmonary aspergillosis，ABPA）是机体对支气管腔内的曲霉菌（以烟曲霉菌为著）抗原的过敏反应，多见于肺气肿、慢性支气管哮喘等呼吸系统疾病的基础之上，临床上比较少见[27]。临床表现最多见反复发作性哮喘，在急性发作时可伴有咳嗽、咳痰、发热等症状；慢性期则为肺间质性改变导致的呼吸困难、发绀等症状。

ABPA 的病理特点为中心性支气管扩张伴有支气管的炎性改变，且在扩张的支气管管腔内可见黏液栓。其病理机制为烟曲霉菌的抗原可导致支气管上皮发生自体免疫反应。血清内的 IgE 和烟曲霉菌的特异性抗体浓度升高，加上病变局部的嗜酸性粒细胞和单核粒细胞的浸润导致细支气管气管壁及周围肺组织发生炎性反应。由于气道内有烟曲霉菌抗原的持续刺激导致大量分泌物的产生，为烟曲霉菌的大量繁殖提供了良好的条件，烟曲霉菌的大量繁殖形成黏液栓，阻塞相应部位的支气管，进而引起邻近支气管的扩张。若病情反复恶化可致肺组织发生永久性结构破坏直至肺间质纤维化[28]。

CT 上较为特征性表现为中心性支气管伴有高密度黏液栓。病变以双肺上叶多见，可能与上叶血供差、曲霉菌更易定植有关，中心性支气管（内中 2/3 肺叶的支气管）呈囊状、柱状或静脉曲张样扩张，扩张支气管腔内常完全或局部充填不同形态的高密度黏液栓，形似指套，故又称"指套征"。部分黏液栓 CT 值可达 100 Hu 以上，可见结节样或者斑点状钙化灶，Agarwal R 等[29] 报道高密度黏液栓可能与菌丝使黏液变稠、浓缩以及钙、金属离子的沉积等有关，其形成过程可能与真菌性鼻窦炎的病理过程相类似。此征象与支气管管壁平滑肌、弹性纤维受损、周围组织牵拉所致的支气管扩张不同，后者多见于外周支气管，黏液栓多为低密度。此外，ABPA 也可表现为肺内亚段性分布的斑片状实变影，或小叶中心分布的树芽样结节影，但缺乏特异性。

2. 肺隐球菌病

肺隐球菌病是由新型隐球菌及其变种所引起的急性、亚急性或慢性深部真菌感染。最常见于免疫功能低下的宿主[30-31]。肺隐球菌病与患者的免疫状态有很大关系，免疫功能正常的患者感染后病变有时静止并自愈，且较少出现肺外症状，而免疫缺陷患者病变能迅速扩展，播散到全身，易合并隐球菌性脑膜脑炎[32]。

致病菌进入呼吸系统早期，菌落在肺内聚集成团，由胶样荚膜包绕，呈胶冻样似黏液瘤，周围肺组织炎症反应轻，此时病灶内血管较少，强化不明显。随着菌落增多，荚膜消失，菌落周围出现炎性细胞浸润，表现为斑片浸润。后期，多核巨细胞和巨噬细胞吞噬病原体形成含菌的非干酪样肉芽肿，表现为结节或肿块型，可见小坏死灶或蜂窝样空洞，后被纤维组织包裹形成纤维瘢痕，一般不发生钙化[33-34]。

肺隐球菌病病变通常位于胸膜下，可能与其呼吸道吸入性感染途径有关，没有特殊叶性倾向。最常见的 CT 特征仍是孤立性或多发肺结节或肿块、实变及"晕征"。其 CT 表现与宿主的免疫状态有关，免疫功能正常者常形成干酪性肉芽肿性病变，在巨噬细胞胞质内含有被吞噬的隐球菌，表现为孤立性肉芽肿型，易形成坏死、空洞，也可表现为多个肺叶受累，典型表现为双侧肺外周多发、成簇且具有"晕征"的结节[35-36]，"晕征"被认为与肉芽肿周围的巨细胞及富含蛋白质的炎性渗出液有关[37]。"支气管充气征"也是结节、肿块型常见 CT 表现，支气管进入结节后仍通畅[38-39]。免疫功能低下或长期应用免疫抑制剂者，因机体不能很好地限制病变扩展，常见粟粒肉芽肿型及肺炎型表现，易形成肺内播散，可累及多个肺叶，呈广泛肺泡实变，在肺泡腔中充满隐球菌孢子，炎症细胞少见[40]。病变内均可见空洞，对于免疫功能正常的患者，空洞一般是由肉芽肿内部坏死物及真菌孢子被单核细胞、肺泡巨噬细胞和中性粒细胞吞噬并逐渐被吸收而形成的，发生于感染的恢复期。而对于细胞免疫严重受损或完全丧失的患者，空洞是由于真菌在肺内无法被 T 细胞识别及杀灭而直接造成肺结构的破坏，周围产生轻度炎性反应而形成圆形空腔性病灶[2]。

3. 肺念珠菌病

肺念珠菌病为白色念珠菌感染所引起。该菌在健康人的口腔、咽、上呼吸道、阴道、消化道等处均有存在。可分为原发性和继发性，前者多属外源性，常为局限性，由致病力强的白念珠菌引起，可有或无诱发因素，预后较好，临床较少见；后者系内源性，可局限或播散，机体抵抗力多低下，预后较差。近年来，随着广谱抗菌药物、皮质类固醇激素、免疫抑制剂及有创性诊疗技术的广泛应用，肺念珠菌已经成为医院内感染的常见病因之一[26]。

本病急性期在肺内形成多发性小脓肿，病灶邻近的肺泡及支气管内也有急性炎性细胞浸润。慢性期时肺组织发生灶状坏死，并形成结节状肉芽肿。坏死灶中除有大量的变性、坏死的细胞碎屑外，可见细长的假菌丝，坏死周围则有类上皮细胞和多核巨细胞，外周有纤维组织增生[32]。

原发性肺念珠菌病 CT 表现无特异性，以实变最多见，主要表现为肺叶或肺段的磨玻璃影或实变影，多分布在两肺，伴随有支气管壁增厚、"树芽征"及两下肺结节影等影像改变。其中，磨玻璃影与实变影最常见，主要病理改变是支气管肺炎，与杆菌及病毒感染引起的改变很难鉴别[32, 41]。

同侵袭性肺曲菌病一样，肺结节也是继发性肺念珠菌病的常见表现。结节为 0.3～3.0 cm，但肺念珠菌病结节随机分布更常见，而侵袭性肺曲菌病中央小叶结节常见[26]。"晕轮征"、空洞也可以在肺念珠菌病中出现。

4. 肺毛霉菌病

肺毛霉菌病是由毛霉菌引起的一种深部真菌感染，临床上较为少见，是一种相对罕见但破坏性强的感染，病情进展迅速且凶险，死亡率达 50%～70%[42]。主要发生在免疫功能低下的患者，尤其是血液恶性肿瘤接受治疗的患者。随着免疫缺陷患者数量的增加，由毛霉菌引起的感染变得更加普遍[43]。目前尚无用于诊断毛霉菌病的特异性循环抗原检测方法，1, 3-β-D- 葡聚糖和半乳曲霉半乳甘露聚糖抗原检测结果多为阴性[44]。CT 是早期诊断肺毛霉菌病的关键手段。

肺毛霉菌病的影像学表现包括结节、肿块、实变、空洞、"反晕征""空气新月征"，缺乏特异性，与其他的侵袭性肺真菌病，尤其是肺曲霉菌感染很难鉴别。相对来说，多发性结节、"反晕征"和胸腔积液在肺毛霉菌病中更常见，尤其是"反晕征"[45]。Legouge 等[46]对患有中性粒细胞减少症的白血病肺毛霉菌患者进行了连续胸部 CT 扫描，16 例患者中有 15 例（94%）在发病的第 1 周观察到"反晕征"，其病理基础是出血性肺梗死，周围实变环的出血量要多于中心区，中央毛玻璃区仍有残留气体，并认为"反晕征"对中性粒细胞减少症患者毛霉菌感染有更强的提示意义，若在免疫功能低下的患者中出现了此种征象，则应及时给予针对毛霉菌的抗真菌治疗，但缺乏此征象者，尤其是非粒细胞减少症患者，不足以排除诊断[42, 46-47]。

（三）肺真菌病的 PET/CT 表现

PET/CT 是 PET 和 CT 组合而成的多模式成像系统，两种成像技术优势互补，PET 图像提供功能和代谢等分子信息，CT 提供精细的解剖和病理信息。例如，^{18}F- 脱氧葡萄糖正电子发射断层摄影术（^{18}F-FDG PET/CT）用低剂量 CT 及放射性标记的葡萄糖来定位细胞代谢增加的区域，是一种可以在分子水平成像的影像技术。

^{18}F-FDG PET/CT 可以检测到侵袭性真菌感染的病灶，但因感染和恶性肿瘤均可表现为 FDG 摄取增加，因此对诊断真菌感染并无非特异性，但对指导选择活检部位和判断抗真菌治疗效果具有重要意义。对于抗真菌治疗后 CT 上持续存在的病变，PET/CT 可帮助确定其内有无活动性感染，活动性感染区表现为 FDG 高摄取，而瘢痕组织区无摄取，这将有助于指导抗真菌治疗的持续时间[48]。此外，PET/CT 为全身扫描，可同时显示肝脏、脾脏、骨骼和肌肉及其他器官的隐匿性病变范围[49]。有研究

显示，PET/CT 在识别侵袭性真菌病方面比传统 CT 具有更高的敏感性，尤其在识别腹腔内感染（包括肝脾播散）方面具有特殊优势[50]。

四、肺真菌病的鉴别诊断

（1）单发结节或肿块型：易误诊为周围型肺癌，肺癌边缘常见粗短毛刺及"胸膜凹陷征"，伴空洞者壁厚且不光滑，多伴纵隔及肺门淋巴结肿大；而真菌感染一般多有"晕征"，病变边缘可见细长毛刺，周围可见胸膜反应性增厚粘连，胸膜凹陷少见，伴有空洞者，洞内壁光滑，多数淋巴结无肿大。

（2）多发结节型：需与肺转移瘤、结节病相鉴别，转移瘤大多有原发肿瘤病史，结节边界清晰，毛刺、分叶征象少见、邻近胸膜少见增厚粘连。结节病的肺内结节灶形态多不规则，"晕征"少见，类固醇治疗后可缩小[51]。

（3）支气管扩张伴黏液栓形成，需与一般支气管扩张鉴别，一般支气管扩张主要发生于外周支气管，多为低密度黏液栓，但真菌感染引起的支气管扩张主要发生在中央性支气管，很少累及外周支气管，黏液栓为高密度，甚至形成钙化。

（4）斑片状渗出或肺段、肺叶实变阴影，主要应与细菌性肺炎鉴别，仅凭影像学两者无法区别，需结合实验室及临床检查。

综上所述，肺真菌病影像学表现多种多样，除了肺霉菌球的"空气新月征""气环征"及"球中含气征"等特征性表现，侵袭性肺曲菌病的"晕征""胸膜下楔状实变影"，变态反应性支气管肺曲霉菌病的"支气管黏液嵌塞症"、毛霉菌的"反晕征"有提示作用外，大部分肺真菌病无明显特异性影像学改变，尤其表现为多发结节、斑片、实变或肿块伴空洞时，与肿瘤或一般炎症性病变难以鉴别，结合临床上患者免疫功能受抑制或低下，经抗炎治疗无效等病史，需要考虑到肺真菌病可能，确诊需要痰培养、经皮肺穿刺或手术病理来证实。

参 考 文 献

［1］ 廖万清，陈敏. 重要真菌病的临床诊治与防治策略 [J]. 新发传染病电子杂志，2019, 4 (4): 196-199.

［2］ 张建，刘士远. 恶性肿瘤患者肺部真菌感染的影像学表现与病理学基础 [J]. 实用放射学杂志，2007, 23 (7): 980-982.

［3］ 廖万清. 医学真菌研究的前沿及热点 [J]. 新发传染病电子杂志，2018, 3 (3): 129-133.

［4］ 张丽，刘斌. 肺真菌感染的 CT 征象分析 [J]. 临床肺科杂志，2017, 22 (8): 1382-1386.

［5］ 黄菁慧，李传资，郭萍，等. 恶性血液病患者医院感染肺部 CT 影像学特征及对预后的评估 [J]. 中华医院感染学杂志，2017, 27 (19): 4427-4430.

［6］ 中国侵袭性真菌感染工作组. 血液病/恶性肿瘤患者侵袭性真菌病的诊断标准与治疗原则 (第五次修订版) [J]. 中华内科杂志，2017, 56 (6): 453-459.

［7］ 李亚丹，周志刚，李帅，等. 非免疫缺陷患者肺真菌病的 CT 表现 [J]. 中华放射学杂志，2017, 51 (2): 102-107.

［8］ CHONG S, LEE K S, YI C A, et al. Pulmonary fungal infection: imaging findings in immunocompetent and immunocompromised patients [J]. European Journal of Radiology, 2006, 59 (3): 371-383.

［9］ 梁志欣，金芬华，佘丹阳，等. 5 例病理确诊的肺毛霉菌病临床分析 [J]. 临床肺科杂志，2012, 17 (3): 418-420.

［10］ KUHLMAN J E, FISHMAN E K, SIEGELMAN S S. Invasive pulmonary aspergillosis in acute leukemia: characteristic findings on CT, the CT halo sign, and the role of CT in early diagnosis [J]. Radiology, 1985, 157 (3): 611-614.

［11］ CAILLOT D, COUAILLIER J F, BERNARD A, et al. Increasing volume and changing characteristics of invasive pulmonary aspergillosis on sequential thoracic computed tomography scans in patients with neutropenia [J]. Journal of Clinical Oncology, 2001, 19 (1): 253-259.

［12］ VOLOUDAKI A E, BOUROS D E, FROUDARAKIS M E, et al. Crescentic and ring-shaped opacities CT features in two

290　实用感染炎症相关肿瘤放射学

cases of bronchiolitis obliterans organizing pneumonia (BOOP) [J]. Acta Radiologica, 1996, 37 (3P2): 889-892.

［13］GASPARETTO E L, ESCUISSATO D L, DAVAUS T, et al. Reversed halo sign in pulmonary paracoccidioidomycosis [J]. Ajr Am J Roentgenol, 2005, 184 (6): 1932-1934.

［14］MARCHIORI E, MELO SMD, VIANNA F G, et al. Pulmonary histoplasmosis presenting with the reversed halo sign on high-resolution CT scan [J]. Chest, 2011, 140 (3): 789-791.

［15］MARCHIORI E, GLÁUCIA ZANETTI, MEIRELLES G S P, et al. The reversed halo sign on high-resolution CT in infectious and noninfectious pulmonary diseases [J]. Ajr American Journal of Roentgenology, 2011, 197 (1): 69-75.

［16］WAHBA H, TRUONG MT, LEI X, et al. Reversed halo sign in invasive pulmonary fungal infections [J]. Clin Infect Dis, 2008, 46 (11): 1733-1737.

［17］MARCHIORI E, ZANETTI G, HOCHHEGGER B, et al. Reversed halo sign on computed tomography: state-of-the-art review [J]. Lung, 2012, 190 (4): 389-394.

［18］GEORGIADOU S P, SIPSAS N V, MAROM E M, et al. The diagnostic value of halo and reversed halo signs for invasive mold infections in compromised hosts [J]. Clinical Infectious Diseases, 2011, 52 (9): 1144-1155.

［19］王官良, 毛海燕, 何海青, 等. 肺真菌病的 CT 影像学表现的探讨 [J]. 医学影像学杂志, 2010, 20 (4): 586-587.

［20］SONNET S, BUITRAGOTÉLLEZ C H, TAMM M, et al. Direct detection of angioinvasive pulmonary aspergillosis in immunosuppressed patients: preliminary results with high-resolution 16-MDCT angiography [J]. Ajr Am J Roentgenol, 2005, 184 (3): 746-751.

［21］HENZLER C, HENZLER T, BUCHHEIDT D, et al. Diagnostic performance of contrast enhanced pulmonary computed tomography angiography for the detection of angioinvasive pulmonary aspergillosis in immunocompromised patients [J]. Entific Reports, 2017, 7 (1): 4483.

［22］FRANQUET T, MULLER N L, GIMENEZ A, et al. Spectrum of pulmonary aspergillosis: histologic, clinical, and radiologic findings [J]. Radiographics, 2001, 21 (4): 825-837.

［23］KOUSHA M, TADI R, SOUBANI A O. Pulmonary aspergillosis: a clinical review [J]. European Respiratory Review An Official Journal of the European Respiratory Society, 2011, 20 (121): 156-174.

［24］GODET C, PHILIPPE B, LAURENT F, et al. Chronic pulmonary aspergillosis: an update on diagnosis and treatment [J]. Respiration, 2014, 88 (2): 162-174.

［25］DENNING D W, CADRANEL J, BEIGELMAN-AUBRY C, et al. Chronic pulmonary aspergillosis: rationale and clinical guidelines for diagnosis and management [J]. European Respiratory Journal, 2016, 47 (1): 45-68.

［26］冉元帅, 骆望兰, 肖昆, 等. 肺部真菌感染 CT 诊断进展 [J]. 中国真菌学杂志, 2020, 15 (1): 55-60.

［27］MIR E, SHAH A. Allergic bronchopulmonary aspergillosis in a patient with chronic obstructive pulmonary disease [J]. Prim Care Respir J, 2012, 21 (1): 111-114.

［28］苑欣然, 左玉强, 孟庆春, 等. 64 排螺旋 CT 诊断变应性支气管肺曲霉菌病的价值 [J]. 临床肺科杂志, 2015, 20 (11): 2055-2057.

［29］AGARWAL, RGUPTA, DAGGARWAL A N, et al. Clinical significance of hyperattenuating mucoid impaction in allergic bronchopulmonary aspergillosis: an analysis of 155 patients [J]. Chest, 2007, 132 (4): 1183-1190.

［30］MAZIARZ E K, PERFECT J R. Cryptococcosis [J]. Infect Dis Clin North Am, 2016, 30 (1): 179-206.

［31］李航, 汪明月, 鲁植艳. 比较行 HAART 与否的 HIV 合并新型隐球菌脑膜脑炎的 MRI 表现 [J]. 新发传染病电子杂志, 2016, 1 (1): 38-41.

［32］张悦, 吴麟, 曾献军, 等. 不同致病菌肺真菌病的 CT 表现与病理对照 [J]. 实用医学杂志, 2013, 29 (23): 3897-3900.

［33］许传军. 艾滋病合并肺隐球菌感染的影像学诊断与鉴别诊断 [J]. 新发传染病电子杂志, 2020, 5 (1): 60-64.

［34］漆婉玲, 夏青, 李志, 等. 结节肿块型肺隐球菌病的 CT 诊断及鉴别诊断 [J]. 新发传染病电子杂志, 2017, 2 (1): 35-39.

［35］袁虹, 胡志亮, 许传军. 艾滋病合并隐球菌性脑膜炎的临床与影像学特征 [J]. 新发传染病电子杂志, 2020, 5 (1): 56-59.

［36］王迩诺, 唐平, 滑炎卿. 原发性肺部真菌病的发病和 CT 表现 [J]. 国际医学放射学杂志, 2013, 36 (5): 435-438.

［37］YAMAKAWA H, YOSHIDA M, YABE M, et al. Correlation between clinical characteristics and chest computed tomography findings of pulmonary cryptococcosis [J]. Pulmonary Medicine, 2015, 21 (2): 703407.

［38］强金伟, 周康荣, 蒋亚平, 等. 多层螺旋 CT 与病理对照研究孤立性肺结节与支气管的关系 [J]. 中华放射学杂志, 2003, 37 (11): 992-996.

[39] 吴杰, 单飞, 邱建国, 等. 39 例非免疫缺陷病毒患者肺隐球菌病的 CT 表现 [J]. 放射学实践, 2016, 31 (6): 495-500.

[40] 王向明, 李惠民, 陈庆华. 支气管肺炎型肺部隐球菌病 CT 表现 [J]. 中国医学计算机成像杂志, 2014, 20 (1): 21-24.

[41] DEMIRKAZIK F B, AKIN A, UZUN O, et al. CT findings in immunocompromised patients with pulmonary infections [J]. Diagnostic & Interventional Radiology, 2008, 14 (2): 75-82.

[42] HAMILOS G, SAMONIS G, KONTOYIANNIS D. Pulmonary mucormycosis [J]. Seminars in respiratory and critical care medicine, 2011, 32 (6): 693-702.

[43] SKIADA A, LASS-FLOERL C, KLIMKO N, et al. Challenges in the diagnosis and treatment of mucormycosis [J]. Med Mycol, 2018, 56 (1): 93-101.

[44] BOURCIER J, HEUDES P M, MORIO F, et al. Prevalence of the reversed halo sign in neutropenic patients compared with non-neutropenic patients: data from a single-centre study involving 27 patients with pulmonary mucormycosis (2003—2016) [J]. Mycoses, 2017, 60 (8): 1-8.

[45] GAZZONI F F, SEVERO L C, MARCHIORI E, et al. Fungal diseases mimicking primary lung cancer: radiologic-pathologic correlation [J]. Mycoses, 2014, 57 (4): 197-208.

[46] LEGOUGE C, CAILLOT D, CHRÉTIEN M L, et al. The reversed halo sign: pathognomonic pattern of pulmonary mucormycosis in leukemic patients with neutropenia? [J]. Clinical Infectious Diseases An Official Publication of the Infectious Diseases Society of America, 2014, 58 (5): 672-678.

[47] GODOY M C B, VISWANATHAN C, MARCHIORI E, et al. The reversed halo sign: update and differential diagnosis [J]. British Journal of Radiology, 2012, 85 (1017): 1226-1235.

[48] DOUGLAS A P, THURSKY K A, WORTH L J, et al. FDG PET/CT imaging in detecting and guiding management of invasive fungal infections: a retrospective comparison to conventional CT imaging [J]. European Journal of Nuclear Medicine & Molecular Imaging, 2019, 46 (1): 166-173.

[49] KOH K C, SLAVIN M A, THURSKY K A, et al. Impact of fluorine-18 fluorodeoxyglucose positron emission tomography on diagnosis and antimicrobial utilization in patients with high-risk febrile neutropenia [J]. Leukemia & Lymphoma, 2012, 53 (10): 1889-1895.

[50] HOT A, MAUNOURY C, POIREE S, et al. Diagnostic contribution of positron emission tomography with ^{18}F fluorodeoxyglucose for invasive fungal infections [J]. Clinical Microbiology & Infection, 2011, 17 (3): 409-417.

[51] 郑广平, 张倩倩, 谭卫国, 等. 非活动性肺结核合并肺曲霉菌感染的临床影像分析 [J]. 新发传染病电子杂志, 2018, 3 (1): 34-36, 40.

（时高峰　杨　丽）

第七章　其他感染炎症相关肿瘤

第一节　支原体感染炎症相关肿瘤

恶性肿瘤越来越严重地危害人类的健康，明确肿瘤的病因是进行预防治疗的重要前提。现有的研究结果表明，病毒、细菌、寄生虫等生物致病因子是导致肿瘤形成的重要病因。支原体是大小介于病毒与细菌之间的一类原核微生物，如解脲脲原体（*Ureaplasma urealyticum*，Uu）、人型支原体（*Mycoplasma hominis*，Mh）、生殖支原体（*Mycoplasma genitalium*，Mg）等主要黏附在人类生殖道黏膜，肺炎支原体（*Mycoplasma pneumoniae*，Mp）主要黏附在呼吸道黏膜中。支原体能够在人体中寄生相当长的时间，其与宿主细胞相互作用过程中是否会引起细胞癌变，近年来的研究结果不一。一些体外证据已经证明，支原体物种具有导致长期感染支原体的细胞培养的恶性转化以及染色体不稳定性的潜力。此外，一些流行病学研究，基于在癌症样本中检测支原体菌株或评估癌症患者中针对这些微生物的抗体状态，包括血清 HIV 阳性的非霍奇金淋巴瘤、前列腺癌、口腔细胞癌[1]。还有研究报道，在生殖系统肿瘤、白血病、胃癌、大肠癌、膀胱癌等组织中存在较高的支原体感染率。而小鼠实验也提示艾滋病相关支原体能够促进细胞的癌变。

一、支原体感染炎症相关肿瘤临床病理

生殖道的高危型 HPV 感染与宫颈癌的关系已被证实，而更多的学者将支原体作为 HPV 的辅助因子进行研究。HPV 阳性的患者中，支原体感染率高于对照组 HPV 阴性的患者，提示两者之间的相互作用可能是宫颈癌发生的危险因素，而其中的机制仍不明确。

卵巢癌由于其死亡率高，早期症状隐匿，缺乏有效的筛查手段，临床确诊时往往已处于癌症晚期，其与支原体感染的病例对照研究较少。

前列腺癌是指发生在前列腺的上皮性恶性肿瘤。Barykova 等应用实时 PCR 技术证明，高度前列腺上皮内瘤变（high grade prostatic intraepithelial neoplasia，HGPIN）或前列腺癌（prostatic carcinoma，PCa）患者活检组织中人型支原体水平是良性前列腺增生患者的 3 倍。其他常见于泌尿生殖道的物种，生殖支原体和解脲脲原体的检出率较低。最重要的是，在无病变男性的对照样本中没有检测到支原体。培养证实前列腺组织中存在人型支原体和脲原体（生殖支原体未培养）。最后，在 HGPIN 或 PCa 患者的血清中检测到抗人型支原体蛋白 p120 抗体的频率是 BPH 患者的 2 倍[2]。许多可能的机制可以解释这种促癌效应，如基因不稳定性的诱导、新陈代谢的改变及许多基因表达的剧烈变化。特定基因包括已知的肿瘤抑制因子、癌基因和许多有效的细胞信号，如促炎细胞因子和其他生长因子。受感染的肿瘤细胞或邻近的受感染细胞可合成促进新生肿瘤细胞生长的细胞因子和生长因子。生长速度的提高以及突变率的增加，

都会促进受感染细胞的转化。至少可以认为，支原体是前列腺恶性肿瘤的潜在生物标志物[3]。

二、支原体感染炎症相关肿瘤临床表现

子宫颈癌简称宫颈癌，是最常见的妇科恶性肿瘤。高发年龄为 50～55 岁。常表现为阴道接触性流血、阴道排液，晚期可出现肾积水。

卵巢癌是较常见的妇科肿瘤，可以发生于任何年龄，不同组织学类型肿瘤的好发年龄段各异。由于缺乏早期诊断手段，卵巢恶性肿瘤死亡率居妇科恶性肿瘤首位。卵巢癌约占所有女性生殖道肿瘤的 23%，但其死亡率却占 47%。早期常无症状，晚期腹胀、腹部包块、腹腔积液、消瘦、贫血、压迫症状。功能性肿瘤可出现阴道流血。

前列腺癌 98% 为腺癌，好发于前列腺外周带，85% 的患者年龄超过 65 周岁。前列腺癌多无明显临床症状，常在体检时直肠指检或检测血清 PSA 值升高时被发现，也可在前列腺增生手术标本中发现。前列腺癌可表现为下尿路梗阻症状，血尿少见。少数患者以转移症状就诊。

三、肿瘤分期

1. 宫颈癌分期

国际妇产科协会（Fedetation International of Gynecology and Obstetrics，FIGO）宫颈癌分期标准见表 7-1-1。

表 7-1-1　FIGO 宫颈癌分期（2018）[4]

FIGO 分期	具体描述	TNM 分期
	原发肿瘤无法评估	T_x
	没有原发肿瘤的证据	T_0
0 期	原位癌（浸润前癌）	Tis
Ⅰ 期	宫颈癌局限在子宫（扩展至宫体将被忽略）	T_1
Ⅰ A	镜下浸润癌。所有肉眼可见的病灶，包括表浅浸润，均为 Ⅰ B	T_{1a}
Ⅰ A₁	间质浸润深度＜3 mm，水平扩散≤7 mm	T_{1a1}
Ⅰ A₂	间质浸润深度 3～5 mm，水平扩散≤7 mm	T_{1a2}
Ⅰ B	肉眼可见癌灶局限于宫颈，或者镜下病灶＞Ⅰ A₂	T_{1b}
Ⅰ B₁	肉眼可见癌灶最大直径≤4 cm	T_{1b1}
Ⅰ B₂	肉眼可见癌灶最大直径＞4 cm	T_{1b2}
Ⅱ 期	肿瘤超越子宫，但未达骨盆壁或未达阴道下 1/3	T_2
Ⅱ A	无宫旁浸润	T_{2a}
Ⅱ B	有宫旁浸润	T_{2b}
Ⅲ 期	肿瘤扩展到骨盆壁和（或）累及阴道下 1/3 和（或）引起肾盂积水或肾无功能	T_3
Ⅲ A	肿瘤累及阴道下 1/3，没有扩展到骨盆壁	T_{3a}
Ⅲ B	肿瘤扩展到骨盆壁和（或）引起肾盂积水或肾无功能	T_{3b}
ⅣA	肿瘤侵犯膀胱黏膜或直肠黏膜和（或）超出真骨盆	T_4
ⅣB	远处转移	M_1

注：①无论从腺上皮或者表面上皮起源的病变，从上皮的基底膜量起浸润深度不超过 5 mm，肿瘤浸润深度的测量从上皮—间质连接处最表层的乳突量起到浸润的最深处来确定，无论是静脉或淋巴等脉管区域的浸润，均不影响分期；②泡状水肿不能分为 T_4 期

2. 卵巢癌分期

FIGO 卵巢癌分期标准见表 7-1-2。

表 7-1-2　FIGO 卵巢癌分期（2014 版）[5]

分期	具体描述
I 期（T_1-N_0-M_0）	肿瘤局限于卵巢
I A（T_{1a}-N_0-M_0）	肿瘤局限于一侧卵巢，包膜完整，卵巢表面无肿瘤；腹腔积液未找到恶性肿瘤
I B（T_{1b}-N_0-M_0）	肿瘤局限于双侧卵巢，包膜完整，卵巢表面无肿瘤；腹腔积液未找到恶性肿瘤
I C	肿瘤局限于单或双侧卵巢并伴有如下任何一项：I C_1（T_{1c1}-N_0-M_0）：手术导致肿瘤破裂；I C_2（T_{1c2}-N_0-M_0）：手术前肿瘤包膜已破裂或卵巢表面有肿瘤；I C_3（T_{1c3}-N_0-M_0）：腹水或腹腔冲洗液发现癌细胞
II 期（T_2-N_0-M_0）	肿瘤累及一侧或双侧卵巢并有盆腔扩散（在骨盆入口平面以下）
II A（T_{2a}-N_0-M_0）	肿瘤蔓延至或种植到子宫和（或）卵巢
II B（T_{2b}-N_0-M_0）	肿瘤蔓延至其他盆腔内组织
III 期（T_1/T_2-N_1-M_0）	肿瘤累及单侧或双侧卵巢，伴有细胞学或组织学证实的盆腔外腹膜转移或证实存在腹膜后淋巴结转移
III A	
III A1（T_{3a1}-N_1-M_0）	仅有腹膜后淋巴结阳性（细胞学或组织学证实）
III A1（i）期	转移灶最大直径≤10 mm
III A1（ii）期	转移灶最大直径＞10 mm
III A2（T_{3a2}-N_0/N_1-M_0）	显微镜下盆腔外腹膜受累，伴或不伴腹膜后阳性淋巴结
III B（T_{3b}-N_0/N_1-M_0）	肉眼盆腔外腹膜转移，病灶最大直径≤2 cm，伴或不伴腹膜后阳性淋巴结
III C（T_{3c}-N_0/N_1-M_0）	肉眼盆腔外腹膜转移，病灶最大直径＞2 cm，伴或不伴腹膜后阳性淋巴结（包括肿瘤蔓延至肝包膜和脾，但无转移到脏器实质）
IV 期（任何 T，任何 N，M_1）	超出腹腔外的远处转移
IV A	胸腔积液中发现癌细胞
IV B	腹腔外器官实质转移（包括肝实质转移和腹股沟淋巴结及腹腔外淋巴结转移）

3. 前列腺癌分期

前列腺癌分期系统目前最广泛采用的是 AJCC 制定的 TNM 分期系统（表 7-1-3）。

表 7-1-3　前列腺癌 TNM 分级系统（第 8 版）

分期	具体描述
原发性肿瘤（T）	
临床	
T_x	原发肿瘤无法评估
T_0	没有原发肿瘤证据
T_1	不能被扪及和影像无法发现的临床隐匿性肿瘤
T_{1a}	在 5% 或更少的切除组织中偶然的肿瘤病理发现
T_{1b}	在 5% 以上的切除组织中偶然的肿瘤病理发现
T_{1c}	穿刺活检证实的肿瘤（如由于 PSA 升高），累及单侧或者双侧叶，但不可扪及
T_2	肿瘤可扪及，局限于前列腺之内
T_{2a}	肿瘤限于单侧叶的 1/2 或更少
T_{2b}	肿瘤侵犯超过单侧叶的 1/2，但仅限于一叶
T_{2c}	肿瘤侵犯两叶
T_3	肿瘤侵犯包膜外，但未固定也未侵犯邻近组织结构
T_{3a}	包膜外侵犯（单侧或双侧）
T_{3b}	肿瘤侵犯精囊（单侧或双侧）
T_4	肿瘤固定或侵犯除精囊外的其他邻近组织结构：如外括约肌、直肠、膀胱、肛提肌和（或）盆壁

分期	具体描述
病理（pT）*	
pT$_2$	局限于器官内
pT$_3$	前列腺包膜外受侵
pT$_{3a}$	前列腺受侵（单侧或者双侧），或显微镜下可见侵及膀胱颈
pT$_{3b}$	侵犯精囊
pT$_4$	肿瘤固定或侵犯除精囊外的其他邻近组织结构：如外括约肌、直肠、膀胱、肛提肌和（或）盆壁
区域淋巴结（N）	
临床	
N$_x$	区域淋巴结无法评估
N$_0$	无区域淋巴结转移
N$_1$	区域淋巴结转移
远处转移（M）#	
M$_0$	无远处转移
M$_1$	远处转移
M$_{1a}$	非区域淋巴结的转移
M$_{1b}$	骨转移
M$_{1c}$	其他部位转移，有或无骨转移

\# 没有病理学 T$_1$ 分类

四、影像学表现

1. 宫颈癌

宫颈癌发病率仅次于乳腺癌，居妇科恶性肿瘤发生率的第二位，严重威胁患者的生命健康。早期诊断、早期治疗有助于加速患者康复进程、改善患者预后。CT 及 MRI 属宫颈癌常见诊断方法。CT 具有空间分辨率高的特点，可清晰显示盆腔肿块的密度、数目及大小等。然而，比较正常宫颈组织与宫颈癌 CT 图像，强化密度并无差异，极易呈现假阴性，因此漏诊率较高。MRI 对宫颈癌病灶的定位、定性、分期均具有较高的准确性；多方位成像可完整清晰地显示盆腔内各个脏器的空间结构；因盆腔内各组织、器官内部信号存在差异，因此多序列成像层次对比性较好；此外，MRI 组织分辨率较高可为宫颈癌的诊断提供直观的组织学及解剖学基础[6]。

1）MRI

宫颈癌的 MRI 平扫表现为类圆形与不规则肿块，T$_1$WI 呈等低信号，T$_2$WI 呈高信号，内信号均匀或不均匀（图 7-1-1）。经静脉注射对比剂（钆喷酸葡胺）后，肿瘤呈轻度均匀或不均匀强化。宫颈癌 MRI 分期如下：ⅠA 期为阴性或在 T$_2$WI 上表现为肿块未突破低信号间质环，浸润深度<5 mm；ⅠB 期类似ⅠA 期，浸润深度>5 mm；ⅡA 期肿块突破低信号间质环，累及阴道上 2/3，无宫旁浸润；ⅡB 期低信号间质环中断，宫旁受累但未达盆壁；ⅢA 期类似ⅡA 期，向下累及阴道下 1/3；ⅢB 期类似ⅡB 期，宫旁侵犯达盆壁肌或致输尿管积水；ⅣA 期侵及邻近器官，膀胱和直肠出现异常信号；ⅣB 期病变超出小骨盆范围，存在远处器官受累的证据。宫颈癌 MRI 动态增强时间 - 信号强度曲线呈速升缓降型[7]，动态增强扫描对宫颈癌和周围组织的关系显示更好，对小宫颈癌检出更敏感，MRI 平扫结合动态增强扫描可提高对宫颈癌的定位、定性和分期准确性。宫颈癌在 DWI 上表现为高信号，宫颈癌定量数据表现 ADC 显著低于正常宫颈各层结构，得出宫颈癌病灶内水分子的扩散运动较正常宫颈结构显著降低，且宫颈癌的 ADC 值范围与正常宫颈各层结构的 ADC 值范围没有交叉。如果宫颈癌病灶局限

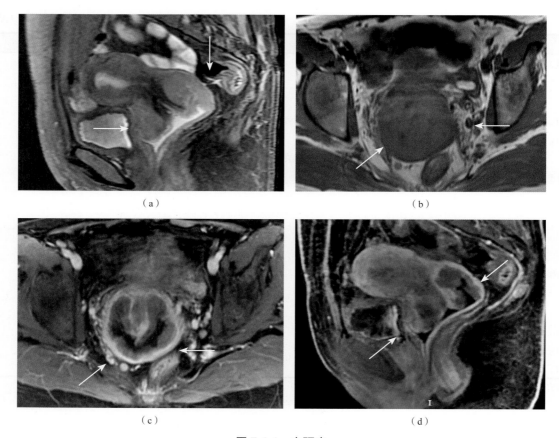

图 7-1-1　宫颈癌

患者，女，50 岁，阴道不规则流血半年余。（a）～（d）分别为 MRI T_2WI、T_1WI、T_1WI 增强横断位及矢状位图像，宫颈处见团块状 T_1WI 稍低信号、T_2WI 高信号，$b=1000$ s/mm^2 时，DWI 呈稍高信号，增强后呈轻中度强化。术后病理组织检查有支原体感染。

于宫颈内膜层（ⅠA 期），在 DWI 上不易与宫颈内膜信号相鉴别，可结合 ADC 值协助诊断。

2）CT

增强扫描和螺旋 CT 的应用改变了病灶与周围宫颈组织的对比，提高了诊断的准确性。宫颈癌的 CT 征象包括 3 个方面：①宫颈增大超过 3.5 cm；②宫颈形态发生改变，呈偏侧性，三角形、分叶状或不规则状；③宫颈边缘毛糙，提示宫旁浸润。CT 诊断宫旁侵犯是区别ⅡB 期和ⅡA 期的标准，宫旁有侵犯为ⅡB 期，宫旁侵犯有 4 种 CT 表现：①宫颈周围脂肪间隙消失；②宫颈边缘毛糙，并且不规则；③较厚的条状不规则影；④偏心性不规则宫旁肿物，冠状位显示宫旁浸润最清楚，矢状位显示宫颈与膀胱、直肠关系最好。阴道侵犯是分期的一个重要影响因素，当宫颈癌侵犯阴道下 1/3 但未达盆壁时，应为ⅡA 期，否则归为ⅡB 期。阴道受侵 CT 表现包括阴道壁不规则增厚；阴道上段不规则软组织肿物，肿物与阴道壁无分界。CT 对Ⅰ期宫颈癌显示为宫颈大小正常，密度均匀，因此，CT 表现为正常时，也不能排除宫颈癌，应根据临床病理进行诊断[8]。

3）PET/CT

宫颈癌原发病灶、复发病灶和转移灶能摄取大量经静脉注射入的显像剂 ^{18}F- 氟脱氧葡萄糖，在病灶处出现放射性明显浓聚。据文献报道，在诊断宫颈癌肿瘤复发或残余病灶时，PET 的灵敏度、特异度及准确率分别为 89.5%、90.9% 和 90.0%；PET/CT 显像此三类指标则分别为 90.9%、100.0% 和 98.3%。然而，两种方法在宫颈原位癌和高分化腺癌的诊断方面存在不足。PET/CT 融合图像和 CT 平扫图像比较，PET/CT 检出阴道残端肿瘤复发、盆腹腔淋巴结转移、骨转移的灵敏度优于 CT 平扫[9]。

4）鉴别诊断

（1）子宫内膜癌侵犯宫颈：肿瘤侵犯范围较小时根据肿瘤主体部位易鉴别，但当肿瘤侵犯范围较大时，原发部位难以判断。动态增强扫描子宫内膜癌常表现为持续轻度强化，而宫颈癌多表现为明显强化。

（2）子宫颈平滑肌瘤：边界清楚，边缘光滑，瘤周可见假包膜；非退变型肌瘤信号均匀一致；MRI 平扫表现为 T_1WI、T_2WI 均呈低信号；增强扫描病变强化方式多数与肌层一致，信号强度与肌层相仿或稍低，部分可表现为动脉期迅速强化，延迟期略降低。

2. 卵巢癌

近年来，卵巢癌已成为严重威胁女性生命安全的一种常见恶性肿瘤，其患病率及死亡率均较高，使得患者预后状况较差。由于肿瘤早期并无典型的症状表现，早期确诊难度较大，使得临床误诊率及漏诊率较高，且治疗后易出现肿瘤复发、转移。病理活检是目前临床诊断卵巢癌的重要方法，除此之外，CT、MRI、PET/CT 等影像学检查是临床常用的诊断方法。随着医学影像学技术的不断提高及检查仪器的不断改进，近年来有关 CT 与 MRI、PET/CT 对卵巢癌诊断价值的研究报道逐渐增多，这几种影像学诊断技术对卵巢癌的诊断均具有良好的应用价值[10]。

1）MRI

多表现为囊实性或实性的肿块，且易出现邻近组织的侵犯及转移，显示为受侵犯组织与原发肿块间的界限不清晰，但受侵犯组织的 MR 信号与肿块组织的 MR 信号却大致相同；肿块实性成分的信号不均匀且形态不规则；如若 MR 检查呈现出盆腔内不规则的实性肿块且伴有广泛的血管扩张迂曲，伴或不伴腹水的信号，则可以诊断为卵巢恶性肿瘤术后复发或转移瘤。MR 增强扫描时，可以见到肿块的实性成分明显强化，DCE-MR 检查使用对比剂能进一步鉴别肿瘤的性质。Li 等[11]研究发现，利用不同肿瘤的增强方式不同及 DCE-MR 参数不同可以鉴别卵巢肿瘤的良、恶性。研究表明，K_{ep} 是区分良性肿瘤与交界性肿瘤和恶性肿瘤的较好参数；K^{trans} 则更加适合于鉴别 I 型、II 型双侧卵巢恶性肿瘤。

2）CT

病灶呈囊实性或实性肿块，常呈分叶状，内部结构密度不均匀，多为囊实性混杂密度，且边界不清晰，常侵犯周围的器官，多数有结节样腹膜增厚的表现，并伴有中至大量的腹水；肿瘤内有不规则厚壁及间隔，常伴有壁结节出现。增强 CT 检查可显示卵巢恶性肿瘤有明显的不均匀强化，实性部分明显强化，部分囊性病灶内有时可不定型的钙化。增强 CT 检查进一步提高了 CT 检查的敏感度与特异度，对与周围组织等密度的肿瘤诊断更加有利，更利于诊断卵巢恶性肿瘤，见图 7-1-2。

3）PET/CT

PET 可以在人体细胞代谢角度与细胞形态在发生改变的早期，判断其是否处于病变状态。PET/CT 集合了显示结构及功能的效果于一身。单次扫描就能够完成全身化 CT 和 PET 检查。不仅弥补了 CT 设备定位困难的缺陷，还提升了 PET 定位的精准性，此类设备在一定程度上增加了临床诊断疾病的准确度和敏感度。随着女性月经周期的改变，即便是正常的卵巢，也会出现程度不一的 ^{18}F-FDG 摄取。因此，在对受试者开展检查之前必须全面了解其生理周期情况，积极排除干扰，防止误判。另外，值得说明的是有其他类似原因也会引发显像剂摄入。因此开展分析时，要考虑到 PET/CT 图像的复杂性。当开展此项检查时，应当实现个性化、结合临床综合分析，从而给出精准性较高的诊断结果。在此同时，有必要对受试者开展血清学检查、细胞学检查及病理活检等，最终开展定性诊断[12]。

4）鉴别诊断

（1）囊腺瘤：浆液性囊腺瘤壁较薄，其内充满浆液，有时与囊肿或缺乏壁结节的成熟畸胎瘤相

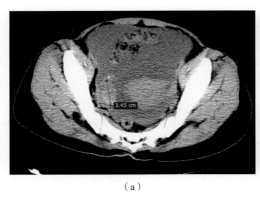
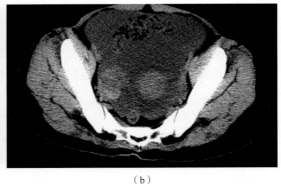

（a）   （b）

图 7-1-2   卵巢癌

患者，女，44 岁，腹痛 3 日。（a）（b）盆腔 CT 平扫示右卵巢区可见椭圆形稍高密度占位，边界欠清，形态欠规则，与右侧卵巢关系密切；盆腔可见大量液体。术后病理回报有支原体感染。

似；黏液性囊腺瘤相对少见，大部分为多房，单房少见。

（2）子宫肌瘤：CT 上常可见子宫外形增大，呈分叶状或见子宫外突出的肿块，边界清楚，宫旁脂肪间隙存在；如发生坏死变性可见不规则低密度区，部分可见钙化；T_1WI 肌瘤常呈稍低信号或等信号，T_2WI 呈低信号，边界清楚。增强后可见不同程度的强化。

3. 前列腺癌

据 2018 年癌症数据统计显示，前列腺癌居男性恶性肿瘤发病率首位，病死率则居第二位[13]。前列腺癌在我国的发病率虽远低于欧美国家，但随着我国老龄化人口不断增加，该疾病近 10 年发病率、病死率均呈快速增长趋势，且在发达地区呈高发病状态，而在农村生存率相对较低[14]。目前，前列腺癌诊断方式主要分为有创和无创两类，常见检查方式有影像学检查、病理组织活检、特异性抗原检查等，但创伤性检查会因医师手法、经验等存在一定误诊率，且部分对疼痛较敏感的患者也不愿接受有创检查[15]。因此，前列腺癌的疾病诊断一直是其研究的重点、难点问题之一。目前，临床应用于前列腺癌的早期影像学诊断技术主要有 CT、MRI 及 PET/CT 技术。

1）MRI

MRI 对于发现前列腺癌和确定其大小、范围均有较高价值。T_1WI 上前列腺癌与前列腺组织均为一致性较低信号，难以识别肿瘤。然而，在 T_2WI 上，前列腺癌的典型表现为正常较高信号的周围带内出现低信号结节影。因此，肿瘤与周围组织的信号有显著差异，易于发现早期肿瘤 DWI 检查，肿瘤表现为明显高信号结节。动态增强检查，肿瘤为富血供，见图 7-1-3。

2）CT

早期前列腺癌仅显示为前列腺增大，而密度无异常改变。增强检查，正常前列腺组织与肿瘤组织强化程度类似，然而，动态增强检查的动脉期，有时肿瘤表现为富血供结节。对于进展期前列腺癌，CT 能够准确显示肿瘤的被膜外侵犯，表现为正常前列腺形态消失，代之为较大的分叶状肿块。肿瘤侵犯精囊，造成精囊不对称，精囊角消失或增大，膀胱受累时，底壁增厚，以致出现突向膀胱内的分叶状肿块。

3）PET/CT

大多数前列腺原发肿瘤较小、生长缓慢并且分化较好，对 ¹⁸F-FDG 的摄取与正常或增生前列腺组织类似，处于较低水平。目前，PET/CT 通常仅用于原发性前列腺癌的检测和分期。分化较差的肿瘤组织和前列腺炎都可能表现为高摄取。¹⁸F-FDG PET/CT 也可以检出一些生物学复发的隐蔽转移灶，但在鉴别复发与治疗后改变方面存在很大局限性。除此之外，近膀胱部位尿液的放射性聚集有可能会影响

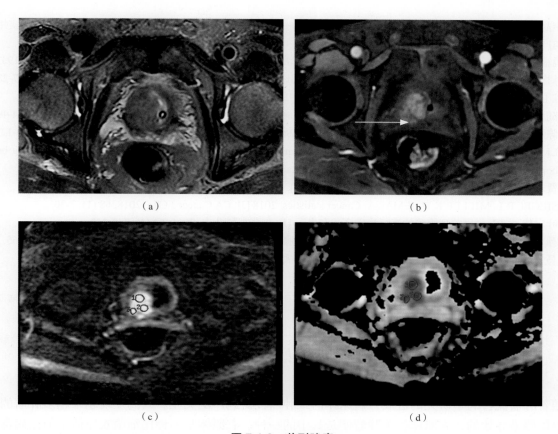

图 7-1-3 前列腺癌

患者，男，73 岁，体检发现 PSA 升高。（a）~（d）分别为 MRI T_2WI、T_1 动态增强、DWI 及 ADC 图，示前列腺体积增大，右侧移行带见结节状 T_2WI 低信号，增强扫描病灶可见早期明显强化。$b=1500\ s/mm^2$ 时，DWI 呈高信号，ADC 值最低约为 $0.533\times10^{-3}\ mm^2/s$，ADC 值明显减低。

局部肿瘤的诊断[16]。

4）鉴别诊断

前列腺增生：发生在外周带以外的前列腺癌与前列腺增生不易鉴别，需结合临床及其他检查综合诊断。

前列腺炎症均表现为外周带 T_2WI 低信号，炎症无轮廓改变，包膜完整，低信号不均，DWI 等信号，增强延迟强化；前列腺癌均表现为均匀低信号结节，轮廓局部隆起，DWI 高信号，增强早期强化。

参 考 文 献

［1］ ZELLA D, CURRELI S, BENEDETTI F, et al. Mycoplasma promotes malignant transformation in vivo, and its DnaK, a bacterial chaperone protein, has broad oncogenic properties [J]. Proc Natl Acad Sci USA, 2018, 115 (51): E12005-E12014.

［2］ HRBACEK J, URBAN M, HAMSIKOVA E, et al. Serum antibodies against genitourinary infectious agents in prostate cancer and benign prostate hyperplasia patients: a case-control study [J]. BMC Cancer, 2011, 11: 53.

［3］ ROGERS M B. Mycoplasma and cancer: in search of the link [J]. Oncotarget, 2011, 2 (4): 271-273.

［4］ 周晖，王东雁，罗铭，等.《FIGO 2018 妇癌报告》——子宫颈癌指南解读 [J]. 中国实用妇科与产科杂志, 2019, 35 (1): 95-103.

［5］李晶, 吴妙芳, 林仲秋, 等.《FIGO 2018 妇癌报告》——卵巢癌、输卵管癌、腹膜癌诊治指南解读 [J]. 中国实用妇科与产科杂志, 2019, 35 (3): 304-314.

［6］姚福会, 曹艳文, 孔德莉. CT、MRI 对宫颈癌的临床诊断价值对比 [J]. 中国卫生标准管理, 2015, 6 (28): 192-193.

［7］林梅, 包强, 王尔祯, 等. MR 动态增强扫描对宫颈癌的诊断价值初探 [J]. 中国医学影像技术, 2007, 23 (2): 277-280.

［8］陈卫平, 宾精文, 杨鸿, 等. 影像学诊断在宫颈癌分期中的应用 [J]. 华西医学, 2011, 26 (10): 1589-1592.

［9］郑航, 陈锦章, 罗荣城, 等. 18F-FDG PET/CT 显像对宫颈癌诊断及治疗的影响 [J]. 实用癌症杂志, 2009, 24 (5): 494-497.

［10］陈炽翔, 黄丹江. 两种不同影像学方法对卵巢癌的诊断价值比较 [J]. 中国妇幼健康研究, 2019, 30 (10): 1220-1223.

［11］LI H M, FENG F, QIANG J W, et al. Quantitative dynamic contrast-enhanced MR imaging for differentiating benign, borderline, and malignant ovarian tumors [J]. Abdom Radiol (NY), 2018, 43 (11): 3132-3141.

［12］贾志斌. PET/CT 在卵巢癌中的临床应用价值研究 [J]. 黑龙江医药科学, 2020, 43 (2): 139-140.

［13］SIEGEL R L, MILLER K D, JEMAL A. Cancer statistics, 2018 [J]. CA Cancer J Clin, 2018, 68 (1): 7-30.

［14］叶定伟, 朱耀. 中国前列腺癌的流行病学概述和启示 [J]. 中华外科杂志, 2015, 53 (4): 249-252.

［15］孙文, 余良, 孙航, 等. 手术去势与药物去势治疗前列腺癌的疗效对比分析 [J]. 癌症进展, 2016, 14 (4): 363-365.

［16］马兰, 杨吉刚. 前列腺癌 PET 分子影像学 [J]. 临床和实验医学杂志, 2014, 13 (7): 597-599.

（李小虎　赵　韧）

第二节　衣原体感染炎症相关肿瘤

随着肿瘤流行病学研究的进展, 病原体的致肿瘤性受到广泛关注。人们发现越来越多肿瘤的发生是病原体感染导致的, 衣原体相关肿瘤便是其中的一种。衣原体是一种比细菌衣原体小但比病毒大的生物, 是专性细胞内寄生的、近似细菌与病毒的病原体, 具有两相生活性。衣原体可分为沙眼衣原体、肺炎衣原体、鹦鹉衣原体与家畜衣原体 4 种。沙眼衣原体（*Chlamydia trachomati*）是一种常见的生殖系统感染病原体, 众多研究已经证实 HPV 感染能导致宫颈癌的发生, 但不是唯一的因素, 而沙眼衣原体感染与 HPV 共同作用使宫颈癌的发生率进一步提高, 因此, 沙眼衣原体的感染可能对宫颈癌的发生有一定的促进作用[1]。肺炎衣原体感染与肺癌、喉癌等肿瘤密切相关, 是促使肿瘤发生的危险因素。鹦鹉衣原体可能与眼附属器黏膜相关淋巴组织结外边缘区淋巴瘤（简称眼附属器 MALT）有关, 是一种发生于结外的淋巴瘤, 占所有 B 细胞淋巴瘤的 7%～8%, 主要累及胃肠道、涎腺、肺、头颈部、眼附属器（包括眼眶、眼睑、结膜和泪腺, 约占 12%）、皮肤、甲状腺及乳腺等。家畜衣原体因目前仅发现其存在于牛、羊等家畜中, 因此相关研究较少。

一、衣原体感染炎症相关肿瘤临床病理概述

目前, 研究者一致认为, 沙眼衣原体的持续感染在宫颈癌的发生中起着极为重要的作用。沙眼衣原体可以通过破坏 *p53* 的功能来确保宿主感染细胞的存活, 这种病原体可以获取足够的时间在宿主细胞内繁殖, 然而这对于宿主有机体自身来讲却是非常致命的, 由于 *p53* 作为"基因组的护卫"被破坏, 就会增加突变细胞存活的风险, 这些突变细胞就会癌变从而引发癌症。预防及控制沙眼衣原体的感染将有可能降低宫颈癌的发生率。

有研究表明, 肺癌患者中检出肺炎衣原体抗体滴度升高, 其中衣原体 Hsp-60 血清阳性率升高与肺癌发病率之间存在重要联系, 这表明肺炎衣原体在肺癌发生和发展中可能存在病因学作用[2]。

眼附属器 MALT 中鹦鹉衣原体的感染可能存在着地域性, 即在不同国家或同一国家的不同地区, 检出率可有很大差异[3]。因眼附属器黏膜这些部位本身缺乏有结构的淋巴组织, 病原微生物的慢性刺

激可以导致黏膜相关淋巴组织（获得性的 MALT）的产生，继而发展为淋巴瘤。

二、衣原体感染炎症相关肿瘤临床表现

宫颈癌是最常见的妇科恶性肿瘤，高发年龄为 50～55 岁。临床常表现为阴道接触性流血，阴道排液，晚期可有肾积水。

早期肺癌一般没有特殊表现，可出现刺激性咳嗽、血痰、胸闷、胸痛、发热、气促，大多在行胸部 X 线或胸部 CT 检查时发现。晚期肺癌可出现各种压迫和浸润症状。

眼附属器 MALT 淋巴瘤临床表现无特征性。病变位于眼眶者，多表现为眼痛眼胀及眼球突出或眼部包块；病变位于泪腺者，多表现为眼球突出或眼部包块，其余为视物模糊，溢泪等；病变位于结膜者，多表现为眼睑肿胀或结膜新生物。

三、肿瘤分期

1. 宫颈癌的临床分期

2018 年 10 月，FIGO 更新了最新版的宫颈癌分期系统，首次提出将病理学结果及影像学检查结果用于分期。2018 年 FIGO 宫颈癌分期见表 7-1-1。

2. 肺癌的临床分期

2004 年，WHO 按细胞类型，将肺癌分为 9 类：鳞癌、腺癌、小细胞癌、大细胞癌、腺鳞癌、肉瘤样癌、类癌、唾液腺型癌、未分化癌，以前 4 类最常见。肺癌 TNM 分期（第 8 版）见表 7-2-1。

表 7-2-1 肺癌 TNM 分期（第 8 版）[4]

T/M	亚型	N_0	N_1	N_2	N_3
	T_{2a}	Ⅱa1			
T_1	T_{1a}≤1 cm	Ⅱa1	Ⅱb	Ⅲa	Ⅲb
	1 cm＜T_{1b}≤2 cm	Ⅱa2	Ⅱb	Ⅲa	Ⅲb
	2 cm＜T_{1c}≤3 cm	Ⅱa3	Ⅱb	Ⅲa	Ⅲa
T_2	3 cm＜T_{2a}≤4 cm	Ⅱb	Ⅱb	Ⅲa	Ⅲb
	4 cm＜T_{2b}≤5 cm	Ⅱa	Ⅱb	Ⅲa	Ⅲb
T_3	5 cm＜T_3≤7 cm	Ⅱb	Ⅲa	Ⅲb	Ⅲc
	T_3 Inv	Ⅱb	Ⅲa	Ⅲb	Ⅲc
	T_3 Satell	Ⅱb	Ⅲa	Ⅲb	Ⅲc
T_4	7 cm＜T_4	Ⅲa	Ⅲa	Ⅲb	Ⅲc
	T_4 Inv	Ⅲa	Ⅲa	Ⅲb	Ⅲc
	T_4 Ipsi	Ⅲa	Ⅲa	Ⅲb	Ⅲc
M_1	M_{1a}	Ⅳa	Ⅳa	Ⅳa	Ⅳa
	M_{1b}	Ⅳa	Ⅳa	Ⅳa	Ⅳa
	M_{1c}	Ⅳb	Ⅳb	Ⅳb	Ⅳb

注：Inv—侵袭性；Satell—卫星灶；Ipsi—同侧

3. 淋巴瘤的临床分期

目前，淋巴瘤大部分采用 2014 版卢加诺（Lugano）分期体系，此版分期标准是基于安·阿伯（Ann Arbor）分期体系改良而来，并将 PET/CT 正式纳入淋巴瘤分期检查方法中（表 7-2-2）。

表 7-2-2　淋巴瘤 Lugano 分期标准（2014 版）

分期		具体描述
局限期	Ⅰ期	仅侵及单一淋巴结区域（Ⅰ）或单个结外器官局部受累（ⅠE）
	Ⅱ期	累及≥2 个淋巴结区域，但均在膈肌同侧（Ⅱ），可伴有同侧淋巴结引流区域的局限性结外器官受累（ⅡE）（例如，甲状腺受累伴颈部淋巴结受累，或纵隔淋巴结受累直接延伸至肺脏受累）
进展期	Ⅱ期大包块*	Ⅱ期伴有大包块者
	Ⅲ期	横膈上下淋巴结区域同时受侵犯（Ⅲ），或侵及膈上淋巴结＋脾受累（ⅢS）
	Ⅳ期	侵及淋巴结引流区域以外的结外器官（Ⅳ）

* 根据 2014 年 Lugano 改良分期标准，不再对淋巴瘤的大包块（bulky）病灶进行具体的数据限定，只需在病例中明确记载最大病灶的最大直径即可；Ⅱ期伴有大肿块的患者，应根据病理类型及疾病不良预后因素而酌情选择治疗原则，如伴有大包块的惰性淋巴瘤患者可选择局限期治疗模式，但是伴有大包块的侵袭性淋巴瘤患者，则应选择进展期治疗模式

四、影像学表现

1. 肺癌

随着胸部影像检查设备及技术的迅猛发展，既为肺癌的影像学研究提供了强大的技术保障，亦对影像学研究者提出了更严峻的挑战。目前国际普遍采用 TNM 分期，以明确肿瘤侵犯的范围和程度，并为临床医师在判断是否进行手术治疗以及选择具体术式时提供了重要依据。螺旋 CT，尤其 MSCT 可对胸部进行薄层扫描，并在此基础上，利用工作站强大的后处理功能，采用多平面重建、最大密度投影、表面遮盖显示及容积再现技术等对病变进行二维及三维显示，可直接多方位显示病变的范围及对血管（如肺动脉、肺静脉、上腔静脉、主动脉）、纵隔脏器及胸壁的侵犯情况。PET 属于全身功能显像技术，其对机体组织不造成任何创伤，且对肿瘤疾病的灵敏度与特异度较高，但空间分辨能力较差，无法准确显示较小病变及病变位置。而 PET/CT 是将 PET 与 CT 进行有机结合的一种检查方式，使用同一个检查床，合用一个图像工作站，具有将 PET 图像与 CT 图像融合等功能。此外，PET/CT 融合图像可以较为全面发现病灶，精确定位及判断病灶良恶性，故能早期、快速、准确、全面发现病灶[5-6]。

（1）CT：螺旋 CT 在早期肺癌筛查中，采用薄层扫描、重建技术等可清晰显示病灶的空泡征、支气管充气征等征象，为早期临床诊断提供可靠依据。而对于肺癌中期阶段，不仅可显示支气管壁不规则增厚、支气管腔内外肿块及阻塞性病变，而且能了解肿瘤的病变位置、大小以及对周围组织的侵犯程度[7]。典型肺癌有 4 种 CT 征象：①分叶征：癌灶边缘呈现花瓣突出状、凹凸不平，两个突出间可见肺血管进入，主要因癌灶生长不均造成；②短毛刺征：其病理上主要因癌灶组织向周围蔓延浸润以及肺癌间质血管向癌灶外生长造成；③血管集束征：主要因癌灶内纤维收缩将病灶周围支气管血管结构向肿瘤聚拢而形成；④胸膜凹陷征：表现为线状影、三角形影，一般为病理基础是癌灶内纤维瘢痕组织收缩所致，见图 7-2-1。

（2）PET/CT：PET/CT 检查可清晰地显示示踪剂高摄取的解剖部位，在疾病良、恶性的鉴别诊断中具有较高的应用优势。PET/CT 可依据 CT 的解剖信息清晰显示肺癌侵袭周围血管支气管、胸壁等情况，若 CT 图像上显示纵隔肿瘤融合其他结构，或肿瘤因肺不张等情况与正常组织结构的分界较为模糊，将其与 PET 提供的生物学信息结合，可有效提高 T 分期的诊断准确率。明确肺癌是否存在淋巴结转移对疾病的诊断、治疗及预后至关重要。精准的分期可避免不必要的治疗，进而降低治疗费用，延长患者的生存期，改善其生命质量。对于纵隔淋巴结转移表现为多发性或巨块型转移患者，N 分期的诊断相对容易，但对于淋巴结转移是单个或小淋巴结的患者，由于在病理条件下淋巴结所处部位受肺内病变的影响，PET/CT 检查可为疾病的治疗提供有效依据[4]。

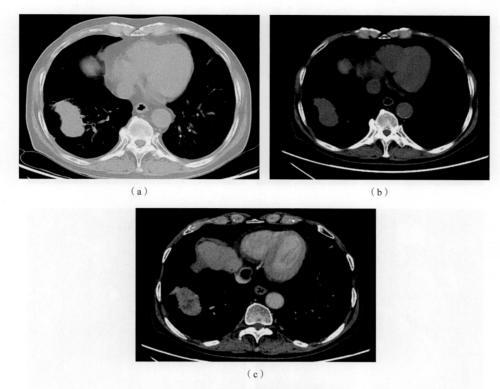

（a）　　　　　　　　　　　　　　　（b）

（c）

图 7-2-1　右肺周围型肺癌

患者，男，78 岁，咯血 3 个月。（a）（b）胸部 CT 平扫肺窗及纵隔窗示右肺下叶团块状不规则稍高密度影，边界不清，边缘可见短毛刺；（c）增强扫描示病灶增强后呈轻中度强化，其内密度不均，见斑片状无强化坏死区。术后病理回报支原体感染。

（3）鉴别诊断

① 肺结核球：周围型肺癌是指发生于肺段以下支气管的肺癌，CT 常表现为肺内结节或肿块，边缘不规则，常见分叶、毛刺及胸膜凹陷征。结核球系肺内干酪样坏死物被纤维组织或肉芽组织包裹所致，病灶常为圆形或椭圆形，边界清楚，周围常伴卫星病灶，好发于上叶尖后段及下叶背段。

② 肺错构瘤：周围型错构瘤边缘光滑，CT 可见病灶内含有钙化及脂肪密度，可与周围型肺癌鉴别，尤其是脂肪密度有重要鉴别意义。中央型错构瘤需与中央型肺癌鉴别，错构瘤不引起支气管壁增厚，无肺门淋巴结转移。

③ 肺炎性假瘤：肺炎性假瘤的影像表现缺乏特征性。炎性假瘤多位于肺表浅处，其直径多在 5 cm以下，边缘光整，周围肺组织呈受压改变。动态长时间观察无明显变化。

2. 眼附属器黏膜相关淋巴样组织

除结膜下和泪腺部外，眼眶内没有淋巴组织，如出现淋巴肿瘤一般为病理变化。眼附属器黏膜相关淋巴样组织（mucosa-assocjated lymphoid tissue，MALT）以单侧发病多见，双侧少见，少数病例可由单侧向双侧进展，或合并身体其他部位淋巴瘤。眼眶 MALT 好发于眼眶前部，可向肌锥内间隙侵犯，病变较小者呈索条状或结节状改变，边缘欠光整；较大病灶呈浸润性生长，呈匍匐铸型改变，可包绕周围软组织生长，对周围结构可出现压迫，但以包绕为主，极少引起周围骨质破坏，即肿块体积较大而占位效应不明显。该病常见于老年人，视力多不受影响，眼压增高不明显。目前影像学检查对于该肿瘤的定位诊断及鉴别诊断具有一定价值[8]。

（1）MRI

大部分病灶 MRI 表现为眼眶内 T_1WI 等信号、T_2WI 等或稍高信号，增强扫描后明显强化，随病灶增大，少数病灶中心可出现液化坏死，见图 7-2-2。

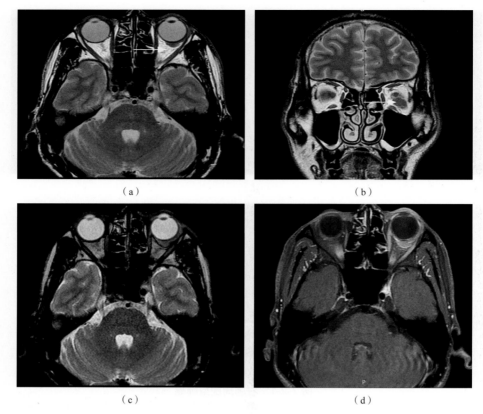

（a）   （b）

（c）   （d）

图 7-2-2   左眼眶 MALT MRI 表现

患者，男，45 岁，左眼肿胀半月余。（a）～（c）MRI T_2WI 及 T_2WI 反相位示左侧眼眶内眼球后方结节状内等信号，累及肌锥内外间隙；（d）T_1WI 增强示病灶增强后呈明显均匀强化。术后病理组织检查有支原体感染。

（2）CT

密度较均匀，CT 呈稍高密度，CT 值一般在 50～56 Hu。增强后强化明显。

（3）鉴别诊断

① 炎性假瘤：其形态及影像学表现与淋巴瘤相似，但其常伴眼外肌肥大和眼环增厚，肌腱受累多见，淋巴瘤对眼外肌及眼环表现为包绕生长，并不引起其增厚；炎性假瘤 T_2WI 呈等或稍低信号，增强扫描呈持续性强化。

② 泪腺腺瘤：一般局限于泪腺区，其形态较为光整，大部分呈类椭圆形，很少出现铸型生长，较少累及眼外肌，较大时可出现压迫性骨质吸收。

③ 眼睑癌及泪腺癌：范围多模糊不清，呈不均匀的 T_1WI 稍低信号、T_2WI 稍高信号，可伴眼眶骨质破坏，增强扫描明显强化。

参 考 文 献

[1] 姜艳华, 李兆艾, 张瑜, 等. 可溶性肿瘤坏死因子受体与宫颈癌相关病原感染关系的研究 [J]. 中国药物与临床, 2004, 4 (8): 577-579, 1671-2560.

[2] CHATURVEDI A K, GAYDOS C A, AGREDA P, et al. Chlamydia pneumoniae infection and risk for lung cancer [J]. Cancer Epidemiol Biomarkers Prev, 2010, 19 (6): 1498-1505.

[3] 张丹丹, 刘红刚, 李海燕, 等. 衣原体等感染因子与眼附属器黏膜相关淋巴组织淋巴瘤相关性的研究 [J]. 中华病理学杂志, 2009, 38 (8): 513-518.

[4] 刘宝东, 支修益. 肺癌第 8 版 TNM 分期解读与展望 [J]. 首都医科大学学报, 2016, 37 (6): 753-757.

［5］袁虹, 李晶晶. 影像学联合肺癌血清肿瘤标志物检测对早期肺癌诊断的研究进展 [J]. 新发传染病电子杂志, 2017, 2 (1): 56-58.

［6］骆柘璜, 金爱芳, 彭瑛, 等. ¹⁸F-FDG PET/CT 显像在单发结核结节与临床 I 期非小细胞肺癌鉴别诊断中的价值 [J]. 新发传染病电子杂志, 2018, 3 (3): 15-25.

［7］黄早胜, 骆柘璜, 徐新华, 等. 单发结节肺结核与周围型肺癌的影像鉴别 [J]. 新发传染病电子杂志, 2018, 3 (4): 210-213.

［8］苗焕民, 胡粟, SANJEEV KUMAR P S, 等. 原发性眼附属器淋巴瘤的诊断及鉴别诊断 [J]. 医学影像学杂志, 2018, 28 (7): 1065-1068.

（李小虎　赵　韧）

第三节　慢性炎症与乳腺癌的关系

乳腺癌通常是指发生在乳腺上皮组织的恶性肿瘤，近年来其发病率以每年 20% 的速度增长，严重威胁广大女性患者身心健康。随着对乳腺癌分子生物学研究的深入，一些学者认为，乳腺癌的发生、发展不仅与遗传、内外源性激素、环境等因素密切相关，还与机体慢性炎症状态、炎性因子及相关基因的调控有一定的关系。慢性炎症涉及一系列的感染和非感染性刺激，可以诱导免疫系统反应，促进组织损伤部位的细胞分裂和修复，在炎症过程和环境中刺激新生血管生成，加重组织缺氧，促进肿瘤发生、增殖、迁移和转移。

一、乳腺癌临床表现及病理概述

（一）临床表现

乳腺癌发病率位居女性恶性肿瘤首位，已成为威胁全球女性身心健康的最常见肿瘤。根据 WHO 国际癌症研究机构的癌症报告，中国虽然不是乳腺癌的高发国家，但是发病患者数仅次于美国，近 20 年来发病率与病死率增长迅速。

乳腺癌的病因复杂，尚未完全研究清楚，目前大部分研究认为具有乳腺癌高危因素的女性容易患乳腺癌。所谓高危因素包括具有乳腺癌家族史（母亲、女儿、姐妹等一级亲属患有乳腺癌），携带与乳腺癌相关的 BRCA-1 及 BRCA-2 突变基因，乳腺腺体致密，月经初潮早（＜12 岁），绝经迟（＞55 岁），未婚，未育，晚育，未哺乳，患乳腺良性疾病未及时诊治，经医院活检证实患有乳腺非典型增生，胸部接受过高剂量放射线的照射，长期服用外源性雌激素，绝经后肥胖，以及长期过量饮酒等。

早期乳腺癌往往不具备典型的症状和体征，容易被忽视。典型的乳腺癌临床症状有乳腺肿块、乳头溢液、皮肤改变、乳头回缩、腋窝淋巴结肿大等。80% 的乳腺癌患者因无意中触及乳腺单发、质硬、边缘不规则、表面欠光滑的无痛性肿块而就诊。也有些患者表现为非妊娠期从乳头流出血液、浆液，或停止哺乳半年以上仍有乳汁流出，如果是单侧单孔的血性溢液则更应引起高度重视。乳腺癌如侵犯了连接乳腺皮肤和深层胸肌筋膜的 Cooper 韧带，使其缩短并失去弹性，牵拉相应部位的皮肤，局部会出现"酒窝征"，即乳腺皮肤出现一个小凹陷，像小酒窝一样。如果肿瘤位于或接近乳头深部，局部会出现乳头回缩。若癌细胞阻塞了淋巴管，则会出现"橘皮样皮肤改变"，即乳腺皮肤出现许多小点状凹陷，就像橘子皮一样。初诊即伴腋窝淋巴结转移的乳腺癌，可在患者腋窝触及质硬的结节或融合、固定的团块。

（二）病理概述

乳腺癌病理组织形态较为复杂，类型众多，而且往往在同一块癌组织中，甚至同一张切片内可有

2 种以上类型同时存在。目前国内多采用以下病理分型。

1. 非浸润性癌

非浸润性癌分为四类：①导管内癌（癌细胞未突破导管壁基底膜）；②小叶原位癌（癌细胞未突破末梢乳管或腺泡基底膜）；③导管内乳头状癌；④乳头湿疹样乳腺癌。非浸润性癌属早期，预后较好。

2. 早期浸润性癌

早期浸润是指癌的浸润成分小于 10%，主要包括两类：①早期浸润性导管癌（癌细胞突破管壁基底膜，开始向间质浸润）；②早期浸润性小叶癌（癌细胞突破末梢乳管或腺泡基底膜，开始向间质浸润，但仍局限于小叶内）。此型仍属早期，预后较好。

3. 浸润性癌

此型癌是乳腺癌中最常见的类型，占 80%，主要包括两类，①浸润性特殊癌：乳头状癌、髓样癌（伴大量淋巴细胞浸润）、小管癌（高分化腺癌）、腺样囊性癌、黏液腺癌、大汗腺样癌、鳞状细胞癌等。此型分化一般较高，预后尚好。②浸润性非特殊癌：包括浸润性导管癌（临床上最为常见类型）、浸润性小叶癌、硬癌、髓样癌（无大量淋巴细胞浸润）、单纯癌、腺癌等。此型一般分化低，预后较上述类型差，但判断预后尚需结合疾病分期等因素。

随着分子生物学的快速发展与生物检测技术的不断涌现，乳腺癌分子标志及分子分型越来越受到人们的广泛重视，并被越来越多的临床医生作为指导乳腺癌治疗的参考指标，对乳腺癌的个体化治疗具有重要意义，尤其为内分泌治疗和靶向治疗提供重要依据。2000 年《自然》（*Nature*）杂志上提出了乳腺癌分子分型的概念，认为乳腺癌由 45 个亚群组成，主要分为 4 个分子类型，即 Luminal 亚型（ER/PR＋）、HER2＋（ER－、PR－、HER2＋）、Basal-like（ER－、PR－/HER2－）和 Normal-like 等，而 ER/PR＋又分成 Luminal A 型和 Luminal B 型（表 7-3-1）。

表 7-3-1　乳腺癌分子分型与定义

乳腺癌分子分型	定义
Luminal（管腔或激素受体阳性）A 型	ER 和（或）PR 阳性，HER-2 阴性，Ki-67 低表达（≤14%）
Luminal（管腔或激素受体阳性）B 型	Luminal B（HER-2 阴性）：ER 和（或）PR 阳性，HER-2 阴性，Ki-67 高表达（≥14%） Luminal B（HER-2 阳性）：ER 和（或）PR 阳性，HER-2 过表达或增殖，Ki-67 任何水平
HER-2 过表达型	ER 和 PR 缺失，HER-2 过表达或增殖
Basal-like（基底样）型	三阴性（导管），ER 和 PR 缺失，HER-2 阴性

二、乳腺癌影像诊断

乳腺癌的早期发现、早期诊断、早期治疗是提高治愈率、降低死亡率的关键。其中，影像学检查在乳腺癌的早期诊断中起着至关重要的作用。临床上常用的影像学检查有超声、X 线及 MRI。乳腺癌超声检查常表现为形态不规则、边界欠清楚、回声不均匀的低回声团块；低回声团块中有微小的强回声光点（为散在恶性钙化的表现）；低回声区后方衰减与低回声团块纵横比≥1，动静脉存在血流信号，尤其是动脉有血流信号。乳腺癌 X 线钼靶常表现为簇状排列的不规则细沙型、颗粒型或混合型钙化（图 7-3-1）；毛刺状的不规则高密度结节，密度不均匀，局部皮肤增厚，乳头回缩等（图 7-3-2）。乳腺癌 MRI 常表现为边界模糊的不规则分叶状或毛刺状肿块，DWI 序列呈高信号（当扩散敏感因子 b 为 800 s/mm^2 时，ADC 值常在 1.28×10^{-3} mm^2/s 以下），动态增强扫描常表现为不均匀强化、环形强化（或）非肿块强化呈集丛、簇环状按线样分布或叶段分布，时间 - 信号强度 TIC 曲线呈流出型或平台型（图 7-3-3 和图 7-3-4）。

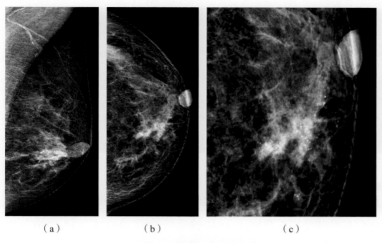

（a）　　　　　（b）　　　　　　（c）

图 7-3-1　左乳导管原位癌

患者，女，47 岁。左乳 X 线片：（a）MLO 位；（b）CC 位；（c）为 CC 位放大图像。左乳内下象限见非对称性致密影，内见区域性簇状排列的不规则细沙型钙化。BI-RADS 4C 类。手术病理：左乳高级别导管原位癌（DCIS）。

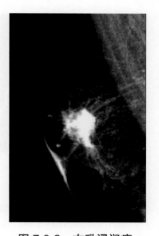

图 7-3-2　右乳浸润癌

患者，女，50 岁。右乳 X 线片示右乳外上象限不规则毛刺状高密度肿块，密度不均匀，局部皮肤增厚，乳头回缩，BI-RADS 5 类。手术病理：右乳浸润性癌。

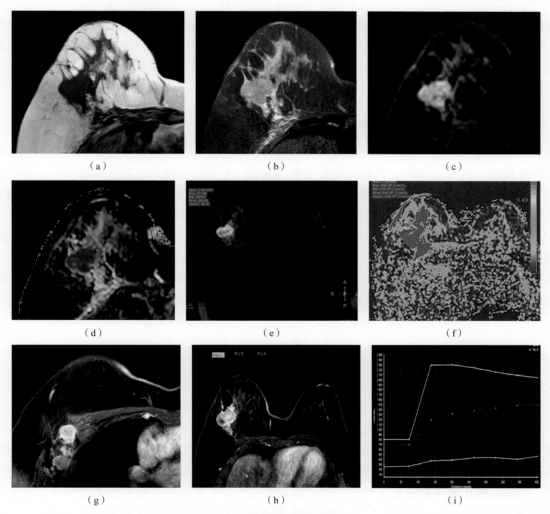

（a）　　　　　　　　　　（b）　　　　　　　　　　（c）

（d）　　　　　　　　　　（e）　　　　　　　　　　（f）

（g）　　　　　　　　　　（h）　　　　　　　　　　（i）

图 7-3-3　右乳浸润性癌

患者，女，52 岁。（a）T_1WI；（b）T_2WI 脂肪抑制序列；（c）DWI；（d）ADC 图；（e）（f）显示 $b=800 \ s/mm^2$ 时，病灶平均 ADC 值为 $0.64 \times 10^{-3} \ mm^2/s$；（g）～（i）为增强扫描及 TIC 曲线；（a）～（i）右侧乳腺肿块形态不规则、不均匀强化、流出型曲线、右侧腋窝淋巴结肿大，BI-RADS 5 类。手术病理：右乳浸润性癌。

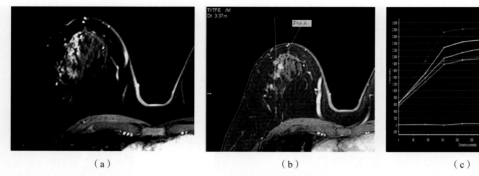

（a）　　　　　　　　　　　（b）　　　　　　　　　　　（c）

图7-3-4　右乳导管原位癌

患者，女，45岁。（a）（b）乳腺MRI增强扫描示右乳外上象限非肿块强化灶，呈集丛样强化、按叶段分布；（c）TIC为平台形曲线。BI-RADS 4类。手术病理：右乳低级别导管原位癌（DCIS）。

三、慢性炎症促进乳腺癌发生的机制

慢性炎症与癌症之间存在关联最初是由德国学者菲尔绍（Virchow）提出的，他发现肿瘤发生的一个重要原因是慢性炎症和感染。乳腺上皮组织细胞癌变与多种因素有关，除了遗传因素和癌细胞自身因素外，还可能通过一些炎症因子作为媒介，炎症因子相互作用，促使各种致癌因素增加，从而促进乳腺癌的发生和发展。

（一）炎症细胞因子诱导细胞突变

乳腺组织缺氧、创伤后修复或者遭病原体入侵时，局部微环境中会聚集大量白细胞，包含中性粒细胞、巨噬细胞、树突状细胞、肥大细胞和T淋巴细胞，它们均可能产生各种细胞因子，炎症因子对微环境有直接的致突变作用。作为慢性炎症中的一个重要角色，巨噬细胞具有吞噬病原微生物、分泌生物活性物质、调节炎症反应、释放抗炎细胞因子、参与免疫应答等功能，可表达IL-1、IL-1β、IL-8、TNF-α、蛋白酶、花生四烯酸、活性氧、补体成分、TGF-α等多种活性成分，从而改变细胞的微环境，诱导细胞突变，促进肿瘤细胞增殖。Pantschenko等[1]通过病理免疫组织学方法检测乳腺癌，发现在乳腺癌肿瘤微环境中IL-1β表达增高，提出IL-1β与乳腺癌细胞的生长关系密切。Warren等[2]研究表明，在体内，肿瘤细胞分泌的TNF-α通过诱导恶性乳腺上皮细胞等肿瘤细胞的增殖，促进肿瘤的发生。

（二）炎症刺激血管新生

人体组织慢性炎症与血管新生这两个过程是相互关联的。巨噬细胞、中性粒细胞、树突状细胞在促血管新生的过程中发挥重要作用。有研究发现，乳腺微环境中的炎症细胞因子IL-1β刺激受体后会导致IL-8的分泌，IL-8是癌细胞分泌的一种重要的促血管生成因子，可促进组织的微血管生成，加速肿瘤细胞的侵袭和转移。近几年，IL-8被证实可刺激乳腺癌肿瘤血管新生，产生诱导乳腺癌细胞生长和侵袭的作用。Lin等[3]报道，特异的抗IL-8中和抗体可抑制IL-8介导的肿瘤侵袭和血管新生。众所周知，VEGF及其受体是最重要的促肿瘤血管新生因子，在乳腺癌生长中起重要作用，而炎症细胞因子TNF-α可以通过调节血管内皮生长因子与血管内皮细胞特异性结合，促进血管内皮细胞生长，诱导血管的生成，这是乳腺癌新生血管形成中重要的一步。

（三）炎症导致细胞DNA损伤

一般情况，人体细胞在DNA分子受到损伤后立即会启动修复程序，一旦DNA损伤超过机体修复的能力，受损的细胞将停止分裂，变成休眠细胞或发生细胞凋亡。在炎症期间，人体细胞因受慢性炎症持续氧化应激，DNA损害与细胞分裂同时发生，容易导致分裂的细胞因DNA损伤而发生变异。巨噬细胞移动抑制因子是一种潜在的促炎症细胞因子，广泛存在于人体内，可在炎症局部微环境中促进巨噬细胞浸润和增生，诱导巨噬细胞分泌TNF-α、IL-1、IL-8等细胞因子，并与TNF-α协同作用，削弱DNA的修复能力，加重DNA损伤。西北太平洋研究所（Pacific Northwest Research Institute，PNRI）和美国国家标准与技术研究院（National Institute of Standards and Technology，NIST）提出DNA损伤和人类中的乳腺组织癌变可能有一些必然的联系[4]，有证据表明加速的DNA基因变异使得乳腺组织很深的部位即基质部位可以发生癌症。尽管目前乳腺癌早期基质细胞初始恶化进程还没有完全研究清楚，但乳腺上皮细胞DNA损伤断裂与女性乳腺癌发病有一定的联系。

四、慢性炎症促进乳腺癌转移的机制

乳腺癌远处转移是导致患者死亡的主要原因。乳腺癌细胞之所以发生转移，除了和肿瘤的病理组织学类型和分子分型密切相关外，还跟癌细胞周围的非可控性炎症反应有关。

（一）炎症因子CCL18促进乳腺癌转移

非可控炎症在癌症的发生发展过程中扮演着十分重要的角色。非可控性炎症和恶性肿瘤之间存在调控网络，涉及众多的基因或蛋白质、非编码RNA和代谢小分子等各种分子，彼此间通过复杂的相互作用形成多维和动态的"互联网"。近年来，有学者对非可控性炎症在乳腺癌中的作用进行了深入研究，Chen等[5]发现了乳腺癌组织中一个重要的非可控性炎症因素，即肿瘤相关巨噬细胞（tumor-associated macrophages，TAM）可以通过分泌炎症因子CCL18促进乳腺癌细胞的浸润和转移，乳腺癌组织中分泌CCL18的TAM越多，乳腺癌患者发生淋巴结和器官转移的概率就越大，预后就越差，而且干预了TAM对CCL18的分泌明显能抑制乳腺癌细胞的转移。

（二）p53基因突变引发全身炎症，导致乳腺癌转移

20%～60%的乳腺癌有p53基因突变，p53在正常乳腺组织中不表达，而在乳腺癌组织中过度表达。p53过度表达和突变均会导致乳腺正常组织及良性病变向浸润性乳腺癌发展的风险增加，并且可引发全身炎症而加速乳腺癌转移。2019年Wellenstein等[6]研究发现抑癌基因p53缺失会引发WNT信号转导通路依赖的全身炎症，从而导致乳腺癌转移。该研究利用一组16种不同的乳腺癌基因工程小鼠模型，揭示了癌细胞肿瘤抑制基因p53作为中性粒细胞促进转移关键调节因子的作用。根据机制分析，缺失p53的癌细胞可以诱导WNT分泌配体、刺激肿瘤相关巨噬细胞产生IL-1β从而引发全身炎症。通过药物和基因手段阻断缺失p53的癌细胞分泌WNT配体，可以逆转巨噬细胞产生IL-1β及其引发的中性粒细胞炎症，从而减少乳腺癌转移。因此，该研究结果表明，乳腺癌细胞p53缺失、WNT分泌配体、全身中性白细胞增多与乳腺癌转移之间存在机制关系，乳腺癌基因组成可引发全身炎症而加速乳腺癌转移，这一结论为乳腺癌患者个体化免疫干预策略奠定了基础。

参 考 文 献

［1］ PANTSCHENKO A G, PUSHKAR I, ANDERSON K H, et al. The interleukin -1 family of cytokines and receptor in human breast cancer: implications of tumor progression [J]. Int J Oncol, 2003, 23 (2): 269-284.

［2］ WARREN M A, SHOEMAKER S F, SHEALY D J, et al. Tumor necrosis factor deficiency inhibits mammary tumor genesis and a tumor necrosis factor neutralizing antibody decreases mammary tumor growth in neu/erbB2 transgenic mice [J]. Mol Cancer Ther, 2009, 8 (9): 2655-2663.

［3］ LIN Y, HUANG R, CHEN L, et al. Identification of interleukin-8 as estrogen receptor-regulated fator involved in breast cancer invasion and angiogenesis by protein arrays [J]. Int J Cancer, 2004, 109 (4): 507-515.

［4］ National Institute of Standards and Technology. Links Between DNA Damage And Breast Cancer Studied [DB/OL]. www. sciencedaily. Com / releases /2006/08/060803170408.htm.

［5］ CHEN J, YAO Y, GONG C, et al. CCL18 from Tumor-associated macrophages promotes breast cancer metastasis via Pitpnm3 [J]. Cancer Cell, 2011, 19 (4): 541-555.

［6］ WELLENSTEIN M D, COFFELT S B, DUITS D E M, et al. Loss of *p53* triggers WNT-dependent systemic inflammation to drive breast cancer metastasis [J]. Nature: International weekly journal of science, 2019, 572 (7770): 538-542.

（刘　岚　赵　弘）